TOUCH FOR HEALTH
タッチフォーヘルス

完全版

タッチフォーヘルス

誰でも使えるホームケアの決定版
指圧を使った自然健康法の実践ガイド

著者：ジョン・シー（カイロプラクティックドクター）＆マシュー・シー（教育学修士）
翻訳監修：石丸賢一（国際キネシオロジー大学日本シニアファカルティ）

以下は、原書による覚書ですが、日本語版においても以下に準じます。

本書及び著者のサイト www.touch4health.com の内容は、資格や免許のある健康のプロからの、個別の医療的評価、助言、ケア、および治療の推薦に代わることを意図するものではありません。著者または出版者は、まず主治医や医療供給者に相談することなしに、特定の治療や、サプリメントまたは薬の服用、食事療法や行動療法のプログラムの実施や変更を勧めません。

多くの人々が本書の教材に同意の意を表しているけれども、著者が提案しているのは、医学界全般にまだ受け入れられてはいないし、支持されていない理論です。

著者と出版者は、本書を使用することから直接的あるいは間接的に生じる、いかなる責任も負いません。製品、プロセス、治療法に関する著者による意見は、著者の見解や意見を表すものにとどまり、いかなる意味でも、出版者による製品や治療の推薦や推奨ではありません。

著者はさらに関心がある読者のためにいくつかの HP を開設しています。著者も出版者も、サイトに掲載されている情報の価値や、正確さや完全さに関して表明保証をしません。それゆえに、掲載されているいかなる情報について、そして、このような参照されたサイトからの情報の省略については、特にいかなる責任も負いません。著者の教材の中でこれらのサイトを参照することは、いかなる意味でも、著者、また出版者による、サイトあるいは掲載された情報の推奨とはみなされません。

筋肉参照コーナーを使う前に本書を注意深く読むことを強くお勧めします。本書は、タッチフォーヘルスの概念やテクニックを首尾一貫して一歩ずつ教えることを目的としています。そうすることで、筋肉参照コーナーで示されたテクニックを完全に理解できるでしょう。筋反射テストを使えば、テクニックを理解と自信を持って使う能力が身につくでしょう。

目次

TOUCH FOR HEALTH **5**

追悼 **10**

謝辞 **12**

献辞 **13**

序文 **15**

はじめに **19**
タッチフォーヘルスとキネシオロジーは
　科学的ですか 26
マシュー・シーからのメッセージ 33

翻訳者からのメッセージ **36**

タッチフォーヘルス：
　完全版と他のテキストとの関連 **37**
タッチフォーヘルス受講生のための読書案内 38

タッチフォーヘルスレベル1-4指導要領
　（国際キネシオロジー大学制作、公認） 39

タッチフォーヘルス対応表 **43**

第一章　タッチフォーヘルスの基本 **51**

タッチフォーヘルスの基本 **53**
拮抗する筋肉の理論 55
筋反射テストとタッチ反射ポイントの組み合わせ 56
タッチフォーヘルスにおける健康の定義 60
五感を超えて 60
健康のピラミッド、ホリスティックな
　複合要因モデル 60
ピラミッドの12の要素 61

筋反射テスト「筋肉のテスト」や「筋肉の観察」 **66**
エネルギー（気）の流れを観察するために、
　筋肉の機能を調べる 67
気づき 68
気づきと許可 69
2-2-2の法則 71
教育 72

代償行為 73
筋反射テストの学習 73

姿勢 **76**
姿勢の観察 77

身体構造の理解 **78**
身体の骨格 79

エネルギー（気）と力：経絡 **80**
陰陽のエネルギー（気）の流れ 80
生命力 80
経絡 81
経絡の循環 82
経絡サイクルの循環 83
経絡一覧 84

バランス調整のプロセス **86**
任脈のエクササイズ！
　スイッチを入れるエクササイズ！
　　耳のエクササイズ！ 86
任脈のエクササイズ 86
スイッチを入れるエクササイズ 87
耳のエクササイズ 88
感情ストレスの解放（ESR） 88
予備テスト 90
正確な指標筋のテスト：
　きれいな回路のための準備 91
最初に筋肉を調べてください 92
必要ならばバランス調整を行ってください 92
肉体的なチャレンジ 92
感情的なチャレンジ 92
エネルギーのチャレンジ 93
生化学のチャレンジ 93
経絡を流す 94
スイッチング調整ポイントを
　決めるための回路の特定（CL） 94
水と相対的な水不足 95
指標筋と水不足 96
エネルギーバランス調整と筋肉を
　活性化するためのタッチ反射ポイント 96
筋反射テストの位置 97

脊椎反射ポイントのテクニック	
（左右両側の筋肉がダウンする場合）.........98	
脊椎反射ポイント一覧.........99	
神経リンパポイント.........100	
痛み軽減のための神経リンパポイント	
のマッサージ.........100	
神経リンパポイント一覧.........101	
神経リンパポイントの解放.........102	
神経血管ポイント.........102	
神経血管ポイント一覧.........103	
経絡をなぞる.........104	
指圧のポイント.........105	
活性化.........105	
鎮静化.........105	
痛みのタッピングポイント.........106	
起始部／付着点のテクニック.........106	
反射テクニックの二重確認とチャレンジ	
（調整完了の確認）.........108	
チャレンジ（調整完了の確認）.........109	
バランス調整反射ポイントの基本的な順序.........110	
回路の特定（CL）.........112	
兆候.........113	
筋肉の機能.........113	
臓器と機能の関連.........113	
特定のアレルギーや病気との関係.........113	
バランス調整のための食物.........114	
関連する筋反射テスト.........114	
シンプルな脳脊髄液の反射ポイント.........115	

タッチフォーヘルスのメタファー.........116
メタファーの車輪一覧.........117

**筋肉とエネルギー（気）の
ホリスティックなバランス調整.........118**
順次調整の手順.........118
テストする許可.........118
14、28、42筋のバランス調整.........119
14筋プラスのバランス調整車輪図の内側.........119
14筋プラスのバランス調整：
　車輪図の中に追加筋肉をプラス.........120
脈診.........121

目標設定、目標付きバランス調整.........122
基本的な目標付きバランス調整の手順.........123
五行の感情メタファーを使った目標付き
　バランス調整.........124
五行と感情と音声一覧図.........125

「筋肉参照コーナー」の使い方.........126
経絡ページ.........128
筋肉ページ.........130
筋反射テストの学習.........132
本書を最大限に活用する方法.........133
目標日誌.........134
42筋テストチェックリスト.........136
筋反射テストチェックリスト.........137
基本14筋と追加の筋肉でバランス調整.........138

第二章　筋肉参照コーナー　139

筋肉反射テスト方法図一覧　140

タッチフォーヘルス世界中からの手紙！.........142

任脈　143
棘上筋.........146

タッチフォーヘルス世界中からの手紙！.........148

督脈　149
大円筋.........152

タッチフォーヘルス世界中からの手紙！.........154

胃経　155
大胸筋鎖骨部.........158
肩甲挙筋.........160
首の筋肉：前部頸椎屈曲筋群.........162
首の筋肉：後部頸椎伸展筋群.........162
腕橈骨筋.........164

タッチフォーヘルス世界中からの手紙！.........166

脾経	**167**
広背筋	170
僧帽筋　（中部 / 下部）	172
母指対立筋	174
上腕三頭筋	176

タッチフォーヘルス世界中からの手紙! 178

心経	**179**
肩甲下筋	182

タッチフォーヘルス世界中からの手紙! 184

小腸経	**185**
大腿四頭筋	188
腹筋　（腹直筋）	190
腹筋　（腹横筋 / 腹斜筋）	191

タッチフォーヘルス世界中からの手紙! 194

膀胱経	**195**
腓骨筋	198
脊柱起立筋	200
脛骨筋　（前 / 後）	202

タッチフォーヘルス世界中からの手紙! 204

腎経	**205**
大腰筋	208
僧帽筋上部	210
腸骨筋	212

タッチフォーヘルス世界中からの手紙! 214

心包経	**215**
中臀筋	218
内転筋	220
梨状筋	222
大臀筋	224

タッチフォーヘルス世界中からの手紙! 226

三焦経	**227**
小円筋	230
縫工筋	232
薄筋	234
ひらめ筋	236
腓腹筋	238

タッチフォーヘルス世界中からの手紙! 240

胆経	**241**
三角筋前部	244
膝窩筋	246

タッチフォーヘルス世界中からの手紙! 248

肝経	**249**
大胸筋胸肋部	252
菱形筋	254

タッチフォーヘルス世界中からの手紙! 256

肺経	**257**
前鋸筋	260
烏口腕筋	262
三角筋中部	264
横隔膜	266

タッチフォーヘルス世界中からの手紙! 268

大腸経	**269**
大腿筋膜張筋	272
ハムストリングス筋	274
腰方形筋	276

第三章　バランス調整の応用理論	**279**

ワンポイントバランス調整	**280**
タッチフォーヘルスのエネルギーパターンの様々な評価モデル	280
これだけが正しいという方法はありません	280

募穴	**282**
募穴の場所	283
日輪の法則	**284**
日輪図	285
24時間周期（日輪の法則）の	
エネルギーのパターン	286
五行の法則	**288**
二つのエネルギーの法則	288
五行の法則でワンポイントを	
決定する	290
五行と感情と音声一覧	292
指圧のポイントの理論	**293**
活性化:指圧のポイントを使って強化する	294
鎮静化:指圧のポイントを使って抑制し、	
リラックスさせる	294
五行の法則図	295
五行の法則図の追加項目	296
五行の法則図に関する脈診のポイント	296
絡穴	296
絡穴の場所一覧	297
更なるバランス調整の追加テクニック	**298**
聴覚のバランス調整	298
視覚の抑制	300
8の字エネルギーの流れ	302
8の字の流れ	303
代理テスト	304
感情ストレスの解放 (ESR) の発展テクニック	**306**
未来のパフォーマンスのためのESR	306
過去のトラウマのためのESR	307
過去のバランス調整	308
姿勢のストレス軽減	308
五行の感情を使ったESR	309
五行の色のバランス調整	310
五行の音声のバランス調整	311
反射神経と歩行	**312**
クロスクロール	312
歩くこと	313

クロスクロール統合運動	314
歩行のテスト	316
歩行のバランス調整	319
もう一つの歩行の反射ポイントのテクニック	319
痛みに対処する簡単なテクニック	**320**
痛みの評価とバランス調整	320
こむら返りや筋肉の痙攣（けいれん）	
のために羽のようになでる	320
こむら返りや筋肉の痙攣（けいれん）	
のための紡錘細胞テクニック	320
経絡を流す	320
経絡マッサージと経絡ダンス	321
感情的および肉体的な痛みのためのESR	321
消化に関する問題	321
ちょっと「気分が悪い」時	321
時刻のバランス調整	322
「時差ぼけ」のための時刻のバランス調整	322
時刻のバランス調整	323
一般的な神経リンパポイント	324
特定の筋肉のための神経リンパポイント	324
脊椎反射ポイントと神経リンパポイント	
による繰り返しの筋反射テストと再強化	324
拮抗する筋肉の強化	325
筋肉の鎮静化	326
鎮静化のテクニック	326
簡単な痛みに対処するために筋肉を	
鎮静化して再強化すること	327
経絡散歩	328
痛みのタッピングポイント	328
その他のバランス調整	**330**
解剖学順の42筋バランス調整	330
姿勢の分析	330
筋反射テストのチェックリスト	332
姿勢の観察	333
42筋　頭からつま先順	334
42筋図	335
42筋　頭からつま先順　筋反射テスト一覧	336
姿勢のズレ分析チャート	338
反応筋	339
テスト筋肉の組み合わせ	339
いじめっこ筋 / 英雄筋	340

反応筋パターンの近道 340	データベース優先のバランス調整 386
促進と抑制 341	データベース一覧表 386
促進と抑制の観察 342	筋肉解剖学順一覧 388
回路維持モード 342	筋肉経絡順一覧 389
回路維持モードを使った反応筋 344	42筋「頭からつま先順」一覧 390
よくある「いじめっこ筋」と	**参考文献/推薦図書** **391**
「いじめられっ子筋」の組合せ 346	
食物を使ったバランス調整 347	**著者ジョン・シーとマシュー・シーについて** **395**
栄養 347	
食物による強化 347	**タッチフォーヘルスの講座** **397**
水 348	
食物テスト 349	**タッチフォーヘルスについて**
食物に対する反応 350	**もっと知りたい方は** **399**

健康時を思い出す：深い目標設定の手順 **351**
健康志向の目標設定をする10段階 351
健康志向の目標設定をする10段階：詳しい解説 354

タッチフォーヘルスのメタファーについて **363**
五行メタファー 365
信念/世界観のメタファー 366
経絡と臓器の機能メタファー 367
筋肉メタファー 369
あなたの人生におけるメタファーを
　理解すること 370
メタファーを使った順次バランス調整 372
メタファーを使ったワンポイントバランス調整 373

タッチフォーヘルスと痛みの軽減 **374**
人々が痛みや苦しみを理解して、対処する
　手助けをする 374
姿勢の改善と痛みの軽減 375
痛みのコントロールと個人の境界 376
痛みに対処する時、考慮すべきポイント 376
10段階の痛みの数値化を使う 379

結論 **380**
健康の四つの役割 381
未来への架け橋 381

付録 **383**
健康の自由法：カリフォルニア州上院法案SB577 383
タッチフォーヘルスセッション記録用紙 385

追悼

ジョン・フランシス・シー （カイロプラクティック・ドクター）
1933年1月25日生誕
2005年8月3日逝去

「火葬してほしい。そして、遺灰をマリブにある我が家の沖、太平洋にまいてほしい。
神が私に与えた生を祝いたい、そして次のように思い出してもらうよう望む。キャリーの
夫として、アリスの弟として、ジョン・ジュニアとルーサーとマシューの愛情あふれる父親
として、デスティン、ティム、アマンダ、ジェレルとレイチェルの祖父として、タッチフォー
ヘルスの創始者として、今世紀を代表するカイロプラクターとして1995年に、地元の
同業者の間で認められ、2005年にはカリフォルニアのカイロプラクティック協会に表彰
された、プロのカイロプラクターとして、合衆国メソジスト派マリブ教会の説教師として、
カイロプラクティック、アプライド・キネシオロジー、タッチフォーヘルスキネシオロジー
の世界で、国際的に認知された講演者でありセミナー講師として・・・」

ジョン・シーは、2005年8月3日午前1時11分に亡くなりました。私たちは、彼の人生を祝福し、彼の逝去に際して様々な思いを分かち合うために、2005年8月10日マリブに集いました。地元の友達や家族、世界中から国際的なタッチフォーヘルスのメンバーが集まりました。その同じ日に世界中の多くの人が、太平洋標準時午後4時にろうそくを灯して、心で加わりました。

世界中のタッチフォーヘルスコミュニティーの友人たちは、生涯にわたりとても多くの人を感動させた、この愛に満ちた男のワークを使い続けています。彼の後世への最大の遺産は、「触れられる」たびに何度も魂に伝わる、途切れることのない健康と癒しです。

2005年2月頃、既に進行性の前立腺癌が全身の骨にまで転移していました。この頃に多くの人がジョンの診断結果を知るようになりました。彼には、前立腺癌の手術から回復して痛みなく生活した時期もあったので、家族や友人の多くを訪問して、身辺整理をすることができました。彼はまた、タッチフォーヘルスの本（日本の、「タッチフォーヘルス健康法」）を改訂するために長時間作業するエネルギーもあったので、この本を完全に更新すると決断しました。タッチフォーヘルス完全版の作業が終わり、最終稿ゲラの写しを印刷業者に送られる直前に見直すことができました。

ジョンはタッチフォーヘルスの電子版のソフト（e-touch）ができたことを喜び、タッチフォーヘルス電子版のインターネットゲートウェイを使って、研究調査プロジェクトのためのセッションをアップロードできました。それは今では、ジョン・シー追悼調査研究プロジェクト(www.etouchforhealth.com/john_thie.html)と呼ばれています。ジョンはとりわけ、アール＆ゲイル・クック夫妻に感謝していました。彼らのたゆみない努力のおかげで、詳細な記録を取ることや、世界中のプラクティショナーからセッション結果を集めるネット上のデータベースを含む、タッチフォーヘルスのコンピュータープログラムを持つという、ジョンの夢が成就しました。

ジョンは、自分を愛してくれる人からの便りを聞くことができたので、癌の診断結果が祝福だと考えました。受け取った愛のおかげで、自分はすでに天国にいると感じたのです。ジョンは、亡くなるまでのとても短い期間を完全に生きて、毎日を100％生きて、望んだとおりに亡くなりました。それは、あっという間に駆け抜けた人生でした。私たちは、彼が、天にまします父に召されたのだと知っています。

ジョンの思い出を分かち合って
ください。

世界中の多くの人々がジョンの業績に影響を受けてきました。もし、あなたに、ジョンとの思い出話があれば、どうかEメールか通常の郵便で私たちに送ってください。
　「ジョンの思い出」というタイトルで
memories@touch4health.com
にお送りください。

マシュー・シーが、ジョン・シーの
遺産の後継者です。

マシューは、タッチフォーヘルス教育財団の代表を引き継ぎます。そして、ジョンがマリブのセラ・リトリートで教えたタッチフォーヘルスの集中講座を受け継いで教え続けることになります。さらにマシューは、タッチフォーヘルスレベル1-4の週末講座やメタファー講座とタッチフォーヘルスインストラクター養成講座を、マリブとロサンゼルスで教え、彼の広範囲な国際認定講座のスケジュールを継続します。講座の詳細については本書の裏表紙にある連絡先情報（399ページ）をご覧ください。

謝辞

ジョン・F・シー DC

**良き友人でありカイロプラクターである
ジョージ・グッドハートに：**
緊張と筋肉のこむら返りが、拮抗する弱い筋肉を強化することによって治療できることを発見したことに、「スイッチの切れた」筋肉を特定するために、手による筋反射テスト（キネシオロジー）を生体からのフィードバックとして臨床現場で応用したことに、筋肉をオンに戻してバランスを取り、治療のシステムを刺激するテクニックを非常にたくさん刷新したことに、この教材を患者や一般に提供することについて長時間議論して励ましてくれたことに、感謝します。

**「カイロ」の編集者であるジョー・ヘラーと
ケイティー・ウェデリーン：**
最初の講座をご自宅で主催してくださり、同様の1日講座を「カイロ」を通じて提供するように薦めてくれました。タッチフォーヘルスの理念が最初に書かれた時、長時間話を聞いてくれました。

バージニア・サティア：
あなたの愛情深い励ましと情熱は、とても意義深いものでした。

ジェイン・レーベンバーグ：
あなたの励ましと確信のおかげで、私は前進して始めることができました。

ドン・フォスターとサリー・ルーニー：
ペパーダイン大学の「豊かになる成人講座」で、たくさんの成功するセミナーを開催してくれたことに、私は感謝しています。

ビクター・フランクとレロイ・ペリー：
初期の講座をサポートしてくれたあなたたちが私たちの仲間だったのはどれだけ幸運だったでしょうか。

ステラ・テリル・マン：
作家、患者、友人として心底感謝しています。

パット・ジル：
タッチフォーヘルス初版の制作を始める時に、最初に人を手配してくれました。そして、その成功に非常に貢献したのです。決して忘れることがないでしょう。

ドクタージョン・C.シーとその夫人にも：
息子が両親に感謝するすべての理由によって、あなた方に感謝し、神様のご加護がありますように祈ります！

特別な感謝を妻のキャリーに：
何時間も何日も、私たちは基本理念について話し合って過ごしました。息子ジョン・ジュニアは、講座やセミナーを助けてくれました。私からの、永遠の感謝を捧げます。

献辞

ジョン・F・シーDC

初版の献辞（1973年）

健康の向上が一番の予防薬になると信じる人類の全家族に捧げます。（1973年）

2005年の献辞

タッチフォーヘルスは、傷ついた世の中に、もっと調和と一体感をもたらす希望を抱いて、傷ついた世の中を癒すことに情熱を注いでいます。

　私は、この2005年改訂版を、妻であり、恋人であり、腹心の友であり、編集者であり、共著者であり、協力者であるキャリーに捧げます。そして私の子供たち、ジョン・ジュニア、マリー（1960-1963）、ルーサーとマシューに捧げます。彼らは誰よりもタッチフォーヘルスの発展に貢献してきたのです。私は、深くキャリーに感謝します。「この世に所属し」ながら、キリストと父なる神と共に聖霊の中に生まれる個人的な旅を、共に何時間も何日間も何週間も何年間も分かち合ってくれたことに。私は家族のみんなに感謝したい。私の施術相手になって、新しいテクニックの実験台になってくれて。今ではタッチフォーヘルスと呼ぶものを生み出すアイデアを思いつく相手になってくれて。共著者のマシュー、キャリー、そして、最新の手法でタッチフォーヘルスの手順を使えるような新しい本を編纂し出版するように、何年もの間私に求め続けた世界中のたくさんの人々がいなければ実現できなかったでしょう。最新の手法とは、私が個人的に薦めたものや、人々が個人的に感じたもの、あるいは、私が臨床セミナーで教えているときに行ったのを人が目にしたもののことです。

　私と共にタッチフォーヘルスの初版を執筆してくれたメアリー・マークスに温かい感謝を捧げたい。健康を自然な手段で一般大衆に分かち合うという、似通った目標への彼女の献身が、私たちを今あるところへと連れてくれました。彼女はタッチフォーヘルス財団の初代理事長で、キャリーや私自身と共に、初回のインストラクター養成講座の共同指導者でした。

　国際キネシオロジー大学タッチフォーヘルス校の校長のトニー・リリーに、その何年にも渡る献身と、世界中でインストラクター養成を教えていることに、インストラクターの指導を行なっていることに、特別な感謝を述べます。

　タッチフォーヘルス財団の養成部門前理事ゴードン・ストークスに感謝したい。ゴードンや、国際キネシオロジー大学のタッチフォーヘルスインストラクター資格を認定するような訓練を受けたファカルティ達がいなかったら、世界中の5000人を超えるインストラクターは誕生しなかったでしょう！

　グレース・バルドリッジ、アリスとキム・ビエイラ夫妻、フィリップ・クロックフォード、ポールとゲイル・デニッソン夫妻、ジミー・スコット、リチャード・アット、ウェイン・トッピング、ハップとエリザベス・バーリット夫妻、ジョエル・シェイン、マリー・オールズ、ロベルタ・ウッズ、セス・ホウエル、ロン・ベンソン、ロバート・ワールドラム、フランク・マホーニー、キャロル・ゴッツマン、メアリー・ロイズ・ミュラー、ナンシー・ドーティー、ジョン・バートン、パティー・ステウアーとダビッド・フュアステナウ、ポーラ・オレスカ、ケリン・フランクス、スティーブン・ロッヒリッツ、アンドリュー・ベリティー、ジム・レイド、ケイト・モンゴメリー、ジョン・マグワイアー、シェルダン・ディール、ワレン・ジェイコブス、グレス・グレミングとロルフ・ハウスボル、ブルースとジョーン・デュー、ジャン・フランソワ・ジャカード、ローズマリーとベンハー

ド・ソンデレグレガー・ステューダー夫妻、ドミニク・モネ、アルフレッド・シャルツ、国際キネシオロジー大学の現在および将来のファカルティ、そして、タッチフォーヘルスとタッチフォーヘルスに影響を与えるエネルギー・キネシオロジー体系の発展に貢献してきた無数の人々、さらにタッチフォーヘルスの哲学を分かち合う人々に感謝いたします。

また、タッチフォーヘルスを家族や、友人や生徒、クライアントや患者に使ってきたすべての人々や、その成果と感想の報告を分かち合ってくれた人々に感謝したい。傷ついたり病んでいる人のために祈り、タッチフォーヘルスのエネルギーバランス調整のテクニックを含む快適なタッチを施す、すべての人に感謝します。すべての医師たち、健康のセラピスト、コーチ、カウンセラー、教育者、その他、タッチフォーヘルス統合（レベル1-4）を自分の実践に勇気をもって統合してきた専門家に感謝したい。そして、この献辞を読んでいるすべての人に、報告や推薦文、感想を送って下さることに、前もってお礼を述べたい。

出版者のゲイリー・ピーティー、デヴォース社のスタッフ、アシスタント編集者のアドリエンヌ・プリンスとグラフィックアーティストのリサ・ウィンガーに、彼らのこのプロジェクトへの献身に特別に感謝したい。グラフィックアーティストのテリッシュ・ウェバー・ホールとスーザン・シャレットにも加えて感謝いたします。

最も大切なことは、私たちは真の目的を忘れてはならないということです。タッチフォーヘルス改訂版を、この手法に助けられるだけでなく、この代替的なパラダイムによる自分の癒しの物語を世界と分かち合おうとする人たちすべてに捧げることによって。

マシュー・シーによる献辞（2005年）

私は、このタッチフォーヘルス完全版を、インストラクター養成講座のマニュアルから、レベル1-4のマニュアルまで、タッチフォーヘルスの効果的な教材を開発するために努力してきた人々および、初版の制作を助けてくれた人々に捧げます。タッチフォーヘルスのコンピュータープログラム、三つの制作に関わった方々や、従来のタッチフォーヘルスの指導教材を編集するだけでなく、タッチフォーヘルスのメタファー本を制作した人々に、才能を貢献してくれたあなた方すべてに敬意を表します。

タッチフォーヘルスやエネルギー・キネシオロジーを応用するのであれ、他の方法やあなた自身の直感に従うのであれ、もっと大きな力を使うのであれ、他の人のためにちょっと時間を取ってその場にいてあげることであれ、お互いに気分がよくなり人生を楽しむ手助けに献身することであれ、健康のためにタッチをするみなさんすべてに、敬意を表します！

序文

ブルース・A・J・デュー　医学博士

ブルース・デュー博士は、タッチフォーヘルス財団の運営委員会に所属していました。1990年に閉鎖されるまで国際ファカルティの議長であり、IKCの管財人を務めていました。デュー博士は、ニュージーランド、オークランドにあるPKP（国際プロフェッショナルキネシオロジー実践大学）の創設者です。医師であり、医療鍼灸師であり、アプライド・キネシオロジストでもあります。

ジョン・シーについて私が楽しいと思うことの一つは、彼の分かち合いの精神です。とても実際的に、自分でうまくいった物事を分かち合ってくれました。この本は、ジョンが、カイロプラクティックドクターとしての治療の仕事で日々使う多くのテクニックを編纂したものです。

このことはすぐに、タッチフォーヘルスは、専門家のための本なのかという疑いを引き起こしますが、そうではありません。1964年にジョン・シーは、ジョージ・グッドハート博士に手による筋反射テストという生体反応のテクニックを紹介された時、テクニックとして役に立つ以上のものだと認識したのです。グッドハート博士が教えていたテクニックを使うことで、彼がこれまで研究し学んできたどんな治療体系よりもクライアントの姿勢が急激に変わることをジョンは認識しました。ジョンは、グッドハート博士のワークショップにおける最初の指導者の一人になり、この情報を一般大衆に知らせるようにグッドハート博士に説き続けました。

グッドハート博士の業績で始まった知識体系は、アプライド・キネシオロジーとして知られるようになりました。それは、その技術を利用し結果を分かち合おうとする講座の指導者などのおかげで広がり続けています。アプライド・キネシオロジーの将来についてのジョンのビジョンには、長期間にわたる教育を受けた専門家たちの必要性を満たすと同時に、一般の人に生活を向上させる、安全で簡単なテクニックを教育もする複合大学の構想がありました。

不運なことに、医療の専門家たちはこのビジョンを分かち合うことはなかったのです。悲しいことに、ジョンの予想は間違っていました。医療の専門家はみな、人がもっと健康に全体的になるのに役立つことを、できる限り広く分かち

合う意欲があると思い込んでいたのです。しかしながらグッドハート博士はジョンに告げました。「一般のために本が必要だと感じているのなら、自分で書けばいいじゃないか？」1973年後半に、本書、タッチフォーヘルスの初版が誕生しました。

本書で彼が書いたシンプルで安全な方法は、人の自然治癒力を向上するのに役立つと、ジョンは信じています。それまでの訓練の程度にかかわらず、健康を増進するいかなる安全で使いやすい道具も、すべての人が使えるようにすべきだというのが、昔も今もジョンの理論です。ジョンは、生きとし生けるものの健康や生活の全体性を向上させるために働く専門家すべてのフォーラム（公開討論会）を見たかったのです。これは、専門家の間では実現しなかったのですが、タッチフォーヘルスの世界では実現しました。

タッチフォーヘルスは、もはやベストセラーの本のタイトルではないし、非営利教育団体の名前でもありません。タッチフォーヘルスは、生き方の一つになっていますし、ポジティブかつ幸せで愛にあふれた人たちの大きな家族の名前になっているのです。タッチフォーヘルス旧版では、知識を渇望する一般の人たちと、自らの知識の信頼に足る監査システムを望む専門家のニーズを満たしています。

タッチフォーヘルスは、体についての前知識がなく、知識がどう役に立つか分からない人が利用できる、最初のシンプルで真にホリスティックな健康管理の体系になりました。健康の三角形、つまり人の身体的側面と、栄養的側面と、知的感情的側面の三つが実際にどう働くかを教えることで、タッチフォーヘルスは、私たちの独自性とユニークさを強調します。タッチフォーヘル

スは私たちに、幸福で健康的な、全体的な存在、つまり私たちを創った神の意図どおりになるための道具を与えてくれます。

ジョン・シーのタッチフォーヘルスの理念を信じる人たちが直面した最大の課題は、人生を変えるタッチフォーヘルスバランス調整の効果を体験したことがない人たちに通じる言葉でそれを説明することでした。テクニックの統合には現代カイロプラクティックや自然療法、オステオパシーと古代中国鍼灸術の技術が含まれています。このことは言葉の問題を引き起こしました。そして多くの人が、タッチフォーヘルスを怪しく難解で魔法のようだと退け、またはその他タッチフォーヘルスの原則の無知に背く表現を使う原因になりました。

「タッチフォーヘルス」を1973年に出版したけれど、私たちは、量子力学が、タッチフォーヘルスで何を行っているか説明を提供するのを最近まで待たなければなりませんでした。タッチフォーヘルスは、「前」と「後」で筋反射テストと呼ばれるものを使用します。私たちは、筋肉をテストします。その後に体のある部分に「タッチして」、筋肉を再テストします。全身の姿勢の変化を記録します。この変化は身体の姿勢だけではなく、その人の知的感情的な姿勢の変化も含まれる場合があります。

原因と結果の法則を持つ古典物理学の断定的な性質では、タッチフォーヘルスの性質を説明することはできませんでした。エネルギー的に励起された原子がエネルギーを放出すると予測できること以上は説明できません。白血病の原因や慢性閉塞性肺疾患や老化や、人がどのように思考するかを古典物理学では説明できません。また、思考が、私たちの身体にどのように影響を及ぼすのかも説明不能なのです。

古典物理学がもはや無用の長物だと思わないでください。それは、神経の伝達や、空気という混合気体の呼吸や、身体の機械的電磁気的機能を説明してくれます。「観察者効果」として知られているものが、量子力学の重要な部分です。

古典物理学は原子や電子を、お互いに弾むミニチュアのゴルフボールとしてみなすけれども、量子力学では、このような粒子は、「傾向」として描写される必要があることが、知られています。ときには波として振る舞う傾向があり、ときには粒子として振る舞う傾向があります。観察しないと、「粒子」は蓋然性の波として機能します。観察すれば、「波」は崩壊して粒子になると言われています。何度も観察すると、波として機能するパターンが生成します。こうして、観察しない時には物質のあらゆる「粒子」が「波」の傾向として存在し、観察すると「粒子」として存在します。

これがどのようにタッチフォーヘルスに関係するのでしょうか？物理学において観察する場合と同様に、観察は物事を、可能性のある何かから、確実な何かに全面的に急激に変えます。さて、私たちの意識は、私たちが身体と呼ぶエネルギー場を絶えず観察しています。こうして、私たちが行うすべてのこと、食べる、動く、寝る、あるいは見ることは、量子力学的変化のプロセスの一部です。つまり、身体だけでなくマインドや思考を変えるような意識的な行為の流れを通じて、蓋然性のある何かが現実の何かになるプロセスの一部です。実のところ生活の全体が量子力学的に機能しているのです。ちょうど意識が体に量子力学的に機能するように。そして、私が神と呼ぶこの全体的な意識が、人生を私たちが知りえるものにするのにとても大切です。

タッチフォーヘルスは、筋肉を生体反応機能として使います。今私たちが知るところでは、筋

肉において、体と心の相互作用が起こるのです。物事が重くのしかかると、首に感じる緊張は、その問題がなくなっても尾を引きます。同じ状況やよく似た状況を思い出すだけで、首の古傷が疼きます。体は生体コンピューターの表示装置になります。筋肉は、私たちのマインドを余すところなくさらけ出すのです。これは、骨を持ち上げる骨格筋の機能だけではありません。「神経性下痢」とは、まさに腸の筋肉が感情を表現しているのです。私はカルシウムの代謝が筋肉のトラウマを保持するにあたっての役割を説明しませんが、ただみなさんに、聖書の「人間の心臓は恐怖のために止まる」という一説と、心血管疾患は、私たち西洋の抗ストレス社会で一番主要な死因であることを思い出していただきたいのです。

国際アプライド・キネシオロジー大学と、国際キネシオロジー大学(およびアメリカ合衆国の提携協会)の理事会は、ジョン・シが設立を支援した二つの組織ですが、法的な組織として、ついに、合体することはなく、全く別々の組織として異なった方向に向かいました。国際アプライド・キネシオロジー大学の方は、診断的治療的介入の方向に動き、セミプロや一般人に幅広く分かち合うという方向から大きく離れました。国際キネシオロジー大学は、シンプルで効果的な非診断的な方法で情報が利用されるのを目指し続けています。タッチフォーヘルスの施術家たちは、病名のついたどんな病気をも診断・処方・治療をいかなる方法でも決して行わないのです。

タッチフォーヘルスは、量子力学によってやっと説明がつき始めている微細な身体エネルギーに働きかけます。従来の西洋医学は大変進歩を遂げ、CATスキャンやPETやMRIスキャナーを使うことで、人間の細胞体の、肉体的生化学的構成部分を解析します。同じくコンピュータープログラムを使って病気のエネルギー的原因をイメー

ジできるような装置ができれば、タッチフォーヘルスで行っていることやどのように機能するかについての説明がもっとできるようになるでしょう!

さて、タッチフォーヘルスにおいて、肉体と微細なエネルギー体を媒介する経絡と呼ばれる電磁気エネルギーシステムを使って、心身のつながりに働きかける道具があります。私は、タッチフォーヘルスを、「エネルギー(気)のバランスの科学」であると私なりにに定義し直しています。というのも、これこそ私たちが行っていることだと思うからです。テクノロジーがそのうち追いついて、このことを証明するでしょう。でも私たちは、それが起こるのを待たなくてもよいのです。タッチフォーヘルスのバランス調整の結果は世界中の100以上の国々と多くの言語で日々見られています。

ジョンは、カイロプラクターみなが、アプライド・キネシオロジーを受け入れることも、プロのキネシオロジストが、訓練を受けた「素人キネシオロジスト」を受け入れるのも見ることはかなわなかったけれども、はるかに偉大なことが起こりました。人を全体性へと導く天賦の才に恵まれた「生まれながらのヒーラー」たちが、自身の才能を表現する実践的な方法を発見してきたのです。広くヨーロッパ、アフリカ、スカンジナビアにわたって、このような人々は、ジョンが思い描いた学校や大学を設立しています。そしてジョンのためにビジョンを生み出しています。他にも、ポーランドやチリやコロンビアでタッチフォーヘルスを使っている人たちがいます。訓練を受けた一般の人たちは、今では他の人に教えていますし、手で行う筋反射テストを各地域のニーズに合わせて使っています。

世間は全体として、最新の医療モデルを受け入れていません。たとえそれが、古典物理学に

基づくと答えられない答えを出すとしてもタッチ
フォーヘルスには、普通の人が自助できて、健
康で人生に全体的で、選択的になることに責任
をもつようになる方法があります。

　私は1977年に、タッチフォーヘルスの初版を
読み、講座に参加しました。それは、私の人生と
医療での実践を変えました。私は皆さんに、こ
の本を読むだけでなく、クラスに参加して、自分
で試してくださるように、とあえて言いたいのです。
そして友人や家族や同僚に分かち合ってほしい
のです。

　ジョンは語っていました。「私は、私たちがどん
なに素晴らしくできているか、そして愛に溢れた
タッチや筋反射テストがいかに健康や全体性や、
パフォーマンスの向上をもたらすかという発見を、
できる限り幅広く分かち合うというビジョンを持
ち続けています。」このタッチフォーヘルス完全
版を読む皆さんが同じようにインスピレーション
を受けますように。

はじめに
タッチフォーヘルスと
エネルギーキネシオロジーへの私のビジョン

あなたのケアを一番できるのは、誰だろう？

この簡単な質問の答えは、あなたが考えるほど明白ではありません。この質問が何を聞いているか？よくよく考えれば、答えは明らかになります。それは「あなた自身」です！あなたは、人生を健康に生きている自分自身の経験を味わう資格が一番ある人です。あなたはまた、人生における独自の目的、つまり天命を持って創られた魂として、ユニークな魂としての経験の意味を味わう資格をを持つ唯一の人です。全体の自分、全体の魂をケアするためには、定期的に時間を取って、あなた自身の経験を確認する必要があります。

あなたがそのために創られた、そしてあなたのユニークな魂を満たすような、自分の人生を生きているかということを、あなた自身のユニークな人生という背景で、何があなたにとって健康なのかを思い出す必要があります。そうすれば、あなたはエネルギーを変化させることができ、姿勢や態度、選択、行動を変えることができます。

そのことが魂全体の肉体的、化学的、感情的、知的、精神的に色々な側面の間に調和をもたらすことができます。あなたは、自分の歴史や関連状況、目的と調和することができます。

これは単に、あなた自身のスペースに住み、あなた自身の魂の瞬間に、今ここにいるということを意味します。あるいは、自己発見の旅を始めるということを意味します。その中には、友人、家族、健康の施術家、その他の「専門家」など何であれ、人の助けやカウンセリングやセラピーを自分の責任において求めることを含みます。

私は1970年に、患者教育のために教材をまとめ始めました。はっきりしていました。アメリカや世界の多くの国々の健康管理体制は、平均的な人が薬の使用に頼ることなく自分や家族のニーズをケアする力や、ほんの些細な痛みをケアする力を持たないと感じる状況に発展してきました。健康管理体制は、このような依存と搾取と無能状態を作ったので、私たちはすでに健康管理の危機に達しています。私は、今起こっていることにストップをかける時だと思ったのです。タッチフォーヘルスの本と教育プログラムは、自分自身のケアにおける役割と権威を取り戻すために、私達の各々が使える簡単な道具とプロセスを提供する、私なりのやり方です。

30年以上後の今日、事態ははるかにひどくなりました。この問題について意識は高まりましたが、そして健康管理についての伝統的、代替アプローチの復活もありますが、製薬会社は宣伝と、公的であれ民間であれ研究結果の操作に貪欲です。そして長期にわたる、あるいは生涯にわたる医療を必要とする「状況」がひどく強調されています。利益重視のハイテク薬品、おそらく今まで開発されてきた中で最も進化した危機管理は、コストがかかり危険になりました。その一方で、より簡単な予防策には脇に追いやられているようにみえます！実のところ、アメリカの医療体制が、合衆国の死亡と怪我の第一要因なのです。

何千万人が不必要に抗生物質を服用しています。900万人が、不必要な入院をしています。750万件の不必要な医療処置や手術が実施されています。220万人が処方された薬の副作用に苦しんでいます。毎年783936人が従来の医療によって死亡しています。（これ以上の情報は、「薬害による事故死」をご覧ください。www.lifeextension.com/Magazine/2004/3/awsi_death）

本書で私たちが示している方法は、あらゆる健康問題を解決する万能薬を意図するものではありませんし、本当に必要なときも医師や薬や手術から人々を遠ざけようとする試みでもありません。患者が「症状を治療するために、ともかく何か手を打たなければならない」というだけの理由で行われる不必要な手術や医療を避ける試みです。これは、個人だけでなく社会全体にかかる医療費を減らそうとする試みです。私たちはみな、税金や政府が良質のケアへのアクセスを保証するのに失敗し続けていることに気づいています。たとえ国民皆保険を導入するとしても、絶えず増え続ける費用や、効果に疑問がある薬や手術や、危険な合併症や副作用があるので、私たちが自分自身のケアを学ぶ必要があるということです。

健康のプロとして私が本来もっていたビジョンは、自分の健康に関する経験への気づきや参画の向上を自分でできるように患者を教育することでした。不必要で危険な薬や手術に代わるものとして、患者を生活での健康の創造を自然に支援するように導くことで実現しようとしたのです。全く事前の訓練を受けなくても使える、対話と筋反射テストとタッチ反射ポイントを通じて、姿勢と微細なエネルギーを評価しバランス調整する、簡単なプログラムを開発しました。

私は人々が、自分の体や、新しい経験や喜びを再生し適応し創り出す、生まれ持った奇跡的な能力にもっと気づくように助けたいと思っています。タッチフォーヘルスを幅広く一般の人(それまで健康管理の教育を受けたことがない人たち)に分かち合うことは、私のカイロプラクティックのクリニックで、患者教育のための非公式な講義として始まりました。患者たちは、「気分がよくない」か、バランスを崩したと、専門家に診てもらわなければならないぐらいの「病気」のす

き間を埋めるために、タッチフォーヘルスを使うことができました。彼らは、予防的なセルフケアの習慣を向上させたし、プロの健康管理の利益を向上させ、大きな満足を得ました。

一般の人々が、当初の週末ワークショップ（2日間でタッチフォーヘルスを履修する）と、タッチフォーヘルスのマニュアルを出版することを要望し、動機付けしてくれました。このワークショップはとても成功して、タッチフォーヘルスの恩恵を経験した一般の人々が、私が教えていることを世に伝えたい、公式的に教えたいと求め始めました。私たちは、自主的に教えるインストラクターを訓練してこのメソッドを世界の隅々に伝えられるようにする、タッチフォーヘルスインストラクター養成講座を開発しました。この草の根的なアプローチ（一般の人々に、一人一人が教え合うやり方で訓練をする）は、1970年には革命的でした。そして、今日の医療の政治的な風土にあった、当時に劣らず革命的です。

このことは、個人的な健康促進のためという私のタッチフォーヘルスのモデルにぴったり合いました。私は、草の根の情報共有と、健康管理のセミプロやプロの専門知識を補うものとしての、コミュニティーでの家族や友人間の助け合いというビジョンを描きました。

タッチフォーヘルスのプログラムには以下の主要な目標があります。

1. あなたを元気にする：エネルギー（気）、バランス、姿勢、態度、調和と健康を向上することで、生活の中で起こっていることを真に味わい楽しむために、気づきと存在を育みます。

2. 存在理由の発見：これは、あなたが自然に成長する目的、目標、役割を明らかにするため

の、あらゆるレベルでのより大きな気づきの
プロセスです。

3. **自身の最大限のパフォーマンスと自己ベストを絶えず達成する**：目的への気づきとバイタリティーによって、最大限効果の出せる努力に集中できます。成長し成功する時に、あなたなりのユニークなやり方でそれを認め祝福します。

4. **自己治癒力と回復能力を向上させる**：姿勢とエネルギー（気）のバランス調整は、生まれもった治癒システムを自然に最大限に利用するのを助けます。魂のエネルギー的、精神的、知的、感情的および行動的側面を調和すると、痛みやその他の症状の緩和を促進し、生活の質や健康を向上します。

5. **自然治癒能力を発見し育む**：この能力のおかげで、あなたは、人が気分良く、生活をもっと楽しむのを手助けします。（あなたの自然な「治癒の才能」）あなたのサポートや関心が、家族や友人、コミュニティーの生活の手助けとなるということがまさに実現するかもしれないのです。あるいは、健康管理の分野で、あなたの特別な、生まれながらの適性や才能を発達させる「天職」へと導くかもしれません。

6. **既存のセルフケアや健康増進の職業の価値が高まる**：タッチフォーヘルスはあなたの職業の価値を高める次元と手段をプラスします。それも、危険なまたは単なる一時しのぎの治療法に代わる穏やかで、非侵入的な方法によって。

7. **新しいレベルの健康管理を見つける**：診断された、あるいは説明のつかない兆候のために、あなたが病気や機能不全、痛み、心配ごとに直面する時に、あなたの状態がどれだけ深刻

で不可解だとしても、希望はいつもあります。タッチフォーヘルスは、奇跡に対して開いています。バランス調整の結果は、ときには驚くべきものになります。もし、私たちがポジティブなことに焦点を当てて、微妙な改善に気づくようになれば、励ましも見出せます。

人々がどんな時も希望はあると理解すれば、年齢や体の状態がどうであれ、必要なものは、生活の質を向上させる一組の愛にあふれる手だと分かります。私たちは診断を、生活の質を絶対的に決定づけるものとしては受け止めません。診断がないから、症状の肉体的原因がないからといって、「できることは何もない」という意味だという考えを受け入れることもありません。私たちが痛みや苦しみと共に生きるように作られているとは信じません。進行中の予期しない痛みや症状は喜びを殺すもので、私たちの健康をひどく阻害することがあります。痛みというのは私たちに「何かがバランスを崩しているよ」と警告するメッセージであり、もし、私たちがそのメッセージを痛み止めで抑えつけるか、警告を無視するようになれば、重大な機能不全や深刻な病気に至るのです。

私たちは、何が「私たちの人生で」バランスを崩しているのかについて手がかりを見つけるために、姿勢や筋肉の反応の変化や、態度やエネルギーの変化を観察できます。アンバランスや小さな問題が重症化する前に処置するために、私たちは身体の中で、感情や思考プロセスやエネルギーの流れに何が起こっているか感じられるようにならなければなりません。エネルギー（気）のバランスを調整することで、自然治癒力が、症状を和らげる生命の力と調和し機能できるようになります。しかしもっと大切なことは、私たちが人生のポジティブな側面を体験し享受できることです。

このテクニックの多くは、自分のために実践できるものではあるけれども、タッチフォーヘルスの中心原則は、健康のためにお互いが触れ合うよう奨励することです。不幸にして現代社会では、触れることは、セックスや処罰にまつわるネガティブな意味合いをもちます。養育のために適切な身体の触れ合いを必要とする子供たちに関してでさえ、触れることは、疑いの目で見られます。私たちは、肉体的な接触を通じて人間として重要な事柄を経験する社会的な生き物です。ですが私たちの多くは、その恩恵を表現し経験するふさわしい関連状況を欠いたまま、触れることに飢えています。

「人は独りでは生きられない」という言葉は、この考え方に本当に関係しています。私たちはお互いを必要としています。その解決法は、触れ合いを排除することではなくて、触れ合うためのあらゆる健康的な方法を開発することです。私たちは健康のために触れ合うことを学ぶ必要があります。このことは、個人の境界や個人の権威を育み尊重しながらお互いを助け合うことを学ぶにつれて、人々の間にオープンなコミュニケーションと、家族間のより大きな信頼を育むのに役立ちます。タッチフォーヘルスによって、私たちは人間同士の触れ合いと生体反応を通して、直ちにバランスと目的を強固なものにできます。

本書は、できる限りたくさんの人がお互いに手助けすることができるように書かれました。子供たちは早い時期に、自分自身やお互いをケアするよい方法を教わらなければなりません。私の希望の一つは、このテクニックを学ぶそれぞれの人が、少なくとも二人の人に学んだことを教える責任をもつことです。そして、定期的に時間を取ってお互いにもっと十全に機能するように助け合うことです。こうすれば、人類は新しい

方向に向かうことができるようになります。いかに病気を治すかよりも健康の維持に焦点を当てるために、私たち自身やお互いの潜在能力を見るような方向に、健康は栄誉を授けられ、育まれ、維持されなければなりません。健康の基盤になる最大の可能性は、家族と友人がお互いにケアし合う家庭環境にあります。

私たちは、タッチフォーヘルスが成長し、エネルギーキネシオロジー（筋反射テストとタッチ反射ポイントを使って、姿勢とエネルギーと態度のバランスを取るホリスティックな、非診断的なアプローチを区別するために、スペシャライズド・キネシオロジーと呼ばれることもある）という職業が登場するワクワクする時代に生きています。この分野での30年にわたる発展ののち、生体反応のための筋肉反射テストやタッチ反射ポイント、視覚化や対話を通じて行うタッチフォーヘルスは今なお、人を力づける、自己責任の、ホリスティックな健康とエネルギーバランス調整の、強固な基本体系であり続けています。タッチフォーヘルスのマニュアルは今でも、エネルギーキネシオロジストや他の健康管理セラピストだけでなく一般の人々にとっても、エネルギーキネシオロジーの古典です。タッチフォーヘルスはこの分野で、国際専門キネシオロジー協会やエネルギーキネシオロジー協会、そして総合エネルギー心理学協会の指導部にも、哲学、方向性と基本的なテクニックのコアカリキュラムとして認知されてきました。タッチフォーヘルスは、タッチフォーヘルス財団の元来の使命を携えて、タッチフォーヘルス・キネシオロジーのインストラクターを世界中で教育し資格を認証している国際キネシオロジー大学の中核カリキュラムです。

タッチフォーヘルス・キネシオロジーは、今日では健康福祉分野全体で以前より利用され、統合されています。そして、タッチフォーヘルス養

成プログラムの新しい側面の発達を通じるのと同様に、標準的な形式でさらに成長する大きな可能性があります。私たちは今でも、これまでどのような教育も受けていなくても、家庭でお互いを助け合うために、安全に使うことができ、自然治癒能力を発見する、能率的で効果的な道具によって個人に力を与えるという元来のビジョンにこだわり続けています。

タッチフォーヘルスは、成功の成就、満足、最高のパーフォーマンスと生活の楽しみを求める人々のための、実証済みの手法なのです。私たちはまた、タッチフォーヘルスがあらゆる健康の専門家が使える道具であると証明されたことを認めています。そして、多くのプロキネシオジストのための基礎教育を実施してきました。タッチフォーヘルス・キネシオロジーの恩恵をすべて実現するためには、タッチフォーヘルスのモデルが、他のモデル同様成長し続ける必要があります。

1970年以来、1000万人以上の人がタッチフォーヘルスの恩恵を享受してきたと私は見積もっています。私は毎日神に私をこの情報のルートにしてくださったことに、私が受け取ったこの光を送ってくださったことに感謝しています。タッチフォーヘルスが世界中でいかに人々の人生を変えてきたかという知らせを聞くときに私が感じる喜びは表しようがありません。

30年以上前に初めてタッチフォーヘルスを自費出版した時、初版2000部すら売り切れると思えなかった。(5000部そして10000部の再刷ののち)数カ月以内に私たちは何かが起こっているとわかりました。その時以来、タッチフォーヘルスの考え方、テクニックとプログラムは成長し、無数の方法で発展してきたのです。私はそのうちのいくばくかには、気づいてさえいません。26以上の言語で翻訳版の許可を与え、100か国以上で講座を教えてきました。そして、様々な流派がタッチフォーヘルスの原則に基づいて発達してきました。もっとも重要なことは、数千万人の人々が微妙なあるいは劇的な方法で助けられて、それまでになく人生を改善し楽しめるようになったということです。癒しの天賦の才、教えること、あるいはこの穏やかな手法を応用することで他人を手助けしたいという強い欲求のどれであれ。多くの人が、天職、情熱、職業を発見してきました。

タッチフォーヘルス教育課程を学ぶ専門家だけでなく、一般の人々の必要性に応じて、カリキュラムのレベル分けや授業時間、詳細が拡充されてきました。今では、最低60時間の教育の他に、インストラクター養成講座受講の前提としての上級スキル講座もあります。私たちが新しいコンピュータープログラムであるeTouch(www.etouchforhealth.com 参照)を導入するのは時間の問題でした。それに加えて、多くの関連キネシオロジー講座と、キネシオロジーのさらに進んだプロ教育が開発されてきました。このような幅広い機会がこのワークの原理とテクニックに情熱的な人々に対して、何年にもわたって進化したのを目撃するのは喜びでした。

その時以来、タッチフォーヘルスは一般、専門家両方の分野で開花してきました。数千人もの一般人が、効果を出せるタッチフォーヘルスのインストラクターになり、この簡単で安全でありながら強力なテクニックを世界中に普及しました。多くの一般の人々が実際、タッチフォーヘルスのインストラクターとして職を持つことができます。また多くの専門家が、タッチフォーヘルスを自分の職業の特別な文脈で開発、応用してきました。その中には、聖職者、心理カウンセリング、教育などの分野が含まれます。健康管理の分野でタッチフォーヘルスは、介護、カイロプ

ラクティック、マッサージセラピーや、従来の西洋医学を含む様々な手法という背景で恩恵があることが示されてきました。

実のところ、タッチフォーヘルスを標準的な医療と併せて使うと、つまり侵入的な医療処置の前に、または最中、または最後に使うのは、広大な可能性を提供する健康管理の領域なのです。心配やストレスを軽減し、薬の服用量を減らし医療の効果を上げ、副作用を軽減し、運動競技、怪我、手術、病気からの回復期間を短縮するのに、タッチフォーヘルスは役立つ役割を果たしてきました。これまでのところ、タッチフォーヘルスの精妙なエネルギーモデルを生体医学モデルの統合が成功した例は、大部分非公式で個人的な感想です。しかし医療モデルと統合される場合、タッチフォーヘルスは恩恵があるために公式の専門教育においてその優先順位が高くなります。伝統的な生医学の補助として、予防法の一部としてタッチフォーヘルスを使うと、健康プログラムは薬や手術の必要性を減少させ、入院の必要性を減らし期間を短縮させ、早く完全に回復し、健康にまつわる経験にもっと気づくようになります。

タッチフォーヘルスは、現代医学の高度なテクノロジーを補う穏健なアプローチであることが証明されてきました。薬と機械と手術に関わる危険性と出費のために、私たちはみな、タッチフォーヘルスのように安全で安価、効果的な治療行為、つまりホリスティックで健康を促進する方法で自然治癒システムを発動させる治療を可能にするものが必要だと気づいています。些細で医学的に説明ができない症状が、一般人の評価やバランス調整を通じて改善されるのです。タッチフォーヘルスは、実際には「病気」ではないが、「生きている」感じも「いい気分」でもない人には誰でも恩恵の賜だとわかります。

タッチフォーヘルスは器質的な原因がなさそうな、ある種の症状を持つ人にとって、驚くほど効果的であることが分かってきました。もしあなたが、疾患や健康状態と「付き合って」いくしかない、または慣れるしかない、または生涯にわたって薬を服用して副作用に耐えなければならないというように診断されたなら、タッチフォーヘルスは、あなた自身の質を向上させるのに役立つかもしれません。

症状が長引き、深刻ならば、タッチフォーヘルスは、医療的緊急性の前に専門家の助けを求める際に、個人の気づきや自己責任を促します。タッチフォーヘルスは、「些細な」症状を取るに足らないと否定したり忘れるよりは、症状への気づきと注意を主張します。タッチフォーヘルスはまた、病気中心の反応よりは、結果的に健康が向上し、予防行為に向かうような、健康中心の肯定的な人生へのアプローチを主張します。

これはもしかすると、スポーツ選手の努力という分野で最も顕著かもしれません。最高の結果をより頻繁に出せる、個人ベストの向上や怪我割合の減少、回復時間の短縮ということにタッチフォーヘルスが大きな恩恵になっています。タッチフォーヘルスは、全人的アプローチを促進します。これは、選手のトレーニングプログラムをだけではなく、トレーニングと他の領域での競争、目的、生活での人間関係のバランスを取ります。タッチフォーヘルスは、選手が簡単に学べて自分自身と他の選手を援助するのに使えます。タッチフォーヘルスは、スポーツトレーナーや理学療法士やスポーツドクターの高度なテクニックととてもうまく統合しています。世界トップレベルの選手たちは、前もってバランス調整を行うことで、競技会で自己ベストを出してきました。（簡単なタッチ反射を応用することで知られている人もいます。）そして、タッチフォーヘルスを使

うことを通じて、回復が早くなるのを経験してきました。

教室の中でも大きな恩恵がみられました。教育キネシオロジーのような関連キネシオロジーが、特に子供たちの学習経験に対して、タッチフォーヘルスの精妙なエネルギーモデルを応用して途方もない成果を上げて、それにふさわしい成長を遂げてきました。生活や学習にホリスティックで健康に取り組む形での、教師や子供たちの教育は、社会にとても恩恵をもたらすことができます。タッチフォーヘルスは、学習と指導の効果を向上するのに役立ちます。タッチフォーヘルスはまた、どこで学習が行き詰っていて、どの学習法が各個人に一番効果的なのかを特定するのに役立ちます。

ひょっとすると、最も重要なことは、それぞれの人の生まれながらの天賦の才の発見と最大限の可能性の経験を促します。タッチフォーヘルスは、各人のユニークな設計と生まれながらの能力に早く継続的に気づくよう促し、健康の感覚を向上して態度を変容し、目的感覚を強め、機能する能力を高めるようにします。教育分野におけるタッチフォーヘルスキネシオロジーの継続的成長は、子供たちの生活と私たちのコミュニケーション、世界や宇宙にも無限のポジティブな衝撃をもたらすでしょう。

タッチフォーヘルスキネシオロジーは、あらゆる人々の特別な癒しの力を発見する一つの方法です。特別に癒しの天賦の才に恵まれた人もいます。しかし、現在のヒーラー養成システムは、生まれながら天賦の才に恵まれたヒーラーを特定し励ますようにはなっていません。大衆を守るために、あらゆるヒーラーがどの「クライアント」と接触する前に満たさなければならない要求水準がどんどん高くなっています。こうして多くの

ヒーラーが、経済的あるいは処世術の障害のために、自分の才能を実践できないでいます。他方、時間とお金似高い代償を支払って、仕事が幸せでないという結果に終わる人たちがいます。学校にお金と何年もの時間を注ぎ込んで準備をする前に、すべての健康管理の専門家、外科医、キネシオロジスト、看護婦、カイロプラクター、歯科医、内科医、オステオパシーや自然療法家、心理療法家、マッサージセラピスト、個人トレーナーなどは、自分に癒しの才能があるかどうか知る必要があります。タッチフォーヘルスの基本を学習することは、健康管理の職業を考える人には、誰にとっても素晴らしい、リスクの少ない最初の一歩になるでしょう。そして、自分がヒーラーになれる可能性があるとは考えてもみなかった多くの人が、癒しの才能を発見し育成するように促すでしょう。

私たちがタッチフォーヘルスを始めた時と同様に、癒しの天賦の才や天職があるかを最初に発見しないまま、何年にもわたって健康管理の専門家になるように教育を受けた人がたくさんいます。これは、「心ここにあらず」な人の意図からはあまり恩恵を受けられないクライアントだけでなく、借金で行き詰まり、個人的に満足できない職業となっている専門家にとっても不運なことです。

生まれながらの才能や天職を持つかどうかを知らないまま何年も学ぶことを勧めるような職業が他にあるでしょうか？アーティストには、歌い、楽器で作曲するなどアートの実践をする機会があります。科学について知らないまま、自分に才能があるか考えないまま、科学の世界に入っていく人はいません。スポーツの分野では、生まれながらの才能がある人だけがプロになるのが一番明らかです。各分野において誰でも何かしら学べるように、癒しに関しても学べます。基本

を学んだ後で外科医、内科医や他の医療専門家は、自分のヒーリングの才能を特定して、健康管理を自分の天職や職業にするのです。

タッチフォーヘルスは、また、現役を退いた老人たちに畏敬を鼓舞する影響もあります。社会の流動化と個人主義化が進む中で、家族の不幸な統合失調が、老人をとても無視するという結果を生んでいます。これは、伝統的に老人が私たち若い世代に提供してきた、知恵と世話の多大なる損失です。私より高齢の人たちが、タッチフォーヘルスインストラクターとして第二第三の職業に邁進しているのを見て深く胸を打たれました。老年期に生命とエネルギーに満ちて、老人が自分や他人を助けながら本当に「黄金時代」を楽しんでいるのです。

合衆国では私たちは公教育の危機に直面しています。現役を退いた人たちが、教師の補助や客員教師として学校で役立つ潜在的な志願者を代表しています。私たちは、タッチフォーヘルスの原理と生活への健康的アプローチを、多くの子供たちに欠けている祖父母のような交流と共に提供することができます。タッチフォーヘルスの手法で教育された老人や子供は、回復期の病棟や現役を退いた人たちの家庭で大きな恩恵になりえます。従来の医療を補足して、医療の必要性と費用を削減できるかもしれないし、時には孤立した老人の生活を豊かなものにして、自分自身の人生の目的と豊かさの感覚を高めます。

タッチフォーヘルスとキネシオロジーは科学的ですか？

私たちはすでに、これが本当にうまくいくことを知っています！

何百万人もの人々が、微妙にあるいは劇的に人生がポジティブに変容するのを経験してきました。聖書に書かれているように、どのように起こるのか十分には理解しなくても癒しは起こるのです。ですが、個人的な経験や成長を通じて、公式のあるいは非公式の分かち合いを通じて、そして体系的で科学的な研究を通じて、私たちはお互いを助け合う新しくてより良い方法を見つけることができるのです。

現在までのところ、成果の公式な文書や、タッチフォーヘルスとエネルギーキネシオロジーの機能への研究は限られていますが、試験的なプロジェクトがたくさん始まっています。新しいイータッチ(e-Touch)プログラムは、記録の保持と、インターネット基盤の統計的収集部分の両方を含むので、私たちは、数多くのセッション結果を集め始めることができます。このデータによってタッチフォーヘルスは、科学界を満足させる公式の研究のための投資を呼び込み、タッチの恩恵がより大規模に利用できるようになるでしょう。

キネシオロジーの途方もない価値は、家族や友人、クライアントに働きかけて素晴らしい結果を手にした多くの人たちにはきわめて明白です。しかし、この情報が広まるにつれて、キネシオロジーの方法が「科学的」な方法で効果的だと証明されるべきだという不可避の要望があります。

「一つの不調に一つの薬」アプローチを追求する正統的な薬学の薬剤がもつ還元主義の科学モデルと、ホリスティックな健康モデルは、ほ

とんど対極にあります。後者は、健康な良い生活の統合された感覚に貢献する重要な要因を最大限考慮に入れます。ホリスティックなモデルが、生きた人生の背景における個人の主観的な感覚に最も重きをおくのに対して、対症療法モデルは「客観性」と、いかなる背景の影響からも孤立させた、制御された実験の離散的に定量化できる指標を求めます。この明白な衝突はどのアプローチが正しいか間違っているのかにはあまり関係がありません。それよりも、様々な治療法の効能を評価するもっと幅広い基準の必要性に関係があります。

多くの科学者や医療の専門家たちは実験室の実験とリアルな世界の人生経験との間の違いを認識しています。事実、制御された、二重盲検、無作為臨床試験という、科学的根拠の「黄金ルール」の当初の開発者は、実際は、そのプロセスが人間の飲食用には適していないとみなしています。医学界では、従来の「意義深い」、あるいは「科学的な」医療処置の境界を再検討する必要があるという信念が高まっています。

皮肉なことに、最も危険な薬や手術の多くは、科学的基準によっては証明されていません。そして、プラシーボ効果（効き目があると患者が信じる不活性物質または偽の医療行為が示す、プラスの効果）が実際には、標準的な医療介入の良好な結果のうち70%までも占めることが今では知られています。

プラシーボ医療が実際の薬より良いという場合もあります。というのも、否定的な副作用を引き起こさないからです。驚くことに、「ノセボ効果（不活性物質の否定的効果）」もあります。実際には薬を服用しなくても、期待通りの否定的副作用が生じます。これは、健康へのホリスティックで穏やかな、安全な、非侵入的なアプローチ、

生活の実体験でのプラスな向上を気にかけ焦点を当てるアプローチのための、もうひとつの議論です。

私たちは確かに、キネシオロジーという科学、つまり筋反射テストと筋肉の機能を、促進または、抑制する方法についての専門的な知識体系を発達させてきました。私たちは、他の分野では知られていない、姿勢とエネルギーと機能の変化に効果がある特別なテクニックを刷新してきました。私たちの手法とポジティブな結果は、伝達可能で再現可能であることが示されています。人生の様々な局面にある人が、タッチフォーヘルスの技術と哲学を学び、等しくよい結果を得ました。そして、このような人々の多くが、他の人に教えて、教えられた人がまた他の人に教えました。正確な技術の応用にはバリエーションがありますが、結果は一貫して恩恵があります。中には、タッチフォーヘルスのマニュアルを読んで実験するだけで、自分でテクニックを「発見する」ことができた人もいます。口頭による報告の一貫性から、何千もの人々がキネシオロジーを使って似たような結果を得たことが分かっていますが、もし科学界の基準に従うつもりならば、近い期間と長期間において、成果を文書化したものがもっと必要です。

キネシオロジーは、従来の医学的観点からは広くは受け入れられていないかもしれませんが、着実に大衆に広まってきました。そして、健康管理分野全般で施術家に採用されてきました。調査と研究を通じて公式な文書化された証拠が手に入るようになれば、タッチフォーヘルスは、もっと大規模に受け入れられるでしょう！近い将来エネルギーバランス調整は、タッチフォーヘルスキネシオロジーでも、他のものでも、歯磨きや入浴のような日常の衛生行為の重要な一部となるだろう！科学界で受け入れられている、

成果を記録し報告するプロセスは、累録索引に名前が載っている、研究者が査読している雑誌に記事を投稿することです。アプライド・キネシオロジーについては、この基準を満たす科学的な記事がありますが、正当な科学界で存在感を示すために、本当にもっと投稿する必要があります。今現在、キネシオロジーを実践している人や、そこから恩恵を得ている人がとてもたくさんいるけれど、私たちは、公式文書がもっと必要なのです。

　私がプロの健康管理の提供者として使うキネシオロジーのテクニックの多くは、自己への気づきと自分のケアに加わり力を持つために、一般の人に簡単に分かち合えるというアイデアにこだわっています。私が初めてこのアイディアを推し進め、私たちが一般の人にアプライド・キネシオロジーの一部として教え始めたとき、主に二通りの反対意見がありました。一つは、アプライド・キネシオロジーのテクニックは、一般の人の手で扱うには危険であるというもの。そしてもう一つは、カイロプラクティックなどの、診断資格がある医療分野と競合する新しい職業を作り出す可能性があるというものでした。

　その時以来、タッチフォーヘルスあるいはエネルギーキネシオロジーモデルの内外で並行して成長した、その他たくさんのキネシオロジーの体系が、数多くの一般の人たちに大きな成功と満足と安心をもって、分かち合われてきました。大衆と、このテクニックを分かち合うのは危険であるという恐れは、杞憂に終わりました。特にタッチフォーヘルスは、哲学と倫理基準、そして安全に使える手順を開発してきました。生体医学の医師が実践するモデルとは異なるにもかかわらず、タッチフォーヘルスは人間に働きかけるための、きわめて恩恵のある補助的なアプローチであることが明白になりました。

　今日、タッチフォーヘルスを分かち合うことは、（エネルギー）キネシオロジーの新しい職業を実際に生み出すことにつながりました。しかし、私が30年前に指摘したように、そして今日でも全くその通りなのですが、タッチフォーヘルスは、医師など他の健康管理の専門家によるキネシオロジーの業務や、健康管理のその他のアプローチと競合することはありません。私たちには、健康への旅を支えてあげたくなる人がたくさんいます。もし、助ける病人があまりいない桃源郷のような状態になれば、そこには必ず、彼らの人生における、最高のパフォーマンスや満足する経験の促進を欲したり必要とする人々がいるでしょう。そしてそれこそが、タッチフォーヘルスが焦点を当てている所です。タッチフォーヘルスは、従来の健康管理を補完するものであり、人を励ます予防法であり、自己ケアです。それは、医師その他の健康管理の専門家に事前にまたは時機にかなった相談をすることを含みます。

　これまでどんな教育も受けていない非常に多くの人が、エネルギーバランス調整やヒーリングに生まれながらの才能や興味を見いだしていくのを目にするのは、タッチフォーヘルスという仕事がくれた、大きな喜びの一つでした。数知れない人が、ちょっとタッチフォーヘルスの本を取り出して、自分や家族や友人の気分がよくなり、生活が向上するためにタッチフォーヘルスの原理を使う方法を発見してきました。多くの人が、週末の基礎講座か、タッチフォーヘルス全体のトレーニングを受講して、自分をセルフケアするための道具を獲得してきました。多くの人は、家族や友達など仲間内で非公式に、またはタッチフォーヘルスインストラクターとして公式に、これを分かち合おうという気になりました。

　かなり早い頃から、健康管理の専門家になろうという意欲があるタッチフォーヘルスの受講

生が一定割合存在していました。マッサージ、カイロプラクティック、自然療法、心理学、など従来の職業で勉強を続ける場合もありました。または、自身の経験と、タッチフォーヘルス統合、つまり自己責任、診断を行わない、ホリスティック、エネルギーバランス調整、と同じ哲学、原理、手続きの開発を通じて専門家になる場合もありました。このことは、健康管理の分野に「正しい理由」で参入する情熱的な人々をたくさん生み出しました。

　私たちは早くから、タッチフォーヘルスが、完全に安全で、医療の訓練なくても手にすることができることを知っていたけれども、その時すでに専門家であった人々や、専門家になろうとする意思がある人から熱心な反応がありました。健康管理の専門家たちは、生体医学のやり方の限界をよく知っているから、多くの場合エネルギーバランス調整の威力が本当に分かる良い立場にいます。多くの西洋医学の医者や看護婦、マッサージおよび理学療法士、カイロプラクター、鍼灸師、心理セラピストやカウンセラー達は、標準の治療と合わせてであれ、「治療」はなく、治療すべき特定の「原因」さえない状況における代替法としてであれ、驚くべきポジティブな成果を目にしてきました。このような専門家たちの多くは、自分の施術が前よりもうまくいくのを知りました。そして、もっと重要なことは、個人的およびクライアントの満足度が高まりました。焦点は、病気の治療から、「健康」の向上、機能の向上と人生のより大きな喜びに変わります。

　今現在の専門家たちは、トレーニングや施術の意欲が高まり、伝統的で有効な健康管理の提供者として喜んで受け入れてもらえます。「真の」医師、看護師、カイロプラクター、心理学者が、専門業務で仕事の効率が上がったのを知ったので、タッチフォーヘルスの、力づける、自己責任のプロセスは、医療提供者側より患者の方に心地よく受け入れてもらえることがあります。このために患者たちは、自分や家族やコミュニティーが、気分よくなるように手助けしたいという気持ちを呼び覚まされます。タッチフォーヘルスのモデルは、エネルギーのバランス調整を通じて人々を治療するだけではなく、自分自身の「健康」の創造に関わり、自分への気づきを高める意欲がある人には誰でも、安全で簡単なテクニックを教えることなのです。

　非常に多くの専門家たちがこのタッチフォーヘルスの研究、指導、実践に携わっているために、また、タッチフォーヘルスの実践者が多数専門家になるので、タッチフォーヘルスのカリキュラムは専門家向きに進化し続けている。このような確かな発展は、教材とカリキュラムの充実や、教育の機会、実習と能力判定、優秀なプロの業務の促進を通じて受講生への追加支援が増えることを意味します。一方で、プロ化というのは、いたずらに、訓練の前提条件と時間の増加や、不必要な規制や法律、資格を持つプロがタッチフォーヘルスを使用することの制限さえも招いています。このことは、この安全なテクニックを最大多数の最大恩恵のために分かち合うという目標にとって、全く非生産的です。一般大衆がこのテクニックや恩恵に気づき、手に入れたいという要求が高まっているために、タッチフォーヘルスキネシオロジーは、究極的に人類の恩恵としての可能性をすべて開花するでしょう。

　もし、インストラクターやトレーナー、セラピストになる基準を、60時間から500時間に、さらには1000時間に、あるいは、3年から6年、さらには8年のトレーニングへと「バーを上げる」ならば、人が自分に癒しの才能や人を手助けする純粋な興味を持っているか、あるいは自分の特質が健康管理に向いているかどうかを知る前に、

人々を健康保険業務に誘うという同じ問題を作り始めます。癒しの天賦の才を持つ人の中には、タッチフォーヘルスを使って安全に人々を援助し始めるのにほとんど訓練を必要としない人もいるのが事実です。実のところ、生まれながらのヒーラーの中には、伝統的なヒーリングの多くの様式の可能性を否定する物質主義者のモデルを吹き込まれる形でそのヒーリングの天賦の才を訓練するのを避けた方が良い人もいるのです。また、中には、教育モデルに追加してキネシオロジーのトレーニングの機会を自由に取り入れる人たちもいます。またさらに、他の分野の健康管理を学びたいと望む人たちもいるかもしれません。多様な学びの機会（講座やトレーニングプログラムの種類や量を増やす）を付け加えるほかに、成功する販売戦略モデル（一般大衆の特定の層に向けて、あるいは特定の専門化に向けての）を開発しながら、私はそれでも、タッチフォーヘルスが一般の人にできるだけ手の届くものにできると信じています。

世界中で、法律のわくわくするような変化が起こっている。一つの流行は、安全な健康管理の代替手段が自由に手に入るようにしようという方向です。近年ミネソタ州や、カリフォルニア州などの州で法律を通過させた健康自由運動は、国家を席巻する可能性を持ち、そしてもしかすると世界の他の国々の法規制に影響を与えるかもしれません。このような常識的な法律は、生体医学の危険な業務（手術、病気の診断や治療、薬の使用あるいは中止、など）を明確に定義することによって、キネシオロジーを含む様々な形の、代替的な健康管理の実践への不必要な制限に先手を打ちます。このような法律の主な条件には、あらゆるタイプの健康ケアに適した、文書による同意書を通じてのインフォームド・コンセント（医師による十分な説明と患者の同意）の公式化です。たいていの形の代替療法は、危

険では「ない」ので、規制やライセンスの取得はこれ以上必要ありません。

同時に、タッチフォーヘルスやエネルギーキネシオロジーの使用がとても広まってきたので、ヨーロッパやオーストラリアの政府と民間保険会社は、キネシオロジーの教育とケアを認知し、また保険金を支払い始めました。しかし認知には多くの場合、余分な責任がついてまわります。政府と保険会社は、従来の生体医療に馴染みがあります。そして、それにひけをとらない訓練、資格認定、診断と治療を求める傾向があります。そして、エネルギーキネシオロジーの違ったモデルで教育を受ける必要があります。

幸いなことに、30年にわたるタッチフォーヘルスの安全性と使いやすさの伝統は、キネシオロジーのトレーナー、セラピスト、研究所、協会に十分な動機づけと、法制度が適切でありすべての個人がタッチフォーヘルスとエネルギーキネシオロジーを自由に使う権利を守ることを確実にするための論理的根拠を提供しています。そのため、タッチフォーヘルスの草の根教育モデルは、今でも法的に保護されているのです。

今いる専門家のための、あるいはキネシオロジーの専門家を生み出すために設計されたプログラムには、ある傾向があります。タッチフォーヘルスの中心原理を既存の専門家の基準に合わせて落とし込む傾向、あるいは、講師として生徒をタッチフォーヘルスの分かち合いから遠ざけて、セラピストとしてのみ働くことに向かわせる傾向があります。しかし、医学的診断モデルがホリスティックのエネルギーバランス調整モデルと共存しているように、キネシオロジーのセラピストのトレーニングは、一対一であれ、少人数のグループであれ、公式の教室でのプレゼン

テーションであれ、タッチフォーヘルスの、個人を力づけてトレーニングするという教育モデルとぶつかり合わなくてもよいのです。

タッチフォーヘルスのインストラクターやセラピストは、一般の人がそのテクニックを練習により比較的簡単に習得できると分かっています。**最大の課題は、人々がタッチフォーヘルスの体系に確信をもてるほど十分に練習する**ことです。週末4回シリーズの講座で得られる恩恵の一部は、各レベルを通じて、基本の繰り返しと復習です。しかし、追加で練習する機会は、とても成功していると世界中の講師から報告を受けてきました。定期的にバランス調整をすることや練習会を開くことは、タッチフォーヘルス受講生に自信をつけさせ、成功につなげます。公式インストラクターの指導に加えてインストラクター養成講座でさえ伝統的に、公式クラスを開催するつもりがない人が、復習や実践練習を深めるのに役立ってきました。一般の人は自分のコミュニティーで、または、専門家は個々のクライアントとの専門的業務や一般的な患者教育において、タッチフォーヘルスを分かち合う能力を高めたいと望むかもしれません。

タッチフォーヘルスの特定の部分に焦点を当てて開発されてきたミニ講座がいくつもあります。「トップ10ストレスリリース」や「トップ10痛みの軽減」、「学習能力の向上」、「子供のためのタッチフォーヘルス」、「バランスの取れた視力のためのタッチフォーヘルス」、「ペットのためのタッチフォーヘルス」などです。国際キネシオロジー大学のファカルティ達が、標準となるタッチフォーヘルスのプログラムを開発し続けています。つい最近では、創造的対話力、目標設定、中国の陰陽五行の視覚化とシンボル化に基礎をおくタッチフォーヘルスメタファー講座を付け加えました。

今日、3年間の専門教育まで提供するキネシオロジー機関がたくさんあります。その中には、タッチフォーヘルスキネシオロジーだけの専門教育を施すところもあります。このような教育に対する要求は高まり続けています。そして、このような教育を受けた専門家への大衆のニーズがあると、私は思います。教育モデルが専門的なキネシオロジーの訓練の概念にますます統合されていくのを見ると、私は幸せな気持ちになります。プログラムのなかには、キネシオロジーのインストラクターとしての訓練を、自分の分野での専門教育に組み込むものもあります。そのため、専門的なキネシオロジーのセラピストさえも、一般人やクライアントに、個別の業務と並行して教育や訓練（標準的なタッチフォーヘルスの講座のような）を施すということが想定できます。

プロのタッチフォーヘルスキネシオロジストは、根本的に違う種類のセラピストでなければいけません。受講生が自分のために選択やケアに気づくように教えることを最も強調しつつ、キネシオロジーによるエネルギーバランス調整の特定のテクニックと応用における専門的知識と経験も提供します。

タッチフォーヘルスキネシオロジーモデルは、非診断的、非処方的で、教育的、助力するモデルです。私たちは、「何が悪いか?」を特定したり探し求めたりもしないし、神秘の解決法を推奨しないし、病気の原因を解明しません。私たちは人々が自分の哲学や世界観の中で、プラスな目標を特定する手助けをします。彼らだけが自分の才能や野望、欲望、使命を知っていて、私たちは、彼らが葛藤を特定してエネルギーを調和させるお手伝いをするために役立つことができます。時には、真実を打ち鳴らし、ビジョンを触発する思考、アイディア、あるいはメタファー

を提供する未知のメッセンジャーになるかもしれません。しかし、私たちは提案し、受け入れるか拒絶するかを決めるのはその人です。

私たちは静的な、「究極」の健康状態や、生活のすべてを決める魔法の薬を探し求めているわけではありません。私たちは、人々が瞬間瞬間に生きるように、生のダイナミックなダンスとエネルギー（気）の流れと創造性を味わうように手助けしようと、努めています。このプロセスの一部は、私たちは自分が何者か発見するために、他者とのかかわりが絶対に必要だということです。私たち自身であることとは、他者との関わりで起こることだからです。タッチフォーヘルスは人間の相互作用と生体フィードバックを通じて、今という時のポジティブな経験や、すみやかな強化、自己という感覚を豊かにすること、バランス調整、生きた人生の目的や達成のための、支えになる、保護された枠組みを提供します。

私は、タッチフォーヘルス統合を宝物のように大切にしています。タッチフォーヘルスが他の人々が、健康や生活を向上させる道を照らすろうそくに見えます。もしかするとまだ火が灯っていないかもしれないけれど、私たち一人一人が、大切に慈しむ人々をより豊かな生活に向けて安全に導くのに役立つろうそくを持っていると私は信じています。私はあなたを、光を伝える人々の列に加わるように、招きます。

私たちの中には、生まれながらの素質を持ち、その役割で成長し、仕事の興味と喜びを通じて頭角を現す人がいるでしょう。家族と一緒にいる家庭で、専門業務の一部として、講座の講師として、個人コーチ、クライアントを一対一でみるプロのタッチフォーヘルスキネシオロジストとしてあるいは上記のすべてにおいてであれ。私はあなたに、一人一人が自分の手に持っている癒しの才能を、世界をよりよい場所にすることへの貢献を楽しみつつ、癒す目的でお互いに触れ合うだけで現実化できる癒しの才能を、発見するように誘います。

ジョン・シー（カイロプラクティックドクター）
マリブ・カリフォルニア
2005年6月1日

マシュー・シーからのメッセージ

あなたがタッチフォーヘルス完全版に、セルフケアやほかの人のケアに深く貢献できるような価値ある情報源を見つけるよう望みます。この完全版には、国際キネシオロジー大学の世界公式カリキュラムで教えられている全ての情報、つまり60時間のタッチフォーヘルス統合訓練が載っています。また、タッチフォーヘルスのエネルギーバランス調整をより深めて効果的にする、ジョン・シー博士が使っている対話や目標設定とメタファーの、本当に最新の内容も載っています。この版を読めば、タッチフォーヘルスを完全に理解できるでしょう。初めてタッチフォーヘルスとエネルギーバランス調整に触れるのであれ、この強力な体系について「初めて」学びなおすためにタッチフォーヘルスに「戻ってくる」のであれ、家庭やコミュニティー、そして専門業務で献身的にタッチフォーヘルスを実践している人であれです。

すべての文言は、初めて読んだと「もっと」思えるように全面的に書き直しました。例えば、私たちの考える意味が、本を通じて強調され明確になるように、語彙を調整したものがあります。こうして、「強い」「弱い」という用語はまだ使われていますが、筋肉そのものの実際の物理的な統合や能力の評価ではなく、筋肉反応やエネルギーの流れと関連した感覚として明確に定義されます。「ダウンする」「カチッと止まる」抑制された、または、促進された、およびバランスが取れた、またはバランスが取れていない、のような代わりの用語も強調して使っています。

タッチフォーヘルスの大会や、エネルギーキネシオロジーの大会やエネルギー心理学の大会において世界中を旅して教え、分かち合う機会をいただいてきて、タッチフォーヘルスの概念やシステムがさまざまな方法で発展してきたことを見るのは楽しいことでした。

草の根の伝統はちゃんと生きています。多くの人たちが家庭でタッチフォーヘルスを使い、「家庭内学校」というやり方で小さな講座を教えています。そして、14筋バランス調整の「基本だけ」で、他人を手助けできています。世界中のさまざまな国に、類似のまたは短いコースを開発している人たちがいます。家族のためのタッチフォーヘルス、子供のためのタッチフォーヘルス、学習向上のためのタッチフォーヘルス、教室設定のため、その他の一般の人が健康を自己管理し、力を得るモデルは今日でも革命的です。そして、この安全で効果的なテクニックを分かち合うという目的のために、できるだけ幅広い層に最大の恩恵をもたらすように、タッチフォーヘルスが定着し様々な形で発展して新しい隙間産業へと成長するのを見るのは励まされます。

同時に、とても多くの人が私のところにやってきて言いました。「マシュー、わたしは、仕事で「ちょっと」タッチフォーヘルスをやっています。(それはマッサージ、理学療法や心理学、個人コーチングかもしれません)そして、本当に素晴らしい結果が出ています。クライアントはとても満足してくださり、たくさんお客様を紹介していただいています。おかげで、タッチフォーヘルスで生計が立てられます。あるいは彼らはこう言います。「マシュー、基本的で簡単で、易しいと言うのは、やめた方がいい。というのも人々が、家庭でしか使えないと思うので。筋反射テストの最後までを知らなければ、自分が「プロ」だと思ってはいけない。と、私は言われました。そして他の色々な体系を学んだ後にタッチフォーヘルスに戻ってきて、これが本当にとても強力で深く、複雑で洗練された完全な体系だとわかりました。簡単だと言ってはいけない。シンプルだと言っ

てもいけない。明確で論理的だと言いなさい。穏やかで非侵入的で安全だと言いなさい。診断的ではなく、非医療的で、ホリスティックで「健康」志向だと言いなさい。基本的だと言ってはいけない。根本的で基礎的だと言いなさい。第一に私は言いたい。

　タッチフォーヘルスはただの家庭用ではないと。しかし特に、父と母、子供、友人、近隣の人たちのためのものだと。なぜなら、私たちが最も根本的で深い力、つまり、タッチフォーヘルスの究極の目標である、日々の健康、成長と達成を生み出し養う力を見出すのは、このような近しい人間関係の中だからです。タッチフォーヘルスは、おそらく、私たちが体験する癒しの90%以上を占めるホームケアの重要性を各家庭が認識し、再び活性化させることができるようにするために作り出されました。

　私はまた、タッチフォーヘルスはただのタッチフォーヘルスではない、初心者のための基本指導だけではないという意見も歓迎します。今では同じ原理とテクニックに基づいたプロのためのタッチフォーヘルスのプログラムがあります。教育的で自分に力を与えるキネシオロジーの実践練習モデルの中の練習管理部分を含むこれらのプログラムのおかげで、受講生は前よりも時間をかけて、徹底的に学び、監督とフィードバックをもらいつつ練習して、知識や熟練の技を人に示して記録することができます。そして、能力を示すために試験を受けて、上達と成功のために個人指導を受けることができます。そして私は、タッチフォーヘルスの方法が、タッチフォーヘルスキネシオロジーの臨床実践で応用するのにとても価値があり、必要なモデルであることを見てきました。たいていのキネシオロジーのセラピストは、キネシオロジーの他流派からのテクニックも応用してはいるけれども、タッチフォー

ヘルスが業務の核だと一貫して報告してくださるのです。そして、父が35年間タッチフォーヘルスをもっとも主要な施術カイロプラクティック治療を行ってきたのだと、私は知っています。

　タッチフォーヘルスはまた、様々な他の専門的な健康管理や指導/相談業務に組み込まれつつあります。従来の生体医療、鍼灸、個人コーチ、心理学、人間関係コンサルタント、キャリアあるいはスピリチュアルカウンセリング、ヨガあるいはピラティスの指導、マッサージセラピー、ダンス指導などのいずれであれ。そこで、中核となる体系として、あるいは特定の専門を補助するものとしてのどちらであれ、タッチフォーヘルスが臨床セラピーの現場で役に立つことは極めて明白です。

　タッチフォーヘルスのどの面でも生涯を通じて学べば、とても深くまで学ぶことができると私は知っています。筋肉を究めれば、詳細な解剖学に、あるいはキネシオロジーや身体機能、機能神経学、理学療法、マッサージなどの大学での研究に進むことができます。経絡エネルギーの研究を突き詰めれば、伝統中医学はもちろん、チベット医学、アーユルヴェーダ、ヨガなどの、古代や伝統的な、エネルギーに基盤をおいた技法にも進むことができます。筋肉や臓器の生理学にも興味を持つかもしれません。そしてもちろん生理学や、健康と病理学への生体医学の手法に関わる、人間機能のあらゆる側面を学ぶための広大な情報源が大学にはあります。私たちが働きかける反射ポイントは、類似の反射や手続きを利用する同じような多くのシステムを学ぶようになるかもしれません。

　30年を経た今、タッチフォーヘルスやアプライド・キネシオロジーの原理に全部または一部が基づく、エネルギーに基礎をおくキネシオロ

ジーの流派がたくさんあります。このような流派は、エネルギーバランス調整の、生活創造と治癒において最大限の健康を目指す、同じようなホリスティックなモデルの中で発達してきました。

タッチフォーヘルスの核はシンプルで学びやすく、タッチフォーヘルスの教育と力を与えるという哲学によって、エネルギーキネシオロジーの応用を知らせることが大切です。

もちろん、ある程度の練習が必要です。練習する機会や自分自身に能力を示す機会が多いほど、よいのです。訓練、サポートと練習する機会が多いほど、タッチフォーヘルスから恩恵を受ける人の割合が増えるのです。

だから、それは実際簡単です。もし、あなたが試して少し練習すれば、うまくいくのが分かるだけでなく、本当に好きになります。さらなるトレーニングによって強化し、拡大するのも価値があります。四つの基礎講座すべてや上級スキル講座、タッチフォーヘルスメタファー講座とインストラクター養成講座を受講（そして、もしかすると別のインストラクターから再受講）してもよいのです。練習会を主宰することや、毎年開催されるタッチフォーヘルスキネシオロジー大会（タッチフォーヘルスインストラクター向けと大会の情報はwww.touchforhealth.usをチェックしてください）あるいは、毎年開催される国際キネシオロジー大学の大会への参加を考慮してください。このような組織は、タッチフォーヘルスのようなキネシオロジーへのエネルギー的アプローチへの気づきを高めることや、お互いの助け合いや発展、教育の機会を増やすことを目的としています。新しい方法の刺激を受けて、キネシオロジーの知識を高め、新しい友情が生まれ、人生を再び活性化できるでしょう。

大会にてお会いできることを楽しみにしています。あるいは、マリブにてお会いしましょう！（サーフ・ボードを忘れずに持ってきてくださいね。）

マシュー・シー
エコー・パーク　カリフォルニア
2005年5月29日

翻訳者からのメッセージ

タッチフォーヘルスの創始者ジョン・シー博士は、私がこれまで出会った中で最も愛情深い人だと思います。世界中の人が同じことを感じてタッチフォーヘルスは世界中に普及してきました。全世界100ヶ国以上、約1000万人の健康増進に寄与されて来ていました。すでに、全米でトップクラスのカイロプラクターとして名を馳せていらっしゃいましたが、困っている患者達が、医療に依存し搾取されている状況に胸を痛められて本当に困っている人を救おうと亡くなる直前まで、尽力されてきたのです。

タッチフォーヘルスは、自分の健康を自分で守る世界的なムーブメントです。医療ではありません。医療に反対しているのでもありません。しかし、様々に誤解されます。医療に見えるし、医療の仕事を奪っているように見えるからです。タッチフォーヘルスは、アメリカの最先端医療であるアプライド・キネシオロジーを一般向けに作り変えた健康法です。薬と手術による治療が中心の現代の西洋医学に疑問を投げかけるのは、日本だけでなく、西洋においても同様でした。薬や手術なしに行う治療法の研究開発が進み誕生したのが、カイロプラクティックです。カイロプラクティックは、姿勢の矯正をすることによる治療法です。骨の歪みを矯正して行くわけですが、さらなる研究を進められておられた時に、ジョージ・クッドハート博士のアプライド・キネシオロジーに出会われることになります。

筋肉を強化することで、骨を動かして姿勢を矯正して、病気を治すという治療法は、革命的なもので、アメリカのカイロプラクターの間で瞬く間に広がって行きました。この普及にもジョン・シー博士は積極的に貢献されたのですが、博士のビジョンは、もっと大きいものでした。筋肉に触れるだけで姿勢がよくなるのなら、一般の人が、自分で自分の健康を守ることができるのではな

いか？そうすれば、患者達が医療に依存搾取されることがなくなるのではないか？このビジョンを、仲間の反対に合いながらもどうしても人々が自分の健康を自分で守る世界を作りたくて、説き続け、その熱意に根負けして、創始者のジョージ・グッドハート博士が、許可されてできたのが、このタッチフォーヘルスの本です。

旧版「タッチフォーヘルス健康法」は、驚くほどよく売れました。またたくさんの方が学びに来られ、着実に普及して来ました。これはひとえに、タッチフォーヘルスを愛して来られたみなさんと、指導普及に貢献して来られた国際キネシオロジー大学公認のタッチフォーヘルスインストラクターのおかげです。

本書は、400ページに渡る膨大な情報量です。その量に圧倒されて難しいと思われたなら、初級講座（TFH1）を受講されることがオススメです。少し体験するだけで、簡単に痛みが消えたり、軽減するのが分かり、感動することでしょう！

博士が誰もができる簡単な健康法を残されたのです。それは、不思議な手法です。魔法に見えるかもしれません。チョット触れるだけでガラッと変わるのです。治療はしないのですが、治ったと思われるかもしれません。 私達の誰もが、権威者に依存することなく、自分で自分の健康を守る世界を作るのというのが博士が見たい世界だったのです。もしかしたら、自分の健康や幸福に自分で責任を持とうとする人々が、支えあう助け合う愛のコミュニティーを作れるかもしれないのです。博士が灯された愛の火を一緒に灯しませんか？

2016年8月3日、ジョン・シー博士の命日にて
翻訳者　石丸　賢一
（国際キネシオロジー大学
　　日本シニアファカルティ）

タッチフォーヘルス：
完全版と他のテキストとの関連

タッチフォーヘルス完全版は、目標設定、痛みのコントロール、問診と、自己への気づきと変化を生み出すためのメタファーの創造的な使い方に対するジョン・シー博士の洞察と共に、IKCのタッチフォーヘルスレベル1-4の全指導要領をカバーしています。このために、受講生がなじみのない、非標準的なテクニックや概念について語るという状況が生じてきました。

　IKCの指導要領と完全版の違いを見直して、予期しないことを言われる前に学習しておくことが役に立つと分かってきました。タッチフォーヘルスのインストラクターは、タッチフォーヘルスのレベル1-4のマニュアルを補う追加情報やテクニックになじむために、以下のコーナーを通読したいと思うでしょう。

タッチフォーヘルス受講生のための読書案内

タッチフォーヘルス完全版
序文、筋反射テスト：66-74、91-97
目標設定：122-123、134-135、351-362
痛みのコントロールと問診：374-380
ワンポイントバランス調整/シンプルモデル
　（オーバー（過剰）エネルギーを取らない）日輪と五行：
　284-286、288-292
メタファーの創造的な使い方：116-117、363-372
健康の四つの役割：381-382
非標準テクニック（IKC1-4にはない）
完全版に記述がある、引き寄せナンバー：359
問題の釣り上げ：356
反応筋の近道：340
関連する筋肉もテストする：114
拮抗する筋肉の強化：325
鎮静化と再強化：327
筋反射テストの繰り返し：324
メタファーとしての食物：371

五行メタファー
序文
バランス調整のためのオプション
タッチ反射ポイント
筋反射テストの追加ヒント
五行
メタファーの手順順次調整/評価
健康の四つの役割
111種類のメタファーの詳細参照

タッチフォーヘルス受講生のための読書案内

受講生のレベル	受講前	受講中
レベル1 序文/夕方からの宿題	前書き 序文 タッチフォーヘルスの基本	筋反射テスト、姿勢、経絡、予備テストと タッチ反射ポイントの復習、関連筋肉もテストする、 拮抗する筋肉の強化 コースのマニュアルに書かれているのと、 完全版のタッチフォーヘルスレベル1の テクニックを対比して復習
レベル2	関連する筋肉もテスト 拮抗する筋肉の再強化 強化 筋反射テストの復習 （英語版ポケット本、筋反射テストのヒントも参照）	コースのマニュアルに書かれているのと、 完全版のタッチフォーヘルスレベル2の テクニックを対比して復習
メタファー	目標設定 メタファーの創造的な使用法	五行メタファーの序文、五行 メタファー手順順次調整/評価 メタファーに従って 五行メタファー：タッチフォーヘルスの111種類 メタファー詳細の復習
レベル3	日輪と五行のワンポイントバランス調整詳細の復習	コースのマニュアルに書かれている内容と、 完全版のタッチフォーヘルスレベル3の テクニックを対比して復習
レベル4	42筋のテスト（うつ伏せと仰向けと立位）の復習 解剖学順の復習	コースのマニュアルに書かれている内容と、 完全版のタッチフォーヘルスレベル4の テクニックを対比して復習
筋反射徹底マスター講座	健康の四つの役割 痛みのコントロールと問診 一覧表すべてのテクニックに確実になじむための タッチフォーヘルスデータベース 英語版ポケットブック：筋反射テストのヒント	一覧表すべてのテクニックに確実になじむ ためには、タッチフォーヘルスのデータベース を復習することが大切です
インストラクター養成講座 これは、上級教育です。 タッチフォーヘルスの インストラクター認定のため の必要条件	データベースに精通する方法 完全版にある（IKC レベル1-4にはない） 　　非標準テクニック： 　　　引き寄せナンバー 　　　問題の釣り上げ 　　　反応筋の近道 　　　関連筋肉もテストする 　　拮抗する筋肉の強化 　　鎮静化と再強化 　　繰り返し行う筋反射テスト 　　メタファーとしての食物	

（注：メタファー講座はタッチフォーヘルスレベル2を受講した後ならいつでも受講できます。）

タッチフォーヘルスレベル1指導要領

最低15時間以上かけて学ぶことが義務付けられ国際キネシオロジー大学（IKC）により制作・公認されています。

基本14筋のバランス調整

14筋の順次調整
デモ
予備テスト
　スイッチを入れる調整エクササイズ
　任脈のチェック—なで上げる、なで下げる
　水不足を調べる
　テストする許可
　自己責任モデル
正確な指標筋のテスト
抑制された筋肉
14筋の筋反射テストの紹介と調整方法
　神経リンパポイント
　神経血管ポイント、経絡
　起始部・付着点のテクニック
　脊椎反射ポイント
チャレンジ（調整完了の確認）
目標設定付き14筋バランス調整

レベル1の応用

聴覚のエクササイズ
視覚の抑制
楽しみながらのクロスクロール
感情ストレスの解放
代理テスト
強化する食物
姿勢の気づき
簡単な痛みのテクニック

14経絡とその対応する筋肉

任脈	棘上筋
督脈	大円筋
胃経	大胸筋鎖骨部
脾経	広背筋
心経	肩甲下筋
小腸経	大腿四頭筋
膀胱経	腓骨筋
腎経	大腰筋
心包筋	中臀筋
三焦経	小円筋
胆経	三角筋前部
肝経	大胸筋胸肋部
肺経	前鋸筋
大腸経	大腿筋膜張筋

タッチフォーヘルスレベル2指導要領

最低15時間以上かけて学ぶことが義務付けられ国際キネシオロジー大学(IKC)により
制作・公認されています。

エネルギー（気）の法則

回路の特定 (CL)
予備テスト
レベル2バランス調整法
　　紡錘細胞の機能
　　ゴルジ腱器官
指圧のポイント
　　脳脊髄液の反射ポイント
陰陽の概念
オーバー（過剰）エネルギーのための募穴
日輪の法則を使ってのバランス調整
　　ビーバーダム
　　三角形、四角形の法則
　　昼夜の法則
五行の法則を使ってのバランス調整
ワンポイント調整
オーバー（過剰）エネルギーのすぐ後ろの陰の
　　アンダー（不足）エネルギーを調整

レベル2の応用

未来のパーフォーマンスのためのESR
経絡マッサージ
最近の痛みのための経絡散歩
高感度モード(C1)の食物テスト
簡単な痛みのテクニック
クロスクロール統合エクササイズ

追加の14筋とその対比する経絡

経絡	筋肉
任脈	棘上筋
督脈	大円筋
胃経	前部頸椎屈曲筋群と腕橈骨筋
脾経	僧帽筋（中部／下部）
心経	肩甲下筋
小腸経	腹直筋
膀胱経	脊柱起立筋
腎経	腸骨筋
心包筋	梨状筋と内転筋
三焦経	縫工筋
胆経	膝窩筋
肝経	菱形筋
肺経	三角筋中部
大腸経	腰方形筋

タッチフォーヘルスレベル3指導要領

最低15時間以上かけて学ぶことが義務付けられ国際キネシオロジー大学(IKC)により
制作・公認されています。

反応筋の理論

五行の復習
目標設定と感情回路維持モードを使った
　　五行バランス調整を修正する
　　色を使った五行のバランス調整
促進と抑制
新しい筋肉の紹介
反応筋の理論と実践

レベル3の応用

鎮静化のテクニック
歩行のテスト
過去のストレスやトラウマを
　　緩和するためのESR
トラウマのための過去のバランス調整
脈診
慢性的な痛みのための痛みのタッピングポイント
食物を使ったバランス調整

追加の14筋とその対応する経絡

経絡	筋肉
任脈	棘上筋
督脈	大円筋
胃経	肩甲挙筋と後部頸椎伸展筋群
脾経	母指対立筋
心経	肩甲下筋
小腸経	腹斜筋
膀胱経	脛骨筋(前/後)
腎経	僧帽筋上部
心包筋	大臀筋
三焦経	薄筋、ひらめ筋、腓腹筋
胆経	膝窩筋
肝経	菱形筋
肺経	烏口腕筋
大腸経	ハムストリングス筋

タッチフォーヘルスレベル4指導要領

最低15時間以上かけて学ぶことが義務付けられ国際キネシオロジー大学（IKC）により
制作・公認されています。

五行の感情
五行の音声のバランス調整
指圧のポイントの理論
絡穴
一日の時間バランス
8の字エネルギー
神経リンパ解放
姿勢のストレス解放
反応筋の復習
姿勢分析
頭からつま先までの42筋　立位テストを含む
他のキネシオロジー講座についての情報
　　タッチフォーヘルス上級講座
　　（インストラクター養成講座受講条件）、
　　キネシオロジーインストラクタートレーニング、
　　プロフェッショナルキネシオロジー
　　プラクティショナー）

筋肉（レベル1-3で学んだ全筋肉の復習）

仰向けまたは立位前面

小円筋	僧帽筋下部
肩甲下筋	僧帽筋上部
三角筋中部	前部頸椎屈曲筋群
前鋸筋	腹直筋　腹横筋　腹斜筋
烏口腕筋	横隔膜　大腿筋膜張筋
大胸筋鎖骨部	大腰筋
腸骨筋	大胸筋胸肋部
菱形筋	中臀筋
内転筋	薄筋
肩甲挙筋	梨状筋
広背筋	縫工筋
上腕三頭筋	膝窩筋
母指対立筋	大腿四頭筋
腓骨筋	三角筋前部
棘上筋	前脛骨筋
僧帽筋中部	後脛骨筋　腰方形筋

うつ伏せまたは立位後面

腰方形筋
後部頸椎伸展筋群
大円筋
脊柱起立筋
大臀筋
ハムストリングス筋
ひらめ筋
腓腹筋

タッチフォーヘルス対応表

国際キネシオロジー大学によって制定された国際指導要領（レベル1-4)と
タッチフォーヘルス完全版（TFHCE）の対応表です。

IKC テーマ/テクニック	タッチフォーヘルス 完全版	タッチフォーヘルス IKC公式レベル
IKC タッチフォーヘルス		
レベル1		
基本14筋のバランス調整		
序文	15-18	該当なし
はじめに	19-32	1
背景となる情報	53-65	1
健康の三角形（ピラミッド）	60-65	1
拮抗する筋肉の理論	55	1
許可/教育	69-70、72-73、118	1
姿勢の気づき	76-79	1
任脈をなで上げる！	86-88	1
スイッチを入れるエクササイズ！		
耳のエクササイズ！		
水	95-96、348-349	1
予備テスト	90-97	1
筋反射テスト	66-74、91-97	1
正確な指標筋	91-94	1
肉体的、感情的、エネルギーレベルの、		
生化学的チャレンジと任脈		
任脈のエネルギーチャレンジ	93	1

IKC テーマ/テクニック	タッチフォーヘルス 完全版	タッチフォーヘルス IKC公式レベル
スイッチング	94	1
水不足	95	1
予期しない筋肉の反応	93	1
現在の痛みのためのESR	88-90	1
基本的な目標設定/バランス調整	122-124、134-135	1
14筋順次バランス調整	118-125	1
脊椎反射ポイント	98-99	1
神経リンパポイント	100-102	1
神経リンパポイントの解放	102	1
チャレンジ（調整完了の確認）	109-112	1
神経血管ポイント	102-104	1
経絡をなぞる	104	1
しっかりした強い圧力	106	該当なし
起始部・付着点のテクニック（素早く動かす）	106	1
食物による強化	114、348	1
歩く、クロスクロール	313-319	1
聴覚のバランス調整	298	1
視覚の抑制	300	1
代理テスト	304	1
簡単な痛みのコントロール	320-324	1
羽のようになでる、紡錘細胞	320	1
経絡を流す/走らせる	94、104、320	1
肉体的な痛みのためのESR	321	1
感情の痛みのためのESR	88-90	1

IKC テーマ/テクニック	タッチフォーヘルス 完全版	タッチフォーヘルス IKC公式レベル
神経リンパポイント	100-103、324	1
拮抗する筋肉の強化	55、325	1
消化のためのバランス調整	321	1
ちょっと気分が悪い時	321	該当なし
14筋バランス調整	119	1
順次調整に従う、オーバー(過剰) 　エネルギーのための脈診ポイント	121	該当なし

タッチフォーヘルス 経絡	タッチフォーヘルス 完全版	レベル1の筋肉 (IKC公式マニュアル)	タッチフォーヘルス 完全版
任脈	143	棘上筋	146
督脈	149	大円筋	152
胃経	155	大胸筋鎖骨部	158
脾経	167	広背筋	170
心経	179	肩甲下筋	182
小腸経	185	大腿四頭筋	188
膀胱経	195	腓骨筋	198
腎経	205	大腰筋	208
心包経	215	中臀筋	218
三焦経	227	小円筋	230
胆経	241	三角筋前部	244
肝経	249	大胸筋胸肋部	252
肺経	257	前鋸筋	260
大腸経	269	大腿筋膜張筋	272

IKC テーマ/テクニック	タッチフォーヘルス 完全版	タッチフォーヘルス IKC公式レベル

IKCタッチフォーヘルスレベル2

エネルギー（気）の法則/ワンポイントバランス調整		
28筋/14筋＋筋肉バランス	119-125	2
回路の特定（CL）	112	2
募穴のポイントのCL	282-283	2
スイッチングポイントのCL	94	2、3
起始部/付着点	106	2
紡錘細胞の機能	107	2
ゴルジ腱器官	107	2
指圧のポイント	105、129	2
脳脊髄反射ポイント	115	2
陰陽の概念	80	2
ワンポイントバランス調整	280-292	2、3
CLオーバーエネルギーのための 　募穴の回路の特定（CL）	282	2
日輪の法則	284-287	2
日輪の法則シンプルモデル	284-287	該当なし
五行の法則	288-292	2
五行の法則シンプルモデル	288-292	2
未来のパフォーマンスのためのESR	306	2
経絡マッサージ/経絡ダンス	321	2
経絡散歩	328	2
食物テストの基本	349-350	2
C1を使う食物テスト	349-350	2
簡単な痛みのコントロール	320-325	2
筋肉の鎮静化/再強化	327	2

IKC テーマ/テクニック	タッチフォーヘルス 完全版	タッチフォーヘルス IKC公式レベル
クロスクロール統合	314	2
時刻のバランス調整	322-323	2
回路の特定（CL）	94、112、282-287	2

タッチフォーヘルス 経絡	タッチフォーヘルス 完全版	レベル2の筋肉 （IKC公式マニュアル）	タッチフォーヘルス 完全版
任脈	143	棘上筋	146
督脈	149	大円筋	152
胃経	155	前部頸椎屈曲筋群、腕橈骨	162、164
脾経	167	筋	172
心経	179	僧帽筋中部/下部	182
小腸経	185	肩甲下筋	190
膀胱経	195	腹直筋	200
腎経	205	脊柱起立筋	212
心包経	215	腸骨筋	220、222
三焦経	227	内転筋、梨状筋	232
胆経	241	縫工筋	246
肝経	249	膝窩筋	254
肺経	257	菱形筋	264
大腸経	269	三角筋中部	276
		腰方形筋	

IKC テーマ/テクニック	タッチフォーヘルス 完全版	タッチフォーヘルス IKC公式レベル

IKC タッチフォーヘルスメタファー

言葉かけのバランス調整

メタファーバランス調整	116-117、363-373	メタファー
筋肉メタファー	369	メタファー
経絡メタファー	367	メタファー
五行メタファー	365	メタファー
深い目標設定	351-361	メタファー
問題の釣り上げ	356	該当なし
引き寄せナンバー	359	該当なし
メタファー（筋肉、経絡、五行）	116-117、363-373	メタファー

IKC タッチフォーヘルスレベル3

スイッチング調整ポイントを決める 　ための回路の特定 (CL)	94	2、3
14、28、42筋のバランス調整	119	3
ワンポイントバランス調整（復習）	280-292	2、3
五行の色のバランス調整	310	3
五行の感情メタファー	124	3
促進と抑制を使った目標付きバランス調整	341-342	3
テスト筋肉の組み合わせ	339	該当なし
反応筋パターンの近道	340	該当なし
回路維持モード	342-343	3
反応筋	339-346	3、4
回路維持モードへの反応筋	344-345	3
鎮静化のテクニック	326-327	3

IKC テーマ/テクニック	タッチフォーヘルス 完全版	タッチフォーヘルス IKC公式レベル
歩行	312-319	3
過去のトラウマのためのESR	307	3
脈診のポイント	121、328	3
過去のバランス調整	119、308	3
痛みのタッピングポイント	328-329	3
食物を使った五行のバランス調整	350	3
バランス調整のための食物	114	3
42筋、経絡順	136-137	3
食物のメタファー的/象徴的価値	373	該当なし

タッチフォーヘルス 経絡	タッチフォーヘルス 完全版	レベル3の筋肉 (IKC公式マニュアル)	タッチフォーヘルス 完全版
任脈	143	棘上筋	146
督脈	149	大円筋	152
胃経	155	肩甲挙筋、後部頸椎伸展筋群	160、162
脾経	167	母指対立筋、上腕三頭筋	174、176
心経	179	肩甲下筋	182
小腸経	185	腹横筋、腹斜筋	191
膀胱経	195	前/後脛骨筋	202
腎経	205	僧帽筋上部	210
心包経	215	大臀筋	224
三焦経	227	薄筋、ひらめ筋、腓腹筋	234、236、238
胆経	241	膝窩筋	246
肝経	249	菱形筋	254
肺経	257	烏口腕筋、横隔膜	262、266
大腸経	269	ハムストリングス筋	274

IKC テーマ/テクニック	タッチフォーヘルス 完全版	タッチフォーヘルス IKC公式レベル

IKCレベル4

姿勢分析、復習と総合

IKC テーマ/テクニック	タッチフォーヘルス 完全版	タッチフォーヘルス IKC公式レベル
14、28、42筋バランス調整	119	4
五行の感情を使ったESR	309	該当なし
音声のバランス調整	311	4
指圧のポイントの理論	293-297	4
絡穴	296-297	4
時間のバランス調整	322-323	4
8の字エネルギー	302-303	4
神経リンパポイントの解放	102	4
姿勢のストレス解放	308	4
姿勢分析	330-331	4
関連筋肉もテストする	114	4
テストの繰り返しと再強化	324-325	該当なし
痛みのコントロールのための深いインタビュー	374-379	該当なし
健康の四つの役割	381	該当なし
繰り返しの筋反射テスト（脊柱反射/神経リンパ）	324	該当なし
42筋　頭からつま先順　解剖学順	332、334、338、339、 388、389、390	該当なし 4

第一章

タッチフォーヘルスの基本

タッチフォーヘルスの基本

タッチフォーヘルスキネシオロジーの健康への働きかけは、様々のホリスティックな伝統に根ざしています。特に伝統中医学や鍼灸のエネルギーモデルおよび、効果的なコミュニケーションの一般向けトレーニングやカイロプラクティックのバイタリスト（生気論者）の伝統に根ざしています。

バイタリスト（生気論者）の伝統は、中国伝統のエネルギーモデルに対応します。その思想は、エネルギーがうまく流れている時には、生命力があり、自然にその人の健康と幸福、つまり、人生の経験における個人の完全で健康な機能を支えるというものです。

つまり、人生の経験における個人の完全で健康な機能を。このモデルにおいて、不快、痛み、病気は、人の生命エネルギーまたは、生命力がアンバランスであるか、妨げられている兆候であるとみなされます。

ウィルスや細菌のような特定の病原体が、人が経験する特定の症状に、ある役割を担っている場合があるけれど、ホリスティックな働きかけでは、人の全体や、生命エネルギーに目を向けることで、自然治癒力が効果的に機能できるようにします。人生で起こる病気の大部分にとって、生命やエネルギーのバランスをとるホリスティックな働きかけは、最も強力で安全な癒しの手法です。

古来から現代まで、祈り、瞑想、運動の実践が、バランスの取れた食事と前向きな思考は、心身と魂の最適な健康の探求において人類をサポートする効果的な道具でした。しかしながら、怪我をしたり、突然急性の症状が出たり、体の中で微生物や化学反応や循環のアンバランスが起こったりして、ひどいダメージを受けたり、死が差し迫っている時があります。

そのような状況においては、特定の症状に対して、特定の治療法を使用しなければなりません。医学の進歩が、高血圧や他の知られた症状（名前のついた病気や症状）を助ける強力な一連の薬、手術および、その他の治療法を私たちに提供してきました。生物学的な機能に急激な変化をもたらすこのような療法はあまりにも強力で、最大限に正しく使うとしても、有害な負の副作用という、大きな危険を引き起こします。この理由により、このような治療は、最も安全な使用法を訓練された専門家が賢明に治療することが不可欠です。

現代のカイロプラクティックドクターの教育には、医学的に認知された病気の診断を含む、生医学的なトレーニングがたくさん入っています。カイロプラクティックドクターは、特定の症状や病気に名前をつけて治療し、あるいは、そのような治療のために、患者に専門医を紹介する場合があります。

とは言え、カイロプラクティックの伝統は、そのアプローチにおいてホリスティックです。そのため、患者に症状や名前のついている病気に関する重要な情報は与えるけれども、カイロプラクターが強調するのは病気の治療ではないのです。むしろ、カイロプラクターは、患者の全体を治療します。カイロプラクティックの手法は一次的に、体の姿勢や背骨を正すバランス調整であり、そうすることで、人が全体として流れ、循環とバランスが最適になるようにすることです。

> カイロプラクターは、
> 人の全体を治療します。

脊柱は、神経系（体の統治システム）の中核です。健康は内側から来ます。そして、もしエネルギーの伝達と流れを妨げるものがなければ、体は自ら世話をするのです。姿勢がよく、体の各部分が調和して機能している人は健康なのです。

カイロプラクティックの伝統は、体を支配する生来の知性があると主張します。この知性は、宇宙を動かす、普遍的な知性につながっています。各々の人は、普遍的な知性に「接続」されています。カイロプラクターの役割は、この伝達を滑らかにして、体が最適に機能するようにすることです。

19世紀の終わりに、磁気治療家のD.D.パーマーは、脊椎の棘突起と横突起を、姿勢を修正して脊椎を再調整するための「てこ」として用いることによって、カイロプラクティックを再発見しました。

カイロプラクティックは、健康を改善するために脊椎を動かすという、この基本的な前提から進化しました。ベネット博士とド・ジャネッテ博士は、今日私たちが使うような形で、反射ポイントに働きかける先駆者でした。

二人の研究から、しっかりしたマッサージや、軽いタッチを通して皮膚に近い層を活性化することで、骨に直接働きかけていないにも関わらず、筋肉が骨を動かすことがわかったのです。

背筋が伸びていれば、
いい気分になります。

拮抗する筋肉の理論

1960年代初期に、アプライド・キネシオロジーの創始者ジョージ・グッドハート博士が、一見常識的だが革命的な発見をしました。

筋肉が硬いか痙攣していて、背骨が引っ張られて湾曲している時、私たちは痛みを感じますが、問題が必ずしも痛む筋肉にあると言う訳ではありません。ほとんどの場合、実際にはその筋肉は痙攣していません。むしろ、体の片側の弱い筋肉が反対側の正常な筋肉を硬くする原因になっているのです。このメカニズムは、図1、図2のイラストで示すように働きます。

硬いかこわばっている筋肉を見つけると、最初は、その筋肉自体に働きかけて、リラックス(弛緩)させるために揉んだり伸ばしたりしがちです。しかし、筋肉が緊張する理由がある場合があります。その緊張は一時的に和らいでも、元に戻ってしまうでしょう。

二つのバネ(図1)で固定されている台所のドアを考えてください。両方のバネが均等に張っているうちは、バランスが取れています。

しかし、一つのバネが弱くなれば、反対側のバネはたるみ(図2)を補うために結び目ができる状態になります。結び目のできたバネにいくら油を差したところで、バランスの取れた状態に戻ることはありません。弱いバネを強化するか交換しなければなりません。

この仕組みは、人体の筋肉にも当てはまります。筋肉のそれぞれの動きに対して、それと反対の動きをする筋肉があります。

手足を胴体から引き離す筋肉が硬いのなら、胴体に手足を引き入れる筋肉の中からテストして弱いものを探してください。硬い筋肉に働きかけるよりはむしろ、拮抗している弱い筋肉を強化するためにタッチフォーヘルスのテクニックを使います。それでも硬さが残るのであれば、抑制の反射ポイントを用いて硬い筋肉をリラックスさせる必要がある場合があります。

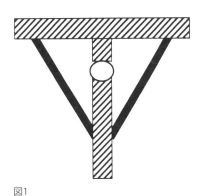

図1

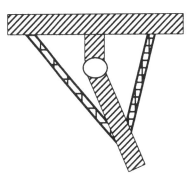

図2

筋反射テストとタッチ反射ポイントの組み合わせ

アプライド・キネシオロジー

グッドハート博士は、経絡を含む様々な反射ポイントを使うと、筋肉の反応が変化することを発見しました。彼はまもなく、タッチ反射ポイントの使用と、手で押す筋反射テストを統合しました。グッドハートは、姿勢の評価とバランス調整のために、筋反射テストを使ったのです。

彼はまた、経絡エネルギーの流れとバランスの生体反応として、筋反射テストを使い始めました。この一連の手法を統合した最初のシステム、アプライド・キネシオロジー（応用キネシオロジー）は、名前がついた病気を診断する資格がある医師のために作られました。

しかし、キネシオロジーの賢明な使い方は、ホリスティックに人の全体のバランスを取ることに向けられています。筋反射テストが診断の過程で使われたとしても、筋反射テスト自体は、決して診断の手段としては使われず、慣例となっている（血圧測定、血液検査、BMIなどの）生物統計学的な計測や検査とともに、考慮されるべき補足的な手がかりとしてのみ使われてきたのです。

TFHキネシオロジーは、アプライド・キネシオロジーの進化の早い段階で発達してきました。タッチフォーヘルスは、アプライド・キネシオロジーの中の姿勢とエネルギーのバランス調整を、健康と幸福維持のためのホリスティックで診断しない形で活用する明確な体系なのです。

タッチフォーヘルスは強力ですが安全な手段を利用できるようにしているので、生医学の教育を受けたことがない人々でもお互いが自己責任の枠組みの範囲内で元気になるように助け合うことができます。

自己責任というのは、タッチフォーヘルス・キネシオロジーが現在の健康状態を対処するのに十分であるかどうかを各個人が、常識と自分の知識で決定するということです。自分で評価を下せるほどには賢明でないようならば、病状を診断するために資格のある誰かにみてもらう方がよいでしょう。

> タッチフォーヘルスは、
> 他のどの分野の医療にも
> 取って代わることなく、自分で
> 健康と幸福を生み出せるように
> 人を力づけます。

実際には、自己への気づきと健康の自己管理を強調することにより、人々は、必要な健康管理を早く探し求め、自分が受ける健康管理の質を率先して判断できるようになります。

タッチフォーヘルスは、全身に影響を及ぼすことになる場合がある微妙な症状にも気づくことに取り組みます。

しかし私たちは、症状の原因を診断しようとすることではなく、心身全体のバランスを取ることに焦点を当てています。私たちが考えること、心や頭や体に取り入れることは、人全体に影響を及ぼします。家族の一人に何かが起これば、残りの家族全員に影響を及ぼします。（人によって

程度の差はあるでしょうが、全員がある程度影響を受けます。）私たちの体内でも同じことが起こっているのです。

タッチフォーヘルスは、特定の筋肉と、特定の臓器（そこには血管とリンパ管が含まれます）と経絡をつなげることに取り組みます。特定の筋肉がバランス調整されると、関連する臓器や体全体のためになる場合があります。

しかし、私たちが臓器や体を、直接治療していないことは理解してください。私たちは筋肉自体の治療さえしていません。私たちは、単にエネルギー（気）の流れとバランスを示すような、筋肉の反応を観察しているだけなのです。

エネルギーの流れが十分であれば、筋肉と姿勢はバランスを取り戻し、その結果、体全体の機能が向上します。血流、リンパの流れ、臓器の機能、ホルモンバランス、気分、姿勢と態度はすべて影響を受けるのです。というのも、それはすべて複雑につながっているからです。

例

もし左の腰の筋肉が弱くて、対応する右の腰が硬い場合、右の腰は、緊張が動きを制限するためにかばわれます。このことで左右の脚の緊張の度合いが異なり、脚の位置がずれます。そうして、他の筋肉群に緊張が引き起こされるのです。このために、全体の姿勢が変わり、内臓の位置に影響を及ぼします。そのことは次々に、臓器間の情報伝達や血液循環に影響を及ぼして、臓器の機能に影響して、排泄とホルモンの機能が変化します。人の化学的、心理的な均衡が変化し、個々の細胞から全体的な雰囲気まで、すべてに影響を与えるのです。

体と心が影響を受けると、人は考え方、感じ方、知覚の仕方が変化するので、その変化に応じた姿勢を取ります。この新しい姿勢は、筋肉の間で緊張とアンバランスをさらに崩す場合があり、それは全体的な健康や幸福に再び影響を及ぼします。だから、私たちがすることはすべて、全体に影響を及ぼすのです。

TFHキネシオロジーの手法が診断システムに起源を持ち、しばしば医師が診断モデルと一緒に使うので、タッチフォーヘルスの本では、生医学的な用語と病名が使われています。これは、タッチフォーヘルス自体が、名前の付いた病気を診断・治療するために使われたり、タッチフォーヘルスを家庭や専門職として使う上で、病理学や診断の訓練が必要だという訳ではありません。医師が名前のついた病気を治療しようとする時でさえ、病気の表れ方やその人の人生における意味が、人それぞれユニークだということを知っています。

タッチフォーヘルスでは、特定の経絡のアンバランスと関連した症状や名前のついた病気について経験談が載っています。TFHを実践する人は、名前がついた病気が共通して示す症状や兆候を調べる手がかりになります。この知識は、クライアントや患者と、病気モデルの知識や訓練を受けている人とのコミュニケーションを助けます。

腹部の不快、頭痛、背中の痛み、腕、肩、脚の痛みなどは、よくある症状で、人々の88%がこのために医者に通うのです。私たちが、ただ待ちさえすれば、その症状はひとりでに簡単に消えるでしょう。もしかすると、医師に診てもらうかもしれませんが、その症状に定義可能なおかしいことは何もありません。ある種の鎮痛剤をもらうかもしれないことを除けば、標準的な治療では名前のつく症状ではありません。名前のついた病気または診断の場合でも、タッチフォーヘルスでは、病気または不快な症状がその人の人生で持つ意味に関心を示します。私たちは、人生経験において何を向上させたいのか、その目標を支えるためにエネルギーのバランスをとります。病気の症状や兆候は、姿勢とエネルギーのバランスを取る自然な過程の一部として軽減されることが多いのです。

症状や兆候が消えるか消えないかに関わらず、人々は自分の目標を達成して、自分にふさわしい治療法を求めるための力や自信をもっと与えられたと感じます。彼らが付加的に求める援助には、診断された病気や機能不全を治療することを目的とした薬や処置を含む場合があります。エネルギーと姿勢のバランスがとれていれば、多くの場合、薬の使用量や副作用は比較的少なくなり、症状の治療の効果はより高くなります。人々は健康の向上に集中するようになり、薬物に依存する傾向が減ります。

> 私たちの主な焦点は、役立つ
> 目標と最高の健康状態と幸福の
> 達成に向けられています。

タッチフォーヘルスの手法は生医学的な治療を補うものとして組み込まれたり、使われる場合があります。場合によっては、特に痛みを軽減したいだけの場合では、タッチフォーヘルスは健康に取り組む代替的な方法です。（痛み止めに飛びつく前に、バランス調整を試してください。）最初の、侵入的でない取り組みとして、バランス調整で気分がよくなるかどうか見てください。もしよくならなければ、症状を無視しないで、医療の専門家のアドバイスを求めることを考えてください。診断可能な症状や既知の医療処置がない場合、タッチフォーヘルスの施術により、通常いくばくかの恩恵と、姿勢、態度、健康と希望が向上します。

今日の医療の専門家と教育課程は、病理学に最も重きを置く手法から成り立っています。実際、生医学モデルがあまりにも支配的なので、多く

の安全で効果的な代替療法を受ける機会はとても限られています。タッチフォーヘルスは医療への生医学的な処置の補助手段として非常に有効な場合がありますが、タッチフォーヘルスを実践する人がみな生医学的な病気モデルと病理学の詳細な科学の教育を受ける必要はなく、望ましくもありません。一般の人が、自分自身で健康を維持するために補助的な治療を必要とする時を認識するために、自分自身でやれることを学ぶことができることは重要です。

そのために、タッチフォーヘルス・キネシオロジーを通して姿勢とエネルギーのバランス調整を行うという、強力で安全な方法を分かち合いながら、人々が自分の人生の背景に関わるように手助けすることに最も重きを置く専門家がとても必要なのです。タッチフォーヘルスの訓練を受けた多くの人々は、解剖学、生理学、病理学、心理学などの研究を続けたいと思うかもしれません。しかし、癒しの天賦の才を持った多くの人は、タッチフォーヘルスの基本原理と手法が、自分自身にもっと気づき、より健康的で幸福で、より豊かな生活を送るように援助するのに十分安全で効果的だとわかるでしょう。

TFHの実践者がホリスティックなエネルギーモデルを完全に理解して、健康支援と自己責任の安全な範囲にとどまる限り、タッチフォーヘルスだけを勉強した実践者であるのは、完全に適切で、望ましくもあります。キネシオロジストが、かかりつけ医の役割を果たしている場合は、応急手当のトレーニングと、医療機関に通報するような緊急事態や警告などの兆候についての知識を持つことが大事です。自己の気づきや、姿勢やエネルギーバランス調整を通じての、セルフケアモデルのインストラクターやコーチやアマチュアの助手として働く時、私たちは常識その他の健康管理の情報に頼ることができます。

> 健康は、身体的、知的、感情的、
> 精神的に、社会的に、人の
> 全体や魂の中で統合
> された豊かさの経験です。

タッチフォーヘルスのキネシオロジストは、ホリスティックで非診断的モデルの重要性とその力を認識しなければなりません。「医者」の役割と、この仕事の役割の区別をはっきりしなければなりません。もし、タッチフォーヘルスのキネシオロジストが、筋反射テストを診断や治療の手段として使う医師やセラピストの役割に陥るなら、二つの重要な理由から残念なことです。第一に、ホリスティックなモデルの力が失われるからです。第二に、医療モデルの正式な教育を受けずに「医師」だと自称するのは間違っているからです。それは関係者全てに混乱を引き起こします。そして、世界の大部分の国で違法です。

2003年にカリフォルニアで制定された最近の健康自由法（383ページを参照）は、理想的なガイドラインです。同法は市民が安全で有益な施術を受ける機会を最大にして、医療の実践について理にかなった定義を提供しています。

同法は、無免許の開業医が手術をしたり、薬を人々に提供したり、処方したり、病気を診断したり、治療したりするなどの危険な治療に入り込むのを禁じます。同法は、患者が、施術者の教育や理論的根拠や、手法の背景にある理論を知らされて、その効能について念書を交わすことも義務付けています。これは、人が自分に癒しの天賦の才があるかどうか、または、人が元気

になるのを援助することを好むかどうかを確かめる機会がないままに、教育の時間数が限りなく増え続けている傾向に取って代わる、理にかなった方法なのです。

タッチフォーヘルスにおける健康の定義

タッチフォーヘルスの体系で、健康とは、「病気か」どうかに関係なく、私たちが完全に生きていて元気であると感じられる能力だと定義されます。健康は単に兆候と症状がないだけではありません。また、それは正常について、生物統計学的指標によって、「正常」だと定義できるものでもありません。健康を経験する時、私たちは健康な人の役割を果たします。目標の実現と、ある程度幸せな状態で暮らす使命を果たす充実感を目指して努力します。

五感を超えて

ちょうど五感で測ることができる物質世界以上のものが生命にはあります。五感を使っての観察は重要ですが、それをはるかに越えるものがあるのです。タッチフォーヘルスは、安全でシンプルな手法を取り入れています。その手法は、人の経験の感覚的、肉体的、構造的、姿勢、科学的側面だけではなく、その人全体の感情的、知的、直感的、精神的な側面を査定し対処します。

健康のピラミッド、ホリスティックな複合要因モデル

健康のホリスティックなモデルは、12の等しく重要な側面からなり、支えられるピラミッド（正四角錐）を使って図示することができます。

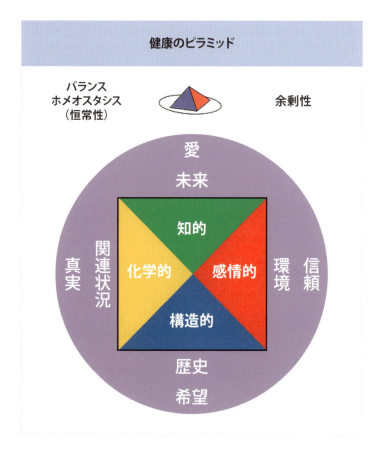

ピラミッドの12の要素

皮膚の内側：構造的、化学的、知的、感情的

ピラミッド構造そのものは、「皮膚の内側」ある生命の側面を表します。各側面は、全体の統合に同様に不可欠な質を反映します。構造的（姿勢）、化学的（新陳代謝、生理的機能）、知的（意識的および潜在意識的）、そして、感情的（感覚、気分、反応、経験を解釈する行為）

これら各々の側面は異なった特性を表しますが、そのすべてはつながっていて、完全にエネルギー（気）で構成されている統合された全体の一部です。すべての面は、エネルギー（気）レベルで相互作用し続けていて、そういう訳でお互いに影響し合っています。どこか一つの側面にアンバランスがあれば、他の面すべてに対応するアンバランスが存在します。

タッチフォーヘルスの体系では、私たちは、エネルギーのアンバランスに気づきを深めるために筋反射テストを使います。そして、エネルギーのバランスは、その人のどんな側面のアンバランスにも反映します。

皮膚の外：歴史、関連状況、環境、未来

ピラミッドを囲むのは、私たちの経験と存在の全側面に重大な影響を及ぼす、外側の四つの側面です。

「**歴史**」には、私たち個人の人生史、家族や民族集団の伝承と、コミュニティ、国と世界の集合的な文化史や、政治史があります。私たちが気づいているか否かに関わらず、歴史の肯定的、否定的両方の側面がエネルギーバランスに影響を及ぼすことがあります。

私たちは、トラウマとなる経験の後も生き残ったかもしれませんが、癒えない傷に影響を受け続けているかもしれません。そして、それが限界や不快な適応の元になっています。私たちは、いろいろな集団と一体感を持ちます。そして、私たちの人生の形は、家族または人類全体の勝利とトラウマに影響を受けています。私たちの人生は集団の基本的な仮説によって形づくられることがあります。そしてそれは、私たちの認識を方向づけます。

「**関連状況**」は、状況の全体、個人の境遇を取り囲む背景を表します。つまり、人生の境遇が影響を受けている時、その人の回りに起こっているできごとの全体を指します。

怪我や病気はその人の境遇ですが、戦争や、他の地域へのテロリストの攻撃などの世界情勢は、生きた人生の関連状況です。経験が私たちにとってどういう意味をもち、そして、どのように影響を与えるかは、実際に肉体が受けた衝撃よりも、関連する状況や意図に関係があります。偶然であれわざとであれ、同じ強さの力で蹴られたとします。例えばサッカーの試合中に蹴られる時と、弟に蹴られる時、バスに乗っている時に見知らぬ人に蹴られる場合とでは、健康や豊かさの感覚に与える影響は全く異なるでしょう。

「**環境**」は、私たちの健康と全体性に影響を及ぼす、もう一つの要因です。（生物学的な）自然環境または（家族や社会などの）社会的環境のどちらについても、私たちはみな、よい環境と悪い環境の両方を経験してきました。

有毒な排気ガスを出す車の後を運転すると、本当にバランスを崩し疲弊する場合があります。生きた動植物などの有機物の影がない無味乾燥した環境で暮らしたり働いたりしていると、エ

ネルギー不足になる場合があります。新鮮な空気、きれいな水、栄養などの自然に加えて、教育が、私たちの健康と幸福に大きな影響を及ぼすということを知っています。

他の人との関わり方、特に両親、家族、仲間とコミュニティとの関わり方は、私たちの肉体的、感情的、精神的な健康とエネルギーのバランスに、強力に影響します。私たちは、目的を知ることでどのように環境と関わり合うかを評価します。自分の環境をうまく扱うために、単にエネルギーのバランスを取る必要があるのか、私たちの住む場所や、私たちが行っていることや、私たちが共に時を過ごす人を変えるか、決めることができます。

「未来」は、現在と過去の人生をどう知覚しているかは、未来への希望や展望や夢に大きな影響を受けるかもしれない認識を含んでいます。どれほど多くの人々が、自分自身や、子供たちや、後の世代の人のために、ビジョンをありありと保つことで、確率的にあり得ない状況や逆境を乗り超えてきたことでしょうか？

私たちは、過去の経験によって支配されたり、失敗や欲求不満に引きずり降ろされるかもしれません。しかし、目標に目を向け続けて目標にたどり着くまでやり通すこともできます。はっきりしたビジョンと目的があることは、私たちの健康と幸福を向上して、望む未来に、つまり神様に望まれている未来に私たちを引き寄せます。エネルギーのバランスを取ると、私たちが本当に欲しいものを視覚化して明確にする能力や、人生の目的を支える人や物事を選択して引き寄せる能力が向上します。目標設定は、神から与えられた才能を分かち合い個人の使命を成就することを通して、運命を優雅に実現するために、微細なエネルギーのバランスをとるプロセスの一部です。

未来はまだ起こっていないことなので、複数の可能性が開かれています。行動には危険や結果がついてくるかもしれません。しかし、本当に欲しいものを選んで、それに向かって進めば、素晴らしい結果がたくさん起こるかもしれません。私たちは肯定的なものであれ、否定的なものであれ、態度と期待に影響を受けます。もう一つの側面は、私たちは直線的な時間、つまり年代順に等しく刻々と過ぎ去る時間を体験するだけではないということです。

時間は縮んだり伸びたりするので、数時間が一瞬のようであったり、一瞬が永遠のようであったりすることがあります。これは時々「カイロス時間（全ての時間がつながる永遠の瞬間）」と呼ばれます。そのため、現在の瞬間にありながら、私たちは未来を作り、そしてつながることができます。ちょうど過去の出来事についての感情が現在の感情と態度を色づけするように、心に描く未来のためにエネルギーと自分自身のバランスをとることができます。未来がすでに実現していると感じる時、私たちは単に年代順の「クロノス時間」を展開させればよいのです。私たちは、意識的に選んだ未来に基づいて信頼と喜びを現在の状況で感じることができます。

ピラミッドの土台：真実、信頼、希望、愛

ピラミッドを強く、時の試練に耐えるように築くためには、岩のように固い基礎と、支えるための土台が必要です。タッチフォーヘルスの健康モデルでは、中核となる信条と精神性が人生を築き上げる揺るぎない基礎を表します。

人生経験のすべての側面は、自分自身を生物学的過程の行き当たりばったりな結果としてみるか、あるいは、知的なデザイン、人生の目的、全体の「計画」の意味によって創られた、貴重で

ユニークな個人としてみるかどうかによって異なります。あなたの人生とその意味は、全生命や全物事とつながっている宇宙において、慈しみ愛情深いエネルギーとつながっているか、あるいは、人生が短く、荒野での不快な戦いだと見るかによってかなり左右されます。

私たちの存在の源として、精神性はピラミッドの基礎になります。他のすべては、その上に築かれるのです。現実の本性と、真実、信念、希望と愛が内側から私たちの人生と目的をいかに方向づけるかについて、精神性は私たちの内なる価値と哲学を含みます。

「**真実**」は、健康的な生活のために不可欠です。真実は、私たちが、本当で、信頼できて、高潔さがあるものとして、経験するものです。人生において高潔だと感じていた人が、誠実でも、純粋でも、正直でもないと分かった時に、感情的な衝撃を受けるということを私たちはみんな知っています。私たち自身が特定の状況または関係で正直になれない時、それはエネルギーに影響を及ぼし、健康に影響します。

真実が人生であなたにとって何を意味するかについて考えてください。どんな活動の中で真実が重要で、どんな行動の中で虚偽が重要でしたか？真実は、私たちの一生の広い範囲で正と負の可能性に影響を及ぼします。

ポジティブな可能性として、確実性、有効性、持続性、現実性、忠実度、献身、正確さ、透明度、機能性。その一方で、ネガティブな可能性として、回避、偽装、不正、虚しさ、偽善、裏切り、不公平。私たちは人生で、真実の感覚を必要とします。つまり、何を期待すべきか、何が本当に起こるか分かっているという、何らかの感覚を必要とします。現実についての自分の考えが常に否定

される時、または、嘘や偽りのために自分自身や他の人に疑い深くなるような時には、バランスを保つのは難しいのです。

「**信頼**」は、疑わない信条です。信頼は、もしかすると目に見えないけれども、何かが本物であると思うことです。信頼は、何かに完全に頼ること、確信し信用することです。小さな子供が両親に抱く信念のようなものです。

信頼がある時、心からそれを信じるので、考えやプロジェクトについて熱心になることができます。お金を失う時、私たちは多くを失います。友達を失った時、もっと多くを失います。

そして、信頼を失う時、すべてを失ったように感じることがあります。信頼の喪失は、潜在的にストレスの多い、心が壊れることさえある出来事、あるいは過程です。よい知らせは、失われた真実から立ち直り、自分自身より大きい何かに対する信頼を取り戻すために、エネルギーのバランスをとることができるということです。

信頼があるから、私たちは見るものを信じられます。信頼があれば、立つべき足場があることを見つけるか、飛ぶことを教わることを知って、暗闇に暗喩的な一歩を踏み出すことができるのです。

信頼によって、私たちは保証、安全・安心、信憑性と信用性を得ます。信頼がなければ、私たちは望みがなくなります。恐怖に満ちて懐疑的になり、決定や前進がしにくくなることがあります。私たちの健康は信頼にかかっています。バランス調整されると、健康に人生を享受するという信頼を持てないような過去、現在、未来の状況を手放すためにバランス調整することができます。

「**希望**」というのは、私たちが起こって欲しいことが起こるという感じです。それは、期待や予期を伴う願望です。希望がある時、私たちは、楽観的で陽気で遊び心で溢れています。健康管理においては、深刻な状態に誤った希望を与える懸念があります。私は、誤った絶望の方がもっと心配です。というのも、あらゆる健康モデルが、十分効果を出すためには何らかの希望が必要だからです。患者自身の将来の健康や生存についての予測が、統計的に最も正確なのです。

目標を心にとめて、肉体や感情、精神的なすっきり感と希望の感覚がどう変化するか感じつつ、バランス調整をしてもらうのは、非常に深くて恩恵のある経験です。目標のためにバランス調整を行えば、あなたの夢、抱負と望みは道理にかなっていると感じられます。ただ任せておけば、夢、抱負や望みは、嵐より上の雲に、より楽しい人生の方へあなたを連れて行ってくれます。

希望があれば私たちは、何について考えるか、どこに注意を集中させるか、そして、どのように時間を過ごすか選ぶことができます。希望を育むためには、うまくいっていないことだけに集中するよりはむしろ、あなたが人生で何を望むかについて思い浮かべるために、あなたの想像力を使ってください。姿勢、態度とエネルギーのバランスを調整すれば、無限の可能性に希望を保ちつつ、有限な状況を味わえます。

「**愛**」は、無限の恩恵を私たちの人生にもたらします。愛は、愛なしでは耐えられないような状況で私たちを支えます。一方で愛がない時、愛があれば人生であらゆる恩恵を受ける人を衰弱させます。私たちが適切な身体的接触と触れ合いに飢えているように、私たちの多くはまた、愛に飢えています。私たちは皆、何らかの愛、愛情、受容、承認、配慮と世話を必要とします。

とは言え、歌によく出てくるように、「愛は傷つく」のです。私たちの人生における愛の役割を考えること（喜び、悲嘆、情熱、苦しみと傷）は、目標を本当に意味があるものとして、バランス調整を深くて強力なものにします。

愛は、私たちが他の人への慈しみ、愛情、尊敬、賞賛、栄誉、評価、崇拝、熱望、または、欲望ゆえに取ることを選ぶ行動において、最もよく表現されます。表される方法によって、愛にはその表現の方法により、肯定的な側面も否定的な側面もあります。私たちは、愛と言う言葉を純粋に性的な欲望と言う意味で使うことがあります。この性的な愛は、性欲処理を伴う、物を売るのに利用されます。そして、物質や地位の象徴を性欲処理と同一視しているのです。性愛は、力、攻撃性と自滅さえ表現することができます。性的な愛は人をウキウキさせて、惑わせ、空虚で、有害でもあります。それでも適切な状況で、性愛を表現して分かち合うことは、生命の力強い主張で、癒しになります。

> 愛は、生命の神秘の
> 核にあります。

親と子供間の愛は、基本で重要です。この愛は表現のされ方によって力づけや癒しにもなり、有害なものにもなります。親の愛の理想は、私たちに対する神の愛がモデルになります。つまり、無条件に愛する能力、お互いの長所と欠点を通じて助け合う能力、お互いを世話し合う能力のことです。

それでも、愛と子供の最善の利益の名においてとられる多くの行動には、悪影響と否定的な

結果を引き起こすことがあります。親としての役割は、自分自身の子供たちであれ、気にかけている他人の子供であれ、最も神聖で満ち足りたものです。この役割は、知恵、尊敬、バランスと自他の境界を必要とします。

兄弟愛（兄弟、姉妹と家族、社会的グループの仲間）への愛情は、非常に恩恵をもたらすものにも、痛みに満ちたものにもなり得ます。私たちは家族に最も驚くほど容赦のない、あるいは鈍感なことを言えますが、家族が部外者に非難されるか、攻撃されれば、彼らの側に立って猛烈に防御します。中心的な家族単位または人類という家族での、兄弟、姉妹のニーズと過ちは、しばしば愛の限界を試しつつも、人生で愛の存在、深さと強さを高めてくれます。

人を慕うという愛は、とても癒しになり、命を救うこともあります。その場にいない人のことを考える時、好きだという気持ちで安らぐかもしれません。もう一度愛する者に会えるという希望で、何かを続けることができる場合があります。しかし、慕う愛は、本当には存在しないもの、決して持つことができないもの、または、喜びや満足感ももたらさないものに誘い込まれて望む時には、有害なものになる可能性もあります。大好きな映画または音楽のグループを見るために、一日中、あるいは雨の中で一晩中並んでいることは価値があるかもしれません。とは言え、私たちの存在を全く知り得ない人やグループへの妄想から自分自身に害を及ぼしたり、人生のバランスを崩すのは健全ではありません。

神の無条件の愛（アガペーとも呼ばれている）は、一般に実践するために最も持続可能な愛の形です。私たちが健康の目的で人に触れる時、実践する必要があるのは、そのような愛です。アガペ愛は、私たちが自分の気持ちに意識的で気づいていて、手助けしている相手の最高の利益のためだけに行動するように気をつけることを意味しています。私たちは、人を傷つけるようなことはしません。この無条件の愛と言うのは、一つの感情というよりも相手を思いやり、相手が必要とすることや望んでいることに加えて、道徳的なルールや距離感に気づく振る舞いのことです。

筋肉反射テスト
「筋肉のテスト」や「筋肉の観察」

タッチフォーヘルスを30年にわたり開発し、教えた後も、手で押す筋反射テストの現象には神秘的なところが残ります。

タッチフォーヘルスの筋反射テストのテクニックは、ある程度練習すれば誰でも学ぶことができる機械的技術ですが、テストの意味や、テストで私たちが行っていることについては、個々の筋肉の反応を正確に観察すること以上に、筋反射テストをする二人の関係性が関わります。

筋反射テストは、直接的かつ主観的で（客観的に観察可能ですが）、個人的に意義深い測定結果を提供します。筋反射テストは、私たちに全体として、肉体的、知的、感情的、精神的な変化を引き起こし、その変化を強化する強力なテクニックにつなげます。ほとんどの場合は、筋肉の肉体的強さ全体を計測せずに、エネルギーの変化の指標として筋肉の反応を観察しているのです。タッチフォーヘルスの筋反射テストは、生体エネルギーが複数のレベルでどのように影響を受けるのかについて、微細な指標を示す生体反応機能であると同時に、身体の姿勢のバランスをとるために神経筋肉システムに入り込む具体的なエクササイズでもあるのです。各個人が筋反射テストを通じて、何を経験し学ぶかは、個人的または集合的に持っている信じ込みの影響を受けます。このような信じ込みは、普通は暗黙のうちに了解されていて、表立って語り合うことはありません。

タッチフォーヘルスで使われる筋反射テストは、元々は、特定の筋肉が実際どれほど完全か評価するために開発されました。テスト位置と可動域は、麻痺の程度や筋肉の強さあるいは機能の不足を決めるための、文字通り筋肉自体のテストだったのです。基本的な考えは、筋肉を収縮させて、特定の最初のテスト位置と可動域を用

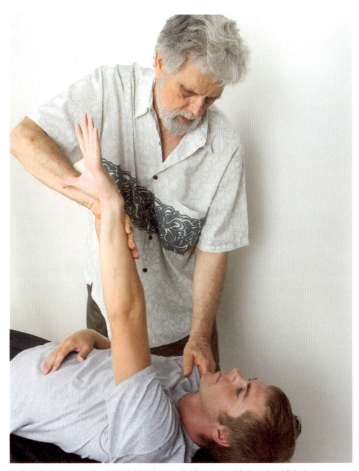

大胸筋鎖骨部のテスト：大胸筋鎖骨部の可動域における筋肉反応を観察する

いてある程度それを孤立させて、それから、筋肉が重力や手の押す強さに対してどれほどうまく保持するのかを見ることです。タッチフォーヘルスでは、使いやすさと姿勢や動きの重要性に応じて42の筋肉が選ばれました。

　私たちは、筋肉の身体的統合や、関連する神経反応と脳の機能に影響されます。(そしておそらくそれらに影響を与えます)けれども、私たちが調べる筋肉の大部分は、正常な機能の範囲内です。私たちは、筋反射テストまたは筋肉に関連した怪我や機能不全や痛みに注意を払いたがります。しかし、最も大事な焦点は、エネルギー(気)の流れやバランスの指標としての筋肉を観察することです。タッチフォーヘルスの体系では、それぞれの筋肉は、各経絡に割り当てられて、一定の反射に対して反応する傾向があります。だから、タッチフォーヘルスの体系で「テスト」という言葉を使う時、特定の筋肉の強さや怪我についてではなく、人やその経絡のエネルギー(気)の流れやバランスの指標としての、筋肉の動的な機能を調べたり、観察することについて、言っているのです。

> 指標筋:正常に機能する筋肉ならどれでも、ストレス反応、エネルギーのアンバランス、あるいは特定の条件下で他の筋肉の回路や反射を評価するために使えます。

エネルギー(気)の流れを観察するために、筋肉の機能を調べる

30年以上に渡り、多くの人々が発見してきたのは、私たちが使う筋反射テストのテスト位置や可動域が、経絡エネルギーの流れを調べるためにとても有効だということです。

　筋肉の機能について継続した研究から、ある一定の筋肉について最も正確なテストに関して様々なテクニックや意見が出てきました。そこで、非常に多くのTFHを実践する人が自分の教育や観点に合わせてテスト法を採用しています。しかしながら、私たちは、TFHで指標筋として選ばれた筋肉に「正しい」テストを使うかどうかについてあまり関心がありません。どの筋肉に対しても、解剖学のテキストによって、キネシオロジーの流派によって、そしてもっとも大切なことは、個人によって違いがあります。私たちの焦点は、手助けしている相手のエネルギーシステムの変化の指標として、反応の変化を観察しているのです。

　本書では、多くのインストラクターの経験や意見に基づき、世界中で教えられている標準的な筋反射テストにいくらかの変更を加えました。しかしながら、経絡エネルギー(気)のためのずっと昔のテスト法でさえ、エネルギー(気)の流れを示すとてもよい指標であり、私たち自身のエネルギー(気)の気づきを深めるのに効果的です。

　本書では、筋反射テストのイラストは、以前の版よりかなり明確にするために、また、国際キネシオロジー大学(IKC)が確立してきた最新の標準のテスト法に対応するために大改訂しています。そしてそのテスト法は、世界中で多くのタッチフォーヘルスのインストラクターやタッチフォーヘルスの実践者に使われています。

気づき

私たちは通常、タッチフォーヘルスのバランス調整の後で身体的に、知的に、感情的に、そして、精神的にはるかに気分がよくなります。

しかし、タッチフォーヘルスの本当の力は、私たちが、人生から本当に欲しいものは何かという感覚を磨いて、最高質の健康と幸福に貢献する経験の側面全てに気づくことにあります。タッチフォーヘルスのテクニックはすべて、自分自身の気づきの向上と、私たちがどこで行き詰って葛藤があるかをみて、エネルギーを流してバランスをとるために作られています。

> タッチフォーヘルスを最も
> 効果的にするためには、関わる
> それぞれの人が、癒しの過程に
> おいて自分の役割に、十分に
> 気づいていなければなりません。

私たちは、社会的、環境的に、究極的に、生きてきた人生の背景で、より大きな完全性と統合の向上を経験するようにお互いに助け合おうとしています。

私たちは、(その人の何が「よくないか」決めようとするのではなく)その人のユニークな人生の状況で健康と幸福についての自分の考えに焦点を合わせることから始めます。

人生から何を望むか、そして、どのように感じたいかと言う進歩した考え方の人がいます。そ

の一方で、健康や幸福に焦点を当てることが、革命的な考えだという人もいます。バランス調整を行う度に前向きな目標を設定することは非常に効果的です。肉体の気づきが鋭く、自分のエネルギーと体調に敏感な人がいます。自己発見の過程を始めたばかりの人もいます。筋肉を繰り返し調べれば、肉体とその微妙なエネルギー(気)の流れとバランスの気づきを深める具体的な経験ができます。

最初の筋反射テストは、エネルギーを動かしてバランスをとる過程を始めます。タッチ反射ポイントは、筋肉機能、姿勢、態度、感情的、知的な機能の変化を促進するためにも使うことがあります。

バランス調整のエクササイズの後、筋肉を再確認すればエネルギーの変化を確認できます。気づきを深めて、前向きな変化を補強します。それは、筋肉反応の肉体的、具体的な経験を与えます。

変化の気づきを深めることは(劇的であれ微妙であれ)希望を与えて、望ましい改善を実現することに焦点を移すのを助けます。

筋肉を再度調べれば、特定の筋肉や経絡と全体の体系のために筋肉機能とエネルギー(気)の流れの新しい状態を強化します。流れをせき止めていたものはバランス調整によって解消されて、それに関連したエネルギーと筋肉の埋まりが解消され、そして最適な姿勢に戻ります。

気づきと許可

私たちが誰か人を助けて、「触れ合う関係」を始めることに同意する時はいつでも、境界と安全を確立する必要があります。筋肉とエネルギーを調べる時、最も効果的で役に立つために考慮すべきことがいくつもあります。

　自分自身を、その関係性の中で低い立場だと考えてください。あなたの役割は、各々の人が自分自身に気づくのを助けることです。テストを受けている人が改善を経験するならば、彼ら自身が違いに気がつくか否かに関わらず、助ける人はその改善を受け入れなければなりません。

　筋反射テストをする時、双方が同じ感じを共有するかもしれません。しかし、反射ポイントに働きかけて再テストするか、次の筋肉に進むかを決めるのはテストを受けている人次第です。

　どちらか一方が「止めて!」と言うことで、または、事前に同意したサインによって、いつでもバランス調整の過程を止められます。

　あなたが誰かに触ってもらうように指示しているならば、あなたが止めるように言う時、彼らが止めることに確実に同意するようにしてください。

　反射ポイントに働きかけられている間、自由に呼吸して、声を出す、その他あなたがする必要があることは何でもしてください。もし、あなたがテストをしている人ならば、次に進めるかどうか、そして、どのように進めるかに関して話し合いが必要な兆候に気をつけてください。時々、

筋反射テストの目標

筋反射テストとエネルギー(気)のバランス調整を行うタッチフォーヘルスの体系は、
以下の目標を達成するのに用いられます:

1. **人全体の微妙な変化の洞察と気づきを得る。**
   この気づきは、以下を含みます:
   - 健康と幸福、バランス、エネルギーの促進や抑制についてその人なりの全体的な感覚の理解。
   - 筋肉の機能と反応(筋肉の位置と動きの肉体的感覚への気づき)への微細な感覚。
   - 姿勢、態度、感情と知的な機能における対応する変化。

2. **魂のすべてのレベルにおいて全体性を向上**して、その人の人生経験の社会的、環境的背景における統合を強化する。

3. **姿勢のバランスを取り戻し**、運動神経をダイナミックに改善し、可動域を広げ、強さとエネルギーの感覚を向上する。

4. **癒しや、生命を生み出す体系がより効果的に機能する**ように、様々な体系の均衡を達成する。

5. **アンバランスの気づきを深めます。**そうすることで、病理学的過程が始まるのを防止したり、遅らせるための機能や感情や、選択や行動の変化を促進します。

6. **タッチフォーヘルスを統合して、日常生活を変容させる**ため、お互いを支え合いTFHや他の方式の癒しのモデルに気づき、はっきりした目標や期待を創りだし、健康の専門家に係ることから最大限の恩恵を受け取る。

7. **タッチフォーヘルスの強い影響を理解する**ため、お互いに、自分たちの個人的、文化的、信念体系に気づくようになり、それが私たちの真の目標や目的と矛盾する可能性があると気づくようになる。

人々が自分自身で率直に話し、自分自身のバランス調整で方向づけをするようになるには時間がかかることがあるので、私たちは過程についてお互い一貫して調べる必要があります。

体に触れる前に、「あなたに触れてもいいですか?」と尋ねます。ある種の触れ方、動かし方に対して感情的、身体的に禁じる条件や、医学的症状があるかどうかを確認してください。怪我をしていたり、特定の触り方を嫌悪する人がいれば、状態が悪化しないように事前に見つけてください。怪我の周りに働きかけるか、単に痛い筋肉にやさしく働きかけることができるかもしれませんが、時には、肉体的な方法で人を助けようとすることを避けることが必要となります。(「代理テスト」304ページを参照すれば、筋肉をテストできない、または、触れることができない人を助ける方法が記載されています。)テストの間、または、あなたがテスト位置に筋肉をもってくる時に、筋肉を保持することで筋肉が痛んだり、筋肉を保持することに緊張があるなら、テストを受けている人に筋肉をリラックスするように励ましてください。テストを受ける人に、痛みを感じたら「止めて」と言えることを念押ししてください。

バランス調整の過程で、各々の段階で、あなたがしていることについて、テストを受ける人と相互に同意ができていることを確認してください。相手に特定の筋肉、経絡機能を活性化させるために使われている可動域を見せて、自分たちが何を達成したいかについて決めることに関わってもらってください。反射ポイントとその位置をできるだけ明確に、そして特定の用語の可能な限りを説明することは、良い考えです。

その人に本書の中のポイントを見せれば、この仕組の使い方を教えられます。そして、自分で反射ポイントを揉むか、そもそも特定の反射ポイントを揉むかやめるかを決める選択をしてもらえます。

あなたにとっては、反射ポイントの場所を思い出し、確認する機会にもなります。テストを受けている人と、自分自身の両者のために心地よく安全な位置を見つけてください。緊張を感じるか、両者が怪我をする危険性があるぎこちない姿勢はとらないでください。

テストを受けている人とその筋肉は、正確なテスト結果を得るために固定しなければなりません。例えば、腕を押す時、体が回る傾向をさけるために反対側の肩を支えることが必要な場合があります。こうすればテスト結果の混乱をなくすことができます。そして、微妙なテストに集中している間、自分の姿勢を維持しようとして、テストを受ける人に不必要な重圧がかかるのを防げます。テストを実行しようとして緊張したり、かがむのは避けてください。

相手や筋肉にとって、突然の「驚く」ような押し方ではなく、一定で、徐々に強く圧力をかけてください。ほとんどわずかな圧力から始めて、徐々に圧力をかけることによって、あなたは、筋肉の抑制や促進が非常に軽いタッチで感じられるとわかるでしょう。

でも、両者が筋肉の反応を感じられるように、必ず圧力を十分にかけるようにしてください。タッチフォーヘルスにおいては、「テストを受ける人」が権威者です。従って、たとえ「テストする人」が筋肉の反応を感じるとしても、テストを受ける人自身が感じられるようになるまでは、テストが正当であるとみなされません。

2-2-2の法則

テストは、相手を負かすことができるかどうかを見るのではなく、筋肉反応の微妙な違いを示すのに用いられます。

そして、**2ポンド**（約1キログラム）以上の圧力をかける必要はありません。ほんの2オンス（50-60グラム）ほどのわずかな圧力をかけられて、筋肉が決まった場所にカチッと止まるか動いてしまうかを、両者が感じられるかどうか見てください。圧力をかけて力を抜くのを**2秒**以内に収めてください。2秒以上のテストは、孤立した筋肉を疲労させて、動いてしまう原因になることが多いです。

> 2ポンド！
> 2インチ！
> 2秒！

テストをして、筋肉が疲れることや無理に動かすことなく、筋肉がカチッと止まるかを見てください。筋肉が少し動いて、その後にカチッと止まるならば、OKです。筋肉の反応がグラグラして柔らかく、または、筋肉がおよそ**2インチ**の幅の範囲にきちんとちゃんと、カチッと止まらないならば、おそらく関連した経絡でエネルギー（気）のバランスがとれていないか、エネルギーの流れが筋肉に妨げられていることを示します。次の段階に進んで、関連した反射ポイントに働きかけてください。決まった場所に「カチッと止まっている」筋肉の小さな改善を探してください。（改善は劇的かもしれません！）

筋肉が痛むのならテストするのを止めてください。テストされた筋肉であれ、他の場所であれ、どんな痛みでもエネルギー（気）の流れが抑制されている兆候とみなしてください。そして、反射ポイントに進んでください。別の筋肉の痛みがある時は、その人がテストしている筋肉の抑制をかばうために他の筋肉を動員していることを示している場合があります。筋反射テストは協力する筋肉が働かないように作られているので、痛みを無視すれば、関連する筋肉を傷めやすくなります。

テストを行っていて、「あなた」が痛みを覚えたらテストを止めてください。テストする、される、それぞれの人は、彼または彼女自身に気づいて、責任を取る必要があります。

自分自身の声を聞かないで、自分自身を守らなければ、効果的を出すことはできません。テストを実行している時に痛みを覚えるならば、姿勢に表れるでしょう。そして、それがテストの結果に影響を及ぼすかもしれません。あなたも怪我をして、もう誰かを助ける能力がなくなってしまう危険があります。傷害に前もって気づいていたかどうかに関わらず、もし痛みや緊張、もがく感覚があれば、ただリラックスして手放すようにすることは、あらゆる筋反射テストにとって良いルールです。

テストの間のどんな痛みでも、筋肉が抑制されていることや経絡がバランスを崩していることと同じであるとみなされます。痛い筋肉を押す必要はありません。バランス調整のテクニックにさっと移って再度テストしてください。痛みがとても改善して、筋肉をやさしく調べることができるかもしれません。または単に、可動域と快適さが若干改善したことを基準として使うかもしれません。調整にチャレンジをしてください。

そして、まだすべきことがあるかどうかを見るために、可動域と快適さを再度調べてください。詳細な情報は（「チャレンジ」109ページ参照）痛みは生体反応の重要な部分で、敵よりもむしろ友人と考えられています。現代文化では、どうしても対処しなければならないほど痛みが強くなるまで、痛みを無視する傾向があります。私たちは、痛みを実際に引き起こす状況を変えることなく、苦痛を隠すために、鎮痛剤を使うことが多いのです。

TFHでは、「代弁者を殺しません。」私たちは、どこのバランスが崩れているか特定できるものとして痛みを尊重します。そして、さらなる損傷が引き起こされる前に、姿勢とエネルギー（気）のバランスを変えます。

テストを受けている人の強さも考慮する必要があります。明らかに、子供は大人ほど強くありません。筋肉のいくつか（特に首と腹筋）幼少期には十分発達していないので、働きかけている人に加える圧力を調節してください。（2本の指だけを使ってみてください。）しかし、筋反射テストで示される抵抗は、しばしば驚くべきものです。エネルギーが流れているならば、子供や非常に衰弱した人でも筋肉が決まった場所にカチッと止まるのを感じられるでしょう。

非常に堅強な人をテストする場合、筋肉が抑制されている時でさえ、筋肉の反応の違いを見つけることは難しいことがあります。ボディビルダーなら、個別の筋肉を使うことに集中するよう指示できるかもしれません。トレーニングと気づきのおかげで、ボディビルダーは特定の筋肉の機能を観察できることがよくあります。

直感に反して、筋力が非常に強い人には、かける圧力を減らすことが効果的なことが多いの

です。抵抗する必要があまりないからです。それから、ダウンする特定の筋肉の動きを観察してください。筋肉のスイッチが入ったり、切れたりすることを促進や抑制の反射ポイントを使って見てください。

そして、どんな変化が起こるのか予期してください。（より詳細な情報は91ページ「正確な指標筋のテスト」参照）

特に最初は、筋肉を保持しやすい時と緊張している時に、それを相手に言ってもらう形で頼りながら、筋反射のとても微妙な相対的な違いを見分ける必要があるかもしれません。筋反射テストが力比べではなく、その人自身の気づきのためならば、アンバランスを見つけて、気分がよくなるように手助けすることは簡単です。

教育

あなたが初めて人に働きかけているなら、あなたがしようとしていることと、彼らが感じると思われることを説明することが大切です。その人が、特定の筋肉の体における位置や、筋肉が動かない時や可動域を通じてどう感じるかに気づこうとすることは、しばしば役に立ちます。

ゆっくり圧力をかけている間、テストを受ける人に何か代償、不快さや痛みがないか観察しつつ、手足を保持することがどれぐらい簡単か気づくように、その人を促しましょう。関連した経絡でエネルギーバランスが最適ではなく、バランスのよい流れでないならば、筋肉はちょっと弱く、不確実で、柔らかいか、それは完全にスイッチが切れたようで、どんな圧力にも耐えられないかもしれません。痛みがあるか保持しにくいようなら、保持しようと頑張るより、リラックスし

てそっとしておいてください。人々の微妙な肉体の反応を知覚する能力というのは、その人の習慣的な肉体への気づきの度合いによって大いに異なります。

　決まった場所に簡単に保てるか、少しグラグラするか、その位置から簡単に押し出されるか、その違いにあまり気がつかないかもしれません。そういう人は、「強い感じがします。」と言うかもしれません。関連する促進反射ポイントに働きかけると、微妙なあるいは劇的な変化に気づきやすいことが多いのです。その人が「さっきほど強く押していませんよね」と言うのは普通のことです。いくらかの経験を積んだ後、エネルギーが流れているかどうか、より深い感覚をもち始めます。

　実際に筋肉をテストする前に、エネルギー（気）に起こっていることを感じられるかもしれません。たとえ筋肉が強くて決まった場所にカチッと止まっているようであるとしても、微妙なところを感じる人がいるので、腕が動くかどうかだけではなく、常に、各々の人が何を感じるか調べたいものです。

代償行為

人に筋反射テストをすることが困難な時は、筋反射テストに勝とうとする姿勢に置き換えて体が無意識に補っているかもしれない、と説明してあげてください。一般に緊張するかもしれないし、テストされている筋肉を助けるために、他の筋肉を巻き込むかもしれません。肘が曲がっていないか、胴がねじれていないか、手を握り締めていないか、呼吸が止まっていないか、などに気をつけてください。

　言葉遣いを観察する必要もあるかもしれません。「カチッと止まっている」と「ダウンする」の代わ

> コミュニケーションと
> フィードバックが
> 協力関係を築くために
> 不可欠です。

りに「強い」、「弱い」、そして、「保持している」の代わりに「抵抗している」のような言い方は、相手が他の筋肉を巻き込むか、知的に筋反射テストを覆すような状況を作り出すこともあります。相手がリラックスして、筋肉とその位置について考えるように助けてください。

　明確なコミュニケーションとフィードバックが不可欠であるので、相手を教育する時間をとる価値があります。あなたが望むものは、協力であって競争ではありません。

筋反射テストの学習

タッチフォーヘルスは、14本の主要な経絡を通じて姿勢の構造と全体のエネルギー（気）のバランスを調整するために、42の重要な姿勢の筋肉を採用しています。「タッチフォーヘルス」の教本を手に取って、実験を通して筋肉を調べて、エネルギーのバランス調整を学んだ人がたくさんいます。

　独学のTFH実践者は、時々、国際キネシオロジー大学（IKC）に認定されたタッチフォーヘルスのインストラクターが用いる標準的な方法と全く異なるように、見える方法で、タッチフォーヘルスを使うことがあります。タッチフォーヘルスが診断しないモデルとして問題なく使われて、

時間をかける価値が十分あるほど役に立つ限りは、タッチフォーヘルスを理解して自分で応用するのは素晴らしいことです。ちょっと本を取り上げて試すことによって人生が好転した人々からの電話、手紙や電子メールが来ています。本当にどれほど多くの人がタッチフォーヘルスの教本を使って自分の役に立てたか、わかりません。

しかし、多くの人々は、確信を持ちタッチフォーヘルスのテクニックの恩恵を最大限受けるために、いくらかの学習と訓練を必要とします。このような理由で私たちは、当初はタッチフォーヘルス財団を通して、そして現在は、国際キネシオロジー大学(IKC)を通して全てをカバーする標準的な教育プログラムを開発しました。

この教育は、世界中のほとんどでの国で受講でき、一貫した指導要綱に沿っています。そして、通常は週末4回で教えられます。タッチフォーヘルスの教材を教えるために訓練するインストラクター養成プログラムがあります。(IKCと地域の教育施設の連絡先は、この本の巻末を参照のこと)

> タッチフォーヘルスは、
> 一般の人々と医療専門家の
> 両方にとって、健康をホリスティック
> に扱う時に、とても明確で
> 学びやすい体系です。

タッチフォーヘルスの初期の頃から、その体系は、家庭の一般の人々によって安全で簡単に使えるようにつくられたのですが、タッチフォーヘルスは医師、カイロプラクター、マッサージ・セラピスト、理学療法士、心理学者、カウンセラー、コーチ、鍼灸師、リフレクソロジストその他の健康管理の専門家の施術にも取り入れられてきました。タッチフォーヘルスは、一般の人と健康管理のセラピストの両方にとって、健康を強化するホリスティックなモデルで、実践する際に、とても明確で学びやすい体系です。

施術の方向性によって、様々な専門のセラピストがタッチフォーヘルスのテクニックを、自分の必要に合わせて作り替えています。タッチフォーヘルスの教育的で勇気づける志向をとるか、単に普段のテクニックを補う形をとるか、どちらにせよ様々な専門家が自分たちの必要性にあわせて適合させているのです。

初めからずっと、タッチフォーヘルス自体は、姿勢とエネルギー(気)のバランスを調整して人が元気になるのを手助けして生計を立てるような専門のキネシオロジストになるのには十分だと思う人もいました。しかし合法性を保つには、タッチフォーヘルスを実践する志望者はしばしば、タッチフォーヘルスの知識以外の訓練と免許を求める必要があります。

今日、タッチフォーヘルスのエネルギーモデルとキネシオロジーを基に築かれたキネシオロジーの体系がたくさんあります。タッチフォーヘルスの専門教育を提供するプログラムも開発中です。TFHの基礎に、深みや背景、ガイダンス、実践と評価を加え、専門家のタッチフォーヘルス・キネシオロジストとしての、優秀さと成功を向上させるためのプログラムです。利用できるトレーニングについてもっと知りたい方は、地元のタッチフォーヘルスキネシオロジー協会またはキネシオロジートレーニングセンターに連絡を取ってください。(巻末参照)

姿勢

身体言語を読むことは、人の内側で起こっていることとそして、筋肉がしていることに気づく方法の一つです。私たちは潜在意識的に身体言語に習熟しています。私たちは言葉より、体の身振りに気づいて理解します。私たちは人を見て、直観的に、その人がどのように感じているか読み取ることができます。文字通りまたは比喩的に、姿勢が人の人生をどのように反映しているか考えることもできます。

14筋バランス調整は、姿勢の変化をもたらす非常に効果的な方法です。これはエネルギー（気）の変化のためだけではなく、私たちがテストして調整している筋肉の組み合わせが等しく構造を手助けするようにしているためです。

バランスのよい姿勢は、体が緊張を最小限に、効率的に機能できるようにして、安定と美しさを反映します。筋肉と姿勢のバランスをとれば、しばしば態度もよくなるとわかります。

そして、逆もまた同じです。姿勢と態度が改善されれば、ゆくゆくは人は元気になり、健康を保つのに役立ちます。バランス調整の前に姿勢に気づき、明確な意見で前向きな変化に気づき強化することは、これらの影響を向上させるかもしれません。

私たちは全体的にどのように感じているかという感覚をもつことから始めます。そして、姿勢の不快さやアンバランスに注意します。それから、相手が私たちの姿勢を見て、そのズレに気づいて、それが私たちについて何を意味するか気づこうと誘うかもしれません。

体は、重力に対抗してバランスを取ろうとします。正常な姿勢からのズレは、問題の最初の段階を示すかもしれませんが、長年の補う代償行為の結果かもしれません。ズレや歪みを認めることは、それを戻して将来のより深刻な問題を防ぐ第一歩です。

正常な姿勢とバランス調整が必要な姿勢のズレを区別するために、良い姿勢がどのような構成かについてわかっていなければなりません。一般的に体格は様々なので; 個々に姿勢は異なります。

体の前面に垂直の線を引きます。線は両足の真ん中から両足の間を上がり、おへそ、胸骨を通り、首の真ん中を上がり、口と鼻の中央と頭の中央を通るはずです。自然に肩を落とせば、腕は体の脇に同じ長さで垂れ下がります。左右のお尻、肩、目と耳は、床からの高さが同じです。膝は真っ直ぐ前を向き、足先は快適に離れて開いた角度は45°以下です。体の背面に引いた線は背骨を真っ直ぐ上がり、後頭部の中央を通ります。

側面の線は、足首のくるぶしの少し前側から膝の真横を通って太ももの中央を通り、上腕の中央を通り、首と耳の中央を通ります。体の重心は脚の後ろにおかれ、お尻の重心はかかとに直接かかります。

姿勢の観察

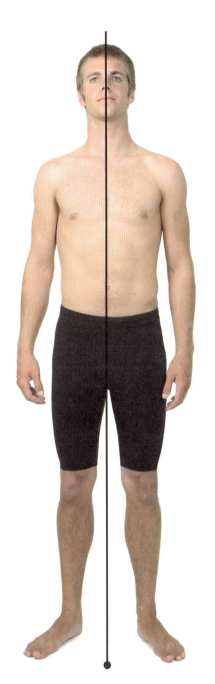

体が右にわずかに傾いていることに注意してください。

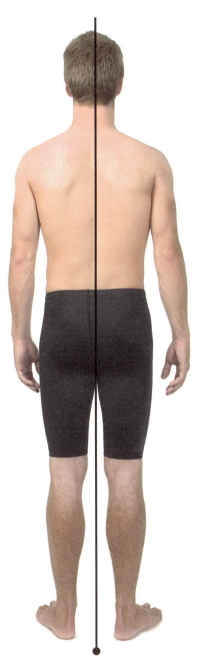

右腕が体から離れていることに注意してください。

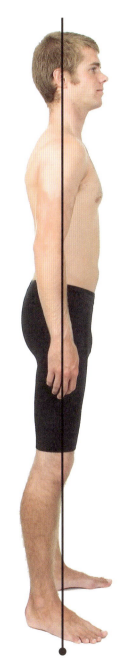

体がわずかに前に傾いていることに注意してください。

身体構造の理解

構造エネルギーとは、体の構造自体がもっているエネルギーのことです。まず初めに、私たちがなじむ必要がある脊柱（背骨）と、その周辺の構造から始めましょう。骨が目印になることに注意してください。骨同士がどうつながりあっているか理解することで、所定の脊椎の場所と、それに対応する脊椎反射ポイントまたは神経リンパポイントを見つけやすくなります。

最初の頸椎（C1）は、後頭部、頭蓋骨の底にあります。首には七つの頸椎があります。（C1-C7）C7は首の下の方にある一番下の頸椎で、首を動かすと一緒に動く骨です。C7のすぐ下にある動かない骨がT1です。胸椎1（T1）は、通常首の下の方にある、一番突き出たコブです。

12の胸椎があります。そして、各々12本の肋骨の1本1本とつながっています。第1肋骨から第7肋骨までは胸の上部にある胸骨につながっています。第8肋骨から第10肋骨は、胸郭の下半分に沿って、軟骨組織によってつながっています。第11肋骨と第12肋骨は、体を回らず前面でつながりません。それゆえに、それらは浮動肋骨と呼ばれています。

鎖骨は、肩から胸の前面を横切って、第1肋骨を覆うような形で胸骨の上端へと至り、のど元に二つの出っ張りをつくります。2枚の肩甲骨は、背中にある三角形の形をした骨で、筋肉によって背中に保たれています。リラックスした状態だと、第1から第8肋骨を部分的に覆っています。第5胸椎（T5）は、だいたい肩甲骨の間辺りにあります。第8、第9胸椎（T8、T9）は、肩甲骨の端あたりです。一番下の胸椎、第12胸椎（T12）は、胸郭の一番下をたどって脊椎とつながるところにあります。

脊柱の、一番下の胸椎、第12胸椎（T12）の下の領域は、腰部で、五つの腰椎（L1-L5）があります。最初の腰椎である第1腰椎（L1）は、胸郭の真下にあります。第3腰椎（L3）は、腰の上端と同じ高さです。第4腰椎（L4）は、腰骨の最も幅が広いところと同じ高さです。第5腰椎（L5）は仙骨に付着しています。仙骨は、骨盤の真ん中にある大きな骨で、腰骨と両側の腸骨に付着しています。仙骨の基底部に、脊柱の最下部にあたる尾骨があります。

筋肉はすべて骨格に付着しています。このくっついている力に対して引っ張ると、体の位置や姿勢が変化します。筋肉の一方の端は起始部と呼ばれます。筋肉の起始部は比較的動きが少なく、たいていは広い範囲にわたって骨とくっついています。もう片方の端である付着点は、比較的動くとみなされますが、それは、動きを行う部分にくっついているからです。筋肉は腱と呼ばれる重くて固い組織につながっています。そして、腱は骨にくっついています。

身体の骨格

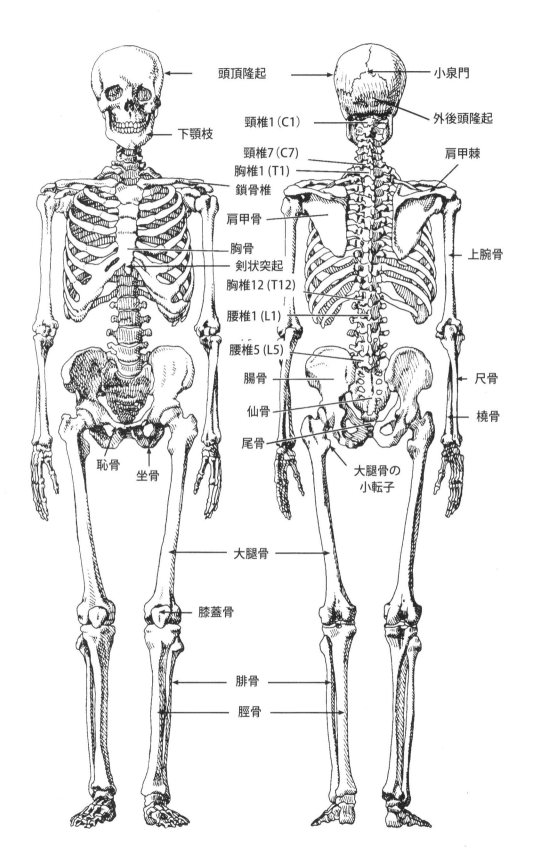

（脊椎反射ポイント98、99ページ参照）

エネルギー（気）と力：経絡

人間や生物は、生命のサイクルの中で、自らを癒しています。このサイクルは人類が自らの目的のために発見し活用している、宇宙の法則に支配されています。

この法則は肉体的、知的、感情的、化学的、精神的です。法則はすべて協力して、矛盾することはありません。宇宙の法則の発見は、どこか一つのグループや誰か個人が独占するものでもありません。目で見てわかる法則が発見されたからといって、可能なあらゆる状況で、他のすべての人に当てはまるかどうかは、わかりません。それゆえその法則は、テストされて経験的に真実だと証明されるまで、他の人には宇宙の法則や科学的真実として受け入れられないかもしれません。

陰陽のエネルギー（気）の流れ

東洋医学の思想で、私たちは磁気エネルギーがあるということを学びます。N極とS極があって、このエネルギーは、体ではプラスとマイナスの極性として表れます。プラスの力は陽、または男性（性）と呼ばれています。そして、マイナスの力は陰、または女性（性）と呼ばれています。一般

的に、陰エネルギーは、足から頭に向かって流れ、陽エネルギーは頭から足に向かって流れます。体は全体的にも部分的にも、マイナスの中にプラスを、プラスの中にもマイナスを持ち合わせています。

生命力

エネルギー、あるいは生命の力は、中国語で「チー」、日本語では「気」と呼ばれ、他には「宇宙エネルギー」という解釈もあります。ヘブライ人の創世神話では、生命エネルギーは、神が最初の人間に宿した「生命の息吹」であり、その時に初めて人間は生きた存在になった、とあります。この神の手こそが、万物の生命を維持し、全人類の呼吸を維持しているのです。

キリスト教の伝統において、エネルギーあるいは、生命の力は、「神の言葉」と同義です。すべては「神の言葉」によって創られ、その言葉の中に生命が宿り、その生命が人類の光になったのです。その聖なる光は、この世に生まれてくるすべての人を照らし、万物を支え、昔も今もすべてのものを結び付けているのです。私が個

陰 の経絡	陽 の経絡	陰 の性質	陽 の性質
		女性	男性
任脈	督脈	中身が詰まった	空洞の
脾経	胃経	寒さ	暑さ
肺経	大腸経	月	太陽
腎経	膀胱経	内側	外側
肝経	胆経	暗闇	光
心経	小腸経	深い	表面的な
心包経	三焦経	上方への流れ	下方への流れ
		固い	柔らかい
		常に働いている	働いては休む

人的に信じているこの伝統では、エネルギーまたは生命の力は、単にあいまいな力や人間に関わりのない宇宙のエネルギーではありません。むしろ、このエネルギーはイエス・キリストという人物の中にあります。言葉であり真実であり、生命であり世界の光であるイエス・キリスト。その方のおかげで、私たちは生き、動き、自分という存在でいられます。このエネルギーの力が全体と健康のためにどのように使われるかという法則を学ぶことが、完全に人間的になる目的の一つです。

世界の諸発見のおかげで、私たちの体がどれほど賢くつくられているか、また、どうすればベストの状態で作動し機能するか、理解することができます。

経絡

経絡は、全身に偏在しています。経絡は、人体の各部分の伝達を行う、プラスとマイナスのエネルギーの経路です。この経絡は、現代の科学技術によって、電子工学で、熱的に、放射能測定によって、計測され、位置が特定されました。

実践と気づきによって、経絡を感じられます。特定の鍼灸ポイントが、経絡に沿って存在します。これらのポイントは電磁気的な性質を持ち、マイクロ電気電圧メーターや筋反射テストを使い、特定できる、手で触知できる小さなポイントからなります。

これらのポイントは、陰陽の経絡と、体（内臓と筋肉を含む）の機能を結び付けます。場所を特定されて、何世紀もの間、エネルギー（気）の流れと人間の機能に特定の改善をもたらすために使われてきた約500のポイントがあります。

経絡は、10本の臓器経絡、2本の機能経絡と2本の正中線経絡から成ります。2本の機能経絡とは心包経と三焦経です。ともに、体の全般的な機能です。時々心膜と呼ばれる心包経は、体液の全体的な循環に関連があります。三焦経は、体温調節、免疫反応、代謝、情熱とサバイバル反応に関連があります。

正中線の二つの経絡は、任脈と督脈です。任脈は恥骨から上がって、体の中心から下唇に至ります。督脈は、尾骨から背骨を上がって頭頂を越え、上唇に至ります。

タッチフォーヘルスで働きかける残りの12の経絡と異なり、この二つは体の24時間のサイクルで変動しません。これらは経絡エネルギーの蓄電池に類似していて、エネルギーの体への出入りを扱います。

経絡は、関連する生命の機能によって名前がついています。ほとんどの場合、経絡の名前は、私たちになじみがある臓器の名前と同じです。筋反射テストをして、ダウンする時、それは体の臓器に損傷があることを意味していません。筋肉が弱いからといって、臓器が弱いとは言えません。一部の経絡エネルギー（気）の流れが妨げられているか、制限されていると言えるだけです。

伝統中医学の医者は、脈をとることによって、経絡のアンバランスを見つけることができます。これは非常に繊細なタッチで、その複雑な仕組みすべてに習熟するには、10-20年かかる場合があります。タッチフォーヘルスは、同じアンバランスの一部を見つけるために、筋反射テストを使います。体の賢く設計されたメカニズムを利用して、何が内側で起こっているか、外側から見つけます。

経絡の循環

経絡は、体の表面で流れる方向に基づき、陰と陽に分けられます。経絡は胴体の奥深くで相互につながっています。しかし私たちは、体の表面に出ている、手で触れられる技法が利用できる部分に働きかけます。陽のエネルギーは太陽から流れ、経絡は指から顔に、あるいは顔から足に流れます。陰のエネルギーは大地から流れ、経絡は脚から胴体へ、胴体から腕の内側（陰の側）を通って、指先に至ります。

　経絡のサイクルは、連続して途切れのない経路なので、エネルギーは一つの決まった方向に流れ、次々に決まった順序で流れます。それぞれの経絡は、昼夜を通して最もエネルギーが活性化するピークを迎え、このサイクルと同じ順序で次々に流れます。このエネルギー（気）の流れが制限されなければ、体は流れを調和して機能を最適化します。しかし時には、私たちが送る生活と体を酷使することで、ストレスを引き起こします。このストレスが激しくて絶え間なければ、実際に回路に「負荷をかけ」ます。「ブレーカーの回路」が切れて、もう一度エネルギーが正しく流れる前には、リセットされる必要があります。これが起こっているかどうかの指標が、筋反射テストです。筋肉が弱いようならば、回路をリセットして、適切な流れを回復させるために、体の特定のポイントにいき、押したり触れたりできます。流れが回復したことは、筋肉が強くなったことで、すぐにわかります。

　この流れには、始まりも終わりもないので、経絡の順序を日輪または24時間の時計として表します。この日輪の周りを、経絡の線に沿って、経絡は体をこの順序に流れます。

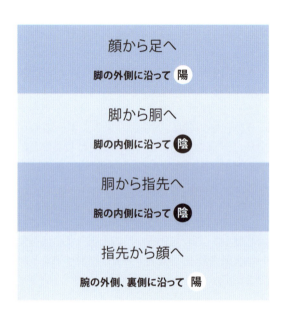

この4ステップの過程を3回繰り返せば、12本の主要な経絡すべてに働きかけられます。

経絡サイクルの循環

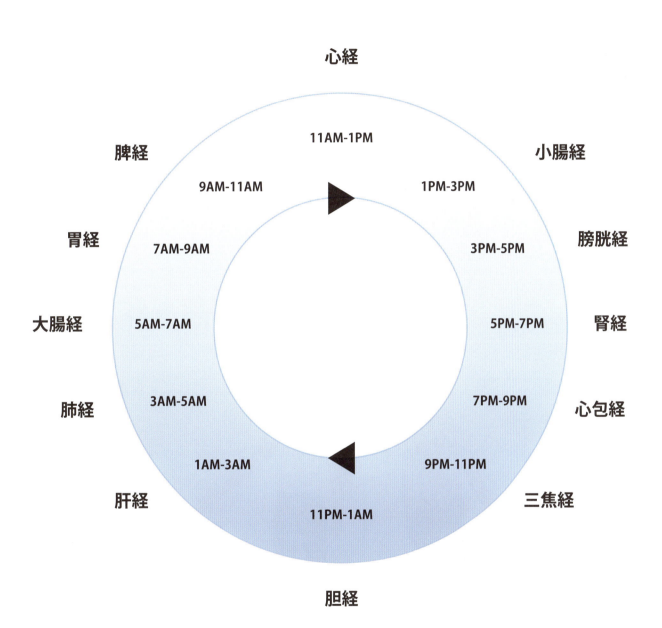

経絡一覧

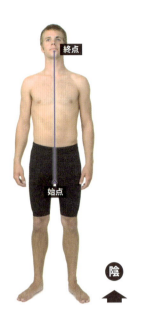

任脈 (P.143)

任脈で始め、督脈で終わります。任脈は、恥骨の中心で始まり、体の中央を上がり、あごの下から下唇の真下に至る。

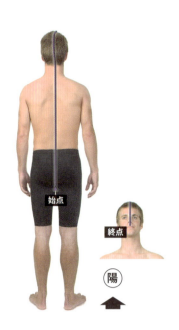

督脈 (P.149)

督脈は、尾骨から始まり、背骨を上がり、頭頂を超えて顔を下り、上唇の中央真上に至る。

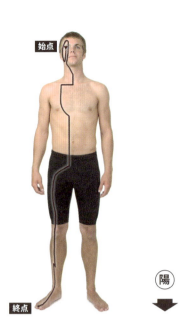

胃経 (P.155)

タッチフォーヘルスでは、普通胃経から始めます。目の下から始めて、頬骨の周りを顎まで降りて前頭隆起まで上がり、目を通過して下がり、顎から首の前に下がり、鎖骨に沿って少し外側にいき、胸から腹部を降りて、腰の前面を横切り脚の前面外寄りを降りて、足の人差し指に至る。

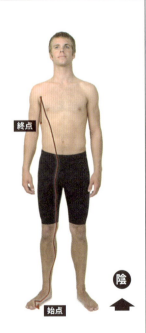

脾経 (P.167)

脾経は、足の親指の外側（正中線に近い側）から始まり、足と体を上がり腕のくぼみまで辿り着き脇の中央を降りて、胸郭の下で終わる。

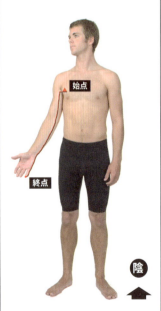

心経 (P.179)

心経は、脇の下から始まり、腕の内側を通り、小指の爪の親指側で終わる。（心経を逆流させてはいけません！）

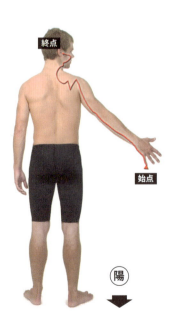

小腸経 (P.185)

小腸経は、小指の先の外側から始まり、腕の外側を上がり、肩甲骨の上半分まで下がり、首を上がって、頬骨を横切って鼻に向かい、耳の前で終わる。

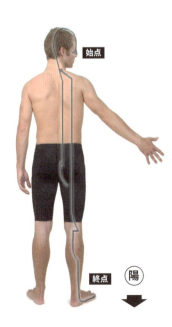

膀胱経 (P.195)

膀胱経は、経路が二つある唯一の経絡です。膀胱経は、目頭から始まり、頭を上がって後ろに降りて、背骨に平行に背中を降りて、臀部の割れ目に沿って降りる。再び肩の中央から始まり、先の経路よりも外側を降りて、臀部を通過し脚の後ろを降りて、足の小指の先端に至る。

TOUCH FOR HEALTH 85

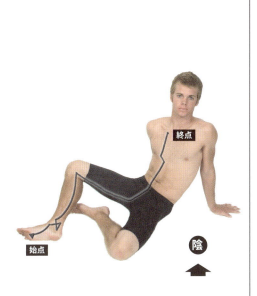

腎経 (P.205)

腎経は、足の裏で始まり、足を上がって、くるぶしのまわりを一周して、脚の内側を上に進み、膝の内側と恥骨の端を通過して、腹部と胸を上がり、鎖骨の内側の端に至る。

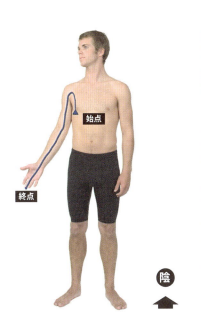

心包経 (P.215)

心包経は、乳首の外側から始まり、腕の内側中央を下りて、中指の先、親指側に至る。

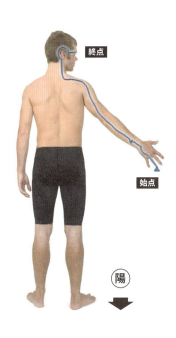

三焦経 (P.227)

三焦経は、薬指の先から始まり、手の甲から腕の後ろ側を上がり、肩を横切り、耳の後ろを周り、眉毛に至る。

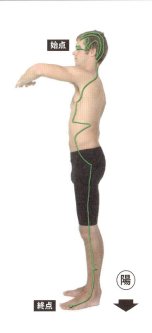

胆経 (P.241)

胆経は、目尻から始まり、耳に戻り、前頭部で輪を描いて、耳の後ろに戻り、前頭隆起まで上がり、再び耳の後ろに戻り、肩の後ろから腕の後ろを通って、胸と臀部、脚の横を降り足の薬指の先端に至る。

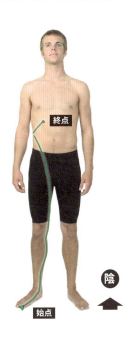

肝経 (P.249)

肝経は、足の親指の内側(人差し指側)から始まり、脚の内側を腰まで上がり、腰の後ろ側を周り、腰を回って上がり、胸郭に沿って、肋骨の半分のところに至る。

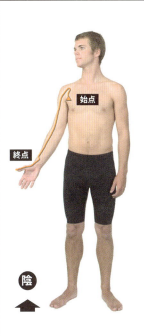

肺経 (P.257)

肺経は、胸の上、肩の付け根から始まり、腕の前面内側を降りて、親指の先に至る。

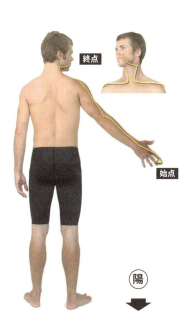

大腸経 (P.269)

大腸経は、人差し指の先端の親指側から始まり、手の甲から腕の後ろ外寄りを上がり、肩を横切って鼻に至る。(ここから目の下にある胃経の始点に戻る。)

バランス調整のプロセス

任脈のエクササイズ！
スイッチを入れるエクササイズ！
耳のエクササイズ！

バランス調整のセッションの前や困難な活動を始める前に、私たちは速やかに全般的なバランスを取り、エネルギーの混乱を解消させておきたい場合があります。

「任脈のエクササイズ」「スイッチを入れるエクササイズ」「耳のエクササイズ」をすれば、筋反射テストの結果を混乱させる恐れがあるエネルギーの乱れや逆流を解消することによって、エネルギーの流れの相互理解を促進させる手助けをします。これらのエクササイズは、小休憩時に、頭をすっきりさせたり、元の状態に回復させるために実行することができます。

任脈のエクササイズ

これは、短時間で全体のバランスをとって、筋反射テストの予想外の結果を減らすための簡単なエクササイズです。例えば、これは体の中心をまっすぐに走っている任脈をなで上げる方法です。恥骨から下唇まで指または手でなで上げると、この主要な経絡エネルギーの正常な流れを強化して、特に体から放出する必要があるエネルギーに関連した全般的なエネルギーのブロックを解消するのに役立ちます。

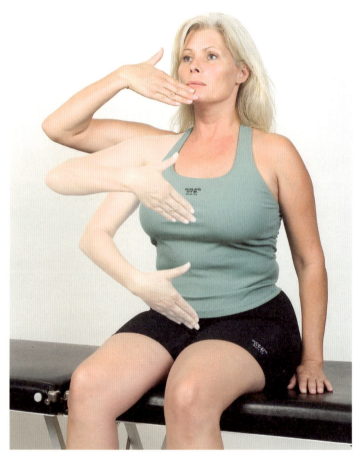

任脈（恥骨から下唇の真下まで）をなで上げる

> **テクニック**
>
> **任脈のエクササイズ:** 体表面から上に約7センチと経絡流れの左右に約7センチ以内は、実際的に経絡の通り道にあるとみなされます。皮膚に触れる必要も、衣類に触れる必要もありません。エネルギーを感じようとしてください。経絡を3回なで上げてください。

TOUCH FOR HEALTH 87

スイッチを入れるエクササイズ

スイッチング（エネルギーの逆流）は読み書きする時に数字や文字が逆さまに見えたり、人の名前を間違えたりするなどの形で現れます。

　スイッチング（エネルギーの逆流）は、人がストレス下にある時によく起こります。これは、この混乱に注意せずに筋肉をテストしてバランス調整を始めれば、効果的に進むのを邪魔する場合があるということです。特に筋反射テストを習いたての頃は、スイッチングによる混乱を減らすことが役に立ちます。こういう理由で、バランス調整の前にスイッチを入れるエクササイズをするのはよい考えです。

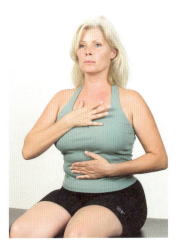 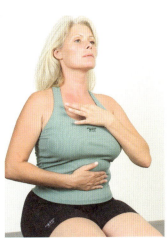

スイッチを入れるエクササイズ　テクニックパート1:
（左図）片手をへそに置いて、腎経27番（鎖骨の下のポイント）を揉みます。
（右図）左右の手を替えて、くり返してください。

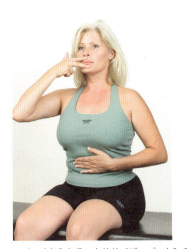 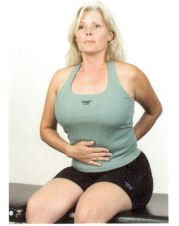

スイッチを入れるエクササイズ　パート2、3：
（左図）片手をへそに置いて上唇の上と下唇の下を揉みます。
左右の手を替えてくり返してください。
（右図）片手をへそに置いて尾骨を揉みます。左右の手を替えてくり返してください。

テクニック

スイッチを入れるエクササイズ　パート1
へその上に片手を置いて、もう片方の手で鎖骨と胸骨の交わるところの下にあるくぼみ（K27、腎経の終点）を揉んでください。左右の手を替えて、くり返してください。

スイッチを入れるエクササイズ　パート2
任脈と督脈の終点と始点に働きかけることによって、また別の恩恵を得ることができます。へその上に片手を置いて、上唇の真ん中すぐ上と、下唇の真ん中すぐ下を揉んでください。左右の手を替えて、くり返してください。

スイッチを入れるエクササイズ　パート3
その後、へその上に片手を置いて尾骨を揉んでください。左右の手を替えてくり返してください。

耳のエクササイズ

耳は、全身の鍼灸システムが縮図となって表れています。「耳のエクササイズ」と呼ばれるテクニックを使って耳に働きかけることで、全身のバランスをとることができます。調整することは、驚くべき恩恵があります。

　タッチフォーヘルスでは、このエクササイズを音に反応して頭を回す反射と関連づけているので、最初に、首の可動域を指標筋と合わせて調べます。(きれいな回路のためのテスト/正確な指標筋のテスト91-94ページ。聴覚のバランス調整298ページ参照)このエクササイズはどの可動域の問題にも役立ち、集中することにも役立ちます。

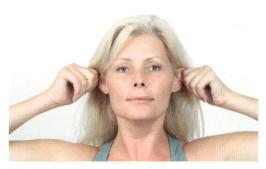

耳のエクササイズ：耳はエネルギーを体に取り込むアンテナとして機能します。

テクニック

耳のエクササイズ：あなたの頭を左右に回して、可動域や、快適さ、緊張または痛みの感覚に気づいてください。手首、肘、腰の周り具合のような、すべての可動域を調べてください。次に、耳の外側の部分をしっかりつかみ、めくるように引っ張っていってください。耳の穴から外側に向けてしっかり引っ張ってください。耳の周りを上から耳たぶの方に、耳の穴から外向きに引っ張ります。すべての可動域を再度調べて、改善に気づき強化してください。

感情ストレスの解放（ESR）

タッチフォーヘルスの感情ストレスの解放（ESR）テクニックは、とても単純で使いやすいけれど、ほとんどあらゆる状況で多くの人に非常に効果的で役に立つとわかっています。このテクニックを頻繁に、そしてストレスを感じたら忘れずにすぐに使ってください！

　あなた自身の（または誰かの）額をやさしく触れることで、ストレス下にある時、精神的トラウマ、過負荷、事故、仕事や対人関係のプレッシャーなどの時に、落ち着いて明晰に考えて、効果的に対処することができます。

　神経血管ポイントへの軽いタッチは、新しい選択肢と考えを処理する前脳の経絡エネルギーが落ち着くような影響を及ぼします。

　このテクニックは、生き残りの反応で、後脳と両手足に血流を送るのではなく、前脳に血流を送ることができます。私たちは、呑み込まれていると感じないですむならば、創造的で新しい解決について考えることができるようになります。それを可能にするのが前脳の高度な思考センターです。

　私たちはストレス時に「戦うか逃げるか」または麻痺するという生き残りの反応にスイッチが入る可能性があります：私たちは過去に、生き残りのために学んだけれども現在では最も適切とはいえない、あまり効果的ではない行動パターン、つまり怒り、恐れなどの過去の経験に基づく反応パターンに、逆戻りする場合があります。ESRを使うと、私たちは新しい解決法について考えることができます。そして、ストレスと現在の状況に対処する方法を「選ぶ」ことができます。

　一人で行う時には、ストレスを頭の中で視覚化するか、口に出しながら自分でポイントに触れてください。時には、誰かに頭を触れてもらう方がよりよいこともあります。私たちは、ストレスについて考えながら、指標筋をテストすることに

よって、ESRのテクニックを更に洗練されたものにすることができます。

　その時の心の動揺の程度によって、あなたはバランス調整をESRで始めたいと思うかもしれません。または、ポジティブな目標を明確に述べて、少なくとも14筋バランス調整から始めたいと思うかもしれません。次に、ストレスの多い出来事や、問題やアイディアについて考えている間、指標筋をテストします。胃の経絡に関連する大胸筋鎖骨部がよいです。胃経は、感情的な要素が特に強いのです。私たちは、沢山の感情的な処理を、全般的に「胃」の領域で多く行います。(「胃の中の蝶(心配事)」を考えてください。)吐き気を催す場合、「胃痛」または消化不良になります。「心臓」と関連づける感情の多くの事を、胃と結び付けることが文化の中にはあります。脳の機能と全身のエネルギーに関連しているため、もう一つの指標筋として、棘上筋を使うこともよいです。または、もしかすると最初にこの二つの筋肉のバランスをとっていつもの三角筋前部を指標筋として使うかもしれません。

　私たちは必ずしも、精神的トラウマ、またはストレスの記憶を変えたわけではありません。精神的トラウマまたはストレスの記憶に対する反応の仕方を変えたのです。今や私たちは、出来事について習慣的に、あるいは無意識にただ反応するのではなく、より適切に応じる能力が以前より身につくことができるのです。

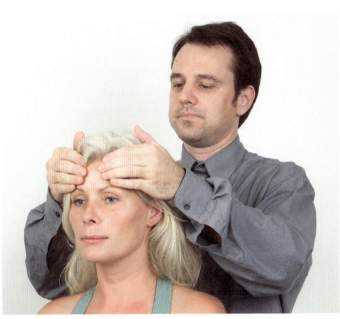

感情ストレスの解放(ESR)

テクニック

感情ストレス解放(ESR): 感情的なストレスについて考えている間に、指標筋をテストしてください。もし、筋肉がダウンするならば、ストレスについて考えながら、前頭隆起を相手に触れてもらいます。数回ストレスを考え抜くことが、必要かもしれません。ストレスの多い状況を言葉で話すか、黙って出来事を繰り返すか、単に静かにストレスの異なる側面について考えることもできます。十分に長い間ポイントを触れたと感じるなら、ストレスについて考えつつ、もう一度、指標筋を再テストしてください。出来事が完了していれば、指標筋はカチッと止まっているでしょう。

> ESRのポイントは神経血管ポイントでもあります

　ESRと神経血管ポイントは、エネルギーのバランスをとることに加えて、血液の循環、特に脳における血液の循環の微妙な変化に刺激を加

> **テクニック**
>
> 肉体的な痛みのために、痛む場所とESRを同時に触れてください。
>
> これもまた、驚くべき結果が出ます!

えます。それは、相手に五感を通じて、目標の側面やストレスとなる状況を見つめるように頼むことによって、脳の多様な領域に関わり、より鮮明に視覚化するのに役に立ちます。

こう尋ねるといいかもしれません。「あなたのストレスに匂いがあるとすれば、それはどんな匂いですか?ストレスの多い問題について考えた時、どんな色が見えますか?

あなたがストレスについて考える時、どんな音、声、言葉が聞こえますか?どのような感覚や触覚がありますか?」

感受性が高まるにつれて、ポイントに脈を感じることができます。異なる側面を考えると、脈は同調しなくなる場合があります－そのポイントを触れ続ければ、脈は同調に戻ることでしょう。

ESRは、(疲れる、あるいは大変な仕事、テスト、面談などの、圧倒されるような状況や衝突および、事故または精神的トラウマなどの)精神的な重圧や精神的な障害物がある時に効果が出ることがあります。ESRは過去の経験や心配な未来の出来事に関連したストレスを軽減するのにも役立ちます。(ESRの発展テクニック、未来のパフォーマンスと過去のトラウマのためのESR参照306-307ページ)

安全な場所を確保してください

トラウマとなる経験によるストレスの影響力を軽減するためにESRを使う時、「安全な場所」を準備することが必要な場合があります。

まず始めに、これは、両者が現在の段階でストレスに対処することについて合意していることが重要です。あなたは、相手がもし必要ならESRの過程で「小休止」をとるための、現実のあるいは想像上の場所を確保することもできます。部屋の特定の場所、家具の一つまたは心の目で見る想像上の場所を指定することもできます。相手が安全な場所について考える時、指標筋はカチッと止まってなければなりません。(「安全な場所」を使う場合、ESRを再開する準備ができていたら教えてくれるよう相手に頼んでください)。時々、感情がやってきて呑み込まれそうならば、相手に中立か楽しいこと(例えば「焼きたてのパン」)について考えるように頼むこともできます。相手は、続けてその感情に働きかける事を選ぶか、別の機会か別の設定まで残しておくか選ぶことができます。

人によっては、泣きながら課題に取り組むのが快適な人もいますが、私たちは、両者がバランス調整を中止する権利やその時の問題を探求しない権利を尊重するのです。

予備テスト

筋反射テストの結果を混乱させる可能性のある付随した問題を解消し、お互いに自分の正しい方向に向かわせるために、予備テストのエクササイズは、非常に役に立ちます。特にタッチフォーヘルスを始めて間もないころは、促進した(カチッと止まっている)筋肉、つまり、強いと感じるか、圧力に対して努力せずに保持できる筋肉と、抑制されている(ダウンする)筋肉、つまり、弱いと感じたり、グラグラしたり、柔らかいと感じる筋肉の違いに、はっきりした感覚をもつのに非常に役立ちます。

この感覚は人によって大きく個人差があり、14の経絡をチェックする前に動く幅と予想され

る筋肉反応の種類の基準を確立しておくことは有益です。私たちは筋肉全体の強さや機能をテストしているのではなく、主に経絡のエネルギーの流れとバランスについて調べている点に注意してください。

　私たちが「強い」「弱い」という言葉を使う時、テストする筋肉にエネルギーが流れていなければ、通常はその筋肉が弱いと感じるからです。そして、バランスのよい量のエネルギーが流れていれば、筋肉は強い感じがします。私たちが筋肉のバランスを使って人々を「強化する」と言う時、エネルギーの流れのバランスを取り、その結果、筋肉の機能が向上し、その人全体が十全な潜在能力にたどり着くということなのです。必ずしも、筋肉量や筋肉の身体的な統合を向上させているわけではありません。

正確な指標筋のテスト：
きれいな回路のための準備

　タッチフォーヘルスは、筋肉のバランス調整を通じて姿勢とエネルギーのバランスを維持する目的で作られています。これは「スイッチが切れた」（弱い反応を示し、最適に動かない）筋肉を特定し筋肉の「スイッチを入れ」て、機能を取り戻すことで成されます。私たちは、各筋肉と特定のエネルギー経絡を関連づけるので、その経絡が及ぶ範囲にあるどんな筋肉のアンバランスでも、経絡の何らかのアンバランスの兆候であるといえます。弱い筋肉のバランスをとることで、経絡のバランスをとることができます。

　私たちは、正常に機能しているどんな筋肉でも指標筋として使うことができます。筋肉は一旦孤立すれば、その筋肉を人のエネルギーに関連した反応を観察するために使うことができます。筋肉の反応は、私たちのエネルギーバランスがとれているか、アンバランスかについて重要な

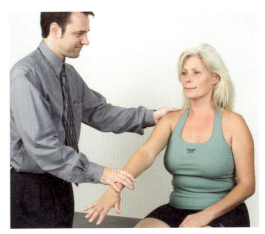

指標筋として三角筋前部を観察しています

手掛かりを提供する、役に立つフィードバック機構になります。

　これは以下のことに役立ちます。お互いに探し求める筋肉の反応の種類に志向すること、私たちのコミュニケーションと自己への気づきを高めること、混乱を減らすこと、エネルギーが妨げられているか流れているかの兆候を提供することです。バランス調整をすることが必要ならば、関連する筋肉のための反射ポイントが、エネルギーを動かすかバランスをとることに役立ちます。

　私たちはタッチフォーヘルスで指標筋を大変よく使うので、指標として使いたい筋肉が正常に機能しているかどうか、そして、その筋肉に関連するエネルギー回路がクリアかどうかを決定するための便利なチェック方法があることは重要です。このような方法で、筋肉の反応の混乱はなくなるでしょう。

　指標筋を必要とする様々なバランス調整手順の前に、「正確な指標筋のエクササイズ」と呼ばれる以下のエクササイズが使われます。

　それは、筋反射テストにおける最初の大実験でもあります。最初に、筋反射テストのページをすべて読んでから、これらのテクニックをやってみることをお勧めします。

最初に筋肉を調べてください

筋肉に関係なく正確な指標筋のためのテストを始める前に、「任脈のエクササイズ」「スイッチを入れるエクササイズ」「耳のエクササイズ」が必要です。ここからあなたは、テストする筋肉を選ばなければなりません。このテストのためには、三角筋前部は、例として使いやすい筋肉です。

あなたは、腕を真っ直ぐにして体の前に約30度の角度で前に持ち上げてください。相手に、あたかも腕が体の横に戻るように、あなたの腕の手首の上を、下向きの圧力をゆっくりかけてもらってください。(左右両方とも)各腕が簡単に保持されると感じるか、どちらかの腕が弱いと感じられる十分な圧をかけてください。筋肉が2インチ(約5センチ)よりはあまり動かず、カチッと止まるかどうか見るために、およそ2秒の間、2ポンド(約1キロ)未満の圧力をかけてみてください。あなたの腕がしっかりしていて、決まった場所に簡単に「カチッと止まる」か、柔らかく、弱く、さもなければ、「ダウンする」自由にぶらぶらしているか感じます。

必要ならばバランス調整を行ってください

筋肉が弱いか、ダウンするならば、245ページを参照して、三角筋前部の反射ポイントのどれかを使ってください。

もし、両方の筋肉が弱ければ、肩甲骨の間にある第4胸椎(T4)の皮膚を上下に擦ってください。片方が弱ければ、第3、第4肋骨と第4、第5肋骨の間の胸骨の近くと、脊椎の近くをしっかりもんで大泉門を軽く触れてください。こうすればエネルギーが流れるようになり、筋肉はカチッと止まるでしょう。

肉体的なチャレンジ

私たちは、メッセージやエネルギーが予期した通りに流れているかどうか調べるために、筋肉自体にある既知の反射法則を利用することができます。最初は、筋肉をの腹を中央に寄せるようにすることに反応する抑制(弱い)よりも、筋肉の腹を引き離すようにすることによる改善を見る方がより簡単だと思うかもしれません。非常に微妙な違いを感じるためには、筋肉をつまんだり伸ばしたりすることを数回繰り返すとよい場合があります。

テクニック

肉体的なチャレンジ:一時的に筋肉を抑制する(弱くする)ために、筋肉の腹を中央に寄せるようにして再テストしてください。今度は筋肉がダウンするはずです。促進する(強くする)ために筋肉の腹を引き離すように伸ばして、再テストしてください。今度は、筋肉がカチッとしているはずです。

感情的なチャレンジ

このテクニックについては、相手に、特に苦しくトラウマになるようなことを考えるように指示する必要はありません。私たちは、そのような問題を取り上げたい訳ではないからです。その代わりに、少しだけ不快なアイディアの方が役に立ちます。(例えば、嫌いな食べ物や、嫌いな動物など)

テクニック

感情的なチャレンジ:相手が何か不快な、きまりが悪い怖いことを考えている間、指標筋をテストしてください。筋肉はダウンするはずです。それは通常のストレス反応です。次に、何か楽しい幸せなことを考えてもらってください。今度は筋肉はカチッと止まっているはずです。

予期しない筋肉の反応

正確な指標筋を調べると、筋肉がカチッと止まる/ダウンする、が予想した通りにいかない時があります。例えば三角筋前部をテストする時、筋肉の腹で繊維を寄せるか、引き離しても影響がなかったとします。

以下の提案は、こういった状況で役に立つかもしれません。（リストは優先順位ではありません）

・ゆっくり楽に呼吸をしてください。

・いくらか水を飲んでください。

・お互いが意識的に現在にいて（結果をコントロールするのでなく）結果に好奇心をもつようにしてください。

・筋肉の起始部と付着点を素早く揉んでください。

・関連する肉体的、あるいは感情的ストレスがないか調べてください。（尋ねてください）

・額を軽く触れてください。（感情ストレスの解放を参照してください）

・筋肉がリラックスしているか、「解凍している」状態を思い浮かべてください。

・創造性、直感とタッチフォーヘルスのテクニックを使ってその人に合わせたアプローチをするか、あるいは、今は働きかけないかを決めてください。

エネルギーのチャレンジ

正確な指標筋のためのテストでは、エネルギーのチャレンジとして、任脈を調べます。任脈は恥骨から下唇まで流れていて、脳の機能と関連があります。この経絡が確実に予想通りに流れるようにすることは、混乱の可能性をさらに減らして、焦点を合わせることと、集中することを向上させます。

テクニック

エネルギーのチャレンジ： 任脈のエクササイズでするように、片手で任脈をなで上げて、指標筋をテストします。これがエネルギーが流れる通常の方向なので、通常は指標筋は促進しています（カチッと止まっている）。今度は経絡を下になで下ろして（逆方向）、指標筋を再テストします。こうすると通常は筋肉を一時的に抑制します（ダウンします）。もう一度、経絡をなで上げるか、またはゆっくり呼吸してから再テストしてもよいでしょう。筋肉は通常リセットされて強くなっています。

生化学のチャレンジ

人が工業用アンモニアやサインペンの臭いをかぐならば、筋肉は常にダウンするでしょう。古くなった悪臭がする油を考えることだけでも、何らかの生化学的および筋肉の反応があります。新鮮な空気を吸った後に、再テストすれば、指標筋はカチッと止まります。（もちろん、サインペンの臭いを嗅ぎたくないならば、このエクササイズを飛ばしてもかまいません！）

> ### テクニック
>
> **経絡を流す**：経絡を水路と考えてみてください。多分、落ち葉、石、泥やがれきが水路にたまっているかもしれません。手で数回がれきを取り除くために、上下になで上げたり、なで下げたりして、経絡を洗い流してください。流れの本来の方向を促進するために、最後は2-3回恥骨から下唇の下までなで上げて終わってください。任脈を上下になぞることで指標筋がどのように反応するか見てください。「正確な指標筋のエクササイズ」を使っての指標筋のチェックができたら、私たちは指標筋を使うことができます。それを使って、経絡エネルギーや色々なチャレンジに対するエネルギー反応を指標する道具にできます。

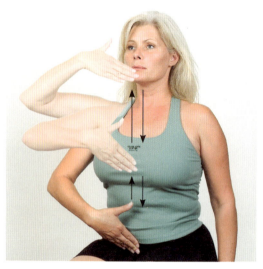

任脈を流す

経絡を流す

任脈が筋反射テストに基づいて予想通りに機能しないならば、正常に戻すために私たちはバランスをとるか、リセットしたいのです。任脈は逆流しているかもしれません。（なで上げた時にスイッチが切れ、なで下ろした時にスイッチが入る。）なで上げてもなで下ろしても、任脈のスイッチが切れたままかもしれません。または、なで上げてもなで下ろしても、スイッチが入ったままかもしれません。いずれにしても、私たちは同じことをします。経路をキレイにしてエネルギーを流すために、経路を流します。

スイッチング調整ポイントを決めるための回路の特定（CL）

他の反射ポイントで回路の特定（CL）をするように、どのポイントがスイッチング調整のために揉む必要があるかを見るために、「回路の特定（CL）」を使うことができます。私たちがすでに、スイッチを入れるエクササイズ（87ページ参照）を済ませていたとしても、ポイントの回路を特定（CL）して指標筋をテストすれば、関連するエネルギーのバランスを取るためにできることがもっとある場合があります。スイッチを入れるのためのポイントに触れて、指標筋をテストしてください。

バランス調整を始める前に、指標筋を使ってスイッチングを調べるのは、良い考えです。（詳細な情報は回路の特定（CL）に関する項112ページを参照）

TOUCH FOR HEALTH 95

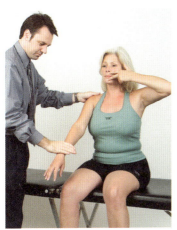
回路の特定(CL):唇の上下

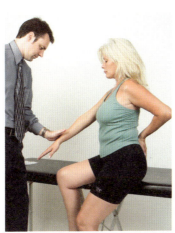
回路の特定(CL):尾骨

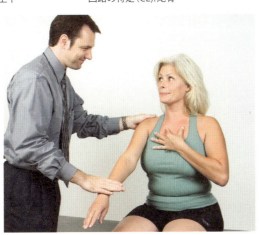
回路の特定(CL):腎経27(K27)鎖骨の下のポイント

テクニック

回路の特定(CL)：鎖骨の下のポイント腎経27(K27)に触れて、指標筋を調べてください。それから、唇の上下に触れて、指標筋を調べてください。それから、尾骨に触れて、指標筋を調べてください。どれかのポイントで指標筋がダウンすれば、そのポイントを揉んで、再度調べてください。

水と相対的な水不足

空気に次いで、水は体にとって、生き残り、動作を円滑に行うこと、明晰に考えること、心身が適切に機能するために最も必要な物です。私たちの体は、水で約70%ができています。私たちは、体の中の色々なシステムで、体液が流れているかどうかに左右されてます。

全ての生きとし生ける細胞は栄養分や酸素を必要とするのと同じように、水が必要です。水は体で溶媒として働き、純粋であるほど、つまり、鉱物、軟化剤と汚染物質を含まなければ、体内の毒素がより水に排出され、栄養分を体細胞により運べます。酵素は岩の中にはありません。私たちが消費するミネラルは、野菜、果物、穀物と肉のような私たちが食べる生きた食べ物に由来しなければなりません。

調教師は、動物に可能な限り最も純粋な水を与えることを知っています。人間も確かに、同じ種類の扱いに値します。

健康な人は、体重約450グラムにつき最低約10ccの水を飲むべきです。ストレスが多いか病気の時には、少なくともこの二倍は飲むべきです。これは、毎日少なくともグラス6-8杯の純粋な蒸留水を飲むということを意味します。健康な人は、1日につき最高約19リットルの水を簡単に飲めます。体が必要とするものは水であるのに対して、コーヒー、お茶、果物ジュース、ミルクや水以外の液体は食べ物として体で処理されるので、飲み水には数えません。

自動車のバッテリーに牛乳を入れるとか、スチームアイロンにトマトジュースを入れるとか、コーヒーで壁を洗いたいと思わないのと同様に、他の飲み物を水に代えることはできません！

指標筋と水不足

私たちは指標筋を使って、エネルギーバランス調整の邪魔になるかもしれない恐れがある水不足に関連したエネルギーの問題を調べることができます。これがテストによって示されるならば、人の微妙なエネルギーレベルでの相対的水不足状態であると呼んでいます。こうすれば、空腹やお菓子、刺激物などへの渇望と間違えず、のどの渇きをちゃんと認識するのに役立ちます。

いつもバランス調整をする前に相対的な水不足を調べて、あなたがどんな形であれ混乱したり、いらいらしたり、疲れていたり、何かが欲しくてたまらないなどのアンバランスを感じる時、忘れずに水をいくらか飲むのはよい考えです。ちょうど深呼吸で心が非常に落ち着き集中できるように、水は私たちのエネルギーと私たちの生理的機能に非常に有益な影響を及ぼします。

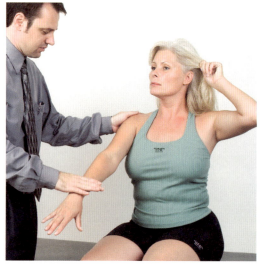

水不足のために指標筋を調べる

エネルギーバランス調整と筋肉を活性化するためのタッチ反射ポイント

私たちは、筋肉の強さを評価するのではなく、筋肉と関連した経絡におけるエネルギーの適切な流れとバランスを調べるために、筋反射テストや筋肉の観察を使います。

　筋肉を「活性化する」時、実は筋肉に関連したエネルギーのバランスをとっています。タッチフォーヘルスでは、テストした時、ダウンする、弱いと感じる特定の筋肉によって示される、主に経絡エネルギーのブロックやアンバランスを探します。以下の活性化またはエネルギーバランステクニックは、どれか一つでも、組合せででも使うことができます。118ページに書かれている、基本的な「バランス順次調整」の手法は、学びやすく応用しやすいものです。今日まで世界中で多くの人に奥深い結果をもたらしてきました。

　両側の筋肉が抑制されていれば（ダウンしていれば）脊椎反射ポイントで、片側だけがダウンすれば神経リンパ反射ポイントで活性化を始め

テクニック

水不足：指標筋を調べてカチッと止まっているか見てください。それから、頭の後ろで髪の束を持ってください。腕の毛をつまむか、皮膚をちょっとつまむこともできます。

筋肉のスイッチが切れているならば、テストする人、テストを受ける人の両方が純粋な水をいくばくか飲まなければなりません。グラス一杯飲む必要はありません。混じり気のない水をいくらか飲めば、システムに水が利用できるという情報を伝えます。

TOUCH FOR HEALTH 97

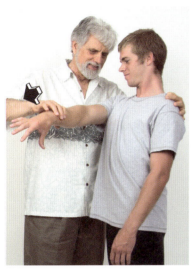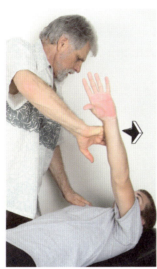

大胸筋鎖骨部（PMC）の立位テスト、大胸筋鎖骨部（PMC）の寝ている（仰向き）テスト

てください。筋肉の反応で何らかの変化に気づくまで（通常はいくらか改善します）、所定の反射ポイントに働きかけてください。それから、反射ポイントをチャレンジして、必要に応じて順序通りに他の反射ポイントを調べてください。（チャレンジの説明は108-109ページを参照）

また、同時に筋肉の機能／テスト、経絡／臓器機能と五行メタファーの可能となる象徴的意味を利用することによって、目標とアンバランスに関連したどんなメタファー的な意味も考慮してください。反射ポイントは触れたり、なぞったり、マッサージをしたりした後にはいつも、筋肉を再度調べてください。少なくともいくばくかの改善を期待してください！

変化が何もないように思われたら、テクニックの詳細を見直して、より注意して、気づきを持ってくり返してください。若干の改善があった後に、同じ反射ポイント、または他の反射ポイントに働きかけると追加の恩恵があるかどうかを見るために、その反射ポイントをチャレンジしてください。まれに筋肉が実際に弱くなるようなら、経絡のオーバー（過剰）エネルギーについてテストします。（脈診、121ページ参照）タッチフォーヘルスには「治療」というものは存在しません。TFHは何も治療しないし、癒やすこともありません。ありえないのです。実際、癒し手が癒やすのはあり得ないのです。癒しのプロセスを行うのは体自身なのです。

一つ一つの細胞には、人の全体を構成する完全な青写真が入っています。私たちの体（中枢神経系以外は）の全細胞は、少なくとも7年ごとに入れ替わります。現在では、体のすべての要素は9ヵ月おきに入れ替わると考えている権威者もいます。そして、多くの細胞はそれよりはるかに早く入れ替わります。腸管の細胞はたった36時間しか生きられません。体自身の癒しのプロセスを越える権威はありません。どのような理由で、また、正確にどのようにこのプロセスが機能するか、私たちはまだ十分に理解していません。

そこで、私たちはエネルギーの流れと姿勢のバランスをとり、この結果として、体自身が癒す能力を最大化するのです。

筋反射テストの位置

大部分のテストは立っているか、座っているか、寝ている（仰向きかうつ伏せの）姿勢ですることができます。テストと筋肉の動きに慣れてきたら、本書に示されたテストの位置を模倣しようとしてください。一旦これらを習得すれば、他の残りの筋肉を十分に固定して筋肉が正確なテスト結果を出す限りにおいて、テストの位置自体、つまり、立位か座位か、仰向けかうつ伏せかは、重要ではありません。

マッサージベッドは定期的に使う人には役に立つ道具ですが、必ず必要というわけでありません。普通のベッドの場合、柔らかすぎます。テストの圧力が筋肉の動きに対してではなくマットレスにかかって正確なテストを難しくするので、床や畳、床に敷物を敷いたり、布団は良いです。

脊椎反射ポイントのテクニック
（左右両側の筋肉がダウンする場合）

脊柱と、脊柱が保護する中枢神経系は、その中と周辺に多くの反射ポイントがあります。

　筋肉が体の両側で抑制されている時、すなわち、体の右側と左側の同じ筋肉をテストして弱い（ダウンする）時、脊椎反射ポイントの一つが筋肉をリセットします。

　この体表面の反射ポイントは皮膚に位置していて、脊椎の一区切りの上の皮膚、つまり脊椎の中央に沿って実際に感じるごつごつしたところを上下に擦ることで活性化することができます。横向きに擦らないでください。または、皮膚を擦りむくほどに強くしないでください。

　両側の筋肉が弱い（ダウンする）時、脊椎反射ポイントは両側共を多くの場合調整してくれるので、このテクニックから始めることが、好ましいです。筋肉の片側だけが弱い時、神経リンパポイントから始めてください。

　筋肉を経絡の順番にテストすることから始めてください。左右両側の筋肉をテストしてください。両方の筋肉が弱い場合は、上下に擦る適切な脊椎の位置を見つけてください。脊椎の正確な位置に自信がない場合は、次ページの図を参照してください。指3本または4本の腹を使って、特定の位置の椎骨だけでなく、隣接している上下の棘突起をマッサージしてください。骨の上の皮膚を一度に約2-3センチ、一か所につき10-30秒間動かします。

　脊椎の上の皮膚を擦った後に、筋肉がカチッと止まっているかどうか見るために、再度テストしてください。通常、両方の筋肉は前より強く感じて、決まった場所に簡単にカチッと止まります。片方の筋肉だけ強化されたなら、それは更に別の反射ポイントを調整しなければならないことを意味します。神経リンパポイントを揉んで再度テストしてください。筋肉が改善したならば、反射ポイントをチャレンジしてください。（108ページ、チャレンジ参照）そして、示される順序で、必要な他の強化テクニックで終わりまで続けてください。

　骨は、所定の椎骨を見つけやすくする目印になります。最初の頸椎、第1頸椎（C1）は、頭蓋骨の基底部にあります。首の一番下部にある第7頸椎（C7）は、首が動くと一緒に動く一番下の頸椎です。一方、第1胸椎（T1）は、固定されたままです。

　最初の胸椎、第1胸椎（T1）は、通常首の下方にある一番突き出たコブです。第5胸椎（T5）は、だいたい肩甲骨の中間にあります。第8（T8）または第9胸椎（T9）は、肩甲骨の先端の高さです。最後の胸椎、第12胸椎（T12）は、それが胸郭の底に沿って胸郭が脊椎に付着するあたりに、見つかります。最初の腰椎、第1腰椎（L1）は、胸郭の末端の真下にあります。第3腰椎（L3）は腰と同じ高さです。そして、第4（L4）と第5腰椎（L5）はその下にあります。

テクニック

脊椎反射ポイント：皮膚をやさしく、素早く上下に10-30秒間擦ってください。姿勢を維持することで起こる多くのストレスのため、脊柱に負荷がかかっている時、これらの反射ポイントは回路の遮断器のように働きます。

脊椎反射ポイント一覧

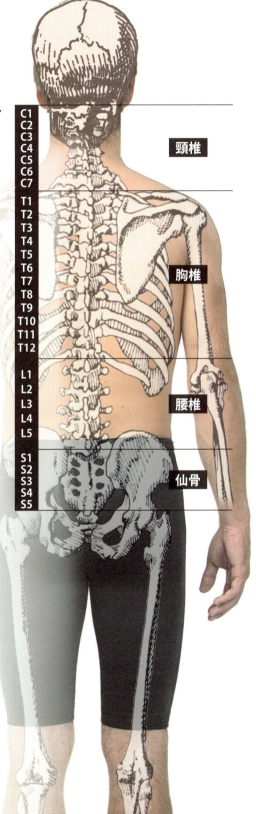

筋肉別脊椎反射ポイント

筋肉	脊椎
腹筋	T6
内転筋	L1
三角筋前部	T4
前部頸椎屈曲筋群	C2
前鋸筋	T3、T4
前脛骨筋	L5
腕橈骨筋	T12
烏口腕筋	T2
三角筋中部	T3、T4
横隔膜	T12
大腿筋膜張筋	L2
腓腹筋	T11、T12
大臀筋	C2
中臀筋	L5
薄筋	T12
ハムストリングス筋	L4、L5
腸骨筋	T11
広背筋	T7
肩甲挙筋	C5、T8
僧帽筋下部	T6
僧帽筋中部	T5、T6
母指対立筋	C4
大胸筋鎖骨部	T5
大胸筋胸肋部	T5
腓骨筋	T12
梨状筋	S1
膝窩筋	T12
後部頸椎伸展筋群	C2
後脛骨筋	L5
大腰筋	T12
腰方形筋	L4、L5
大腿四頭筋	T10
菱形筋	T5
脊柱起立筋	T12
縫工筋	T11
ひらめ筋	T11、T12
肩甲下筋	T2
棘上筋	C1、C2
大円筋	T2
小円筋	T2
上腕三頭筋	T1
僧帽筋上部	C7

経絡別脊椎反射ポイント

任脈
棘上筋 ... C1-2

督脈
大円筋 ... T2

胃経
大胸筋鎖骨部 ... T5
腕橈骨筋 ... T12
肩甲挙筋 ... C5、T8
首の筋肉 ... C2

脾経
広背筋 ... T7
僧帽筋中部 ... T5-6
僧帽筋下部 ... T6
母指対立筋 ... C4
上腕三頭筋 ... T1

心経
肩甲下筋 ... T2

小腸経
大腿四頭筋 ... T10
腹筋 ... T6

膀胱経
腓骨筋 ... T12
脊柱起立筋 ... T12
前脛骨筋 ... L5
後脛骨筋 ... L5

腎経
大腰筋 ... T12
腸骨筋 ... T11
僧帽筋上部 ... C7

心包経
中臀筋 ... L5
内転筋 ... L1
梨状筋 ... S1
大臀筋 ... C2

三焦経
小円筋 ... T2
縫工筋 ... T11
薄筋 ... T12
ひらめ筋 ... T11-12

胆経
三角筋前部 ... T4
膝窩筋 ... T12

肝経
大胸筋胸肋部 ... T5
菱形筋 ... T5

肺経
前鋸筋 ... T3-4
烏口腕筋 ... T2
三角筋中部 ... T3-4
横隔膜 ... T12

大腸経
大腿筋膜張筋 ... L2
ハムストリングス筋 ... L4-5
腰方形筋 ... L4-5

（78-79ページ、身体構造の理解も参照。）

神経リンパポイント

血流は圧力がかかった状態で閉じた回路を上下に巡りますが、リンパ系は、一つの方向だけに流れます。リンパ管は体の排水装置の働きをします。リンパも、タンパク質、ホルモン類と脂肪をすべての細胞へ運びます。リンパは抗体を生産して、白血球の4分の1を作ります。体内にリンパ管とリンパ液は、血管と血液の2倍あります。私たちが、神経リンパポイントと呼ぶ、主に胸と背中にあるものによってリンパ系へのエネルギーは調整されます。

これらの反射ポイントは回路の遮断器またはスイッチのように機能し、システムに負荷がかかり過ぎると、オフになります。反射ポイントの位置はリンパ腺の位置と一致しないようですが、両者には関連があります。

神経リンパポイントは、小さな丸薬から小さな豆のサイズまで大きさは様々です。そして、単独または、グループ状に存在します。そして、筋肉全体に散らばっていることもあります。分かりやすいものもあり、感じることができます。そうでないものもあります。その位置は通常触れると痛いところです。そして通常、体の背面より前面で痛みが強いです。一番痛い反射ポイント、または場所が、多くの場合最もマッサージが必要なところであるようです。

全般的な場所の中で特に痛みを示すところを探して、指先でしっかりとした深いマッサージを使ってください。20-30秒間痛いところに特に注意を払ってください。痛さの程度が、問題の程度を示すことがあります。

相手が不快すぎて止めるよう望むなら、本人の判断を尊重することが重要です。彼らは、自分自身でマッサージすることができるかもしれません。それも効果的です。筋肉と経絡のバランスが取り戻されるにつれて、痛さが和らぐ傾向があります。

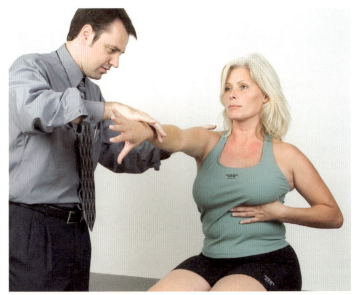

大胸筋鎖骨部の神経リンパポイントをチャレンジ

筋肉を再テストしてください。少なくともいくばくか改善しているはずです。反射ポイントの一つを片手で押さえて、再び筋肉をテストすることによってチャレンジしてください。

筋肉がチャレンジで抑制する(ダウンする)ならば、神経血管ポイントに移ってください。

痛みの軽減のための
神経リンパポイントのマッサージ

筋肉全般または特定の筋肉に痛みがある時、神経リンパのマッサージは特に役に立ちます。

テストの可動域やテストの最中に痛みがあれば、関連したエネルギーの流れのアンバランスまたは抑制の重要な指標とみなしてください。関連する神経リンパポイントに働きかけて、やさしく、再度テストしてください。痛みは消えて、筋肉は強化されているかもしれません。あるいは、動きやテストで痛みが減少しただけかもしれま

神経リンパポイント一覧

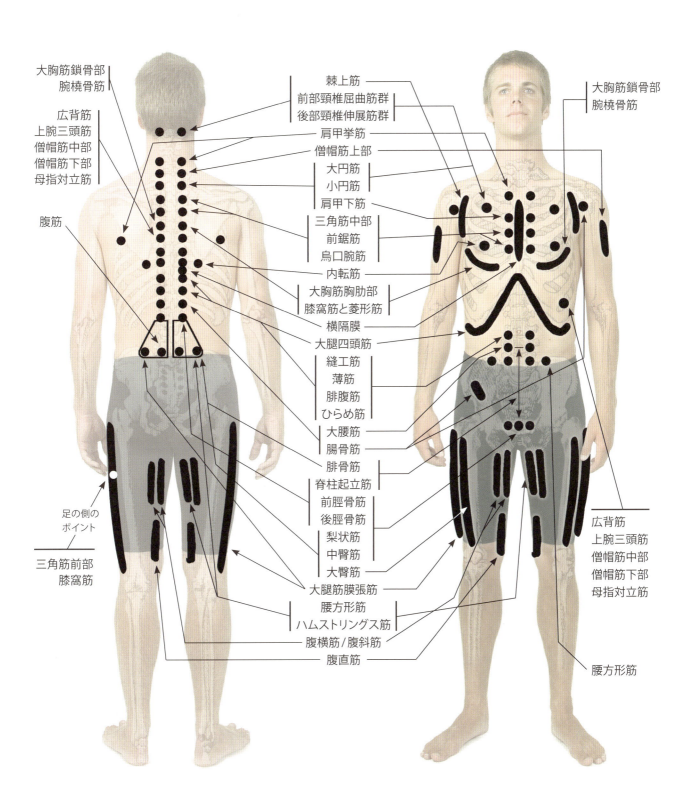

せん。チャレンジをすると、有益かもしれない他の何かを見つけることができるでしょう。神経リンパポイントを全てマッサージするのは、痛み、病気全般にもよいです。

私たちはこれを、ブロックを解消して筋肉と経絡に関連したエネルギーのバランスをとることだと解釈しています。これらの反射ポイントは、特にリンパ系に関連があるので、リンパ系と関連した臓器の機能が向上するかもしれません。

神経リンパポイントに軽く圧力をかけることや軽くマッサージしたり、または「羽のようになでたりする」と、経絡と筋肉を一時的に抑制する効果があります。そして、再テストすると、筋肉はダウンします。

筋肉への、このリラックス効果は、痛みや、痙攣の緩和にもなります。鎮静化のテクニックも、筋肉をバランスのよい状態に戻す傾向があります。そしてしばらくの後、筋肉をテストするとカチッと止まっています。筋肉の痛みのために、普通の深いマッサージは快適さと機能を元に戻すのに非常に効果的です。そして、回復に要する時間を短くすることにもなるでしょう。

神経リンパポイントの解放

神経リンパポイントの深いマッサージの間、起こりえる「強烈な痛み」や、くすぐったさに代わる方法があります。

神経リンパポイントと、関連する経絡の始点と終点のどちらでもよいので（便利で触れられて不快ではない方）、少なくとも30秒間ただ触れてください。これは、エネルギーのバランスを調整する同じ効果、つまり経絡をすっきりして関連する筋肉を強くする効果があります。

しかし、神経リンパポイントを実際に深いマッサージすることが、最も大きな恩恵をもたらす場合があります。

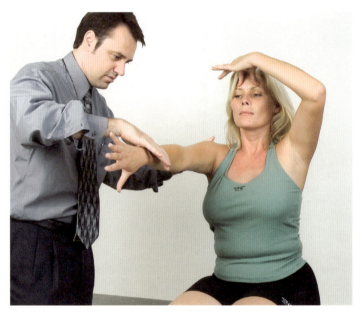

大胸筋鎖骨の神経血管ポイントをチャレンジ（調整完了の確認）

神経血管ポイント

神経血管ポイントは主に頭部に通常は左右対称に見つかっています。指の腹で単に触れて（とても軽く触れます）、皮膚をわずかに引っ張るのにちょうど十分な圧力を加えることになります。

両側で別々の脈を感じようとして、脈が同調するかどうか見てください。

正中線上にある反射ポイントでも、半分ずつに分けて別々の脈があります。通常20-30秒間保持すれば十分ですが、より長く触れることになるかもしれません。たとえ脈が感じられないとしても、20-30秒後に筋肉を再度テストしてください。そうすれば、筋肉は通常強く（カチッと止まる）なっています。もっとすべきことがあるか、確認するためにチャレンジしてください。

感受性を高めれば、かすかな脈が1分につき70-74拍の安定した拍数で感じられます。この脈は心拍に関係なく、皮膚の微細な毛細血管床

神経血管ポイント一覧

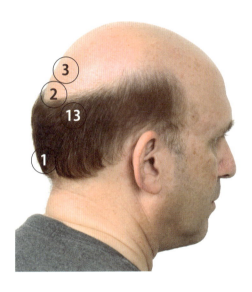
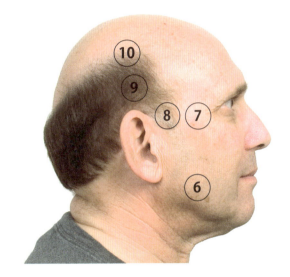
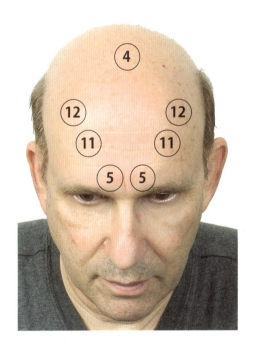

1. **後頭隆起**：大腰筋
2. **小泉門**：縫工筋、薄筋、ひらめ筋、腓腹筋、ハムストリングス筋
3. **小泉門の約1-1.5センチ上**：僧帽筋中部／下部、母指対立筋
4. **大泉門**：三角筋中部、前鋸筋、烏口腕筋、横隔膜、肩甲下筋、棘上筋、菱形筋、三角筋前部
5. **眉間**：腓骨筋
6. **下顎枝（かがくし）**：首の筋肉
7. **こめかみ**：僧帽筋上部
8. **耳の真上**：小円筋、大円筋
9. **耳の真後ろの上**：広背筋、上腕三頭筋
10. **頭頂結節**：腹筋、大腿四頭筋、大腿筋膜張筋、中臀筋、内転筋、梨状筋、腸骨筋、腰方形筋
11. **前頭隆起**：大胸筋鎖骨部、肩甲挙筋、腕橈骨筋、棘上筋、腓骨筋、脛骨筋、脊柱起立筋
12. **髪の自然な生え際**：大胸筋胸肋部
13. **ラムダ縫合**：内転筋、大臀筋

追加のポイント

膝の裏：膝窩筋
胸骨上端：小円筋
胸鎖関節（鎖骨／胸骨）：膝窩筋

の最初の脈拍であると思われています。脈が両側で感じられて、同調した後、それから、問題の深刻さによって、神経血管ポイントをおよそ20秒から最長10分間触れるとよいかもしれません。

反射ポイントの一つを片手で押さえて再び筋肉をテストすることによってチャレンジしてください。筋肉がチャレンジで抑制する(ダウンする)ならば、経絡をなぞるに移ってください。

これらのポイントは、特定の臓器の血液循環や特に脳の血液循環と関係するシステムから採用されたものです。

私たちは、精神的な明晰さと機能、循環と臓器機能で改善がみられる場合があります。このテクニックを使用する時、脳の多様な領域を活性化させることに有益です。ポイントを触れている間、順番に五感の一つ一つに集中して、望んでいる結果を思い描いてください。あなたが注意を異なる感覚へ移すと、脈が同調しなくなるかもしれませんが、少ししたら、リズムが戻るかもしれません。

私たちは、特に感情ストレスの解放のために額の神経血管ポイントを使いますが、すべての神経血管ポイントは精神的あるいは感情的な重圧に非常に効果がある傾向があります。

経絡は体の片側だけで図示されていますが、両側にあるので、体の両側でなぞるべきです。

ただし正中線を流れる任脈と督脈を除きます。経絡の経路を丁寧に正確になぞると、より有益なことがあります。しかし、経絡をおおよそなぞるのも非常に効果的です。追加のバランス調整テクニックのページにある経絡散歩を参照(328ページ)

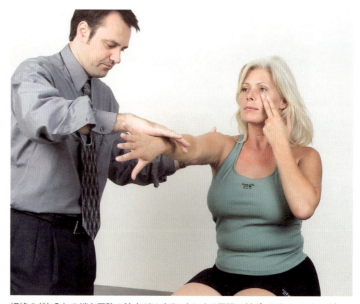

経絡のどちらかの端を回路の特定(CL)することによる胃経反射ポイントのチャレンジ

経絡をなぞる

私たちは、「経絡をなぞる」と呼んでいるテクニックを使い、手のひらや指先を使って人の経絡のエネルギーのバランスをとったり、ブロックを解消するためのお手伝いをします。これは、エネルギーバランスをとることを助けるためや、ブロックを解消します。相手に実際に触れる必要はありません。

最も効果的に行うためには、経絡から左右に5センチ、または、皮膚と衣類から上に5センチ以内でなぞろうとしてください。

テクニック

経絡をなぞる：24時間のサイクルの順序で、経絡の全てをなぞる場合、自分自身でなぞってもよいし、お互いなぞり合ってもよいです。

それは、経絡マッサージと呼ばれています。グループで行う時、それを経絡ダンスと呼んでいます。(84-85ページ)

チャレンジ

経絡の始点または終点を片手で押さえて、再度筋肉をテストすることによって、「経絡をなぞる」をチャレンジしてください。

筋肉がチャレンジで抑制する(ダウンする)ならば、筋肉の起始部/付着点に関連した反射ポイントまたは指圧のポイントに移ってください。

指圧のポイント

ある筋肉が抑制されている（ダウンする）時、関連する経絡に、その経絡に自然にエネルギーを与える、その筋肉を強化する経絡からエネルギーを引き込むために、指圧のポイントを使うことができます。

そして、関連する筋肉を強化します。エネルギーの流れをコントロールして、確実にバランスを保てるようにするために、その経絡を自然に制御する経絡とつながりを作ってください。経絡にエネルギーが多すぎるなら（オーバー（過剰）エネルギー）、エネルギーが過剰の経絡から、自然に流れる経絡にエネルギーを流してください。

再び、エネルギーの流れをコントロールして、それが確実にバランスを保つように、エネルギーを自然に制御する経絡とのつながりを作ってください。（より詳しい情報は、指圧のポイントの理論、293ページ参照）

活性化

指圧のポイントを使って筋肉を強化するために、弱い筋肉と体の左右の同じ側で、活性化のポイントを使ってください。

腕と足のポイントを左右の手を使って同時に押さえてください。指先より指の腹を使って、ポイントを外さないようにできるだけたくさんの指をポイントやその周りに置いてください。およそ30秒の間、または、脈（1分につき70-74拍）が脚に感じられるまで、軽い圧を維持してください。

活性化は経絡に
エネルギーを流し込みます

それから、手を「第二ポイント」の2点に置いて、触れてください。再び30秒の間、または、脈を感じるまで待ちます。これらのポイントの位置は、人によって様々かもしれません。しかし、多くの指を使うことで正確なポイントを確実に見つけられるように手助けます。たとえ脈が感じられなくても（練習と忍耐が必要かもしれません）筋肉は通常、およそ20-30秒間、軽い圧をかけた後は影響を受けて、再テストするとカチッと止まっているでしょう。

鎮静化

エネルギーが過剰になっている筋肉や経絡のバランスをとるために、鎮静化のポイントで上記の説明と同じことをしてください。

「第一ポイント」で過剰なエネルギーを流しだして、「第二ポイント」で流れを止めます。第一ポイントの左右どちらかに片手を置いて再テストすることによって、指圧のポイントをチャレンジしてください。

鎮静化は経絡から
エネルギーを移します

痛みのタッピングポイント

指圧のポイントは痛みのコントロールのためにも使われます。このようなポイントの一つが、「痛みのタッピングポイント」と定義されます。活性化の第一ポイントを見た時、関連する経絡のポイントが痛みのタッピングポイントです。経絡エネルギーの過剰に関連がある痛みには、このポイントをタッピングすることが非常に効果的です。（オーバー（過剰）エネルギーについてより詳しい情報は、痛みのタッピングポイント328ページ、合わせて脈診118ページ、指圧のポイントの理論293ページ参照）

起始部 / 付着点のテクニック

あなたの筋肉の起始部と付着点で筋肉を刺激する必要があるような状況が起こることがあります。

　タッチフォーヘルスでは、素早く動かすことと、しっかりした強い圧力を通して、これを達成します。時折 - 特に無理な負担、痙攣または外傷の場合 - 筋肉に組み込まれた二つの感覚受容器官に特に働きかけることが必要な場合があります：紡錘細胞のメカニズムとゴルジ腱器官

素早く動かす

時々、エネルギーバランス調整のテクニックの効果が出る以前に、弱い筋肉を手で刺激しなければならない場合があります。

　色々な反射ポイントテクニックを応用しても、目立つ変化がないならば、筋肉の起始部（動かない骨にくっついている端）と付着点（動く骨にくっついている端）を見つけてください。

素早く動かす：筋肉の両端に指を置いてください。両端を前後に素早く動かしてください。多くの場合、これは筋肉を十分に「目覚めさせ」て、テクニックへの反応に変化を起こします。筋肉全体を揺すっても同じ効果が得られるかもしれません。

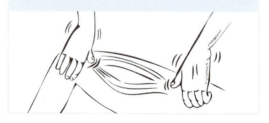

しっかりした強い圧力

筋肉を傷めるか使いすぎると、循環とリンパ系に負荷がかかります。こうすると筋肉の強さのスイッチが切れて、筋繊維がごくわずかに裂けてしまいます。普段は使っていない筋肉に、運動の後、凝りと痛みが起こるのは、このように筋繊維が裂けるからです。

しっかりした強い圧力：この種の怪我には、筋肉が骨にくっついている辺りにしっかりした強い圧力をかけることが有益です。通常は起始部ですが、付着点をマッサージしてもよいです。

はねた髪をピンで留めるように、こうすれば接触を再度確立させる傾向があります。

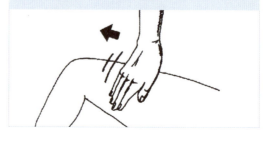

紡錘細胞の仕組み

筋肉の腹に位置する紡錘細胞の仕組みは、筋繊維の相対的な長さと変化率を感知して、この情報を神経系に送ります。

この仕組は紡錘細胞の受容体を伸ばします。そして次に、脳に「この筋肉は長すぎます」というメッセージを送ります。筋肉にもっと神経刺激を送ることによって、脳が応答し筋肉は縮まって短くなります。

これは、こむら返りや痙攣を楽にするために、手で筋肉の腹を筋繊維の方向に中央に寄せることで、逆のやり方も可能です。

テクニック

紡錘細胞の仕組み：この仕組みによって筋肉を強くするために、筋肉の腹にしっかり圧力をかけて、端に向かって押します。親指で筋肉の中央から筋肉を伸ばしてください。

チャレンジ

紡錘細胞の仕組みをチャレンジするために、筋肉の腹に触れて筋肉を再テストしてください。

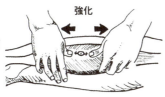

筋肉の腹の中央から端に向けて引き伸ばしてください。　強化

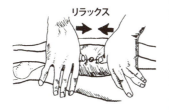

筋肉の中央の方へ指同士が近づくように寄せてください。　リラックス

ゴルジ腱器官

その名前が意味するように、ゴルジ腱器官は筋肉の両端の腱に位置します。受容体は、筋肉の起始部と付着点の辺りすべてにあります。

筋肉に無理がかかって腱が緊張しすぎていると、ゴルジ腱器官は脳にメッセージを送ります。すると脳は、怪我を避けるために、その筋肉に送るエネルギーを切ります。実際、腱はわずかに骨から離れたかもしれません。

そして、しっかりした圧力を骨にくっついている方にかけると、腱が再びちゃんと付着するのに役立つかもしれません。危険が去れば、器官はリセットされます。

テクニック

ゴルジ腱器官：筋肉の状態に影響を及ぼすために、筋肉の起始部と付着点の両方に指を置いてください。筋繊維の方向に沿って、前後にしっかりと押してください。

チャレンジ

ゴルジ腱器官にチャレンジするために、筋肉の起始部または付着点に触れて、筋肉を再テストしてください。筋肉をテストしている間、テストする人かテストを受ける人のどちらかが、片手でポイントに触れればよいです。

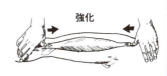

筋肉の中央/腹の方へ、起始部/付着点を押してください。　強化

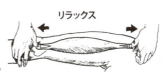

骨にくっついている方へ、そして、それに沿って起始部/付着点を押してください。　リラックス

反射ポイントのテクニックの二重確認とチャレンジ（調整完了の確認）

テクニックがうまくいかないように見えるならば、すぐに諦めないで別の反射ポイントや別のテクニックを使ってください。通常、両者がテクニックの詳細な気づきを高める努力をして、わずかな変化や改善に敏感ならばテクニックはうまくいきます。微細なエネルギーのバランス調整に取り組む時、全体としての人が大きく改善するためには小さな変化が起こればすべてよし、という場合があります。テクニックが最初うまくいかない時は、もう一度機会を与えてください。気づきにもっと敏感になって、テクニックの成果を再確認してください。

その一方で…

あなたがバランス調整やテクニックの途中で止めたとしても、危険はありません。時間や快適さの都合上、特定のテクニックまたはバランス調整を飛ばすか、延期するか、やめなければならなくなったとしても、完了したテクニックの分は、恩恵を得られます。とはいえ、反射ポイントに働きかけた後に、テストしている筋肉にいくらか反応の変化があると期待してください。通常、筋肉はより強く感じるか、あまり努力することなく決まった場所に止まります。あるいは、「さっきほど強く押していない」ように感じます。筋肉は前より状態がよくなっているはずです。しかし時々、前と全く同じに感じます。まれに、前より具合が悪くなったように感じます。

筋肉は、反射ポイントに働きかけた後、まえより良くなったと感じる場合

もしも、わずかな改善でも気がつけば、片手で今働きかけた反射ポイントを覆ってチャレンジして、その筋肉を再テストしてください。（詳細は以下のチャレンジ（調整完了の確認）の109ページを参照）

筋肉が反射ポイントに働きかけた後も変化しない反応に思われる場合

筋肉の反応が特定の反射ポイントに対してどんな形であれ変わらないように思えるならば、微妙な違いに気づきを高めてください。

テストを受けている人に、プロセスにもっと関わるよう励ましてください。特定の筋肉の位置と感覚に気づきを関わらせよう、とその人たちをうながしてください。テスト位置、可動域とテストで使う圧力を再確認してください。まだ変化がなければ、目覚めさせるために筋肉を素早く動かしてください。最後に、正確なテスト筋のための予備テストと他の予備テスト（予想外の筋肉反応のヒントを含む）を見直してください。予備テストを実施する時間をとることは、たいへん役に立ちます。あなたがわずかな改善にでも気がつけば、たとえ筋肉が完全に止まっていなくても、ポジティブな変化だとみなしてください。わずかな改善でも気がついたならば、反射ポイントをチャレンジ（調整完了の確認）してください。

筋肉が弱くなるように思われる場合

バランス調整の反射ポイントに働きかけることで筋肉が弱くなるようなら、オーバー（過剰）エネルギーについて脈診で調べてください。（指圧のポイントの理論293ページ）関連する経絡にオーバー（過剰）エネルギーがあれば、それを別の経絡に流し込むために、鎮静化の指圧のポイントを使ってください。筋肉を再テストすれば、今度はおそらく強いでしょう。

TOUCH FOR HEALTH 109

バランス調整のテクニックのためのチャレンジの手順

1. 両側の筋肉が弱い場合、対応する脊椎反射ポイントを使ってください。

2. 両側の筋肉を再度調べてください。

   両方がカチッと止まっているならば、次の筋肉のテストに移ってください。

   片側がカチッと止まって、片側がダウンするならば、最初に神経リンパポイントをバランス調整してください。

3. 筋肉を再度調べてください。カチッと止まっているならば、筋肉を再テストしている間、神経リンパポイントに触れることによってチャレンジ（調整完了の確認）してください。筋肉がカチッと止まったならば、次の筋肉のテストに移ってください。

神経リンパポイントを触れている間に筋肉がダウンするならば、対応する神経血管ポイントを使って、そこを触れて再度テスト（CL）してください。

4. バランス調整した後強くなっていれば、神経血管ポイントに触れて、再テストすることによって神経血管ポイントをチャレンジ（調整完了の確認）してください。チャレンジ（調整完了の確認）をしてカチッと止まるならば、次の筋肉のテストに移ってください。ダウンするならば、次の反射ポイントに移ってください。

5. 筋反射テストがすべての反射ポイントでチャレンジ（調整完了の確認）してカチッと止まるまで、バランス調整のテクニックで働きかけを続けてください。

チャレンジ（調整完了の確認）

胃に関連した大胸筋鎖骨部をテストして両側で抑制されていた（ダウンした）とします。脊椎反射ポイント（T5）を見つけて、皮膚を上下に擦ってください。両側を再テストしてください。今度は、両側が決まった場所に簡単に保てるなら、次の筋肉または経絡に移ってください。しかし、片側だけが改善したならば、神経リンパポイントに移ってください。（体の左側、胸の下に太く黒い帯状に示された、また、背中で脊椎の両側に黒く塗りつぶされた丸で示された神経リンパポイントを見つけてください）領域全体で、触れると最も痛いところを探して、特に第5と第6肋間の帯状のところに沿って、ポイントをしっかりマッサージしてください。大胸筋鎖骨部を再テストしてください。今度は強いです。エネルギーの流れや、バランスを促進するような、まだ更にすべきことがあるか判断するために、チャレンジ（調整完了の確認）してください。

チャレンジ（調整完了の確認）

特定のエネルギーバランス調整の反射ポイントに働きかけた後に、筋肉や経絡を促進するためにまだすべきことがあるかどうかを、確認しておきたいものです。

以前は弱かったり、ダウンしていた筋肉を再テストして強くなるとわかった後で、どちらかの人が、いま働きかけたポイントの一つに触れることによってチャレンジ（調整完了の確認）ができます。反射ポイントを触れている間、筋肉が改善するならば、（つまり、筋肉がさらに強くなるということですが）その場合、その反射ポイントにもう少し働きかけなければなりません。

反射ポイントを押さえている間、筋肉が弱くなるならば、その筋肉の次の強化テクニックに移って、再テスト / チャレンジ（調整完了の確認）のプロセスを繰り返してください。筋肉がチャレンジで強いままなら、調整を完了したとみなして、次の筋肉テストに進んでください。

大胸筋鎖骨部を再度調べながら、今しがた、働きかけたポイントの一つに、どちらかの人が触れます。筋肉が強いまま（カチッと止まる）ならば、大胸筋鎖骨部はバランスがとれています。（しかし、筋肉がダウンするならば、額の出っ張りに位置する神経血管ポイントに移り軽く触れてください。神経血管ポイントをチャレンジ（調整完了の確認）している間、大胸筋鎖骨部を再度テストしてください。今度は強くなっているはずです。バランス調整が完了したかどうか調べるために、どちらかの人の手を額（今しがた働きかけたポイント）の出っ張りに触れて、大胸筋鎖骨部を再テストしてください。今度は強くなっています。次にテストする筋肉に進んでください。（強くなっていなければ、必要に応じて、すべての反射ポイントを同様に続けてください。）

バランス調整反射ポイントの基本的な順序

大部分のタッチフォーヘルスの手法と同様に、強化テクニックの順序は、使いやすさ、つまり単純さと効率に基づいて開発されました。数多くのバランス調整に基づいて、最短で最高の結果を生むために順序が確立されました。通常、脊椎反射ポイントが働きかけるのに最も速い反射ポイントです。神経リンパポイントはもう少しかかり、神経血管ポイントは更に長くかかる、などなど。

1. 脊椎反射ポイント：(もし、左右両側が弱ければ)両側を再テストすることによってチャレンジ（調整完了の確認）してください。両方の筋肉（左右の）が抑制され／弱い時、この反射ポイントは有効です。それは、この反射ポイントの活性化が必要なことを示しています。片側だけ弱ければ（ダウンすれば）この反射ポイントは有効ではないので、そのチャレンジ（調整完了の確認）は体の両側の筋肉を再テストすることになります。片側がまだ抑制している（ダウンする）ならば、抑制を調整するために、他の五つのテクニックのうちの一つを使うと分かります。

調整やチャレンジ（調整完了の確認）の順序が異なっていても許容できますが、リストの順序に従うことをお勧めします。実際には、常識を活かせば、痛みやくすぐったさに対してとても敏感な人ならば、最初に神経リンパポイントを使わないなどの、異なった順序を示すことになるかもしれません。各々の反射ポイントは全体としての人に影響を及ぼすので、一つ使えば、更に反射ポイントを使う必要がしばしばなくなります。

今しがた使った反射ポイントにチャレンジ（調整完了の確認）するとその時点で、別の反射ポイントが役に立つかどうかをあなたは決めることができます。

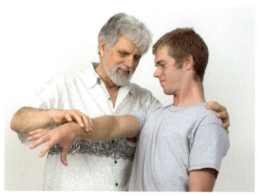

1. 脊椎反射ポイントをチャレンジ（調整完了の確認）するために両側の筋肉を再テストする。

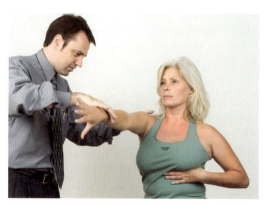

2. 大胸筋鎖骨部のための神経リンパポイントをチャレンジ（調整完了の確認）

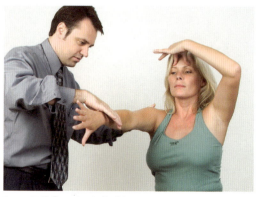

3. この反射ポイントの調整が完了しているかどうか決めるための大胸筋鎖骨部の神経血管ポイントをチャレンジ（調整完了の確認）

TOUCH FOR HEALTH 111

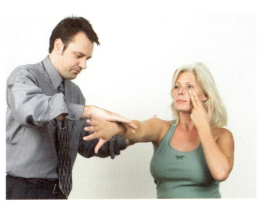

4.この反射ポイントのチャレンジ（調整完了の確認）のために、大胸筋鎖骨部をテストしつつ、胃経の始点に触れます。

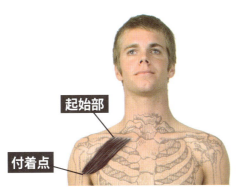

5.大胸筋鎖骨部の起始部と付着点

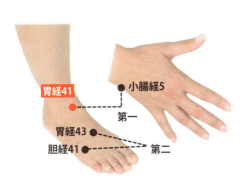

6.胃経の指圧のポイント

2. 神経リンパポイント（NL）: 神経リンパポイントに触れて再テストすることによってチャレンジ（調整完了の確認）してください。

3. 神経血管ポイント（NV）: 神経血管ポイントに触れて、再テストすることによってチャレンジ（調整完了の確認）してください。

4. 経絡: 経絡の始点と終点のどちらでも便利な方に触れることでチャレンジ（調整完了の確認）してください。

5. 起始部と付着点: 筋肉（紡錘細胞のためには筋肉の腹、ゴルジ腱のためにはどちらか骨に付着するところ）の特定の一部に触れることによってチャレンジ（調整完了の確認）してください。

6. 指圧のポイント: 第一ポイントの2点のどちらかに触れて再テストすることによってチャレンジ（調整完了の確認）してください。

テクニックの応用

テクニックが上達するにつれて、あなた自身のスタイルと好みの手順に作り替えてください。異なる順序でテクニックを実行する方が簡単、または効果的だとわかる場合があります。

鍼灸の経絡または筋肉の解剖になじみがある人もいて、そこから始めるのを好む人もいます。特定の反射ポイントに働きかけるのが楽しい人は、自分が一番うまくいくやり方から始めることを選びます。標準的な順序に従ってもよいし、働きかけるのが好きな反射ポイントに基づいて意味をなす順序を選んでもよいのです。

反射ポイントに働きかける前に、あなたは、どの反射ポイントがその時最も効果的なポイントか決定するために、回路の特定（CL）を使ってもよいのです。

回路の特定（CL）

決められた順序で反射ポイントに働きかける場合、経絡エネルギーの様々な側面をバランス調整しながら、あるいは、「玉ねぎの皮をむくように」より微細なレベルでバランスを微調整ながら、一つの筋肉や経絡のために様々な反射ポイントに働きかけていくことができます。

回路の特定（CL）は、どの反射ポイントが関わっているかを見つけて、そうして、その時有効な反射ポイントだけを使う、もう一つの効果的な方法です。すべての反射ポイントは人の全体に影響を及ぼすので、回路の特定（CL）によって、一番この問題に関わっている反射ポイントで始めて、時間をいくらか節約できるかもしれません。

使用法は、以下のテクニックの囲みに記述されています。

テクニック

回路の特定（CL）: 反射ポイントに働きかけた後にそれが十分だったかどうかを見た時に触れるのと同様に、そもそも働きかける必要があるかどうかを見るために、事前にポイントに触れてください。反射ポイントに触れる時、それがエネルギーのバランス調整に貢献するかどうか見るための回路が完成します。これを「回路の特定（CL）」と呼びます。経絡だけが示されるかもしれません。最初に、経絡をなぞることのバランス調整を始めることによって、最初、脊椎反射ポイント、神経リンパポイント、神経血管ポイント、そして、経絡に働きかけるのに比べて、時間を節約できます。

筋肉が両側で弱い（ダウンする）ならば、関連する脊椎反射ポイントに触れて、両側の筋肉をバランスのために再度調べてください。片側だけ弱い（ダウンする）ならば、関連する神経リンパポイントに触れて、筋肉を再度調べてください。反射ポイントを押さえている時、筋肉にスイッチが入る（カチッと止まる）ならば、これは、そのポイントに働きかけることでエネルギーのバランスが取れているという指標です。筋肉が弱い（ダウンする）ままならば、そのポイントは関係ありません。チャレンジ（調整完了の確認）に使う時と同じポイントを使って、関連する反射ポイントの全てで、プロセスを繰り返してください。今となっては、あなたは、各々のバランス調整において一番効果的な反射ポイントが分かっているでしょう。

兆候

参照コーナーの左側のページに載っている情報は、筋肉の動きと、姿勢を維持し、または歪めるのに他の筋肉とどのように関連するのか、更に、可能性のある食事や病理学的な要因を含め、筋肉のしつこいアンバランスに何の要因が関わっているのかということを述べています。

　診断モデルで仕事している人々には、この情報は、診断または治療計画を作成するための更なる手掛かりになるかもしれません。しかし、ホリスティックなモデルでは、これらの病理学的要因は個々の人のために何が当てはまるかを見るためのものとしてみなされます。それから、名前の付いた病気の治療のためではなくポジティブな目標に向かって働きかけるために用いられます。

筋肉の機能

筋肉の機能を理解することは、筋肉とエネルギーの気づきを感じて高める助けになります。テストしている筋肉の機能に気づいているならば、筋肉の観察を通しての生体反応がより効果的になります。筋肉の機能は、姿勢のアンバランス、痛みまたは他の兆候に関してどの筋肉を調べるかの手掛かりを提供します。

　タッチフォーヘルスは全体として、14経絡のバランスをとることから始めるのを優先します。それから、姿勢の筋肉と身体症状の機能をみます。筋反射テストの動きだけでなく、筋肉の解剖、位置と機能は、あなたの人生と目標という背景において、象徴的で比喩的な可能性を生み出すものだと考えてください。

臓器と機能の関連

タッチフォーヘルスでは、各々の筋肉は、経絡と密接に関連しています。経絡には臓器の名前がついて、その臓器によって代表される機能と関係しています。一つ一つの細胞の中でだけでなく全体としての人の中で、同じことがいえます。これに加えて、各々の筋肉は、特定の臓器または生理的機能と関連している場合があります。

　しかし、あらゆる臓器は対応する経絡エネルギーのバランスと人の全体の中でバランスのとれた生理的機能の両方を必要とするので、これは実際の臓器自体の状態を決定しません。この臓器と経絡の関係というのは、特定の臓器の機能を文字通り示していると考えると、当てはまる場合も当てはまらない場合もあるのですが、そう考えるのではなく人間の全体の包括的な機能として考えると最も理解できます。

特定のアレルギーや病気との関係

本書に記載された病気は、本来、診断または治療の目的で書いているのではありません。特定の経験の気づきを高めるかもしれないいくばくかの手掛かりを提供するために、本書に入れました。

　その時にした筋反射テストが特定の病気または症状を示すというわけではありません。しかし、筋肉が抑制している（ダウンしている）ならば、このアンバランスと典型的に関連した兆候に気づきをもたらして、バランス調整の課程によって改善されるかどうか見たいのです。

　私たちは、診断された病気に関して、特定の兆候に改善がみられたら、改善の確認のために医師に連絡を取り、適当な調整を受けてください。

タッチフォーヘルスのマニュアルで「アレルギー」という用語は、より正確には「エネルギーへの感受性」と表現するのがよいかもしれません。「アレルギー」という用語はアレルギーの医学的な定義を指すのではなく、それよりは、指標筋をテストすることで決められる、エネルギーを抑制する（ダウンする）食品または物質を指すのに用いられています。

これらの物質が医学的な定義によって実際にアレルゲンであることも、そうでないこともありますが、筋反射テストは、食事の質について気づきを深めるのに非常に効果的なものとして使われてきました。特定の食品がエネルギーにおよぼす影響を調べることで、私たちは常識を当てはめて、食事に体を元気にする食品を使って食事をして補い、または、エネルギーを抑制する（ダウンする）食品を食べないでその結果どのように感じるか観察してください。

バランス調整のための食物

特定の食品や栄養分は、一貫して、経絡の筋肉のバランスをとる助けになると分かっています。しかし、どんな食物でも、その時々にその人のために効果的な場合があります。

筋肉を促進するかどうかを見るために、食物を少量味わってみてください。この食物は、筋肉や経絡のためのバランス調整の反射ポイントとして使われるかもしれません。そして、進行中のバランスへの栄養面での補助として使えるかもしれません。同様に、エネルギーを抑制する（ダウンする）食品をしばらく断つことは、多くの場合有益です。（より詳細な情報は、食物のテストとバランス調整参照349-350ページ）

関連する筋反射テスト

筋反射テストの写真の下に関連するその他の筋肉を掲載してあります。構造や筋肉のアンバランスにもっと直接対処するために調べるとよいかもしれません。

最初に、エネルギーが全体のシステムで流れるように、少なくとも14筋バランス調整をしてください。それから、痛みまたは不快が残っているどんな筋肉でも再テストしてください。（これらの筋肉はすでにバランスを失っているか、不快さが残っていることに関係する抑制を示すと分かるかもしれません）

もう一度、通常の反射ポイントを使ってこれらの筋肉のバランスを調整してください。それから、その他の関連した筋肉をテストして、バランスを調整してください。同じ経絡に関連した筋肉もチェックしてください。これは、微妙な、またはしつこい痛みを軽減するのに多くの場合とても効果的です。（より詳細な情報は、姿勢の気づき76-77ページ、姿勢分析330ページ、反応筋339-346ページ参照）

シンプルな脳脊髄液の反射ポイント

腹筋を調べると、いつも抑制されている（ダウンする）のが分かる場合があります。バランス調整の直後にも、スイッチが切れる場合があります。背中の安定性は腹筋の状態に大いに左右されるので、腰痛が関係する可能性があります。きつい帽子、ヘッドホン、鉢巻き、その他をかぶることで、この問題は悪化することがあります。そして、それらすべては頭蓋骨の微細な動きを妨げます。こうして、頭蓋骨は「詰まる」ようになります。頭蓋骨の周りで脳脊髄液の動きが妨げられ、このことが腹筋の抑制に影響します。

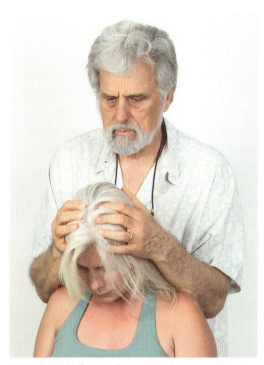

脳脊髄液の反射ポイント：指を頭皮に滑らせつつ、やさしく頭蓋骨を引き離します。大部分の状況に効果的であるためには、少なくとも5回繰り返す必要があります。

例

脳脊髄液の反射ポイント： 最初に、腹筋（通常ダウンする）を調べて、通常の反射ポイントを使用して強化してください。両側がダウンすれば脊椎反射、片側がダウンすれば、神経リンパ、神経血管など。それから、腹筋を活性化させるために部屋の中を散歩して、再テストしてください。腹筋のスイッチが切れているなら、頭頂の皮膚をやさしく両側に引っ張ってください。これは腹筋のバランスをとるのに役立つので、腹筋はスイッチが入っているはずです。頭頂の矢状縫合に沿って指先をおいて、頭皮を引っ張られる感じになるように、やさしく皮膚を引き離してください。5回以上これをしなければなりません。腹筋を再テストしてください。今度はロックしている（カチッと止まっている）はずです。前の通り少し、散歩をしてください。腹筋のスイッチが入っているのを確認するため、再テストしてください。

タッチフォーヘルスのメタファー

本書は、五行メタファーをまとめた、2002年春出版の「五行メタファー付きタッチフォーヘルスポケットブック」(日本語版、「タッチフォーヘルスハンドブック五行メタファー」として翻訳出版)に続いて、本書、筋肉や経絡や臓器の機能および伝統的な中国の五行を統合した最初の版です。タッチフォーヘルスのメタファーの講座もあります。そして、標準的なタッチフォーヘルスの教育を補います。

タッチフォーヘルスのメタファーは、その人のポジティブな目標とそれに関連したアンバランスの、精神的、感情的および感覚的、連想的側面にアクセスすることを手助けします。そして、バランスをより意義深く、深く、効果的なものにします。

五行メタファー、臓器の機能メタファーとテスト動作や筋肉機能に由来するメタファーは、私たちの経験、感情、アンバランスと目標の意味を探求するのに豊かな資源を提供します。私たちはメタファーを使って、目標や目標に関係するアンバランスの数多くの可能な側面について、言語化したり、考えるのを助けます。筋反射テストによって示されたアンバランスに関連するメタファーについて考える時、「すごい!」洞察の瞬間がしばしばあります。これは、祈りや瞑想において達成するような、非常に超越的で突然の、奇跡的なサトリの瞬間かもしれません。私たち

が探求の目的を求めて、問題や人生をかけての仕事に対処しながら、小さな日常の洞察を通じて一歩一歩成長する過程かもしれません。

それぞれの経絡紹介のページに、経絡とそれに関連する五行に関する機能と概念について、背景となる情報が掲載されています。それぞれの経絡は、伝統中医学の五行、木、火、土、金、水のひとつと関係しています。この古代の象徴は、あなたの人生にありとあらゆる洞察をもたらすかもしれません。

以下の経絡ページに、それぞれの五行と関連した特定の側面の表に加えて、経絡と五行に関して自分自身に尋ねるための質問があります。筋肉参照ページには、筋反射テストの動作によって示される動きだけでなく、筋肉の解剖と機能に関わる可能性があるメタファーに関連する質問が更にあります。

筋肉、経絡、五行に関連するメタファーや質問をした時に、心に思い浮かぶものを観察してください。それについて考えて、そして、もしそうしたいならば、声に出して言ってください。これだけでアンバランスを調整するのに十分な場合があります。どんなタッチ反射ポイントと一緒に使っても有益です。(詳細は、メタファーバランス調整の手順に関するページを参照のこと。363-382ページ)

TOUCH FOR HEALTH

メタファーの車輪一覧

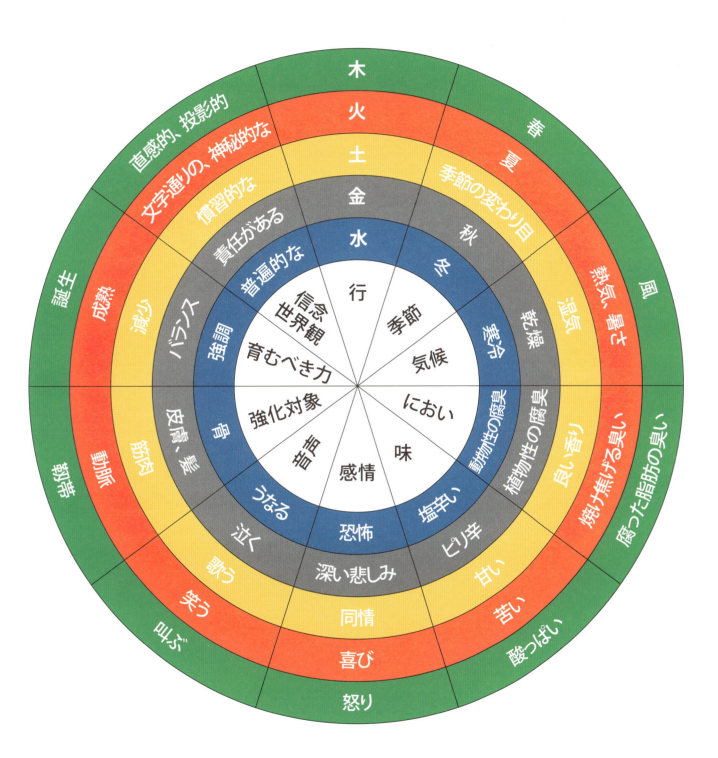

筋肉とエネルギー（気）の
ホリスティックなバランス調整

順次調整の手順

タッチフォーヘルスの基本的なエネルギーバランス調整の手順は、各経絡に対応する筋肉を最低一つはバランス調整することです。それは全身のシステムのバランスを調整するのに役立ちます。最も簡単な方法は、各筋肉左右一組をテストしてバランスを調整して、次の組に移ることです。後に、全部の筋肉を調べていくつかの異なる法則のエネルギーパターンを査定し、鍵となる筋肉や経絡を使って全身のバランスをとることを学ぶかもしれません。筋肉参照コーナー（126ページ）とワンポイントバランス調整（280ページ）を参照。

テストする許可

相手に触れる許可を求めて、筋肉反射テストをしてはいけない理由があるかどうかや、気を付ける怪我や問題があるかどうか尋ねてください。すべての予備テストを完了してください。目標を加えることをおすすめします。経絡の順番に筋肉の左右一組をテストしてバランス調整してください。テストする前に、相手に筋肉が体のどこに位置していて、収縮するとどのようになるのかを説明することで、筋肉の位置を決める時に、相手に関わってもらってください。テストのために圧力をかける前に、相手に注意を払い急がないでください。

「この位置で準備して...止めてください」と言ってください。それから、そっと圧をかけてください。

筋肉はカチッと止まりましたか？
ダウンしましたか？
止めるのが簡単でしたか？
難しかったですか？
テスト圧は快適でしたか？
強すぎ、あるいは弱すぎましたか？
可動域の方向をわずかに変える必要がありますか？

　筋反射テストがベストかどうか、一緒に決めてください。筋肉を決まった場所に簡単に保持できるならば、次に進んでください。もし保持できなければ、前の章に書かれた反射ポイントを使ってバランス調整をしてください。各々の反射ポイントを再テストしてチャレンジ（調整完了の確認）をしてください。筋肉ごとに繰り返してください。

忘れないでください：相手が権威者なのです！

さて、少なくとも14本の経絡すべてに十分なエネルギーがあります。どの経絡にもエネルギーが多すぎることがないことを確信するために、脈診または募穴を調べてください。オーバー（過剰）エネルギーが残っているならば、指圧のポイントで関連する経絡を鎮静化してください。

　バランス調整の後、前より気分がどれほどよくなったかに気づいて味わってください！

14、28、42筋のバランス調整

タッチフォーヘルスの体系では、約42の筋肉を使って筋肉自体のバランスを評価し、もっと大切なことは、中国の主要な14経絡のバランスや毛エネルギーの滞りを評価します。14経絡の各々に関連する筋肉を少なくとも一つはテストしてください。タッチフォーヘルスを学び始めた時は、最初の14の筋肉しか知らないかもしれません。タッチフォーヘルスのレベル2では、さらに14の筋肉を学びます。完全にしようとして、28の筋肉の全てをテストしたいと思うかもしれません。一度42筋すべてを学んだら、14筋のバランス調整は、日課として行うことを選び、本当に気分が悪いか、全部行う時間がある時にだけ、42筋バランス調整をすることを選ぶかもしれませんね。

14筋プラスのバランス 調整車輪図の内側

短時間の14筋バランス調整では、筋肉や経絡エネルギーバランスを、大まかな全体像として提供します。しかし、しばらくして他の筋肉をいくつか調べると、基本14筋にすべて働きかけたとしても、まだバランスが乱れている筋肉があることがわかる場合があります。完全にするために14筋をテストしてください。そして抑制されている（ダウンする）筋肉ごとに、同じ経絡に関連する他の筋肉もテストしてください。138ページの表は、個人使用に限り、バランス調整記録を取るためにコピーしていただいて構いません。1枚のシートで、最高8回のセッションを記録することができます。主要14筋が左側の囲みに一覧で示されています。各経絡の基本14筋に追加する筋肉は、右側の囲みに掲載されています。

> 基本的14筋のバランス調整は、
> 身体を全体として扱い、
> バランスを向上させます。

14筋プラスのバランス調整

1. 通常の予備テストをして、バランス調整のための目標を設定してください。

2. 棘上筋と大円筋のテストをして、バランス調整を行ってください。

3. 胃経に関連した大胸筋鎖骨部をテストします。もし筋肉がダウンするならば、反射ポイントを使ってブロックを取り除き促進を回復させてください。

4. 大胸筋鎖骨部がダウンしたので、胃経に関連する他の筋肉すべてをテストしてバランス調整してください。（大胸筋鎖骨部のページに続くP158-165参照）

5. 広背筋（脾経）をテストしてください。もし、カチッと止まっていれば、次の経絡に進んでください。基本14の筋だけをテストし続けてください。もし、ダウンする筋肉があるならば、その経絡に関連した他の筋肉をすべてテストしてください。

14筋プラスのバランス調整：車輪図の中に追加筋肉をプラス

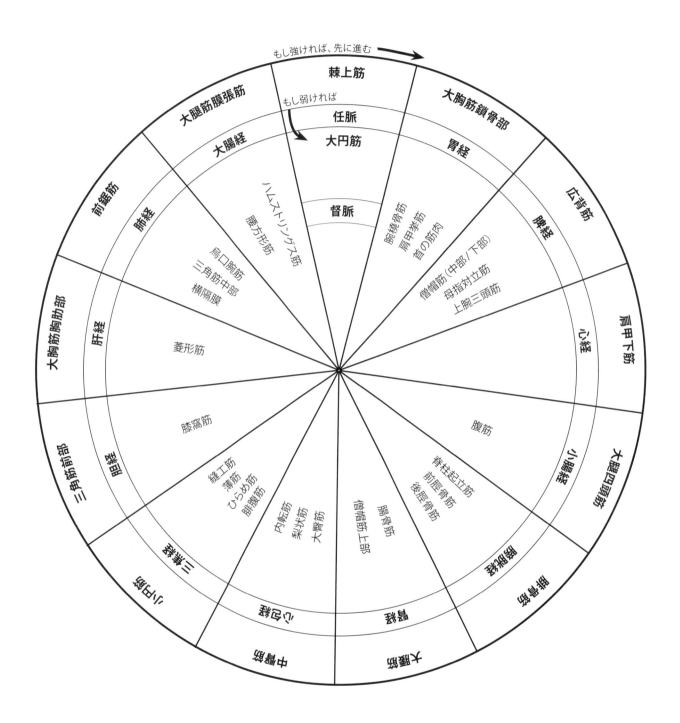

基本14筋肉のうちのどれかがアンバランスならば、同じ経絡に関連する他の筋肉をすべて調べてください。車輪の一番上から始めて棘上筋をテストしてください。強いならば、大胸筋鎖骨部に移ってください。しかし、弱ければ大円筋を調べてください。

それから、大胸筋鎖骨部を調べてください。強ければ広背筋に移ってください、しかし、弱ければ、脾経に移る前に、胃経に関連した他の筋肉をすべて調べてください。基本14筋のそれぞれでくり返してください。

脈診

中国の脈診から採用されたタッチフォーヘルスで用いる「脈診」は、経絡のオーバー(過剰)エネルギーを表します。私たちが「順次調整」を行う時には、ダウンする筋肉は、アンダー(不足)エネルギーのためで、関連する経絡のエネルギーが不十分であると仮定します。その関連した反射ポイントに働きかけることは、通常は、エネルギーが多すぎる経絡からエネルギーを持ってくることで、全身のバランスをとります。14筋すべてをテストしてバランス調整した後に、残っているオーバー(過剰)エネルギーがあれば、そのバランスを取るために、指圧のポイントを使ってエネルギーを取り除くことができます。

オーバー(過剰)エネルギーの経絡それぞれに、経絡エネルギーのバランスをとるための、鎮静化の指圧のポイントを使ってください。脈診のポイントを再確認してください。今度はすべてクリアになっているはずです。それは、その人のバランスがとれていることを表しています。こうすることで、自然に流れるはずの特定の経絡に過剰なエネルギーを引き入れて流し込みます。(詳細な情報は293ページ指圧のポイントの理論を参照)

時々、各々の筋肉のバランスを順次調整する時に、バランス調整の反射ポイントを使うと、筋肉がさらに弱くなるようだと、わかることがあります。これは経絡のエネルギーが多すぎて「回路が壊れる」ことによる場合があります。この場合、指圧のポイントを用いて経絡のオーバー(過剰)エネルギーを確認してください。そして、鎮静化するために指圧のポイントを使ってください。

全ての筋肉や経絡でエネルギーを査定する時、調整する前にオーバー(過剰)エネルギーを調べることは、どこの経絡をバランス調整すればいいか、一番いい場所を決めるのに役立ちます。詳細な情報は、ワンポイントバランス調整の280-294ページ参照してください。

テクニック

脈診: 脈診の図で示すように、左手首の背を右の手の平に置きます。右手の人差指、中指、薬指を手首のしわのすぐ下に置きます。

左手

軽いタッチ
小腸経
胆経
膀胱経

深いタッチ
心経
肝経
腎経

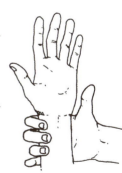

3本の陽の経絡のエネルギーを代表するのに軽いタッチを、陰の経絡に深いタッチを使ってください。

大腿四頭筋または別の脚の筋肉を指標筋として使って、手首の上を3本の指で軽く握る間、変化があるかどうか気づいてください。もし変化があれば、どの陽の経絡にオーバー(過剰)エネルギーがあるか、各々の指を別々に調べてください。

右手

軽いタッチ
大腸経
胃経
三焦経

深いタッチ
肺経
脾経
心包経

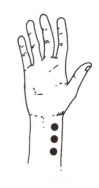

今度は、深いタッチを使って、陰の経絡を代表する3本の指で繰り返し同じことをしてください。それから、逆の手首で同様にテストを行ってください。

目標設定
目標付きバランス調整

タッチフォーヘルスのバランス調整は、単に体の筋肉組織を構造的にバランスをとる以上のことをします。筋肉の反応が、経絡エネルギーの流れやバランスの感覚を与え、最も重要なことは、現在の生活状況における、その個人の全体的な機能に洞察を与えます。

短時間で14筋を調べてバランス調整することは、それ自体が非常に効果的です。しかし、筋反射テストによって示されるように、目標ごとにエネルギーのパターンが異なります。また、特定の目標に関連したエネルギーのバランスが調整されるならば、姿勢、態度、エネルギーその他で、続いて起こる変化は、望む目標を達成する上で深くて劇的に役立ちます。

エネルギーのバランスが向上して、健康と幸せの感覚が強まるにつれて、目標は単純に、一般的になることがあります。目標は痛みや症状などに関連してもよいのですが、望まないことに関してよりはむしろ、心から望む前向きな結果に関する枠組みで設定すればより強力です。目標は、動きの可動域を広くする、身体的なパフォーマンスの向上、試験や就職面接または、ストレスを感じるどんな活動においても自己ベストを出す！などでも良いのです。そして、現在の経験にまだ影響をおよぼしている過去の何かを解決することも含みます。エネルギーのバランスを調整することは、人生のどんな側面でも、最高の出来栄えと自己ベストを促進することができます。

> 目標は、筋肉とエネルギーの
> バランスをとるためにあります。
> そして、それは不快を和らげて、
> 人がより効果的に機能
> できるようになります。

基本的な目標付きバランス調整の手順

1. **決まった手順で予備テストをします。**

2. **目標を設定せずにただ、エネルギーのバランスを調整してください。** 明確な基準線から始める以外に心に目標を抱かず、あなたは「心配のない」予備バランスをするかもしれません。この方法だと、目標に特に関連があるパターンが見られるかもしれません。

3. **まるでそれが現在すでに実現しているかのように、目標をポジティブな宣言の形でまとめます。** 例えば：「私は、筋反射テストとバランス調整の時に快適で効果を出しています。」または、「私は新しい技術を簡単に学んで、すぐに日常生活で適用します。」言いやすいように、宣言を十分短くしてください。

4. **ポジティブな目標を0から10までで数値化します。**
0は、やる気が全くないか、目標達成の現状のレベルが0%であることを意味します。10は、目標について最高に可能な感覚または、目標を100％達成したことを意味します。

```
0 ←―――――― 5 ――――――→ 10
最悪        50%         最高
```

ポジティブな目標：私は確信をもって筋反射テストとバランス調整を行い、効果を出しています。

少なくとも一つ、ポジティブな目標か側面を0から10で数値化するのが一番よいです。目標を異なる側面に分けて、個別に数値化することもできます。

痛みや症状の数値化も、ポジティブな変化を活性化させて気づくために非常に役立ちます。バランス調整をして主観的な数値化をすることによって具体化する場合には、小さな改善でさえも、希望をもたらすことができます。そしてそれが、大きな違いを生み出します。数値化で「0」は、痛みや症状が全くないことを意味します。その一方「10」は、痛みや症状が最もきついことを意味します。

```
0 ←―――――― 5 ――――――→ 10
痛みなし    50％の痛み    これまでで
                          最悪の痛み
```

痛み、症状または否定的な側面：例えば、ひざの痛み

5. **指標筋をテストします。** 目標を言いながら、指標筋をテストしてください。筋肉は多分ダウンするでしょう。それは、目標としてふさわしいことを表します。あなたの目標に、エネルギーのブロックがあり、そのバランスをとることであなたの目標が楽に達成できるのです。

もし、筋肉がしっかり止まるのであれば、それは目標としてふさわしくないことを表します。その目標と筋反射テストを、確実に今ここにいて観察してください。もし、必要ならば、目標をつくり直すか、特定の角度に限定して指標筋の変化を見出してください。または、その特定の目標のためのバランスがすでにとれているという事実を単に認めて、補強してください！

6. **バランス調整を通して、その目標について考え続けます。** その後の筋反射テストやバランス調整はすべてあなたの心にある目標に関係します。たとえ意識的に考えていなくても、エネルギーのパターンとバランス調整は全般として、バランスの前に述べられた目標に関するものです。このエネルギーのパターンは、各特定の目標ごとにかなり異なる場合があります。

7. **筋肉や経絡を全てバランス調整した後、目標を再度宣言して、指標筋を再テストします。** 今度は指標筋はカチッと止まっているはずです。目標に関連するエネルギーのバランスが取れていることを示しています。

目標の宣言にストレスがまだあるならば、感情ストレスの解放（ESR：額を軽く触れる）を使って、残っているストレスを解消させてください。安堵した感じで、目標に向けて態度とエネルギーが向上した状態で、今度は指標筋がカチッと止まっているはずです。ポジティブな結果を期待してください。驚くことに、とても早くそのようなことが起こります！

五行の感情メタファーを使った目標付きバランス調整

私たちの人生の目標には様々な感情が絡みあっていることが多いのです。そして、感情の要素もバランス調整の間、考慮に入れることが重要です。五行メタファーをバランス調整に取り入れ始める簡単な方法は（詳細な情報は365ページ参照）目標に関連した主要な感情を見つけるために筋反射テストをすることです。これはまた、感情的な側面を強調することによって、目標付バランス調整をさらに強力なものにします。

「目標付きバランス調整」で扱う可能性がある問題

恵まれていること	リラックス
職業	責任
自信	犠牲
創造力	自尊心
家庭生活	セクシュアリティ
内なる方向性	成功
愛	信用
余暇の過ごし方	理解
人間関係	活力

目標の側面

自分自身	物事
状況	他者
家族	自分自身と他者

テクニック

五行の感情メタファーを使った目標付きバランス調整： 予備テストをして目標を設定してください。

感情を見つけてください。最初に、指標筋をテストしつつ、五行図を見て、相手に五行と感情を声に出して言ってもらってください。水の恐怖、金の悲しみ、土の同情／共感、火の喜び、木の怒り。その目標に関連した五行と感情を言う時には、指標筋はダウンするでしょう。この感情が、人生において、あるいは目標に関連して、どのように重要か考えてください。あなたは、自分自身、他者、物事または状況に関して、感情を筋肉で調べることもできます。特定された感情が目標に結びつくのはしばしば明らかですが、時にはそれは考えこむような謎です。

エネルギーバランス調整をしてください。

バランス調整の後で目標と感情を再度調べてください。ESRで、更に残っているストレスを解消してください。

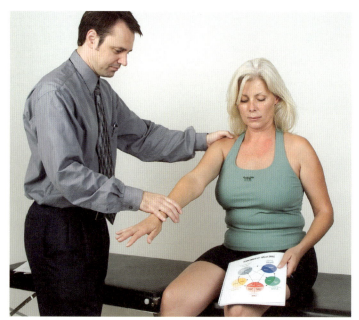

五行の感情を見つける

TOUCH FOR HEALTH 125

五行と感情と音声一覧図

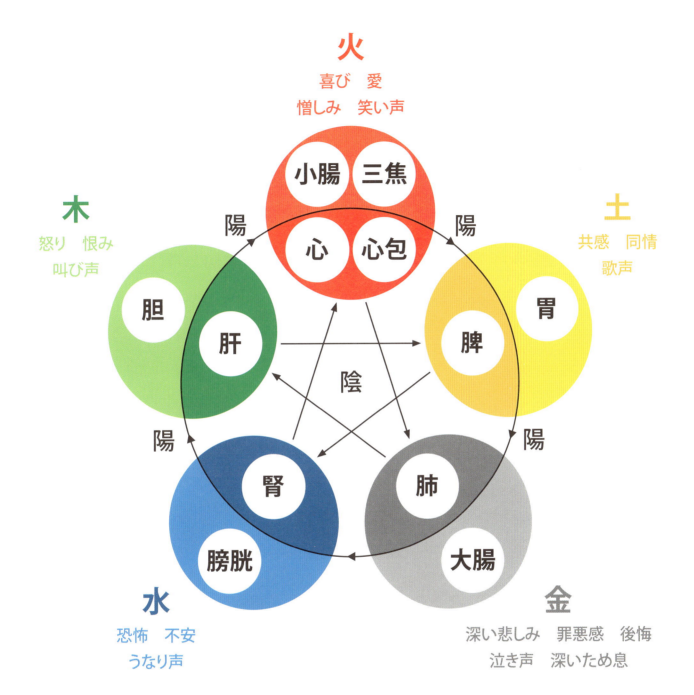

行	音声	感情
火	笑う	喜び、愛、憎しみ
土	歌う	共感、同情
金	泣く、深いため息	深い悲しみ、罪悪感、後悔
水	うなる	恐怖、不安
木	叫ぶ	怒り、恨み

「筋肉参照コーナー」の使い方

筋肉参照コーナーの使い方は、あなたの哲学、アプローチと目的によって変わります。あなたが、タッチフォーヘルスのまったくの初心者ならば、本書の最初から125ページまでを読み通して、テクニックを試してみる時に引用することを、おすすめします。あなたの体、エネルギー、人生によりホリスティックな認識を築くために役立つように、テクニックは体系的な順序で提示しています。もちろん、予備知識を持った人の多くは、筋反射テスト、反射ポイントや他のエネルギーバランス調整のテクニックを既存の治療法に応用して、とても成功を収めてきました。本書の特定の指示に従えば、筋肉を調べてスイッチを入れることを学ぶだけでなく、あなたの目標の実現や人生を楽しむことに貢献するような、自己への気づきと自分のケアを継続するプロセスを始めることになるでしょう。

人間には自然治癒能力があります。このことに気づき、意識するにつれて、あなたが継続し成長して癒すことの邪魔になる閉じ込められたエネルギーをとることができるようになります。タッチフォーヘルスとあなたの才能、スキル、自分の使命を遂行しようとする献身によって、あなたは自分の運命にもっと責任をもつだけでなく、他の人が健康的な人生を送るのを手助けするようになります。本書の全手順は、あなたが充実した人生を送る助けになります。それは、明らかに学んで使う価値があります。

筋肉参照コーナーの章は、エネルギーの24時間のサイクルで経絡順にまとめられ、並んでいます。そこには、その経絡に関連する筋肉についても記述しています。それから、筋肉は通常使う優先順位によって分類されています。

各々の経絡には、少なくとも一つ以上の筋肉があります。人体で分類される600ほどの筋肉の中からタッチフォーヘルスでは、経絡エネルギーバランス調整のモデルで使用するために、42の筋肉だけを扱っています。健康向上や病気治療のすべてのモデルがそうであるように、私たちのモデルも不完全であると認めます。「健康のピラミッド」の章ですでに述べたように、私たちはいつでも、全体としての人を部分的にしか観察できないのです。

TOUCH FOR HEALTH

140ページに、42筋の筋反射テストの縮小した
イラストが載っています。それは経絡順に示さ
れています。経絡の最初の筋肉だけをテストす
ることで、素早く14筋を調べることができます。
これらは、経絡ごとに使う基本14筋です。基本
14筋のうち一つが抑制されて（ダウンする）いた
ら、まずそれを強化して、次いで、同じ経絡に関
連した追加の筋肉を調べてください。全42の筋
肉を調べてバランス調整することもできます。縮
小した図の右上角に、筋肉参照ページのページ
番号が掲載されています。そして、関連する脊
椎反射ポイントがページ番号の下に省略形で記
されています。

　各々の経絡は、人間の機能を意味する五行の
一部であるとして描写されています。経絡が示
されているところに、その経絡の機能と五行メタ
ファーの短い説明があります。各経絡には機能
をテストする筋肉が少なくとも一つあり、それに
加えて、関連する他の筋肉があります。筋肉は
特定の経絡に関連があるので、五行メタファーは、
その行に関係した筋肉が当てはまります。

　筋肉参照コーナーの章は、任脈と督脈に関連
する筋肉で始まります。他の経絡を調べる前に、
これらをテストして促進しておくことをおすすめ
します。これら2本の経絡は、体の中央にあります。
その他12本の経絡は双方、つまり、それらは体
の左右両側にあります。私たちは、体の両側に
ある特定の経絡に関連する筋肉をテストします。

経絡ページ

各経絡の最初のページは、経絡を紹介して、機能と関連する行を記述します。続く2ページは、各経絡それぞれの詳細を、理解に役立つ表や図式付きで示しています。これらの特徴は、その経絡に関連するすべての筋肉にあてはまります。

経絡ページの左側

五行メタファーの表があります。それは行と関連したメタファーを載せています。それは、考慮する出発点として使うことができます。これは伝統中医学の経絡の専門家が脈を調べた時に発見した特徴に関するものです。私たちはこれら東洋の概念を採用して、西洋の文化で理解できるように、象形文字を翻訳しました。お望みなら、あなた自身の心象や、それがあなたの人生を改善することにどう関連するかを、付け加えてもよいです。

五行メタファーの表に加えて、以下もあります。

最も活性化する時間:その経絡が最も活性化する時刻です。

気の流れ:これは、エネルギーの方向を示す陰か陽のどちらかで。

関連する筋肉:その経絡に関するすべての筋肉のリスト。基本14筋がリストの最初にあります。

考慮すべき質問:あなたの目標を実現化するために必要となる変化を引き起こす質問。

五行メタファー	
土　火　水　木　金	
任脈	
色	**紫:**紫色は、何を意味しますか？ （または、影と暗闇から育まれているとはどういう意味ですか？）
季節	**五つの季節の創造的、養育的な側面:**季節の移り変わりは、どのようにあなたを育みますか？あるいは、育みませんか？
気候	**ありとあらゆる有益な気候:**気候と空気は、あなたの人生を豊かにしていますか？
におい	**嗅覚を通じての生育:**匂いはどのようにあなたを育みますか？または、あなたはどのように嗅覚の味わいを育みますか？
味	**味の創造的な側面:**食事と経験の味わいは、あなたの創造力と活力を育んでいますか？
感情	**感情の養育的な側面:**全般的にあなたの感情はスムーズに流れて、人生を豊かにしていますか？あるいは、ブロックされていて有毒ですか？
音声	**音声の創造的な側面:**音声にはあなたの人生を豊かにする役割がありますか？または、あなたは雑音に対してイライラしやすいですか？
強化対象	**全体として統合した肉体:**あなたの全身と体の全部位のつながりはどんな状態ですか？あなたの体は、あなたの人生を支え豊かにしていますか？
育むべき力	**創造的な力と率先的な力:**季節とあなたの人生の段階の変化は、あなたの目的を成就するための新しい方法を与えてくれますか？あなたは、個人的な進化や環境を変える時にひらめきがありますか？
信念/世界観	**信念の創造的な育む側面:**信念と思考過程は、あなたの活力と創造力を支えますか？

TOUCH FOR HEALTH

経絡ページの右側

経絡の道筋がはっきりと示されています。「始点」という言葉と、経絡の上の矢印は、出発点を示します。強化するために、そこから終点まで、経絡をたどります。片側だけで示されていますが、大部分の経絡は体の両側にあって、たどれます。

募穴も示されています。タッチフォーヘルスのシステムでは、関連した経絡のオーバー（過剰）エネルギーについて調べるために、募穴に触れて指標筋をテストします。

指圧のポイントの図は続くページにもあります。そして、活性化または鎮静化を必要とする時、特定の場所を示します。そのポイントは、はっきり記されます。そして、前腕/手と下脚/足に白抜きの丸で印されています。これらのポイントは五行の法則に基づく経絡のバランスを調整するのに用いられます。

「第一」という言葉と点線でつながっているポイントは、最初に一緒に触れます。「第二」という言葉と点線でつながっているポイントは、次に一緒に触れます。いくつかの場合では、ポイントが絵の下側または後側にあって、「点線の」白抜き丸で印されています。文字と数字は、私たちが使っている指圧のポイントを特定します。痛み軽減のための、痛みのタッピングポイントもあり赤字で記されています。

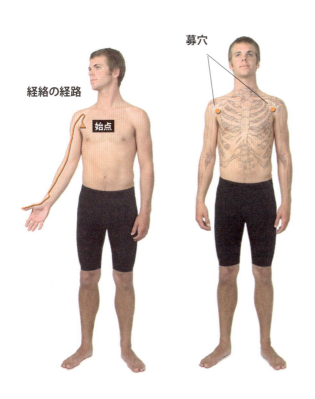

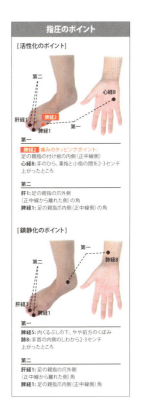

筋肉ページ

最新版の重要で役に立つ特徴はのひとつは、筋肉参照コーナーが見開き2ページに渡り、新しく充実したことです。それぞれが情報の宝庫で、使いやすい構成で完全な指示と、以前より改善した画像、イラスト、図表がついています。

筋肉ページの左側

筋反射テストの位置の図は、手順を詳細に示します。今回は、立位、座位、横になって行うおすすめの方法を内容に入れています。

「タッチフォーヘルス完全版」では、圧力をかける場所を特定することを助けるために、**押す方向**を加えました。

写真の下に追加の筋肉のリストがあります。私たちが長年にわたる臨床経験で発見した、これもまた抑制している可能性がある筋肉です。他の手順があまり満足な結果を出さないならば、ここで提案した筋肉を考慮するとよいかもしれません。

各々のテストで使う写真には、男性も女性も写っています。写真が男性ならば、経絡は陽の経絡です。写真が女性ならば、陰の経絡です。男性も女性も陰陽両方の経絡を持ちますが、学びやすいように、このように描きました。

これもまた掲載しています：

筋肉の機能： 特定の筋肉、その目的と、どのように使われるかという例を示す簡単な説明です。

兆候： その筋肉に関連するサインまたは手掛かりです。

バランス調整のための食物： この筋肉に典型的に影響を及ぼす食品のリストです。

考慮すべき筋肉メタファーの質問： 筋肉に関連のあるメタファーの質問例です。

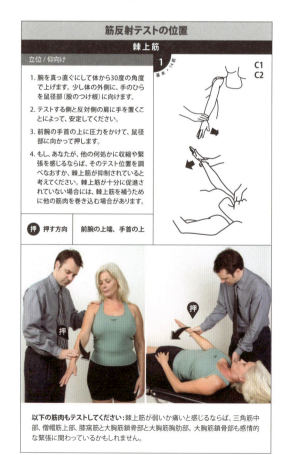

筋肉ページの右側

ここでは、骨格の上に筋肉を示す新しい図式があります。**起始部**と**付着点**、**神経リンパポイント**、**神経血管ポイント**、**脊椎反射ポイント**も示されています。神経リンパポイントは、体の図で大きめの点や帯状で示されます。それは、テストを受けている人の触れると痛いところを探すためにおよその範囲を示しています。

このページも、筋肉と、起始部と付着点の位置、「**筋肉を感じる**」場所、そして関連するメタファーを説明します。

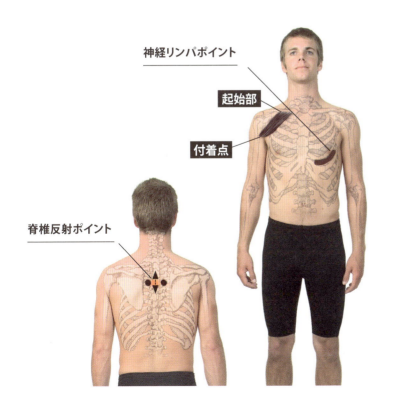
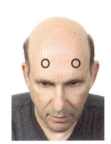

筋反射テストの学習

私たちの経験では、筋反射テストを学ぶ最も効果的な方法は、最初は相手にテストしてもらって、そのテストを感じることだとわかっています。

あなたが指示して、相手に優しい圧をかけてもらってください。あなたが筋肉を決まった場所に保持する時、あなたの筋肉が「カチッと止まっている」かどうかを感じることができます。こうすると、全身の一部としての筋肉固有の感覚に気づくことができます。相手の助けを借りて、あなたは、自分に起こる変化の専門家になっていきます。

最初に、可動域を通じて体の部位を動かしている筋肉に気づいてください。そして、その体の部位をテスト位置に置いてください。（通常は、起始部と付着点が快適な限り近づくように）これが不快になるようなら、抑制された、弱い（ダウンする）、つまり関連する経絡の機能にバランスが欠けている兆候だと考えてください。

相手に、テストによって起始部と付着点を離すように圧力をかけてもらうことで、不快さが募らないようにしてください。筋反射テストの位置の「押す目標」に記されたように、相手が圧力をかける時に、筋肉が決まった場所に簡単にカチッと止まって、強いと感じるかどうか、気づくでしょう。左右両側で筋反射テストが強く、促進されていれば、関連する経絡のバランスに問題はないと私たちは仮定します。テストされている筋肉に関連する経絡にバランスが欠けていれば、筋反射テストで筋肉は、本人にも相手にとっても明らかに弱い（ダウンする）、柔らかい、グラグラする不安定な感覚があります。

経絡の微細なエネルギーのバランスがこのように欠けていると分かれば、特定の反射ポイントに働きかけます。筋肉反射ポイントの調整をした後、相手にもう一度筋肉をテストするように指示してください。そうすると、筋肉がカチッと止まるか、決まった場所に保持する能力が向上したと気づくかもしれません。

本書を最大限に活用する方法

人々は、様々な理由でタッチフォーヘルスに引きつけられます。自分の技術を向上されるプロとして、自分の健康管理にもっと関わろうとしている個人として、または自分の体に関するしつこい問題を理解しようともがいている人としてなので、次の簡単な質問に答えるために少し時間をとることが重要です。

あなたは誰ですか？つまり、タッチフォーヘルスを学ぶあなたという特有の理由は何ですか？

助けを求めているのか、助けるのかという、あなた個人としての役割と目的によって、その答えがこの本の使い方を決めるでしょう。あなたが、この情報をどのように使うかは、その時のあなたの現実のモデルを中心に展開します。

あなたは、何を向上させたいですか？あなたは、タッチフォーヘルスを読んで、学び、使う理由がなければなりません。

たとえ、その理由が健康に関することに厳しく限定されていると考えていても、あなたが自分と他の人について、特に何を達成し向上したいかを明確にして認識する時、あなたは自分が気づいている以上のものを達成することができると信じています。忘れないでください。タッチフォーヘルスは、心身の痛みだけでなく、全体としての人に影響をおよぼします。

あなたの進歩を観察して記録することを手助けするために、次のページの「目標日誌」を使って、人生で改善したことを文書化することをおすすめします。（継続して観察して記録できるようにコピーを取ってください。）エネルギーのバランス調整をすることは、あなたの目標達成を手助けする多くの人々や新しい場所へ導き、きっと連れて行きます。想像力と目標設定のプロセスの力は、あなたの人生のあらゆるレベルで本当に効果があります。そして、私たちの経験上、バランス調整が役に立つことが、繰り返し示されてきました。目標を「目標日誌」に記入して、日付を書いてください。あなたが観察の日付とともに人生に何を実際に引きつけたかを見るために、時々この日誌を見返してください。

タッチフォーヘルスのまったくの初心者ならば、本書の前の方に記述された「予備の気づきのための手順」を済ませることによって、最初にこれらの方法の微妙なところに気づきたいと思うでしょう。あなたは、一度その人全体としてその人が変化し、向上する能力があると気がづけば、筋反射テストは簡単に学ぶことができます。タッチフォーヘルスでは、体の反射ポイントを使うでしょう。その反射ポイントは、あなたの人生において目標達成の姿勢や態度を向上させるだけでなく、人全体として、個人的な幸福を高めることになるでしょう。

目標日誌

日付	目標	結果

目標日誌

目標日誌

日付	目標	結果

42筋テストチェックリスト

経絡順バランス調整反射ポイント付き

日付：_____

筋	経絡	頁	右	左	両側	脊椎反射	神経リンパ	神経血管	経絡	起始部/付着点	紡錘細胞	ゴルジ腱	指圧のポイント	感情ストレスの解放	食べ物	その他
棘上筋	任脈	146														
大円筋	督脈	152														
大胸筋鎖骨部	胃経	158														
肩甲挙筋	胃経	160														
首:前部頸椎屈曲筋群	胃経	162														
首:後部頸椎伸展筋群	胃経	162														
腕橈骨筋	胃経	164														
広背筋	脾経	170														
僧帽筋下部	脾経	172														
僧帽筋中部	脾経	172														
母指対立筋	脾経	174														
上腕三頭筋	脾経	176														
肩甲下筋	心経	182														
大腿四頭筋	小腸経	188														
腹筋:腹直筋	小腸経	190														
腹筋:腹横筋/腹斜筋	小腸経	191														
腓骨筋	膀胱経	198														
脊柱起立筋	膀胱経	200														
脛骨筋:前脛骨筋	膀胱経	202														
脛骨筋:後脛骨筋	膀胱経	202														
大腰筋	腎経	208														
僧帽筋上部	腎経	210														
腸骨筋	腎経	212														
中臀筋	心包経	218														
内転筋	心包経	220														
梨状筋	心包経	222														
大臀筋	心包経	224														
小円筋	三焦経	230														
縫工筋	三焦経	232														
薄筋	三焦経	234														
ひらめ筋	三焦経	236														
腓腹筋	三焦経	238														
三角筋前部	胆経	244														
膝窩筋	胆経	246														
大胸筋胸肋部	肝経	252														
菱形筋	肝経	254														
前鋸筋	肺経	260														
烏口腕筋	肺経	262														
三角筋中部	肺経	264														
横隔膜	肺経	266														
大腿筋膜張筋	大腸経	272														
ハムストリングス筋	大腸経	274														
腰方形筋	大腸経	276														

個人使用およびクライアント使用に限りコピー可

筋反射テストチェックリスト

複数のバランス調整セッション

ページ				日付														
146	棘上筋	任脈	全体															
152	大円筋	督脈	全体															
158	大胸筋鎖骨部	胃経	土															
160	肩甲挙筋	胃経	土															
162	首:前部頸椎屈曲筋群	胃経	土															
162	首:後部頸椎伸展筋群	胃経	土															
164	腕橈骨筋	胃経	土															
170	広背筋	脾経	土															
172	僧帽筋下部	脾経	土															
172	僧帽筋中部	脾経	土															
174	母指対立筋	脾経	土															
176	上腕三頭筋	脾経	土															
182	肩甲下筋	心経	火															
188	大腿四頭筋	小腸経	火															
190	腹筋:腹直筋	小腸経	火															
191	腹筋:腹横筋/腹斜筋	小腸経	火															
198	腓骨筋	膀胱経	水															
200	脊柱起立筋	膀胱経	水															
202	脛骨筋:前脛骨筋	膀胱経	水															
202	脛骨筋:後脛骨筋	膀胱経	水															
208	大腰筋	腎経	水															
210	僧帽筋上部	腎経	水															
212	腸骨筋	腎経	水															
218	中臀筋	心包経	火															
220	内転筋	心包経	火															
222	梨状筋	心包経	火															
224	大臀筋	心包経	火															
230	小円筋	三焦経	火															
232	縫工筋	三焦経	火															
234	薄筋	三焦経	火															
236	ひらめ筋	三焦経	火															
238	腓腹筋	三焦経	火															
244	三角筋前部	胆経	木															
246	膝窩筋	胆経	木															
252	大胸筋胸肋部	肝経	木															
254	菱形筋	肝経	木															
260	前鋸筋	肺経	金															
262	烏口腕筋	肺経	金															
264	三角筋中部	肺経	金															
266	横隔膜	肺経	金															
272	大腿筋膜張筋	大腸経	金															
274	ハムストリングス筋	大腸経	金															
276	腰方形筋	大腸経	金															

もし弱ければ、左側は**L**、右側は**R**を、両側は**B**を記入してください。個人使用およびクライアントの使用に限りコピー可

138 TOUCH FOR HEALTH

基本14筋と追加の筋肉でバランス調整

14 基本・14筋

基本14筋

日付

	セッション	A	B	C	D	E	F	G	H	A	B	C	D	E	F	G	H	追加の筋肉 基本14筋が弱い場合
1. 棘上筋：任脈	P.146																	
2. 大円筋：督脈	P.152																	
3. 大胸筋鎖骨部：胃経	P.158																	肩甲挙筋
																		首の筋肉
																		腕橈骨筋
4. 広背筋：脾経	P.170																	僧帽筋（中部／下部）
																		上腕三頭筋
																		母指対立筋
5. 肩甲下筋：心経	P.182																	
6. 大腿四頭筋：小腸経	P.188																	腹筋
7. 腓骨筋：膀胱経	P.198																	脊柱起立筋
																		脛骨筋（前／後）
8. 大腰筋：腎経	P.208																	僧帽筋上部
																		腸骨筋
9. 中臀筋：心包経	P.218																	内転筋
																		梨状筋
																		大臀筋
10. 小円筋：三焦経	P.230																	縫工筋
																		薄筋
																		ひらめ筋
																		腓腹筋
11. 三角筋前部：胆経	P.244																	膝窩筋
12. 大胸筋胸肋部：肝経	P.252																	菱形筋
13. 前鋸筋：肺経	P.260																	烏口腕筋
																		三角筋中部
																		横隔膜
14. 大腿筋膜張筋：大腸経	P.272																	ハムストリングス筋
																		腰方形筋

もし弱ければ、左側はL、右側はRを、両側はBを記入してください。個人使用およびクライアントの使用に限りコピー可

第二章

筋肉参照コーナー

筋肉反射テスト方法図一覧

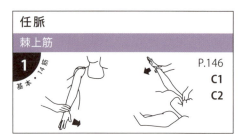
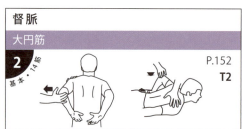
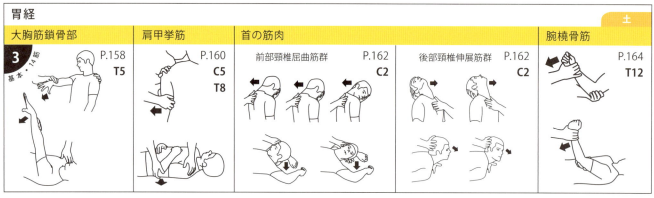
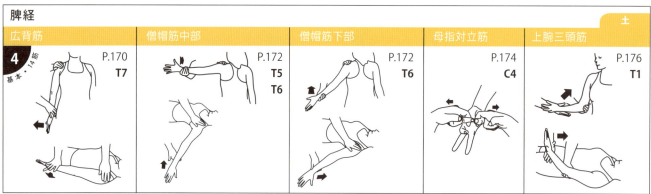
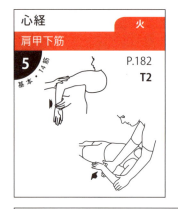
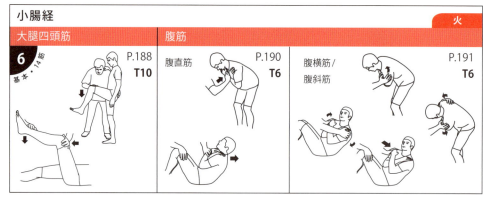
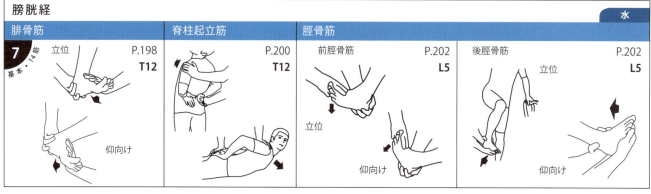

TOUCH FOR HEALTH

腎経 — 水

大腰筋	僧帽筋上部	腸骨筋
8 基本・14筋 P.208 T12	P.210 C7	P.212 T11

心包経 — 火

中臀筋	内転筋	梨状筋	大臀筋
9 基本・14筋 P.218 L5	P.220 L1	P.222 S1	P.224 C2

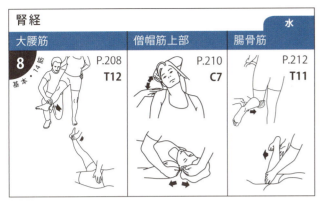
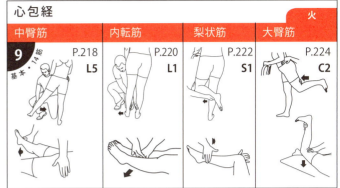

三焦経 — 火

小円筋	縫工筋	薄筋	ひらめ筋	腓腹筋
10 基本・14筋 P.230 T2	P.232 T11	P.234 T12	P.236 T11 T12	P.238 T11 T12

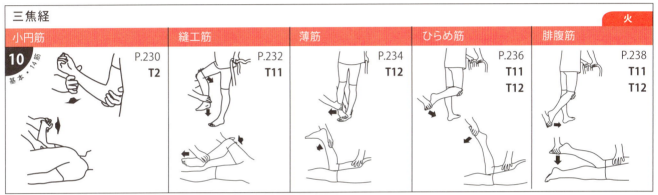

胆経 — 木

三角筋前部	膝窩筋
11 基本・14筋 P.244 T4	P.246 T12

肝経 — 木

大胸筋胸肋部	菱形筋
12 基本・14筋 P.252 T5	P.254 T5

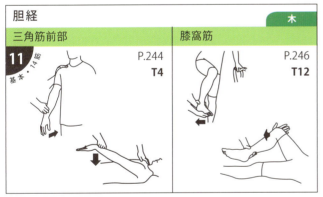
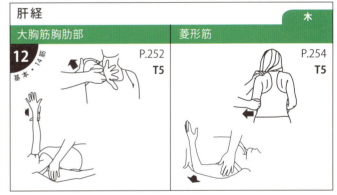

肺経 — 金

前鋸筋	烏口腕筋	三角筋	横隔膜
13 基本・14筋 P.260 T3 T4	P.262 T2	P.264 T3 T4	P.266 T12

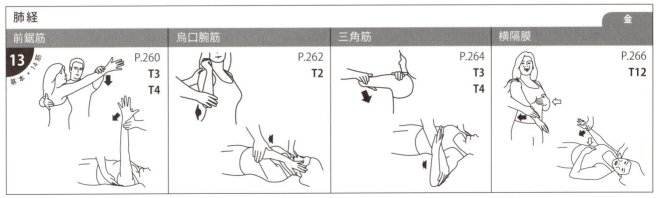

大腸経 — 金

大腿筋膜張筋	ハムストリングス筋	腰方形筋
14 基本・14筋 P.272 L2	P.274 L4 L5	P.276 L4 L5

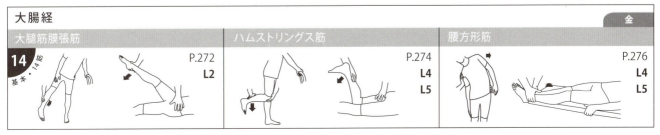

Letters from Around the World!
― タッチフォーヘルス 世界中からの手紙 ―

タッチフォーヘルスとメタファーは役に立つ
心理学的にも、感情的にも、肉体的にも

私は臨床心理学者として、ポジティブな変化を促進し、生産的なビジョンや態度を維持する効果的で楽しい方法を探し続けています。私は長年に渡って、ワークの恩恵を高めるタッチフォーヘルスキネシオロジーを取り入れてきました。
私にとって鍵となる側面は、内観、対話と筋肉エネルギーバランス調整を通じて育まれた気づきです。

時々タッチフォーヘルスのバランス調整は、姿勢と態度の変化、つまり私たちが、気づきからポジティブな人生の変化に向かって動けるようにする変化に必要な触媒になることがあります。

エネルギーバランス調整が本当にうまくいき、効果が「保たれる」ためには、より大きな状況での気づき、あるいは人生における特定の出来事やパターンへの気づきが必要です。

アリス・ヴィエラ博士
臨床心理学者
スペシャライズド・キネシオロジスト

私がどのようにタッチフォーヘルスにたどり着いたか

1975年に私は、サンディエゴの大会に参加しました。そこでジョン・シー博士にお会いしたのです。私の人生は変わり、医療が変わりました。私は個人のレベルで変わりました。友人や家族との関わり方や、食習慣や仕事と余暇のバランスまでもが変わったのです。

私は東洋医学を学び始め、体がエネルギー系だという見方に出会ったのです。ある日私は、肩に痛みがあり腕を動かせなくなっている患者に出会いました。彼女は青ざめて、汗が止まらない状態でした。医学的知識を総動員して、コルチゾン注射薬を打ちましたが、彼女の症状は一向によくなりませんでした。様々な薬を処方し、腕吊りや何やらをやってみて、とうとうタッチフォーヘルスのテクニックを採用することに決めたのです。20分かかりました。彼女の腕がだんだん高く上がったときの、私の喜びを想像してください！

私は、医学校のノウハウが結果を出せなかった機会に時々タッチフォーヘルスを使い始めました。このワークを行い、他の人々に伝えて、その後その人たちがどのようにうまくいくかを見ると、大変満たされた気持ちになります。

ウォレン・ジェイコブズ
医学博士
エスコンディード　カリフォルニア

任脈

任脈と督脈の経絡はエネルギーのバランスに関するものです。もう既に使われて魂（全体としての人）を離れていくエネルギー量と将来に備えて保持しているエネルギー量とのバランスに関係しています。これら二つの経絡は肺経と密接に関連しています。肺経が呼吸のサイクルを使って、微妙なエネルギーや空気を魂に取り入れたり、放出したりするように、任脈と督脈がエネルギーの取り込みと放出というよく似た機能を持っているからです。

中央を流れている経絡は任脈として知られています。任脈は、以前は役に立ったアイディア、ものごと、感情、発見した真実、世界観などを解き放ち、手放すことに象徴されます。小さい、微妙なものごとを解放することが、新しい物事が人生で起こるようにするために非常に重要なこ

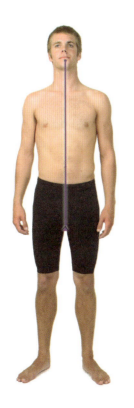

ともあります。息を吐き出すことと、かつてはあなたの役に立っていたものを、手放すことについて考えてください。今では、解放されることが可能です。

任脈は脳の機能と、魂全体の生来の知性に関連があります。その知性は個々の細胞と、内的な知恵の全体的な調整に存在します。これらは、あることを自動的に（または自律的に）しながら、他のことを意識的にする機能です。つまり、一度に複数のことをこなすことや、臨機応変にふるまうことです。

任脈と督脈のユニークなところは、全体的な感覚で五行と臓器の全てに関連があるということです。このような全体的な性質のために、特に創造（相生）のサイクルにおいてすべての行と一緒に働きます。棘上筋と大円筋は、任脈と督脈それぞれの指標筋として使われます。そしてバランス調整する（促進された状態に戻す、テストしてカチッと止まる）最初の二つの筋肉です。

任脈と督脈が持つ、放出と貯蔵の機能のバランスが取れていると、オーバー（過剰）エネルギーが必要とされるところに持ちこして強化するのと同様の理由により、他の経絡をバランス調整しやすくなります。このことは、個人的な目標達成を支えて貢献するような人々や機会を引き寄せ始めるので、あなたの人生に最大の変化をもたらすことになるでしょう。

任脈

最も活性化する時間: 夜／午前0時

気の流れ: 陰

五行メタファー: 全体
任脈は、すべての経絡の創造・養育（相生）機能と、包括的に身体の全体に関連します。任脈と督脈は、身体に入ってくる新しいエネルギー、蓄えられたエネルギー、そして身体を離れる使用済みエネルギーという全体的な特性を持つ二つの主要な経絡です。

関連する筋肉:
棘上筋

**任脈メタファーについて
考慮すべき質問**

► 主要な陰の脈管として、任脈は、受け取ること、受け入れること、統合することに関連します。目標を達成するために、何を受け取り、取り入れ、受け入れる必要がありますか？あなたは、どんなエネルギーや資源を必要としますか？あるいは、何かを解き放ち、拒み、手放す必要がありますか？自分にとって毒となったり、否定的なものを受け取ったり、受け入れたりしていませんか？

► どのような形で、あなたの統合した全体が活力を支えたり生み出したりしていますか？あるいは、あなたの人生は全体として創造的でなかったり、栄養を与えていなかったりしていませんか？

► あなたの脳はどのように機能していますか？あなたは、賢明に行動していますか？あなたは、自分の知性を使って自分のために物事をはっきりさせていますか？

五行メタファー

土	火	水	木	金
		任脈		

色	**紫:** 紫色は、何を意味しますか？ （または、影と暗闇から育まれているとはどういう意味ですか？）
季節	**五つの季節の創造的、養育的な側面:** 季節の移り変わりは、どのようにあなたを育みますか？あるいは、育みませんか？
気候	**ありとあらゆる有益な気候:** 気候と空気は、あなたの人生を豊かにしていますか？
におい	**嗅覚を通じての生育:** 匂いはどのようにあなたを育みますか？または、あなたはどのように嗅覚の味わいを育みますか？
味	**味の創造的な側面:** 食事と経験の味わいは、あなたの創造力と活力を育んでいますか？
感情	**感情の養育的な側面:** 全般的にあなたの感情はスムーズに流れて、人生を豊かにしていますか？あるいは、ブロックされていて有毒ですか？
音声	**音声の創造的な側面:** 音声にはあなたの人生を豊かにする役割がありますか？または、あなたは雑音に対してイライラしやすいですか？
強化対象	**全体として統合した肉体:** あなたの全身と体の全部位のつながりはどんな状態ですか？あなたの体は、あなたの人生を支え豊かにしていますか？
育むべき力	**創造的な力と率先的な力:** 季節とあなたの人生の段階の変化は、あなたの目的を成就するための新しい方法を与えてくれますか？あなたは、個人的な進化や環境を変える時にひらめきがありますか？
信念／世界観	**信念の創造的な育む側面:** 信念と思考過程は、あなたの活力と創造力を支えますか？

任脈

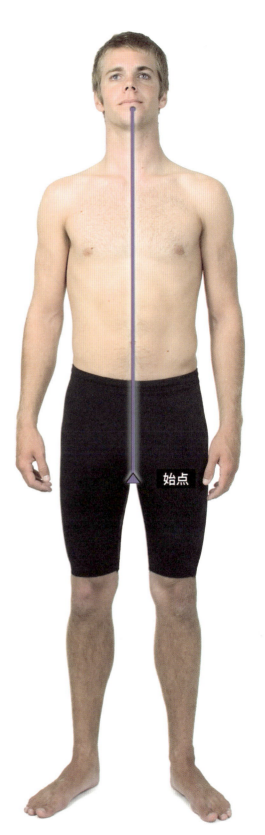

脾経エネルギーの流れ

指圧のポイント

任脈と督脈には指圧のポイントはありません。より詳しい情報は、指圧のポイントの理論（P293）を参照してください。

任脈の経路：

恥骨の中心から、体の中心を顎の下まで上がり、下唇の真下に至る

任脈の募穴：

タッチフォーヘルスでは、任脈と督脈のオーバー（過剰）エネルギーを調べません。

任脈 棘上筋

筋肉の機能
体から離れる腕の動きを始めて、三角筋（中部）を補助します。この筋肉はまた、腕の付け根を肩に収める助けをします。そのために、肩の問題に影響を及ぼすことがあります。

兆候
デスクワークをして頭ばかり使う人や、大きい筋肉の動きを伴わない運転などの仕事をしている人は、棘上筋に影響を及ぼすような頭の疲れが溜まります。学習障害がある子供たちは、棘上筋が抑制されていることが多いのです。バランス調整すれば恩恵があるでしょう。不安と感情的ストレスも、関係があるかもしれません。

バランス調整のための食物
サーディン（イワシやマイワシ類などの小魚）、プロポリス、ビーポーレン（ミツバチ花粉）、スピルリナ（藍藻類の一種）、ローハニー（生蜂蜜）、水

考慮すべき筋肉メタファーの質問
- あなたはどんな、微妙で、小さい、隠れた（しかし重要な）行動を取り始める必要がありますか？もしくは、その行動は何か明白なものですか？守ったり、暴露する必要があるものがありますか？

筋反射テストの位置

棘上筋

立位 / 仰向け

1. 腕を真っ直ぐにして体から30度の角度で上げます。少し体の外側に、手のひらを鼠径部（股のつけ根）に向けます。
2. テストする側と反対側の肩に手を置くことによって、安定してください。
3. 前腕の手首の上に圧力をかけて、鼠径部に向かって押します。
4. もし、あなたが、他の何処かに収縮や緊張を感じるならば、そのテスト位置を調べなおすか、棘上筋が抑制されていると考えてください。棘上筋が十分に促進されていない場合には、棘上筋を補うために他の筋肉を巻き込む場合があります。

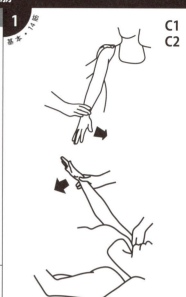

C1
C2

押 押す方向	前腕の上端、手首の上

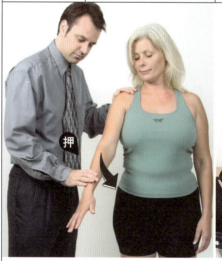
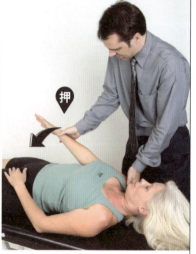

以下の筋肉もテストしてください：棘上筋が弱いか痛いと感じるならば、三角筋中部、僧帽筋上部、膝窩筋と大胸筋鎖骨部と大胸筋胸肋部。大胸筋鎖骨部も感情的な緊張に関わっているかもしれません。

任脈 棘上筋

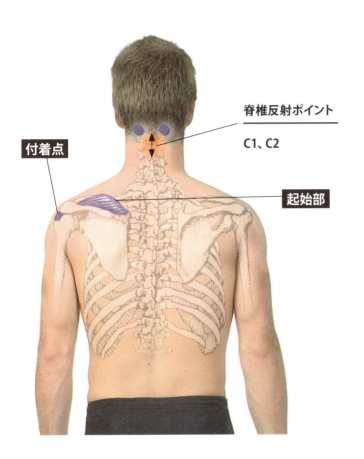

脊椎反射ポイント C1、C2
付着点
起始部

神経リンパポイント

- 前面：ラグラン線
  （袖の縫い目部分にあたる所）
- 背面：頭蓋骨の底

神経血管ポイント

前頭隆起（眉と生え際の間）と大泉門。関係する感情的なストレスがあるならば、その問題について考えている間、筋肉がカチッと止まるまで、これらのポイント（特に前頭隆起）を触れてください。

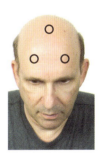

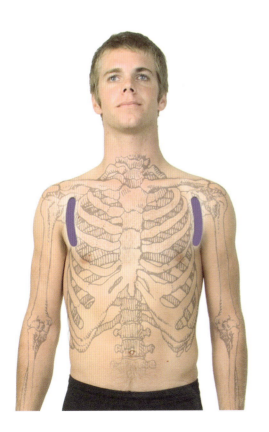

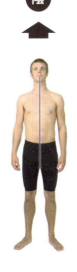

陰

筋肉の起始部と付着点

棘上筋

起始部： 背中の上部で、肩甲骨の内側の端の一番上。

付着点： 上腕骨の上端（腕と肩の境目）

この小さな筋肉を感じるには首の筋肉（僧帽筋上部）の下方、肩の上で収縮しているのを感じてください。これは、微妙な感覚です。棘上筋は深部にある筋肉です。

Letters from Around the World!
― タッチフォーヘルス 世界中からの手紙 ―

私はタッチフォーヘルスに「ばったり」出会いました。そして、それは私の人生を変えました！

70年代後期に、若い自然療法医として、私は幸運にも、ロンドンの書店で本棚から突き出ているタッチフォーヘルスの本に、「ばったり」出会いました！タッチフォーヘルスは、私の人生と職業を劇的に変えました。私は、タッチフォーヘルスでとても多くの人を助けて、さらに多くの人にタッチフォーヘルスを教えました。そして、世界中からきた様々な、素晴らしい人々と出会い、楽しい時間を分かち合いました。タッチフォーヘルスは、私の人生と、幼年期からの脊椎の症状を含む健康を、かなり増進しました。

私はタッチフォーヘルスを、その有益な結果に魅了された仲間の自然療法医（マッティア・レッシュ）と分かち合いました。タッチフォーヘルスを市民がより利用できるようにした後に、私たちはドイツの大きな雑誌の職員に、タッチフォーヘルスを紹介しました。彼らは、その経験にとても発奮して、タッチフォーヘルスについて一連の記事を書き始めました。読者の反応は圧倒的でした。初の講座は、すぐに売り切れました。人々が友人、家族、同僚、クライアントなどからもらった結果についての反応は、私たちの予想をはるかに上回るものでした。そこで私たちは、要望に応えるために、講座を次々に開催しました。そして、マッティア、ヘルガ、スザンヌと私は、応用キネシオロジー研究所と出版社を設立することに決めました。

20年以上後の今日－私たちの研究所は、人々が学んでお互いに会うために来たいと思う場所になりました。私たちは、世界中から発表者とキネシオロジーの手法が集まるセミナーを1年につき350以上開いています。私にとって、まさに奇跡です。私はこの本に「ばったり出会って！」なんて運がよかったのでしょう！

アルフレッド・シャッツ
フライブルグ、ドイツ

タッチフォーヘルスは根本的に単純で、単純で根本的だ。

10代のころ、私は背中と首、肩の痛みに苦しみました。医者はみな、私の「非常にゆがんだ背骨」を指摘しました。「一生治りません」という以外、役に立つ提案はしてもらえませんでした。何年後か、専門家に手術を受ける必要がある。さもなければ40歳までに車いす生活になると言われました。私は手術を拒否しました。（現在60歳ですが、車いすではありません）

900マイル離れて住んでいる友人が遊びにおいでと私を誘った1985年に転機が訪れました。彼女は、ちょうどタッチフォーヘルスのレベル1を修了したところで、バランス調整をしたかったのです。飛行機旅行で疲れきった私は到着するやベッドに直行しました。次の日、私は初めて14筋バランス調整を受けました。2日以内に私は、トランポリンの上で跳ねていました。そして、大喜びの夫は、変化を信じられませんでした。まさしくその週末、私は初のタッチフォーヘルスのクラスを開きました。主に自分を助ける方法を学ぶために。それは、私の人生を変えました！

18年後も相変わらず深く関わっています。非常に多くのクライアントに働きかけて、タッチフォーヘルスが彼らの人生でもたらした深い変化をみるという栄誉に浴しました。ことわざにもあるように、タッチフォーヘルスは、深くて単純で、単純で深いです。

ポーリーン・ホグベン
南アフリカ

追伸
シー博士、愛する父があなたのような素晴らしい人々にひらめきを与えて下さった事に感謝しています。主の御手の道具として、何千もの命があなたの仕事を通して祝福されました。ありがとう。

督脈

督脈は、過剰なエネルギーや使用済みのエネルギーの貯蔵庫であり、呼吸を利用して流れ出します。魂（その人全体）のアンバランスを指し示すものとして他の筋肉を使用する前に、人が文字通りあるいは比喩的に背負っている重荷について考えると、この貯蔵されたエネルギーを解き放ち、流すことが大切です。

督脈は、立つ姿勢の機能や背骨の機能に関連しています。それは、光と暗闇の昼夜のサイクルに関係した松果体の機能にも関連する場合もあります。

将来使うために保持され蓄えられるエネルギー量と、魂（その人の全体）を離れるエネルギー量を比べて、この二つのエネルギーバランスをとるという点で、督脈と任脈は、つながり合って、関係しています。これは、任脈の中で記述されています。（143ページ参照）

督脈は、他のすべての経絡と関連しています。そしてそれゆえに、あらゆる五行とも、全体的に五行メタファーの一つ一つの側面とも関係しています。督脈は、すべての五行、特に支配／破壊（相剋）のサイクルに関連しています。

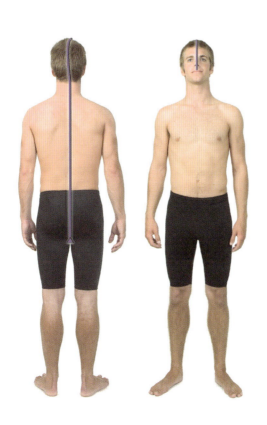

督脈

最も活性化する時間:日中/正午

気の流れ:陽

五行メタファー:全体
督脈は、すべての経絡の破壊/制御(相克)機能に関連していて、全身で全体的に関連しています。督脈と任脈は主要な二つの経絡で、新しいエネルギーを取り入れ、蓄え、使用済みのエネルギーをシステムから排出する全体的な特性があります。

関連する筋肉
大円筋

**督脈メタファーについて
考慮すべき質問**

▶ どのような移行に取り組んでいますか?あるいは、移行する必要がありませんか?

▶ どんな微妙な、エネルギー配分の変化または劇的なエネルギー配分の変化が起こっていますか?あるいは変化させる必要がありませんか?

▶ 夜の時間と昼の時間についてどのように感じていますか?

▶ 好きな季節はどれですか?

▶ 重荷になるようなものを背負っていませんか?もしそうなら、それは何ですか?

▶ 重荷が役立つように、邪魔にならないように、どのようにあなたの重荷を移したり、または変容させたりできますか?

▶ あなたの生活の統合した全体は、どのような必要な構造や制御を作り出していますか?あなたの生活は、あまりにも型にはまりすぎているか、制御されすぎていませんか?あなたの生活は、全体として破壊的になっていませんか?

五行メタファー					
土	火	水	木	金	
督脈					

色	**紫:**紫色(また、全ての色が一緒になった白い光(日光))は、どういう意味を持っていますか?
季節	**五つの季節の制御的破壊的側面:**季節の移り変わりは、あなたの生活や決定をどのように制御しますか?季節の変化について、何が破壊的で、手放す必要がありますか?
気候	**気象の制御的または有害な側面:**気象や環境があなたの人生を方向づけていませんか?全般的な環境や気象が、あなたにとって害になるものはありますか?
におい	**においの制御的破壊的側面:**においはあなたにどのように影響を与えていますか?においがあなたを圧倒していませんか?それとも、価値ある目的に役立っていますか?生活の中でどのようににおいを扱っていますか?
味	**味の制御的破壊的な側面:**自分の味覚に支配されていませんか?知恵や賢明な選択と、欲望や渇望の間のバランスを取ることができていますか?破壊的な食べ物や活動が好きですか?
感情	**感情の制御的破壊的側面:**あなたの感情は全般的に生活の流れに乗って、生活を豊かにしていますか?それとも流れがせき止められ、毒になっていませんか?
音声	**音の制御的破壊的側面:**生活の音や音楽を構成し、管理することができていますか?生活に調和しない害になる言葉あるいは音がありませんか?
強化対象	**全体として統合された身体:**体の各部位の全体的な構造と相互連関はどのような状態ですか?身体は、あなたの人生を支え、豊かにしていますか?あるいは、あなたの目的は身体の形や機能によって邪魔になっていませんか?
育むべき力	**制御的破壊的パワー:**人生で環境や季節や段階の変化に応じて、うまく切り盛りして生活形態を保つことができていますか?あなたの個人的な進化は、環境に邪魔されていませんか?制御と破壊的なパワーをも適切に行使していますか?
信念/世界観	**信念の制御的破壊的側面:**あなたの信念や思考プロセスが、倫理的で生産的な振る舞いのための基盤や構造を創造していますか?それとも、あなたの世界認識は、破壊的行動につながっていませんか?

督脈

TOUCH FOR HEALTH 151

督脈エネルギー
の流れ

㊗ 陽

指圧のポイント

任脈と督脈には、指圧のポイントは
ありません。

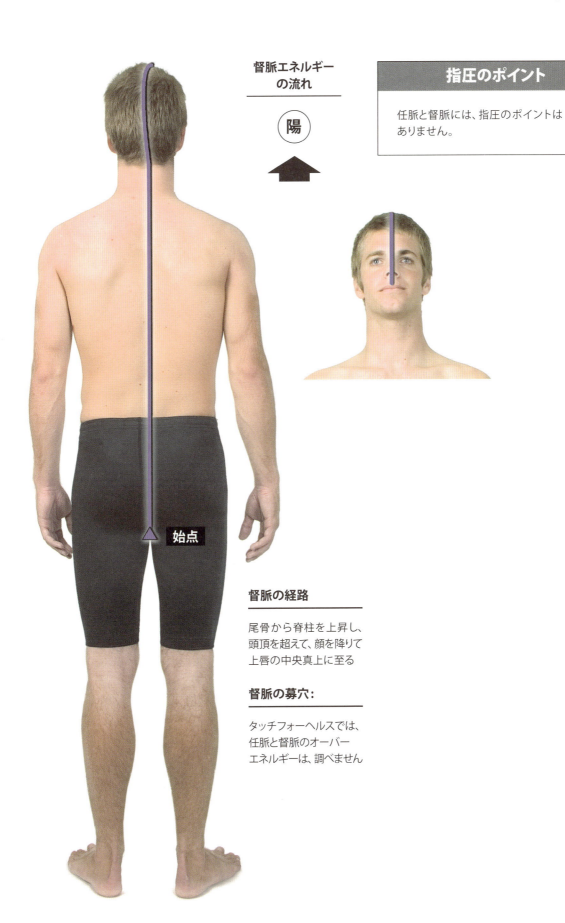

督脈の経路

尾骨から脊柱を上昇し、
頭頂を超えて、顔を降りて
上唇の中央真上に至る

督脈の募穴：

タッチフォーヘルスでは、
任脈と督脈のオーバー
エネルギーは、調べません

督脈 大円筋

- **筋肉の機能**
  上腕を内転し身体に引き寄せて、後ろに引きます。

- **兆候**
  これは、肩の後ろの小さい筋肉です。最大限には機能していない（テストして促進/強いと示されない）時、まるで重りや重荷を、文字通りあるいは比喩的に背負っているかのように、肩が前にドスンと落ちる傾向があります。この筋肉は特に、光と闇の昼夜のサイクルに関係する松果体の機能に関わっています。

- **バランス調整のための食物**
  タンパク質の多い食品（肉、魚、卵、乳製品）がすべて役に立つかもしれません。

- **考慮すべき筋肉メタファーの質問**
  ▶ どんな重荷や重みを生活から取り除く必要がありますか？

筋反射テストの位置

大円筋

座位 / 立位

1. 手の甲を腰のくびれのところに軽く置きます。肘を楽な範囲でできる限り後ろに引きます。
2. 肘と左右同じ側の肩の前面を支えて、肘を外側に押します。

仰向け

1. テーブルの端に横になって、腕が後ろに動くようにします。
2. 手の平を下に向けて、腰のくびれの下部に手を滑らせます。
3. 肘を楽な範囲でできるだけ後ろに持っていきます。
4. 肘と同じ側の肩の前面を支えて肘を上に持ち上げます。

うつ伏せ

1. 手の甲を腰のくびれに軽くおいて、肘を楽な範囲でできる限り後ろに持っていきます。
2. 肘と左右逆の肩の前面を支えて、後ろに持ってきた肘を押し下げます。

押 押す方向	肘の内側

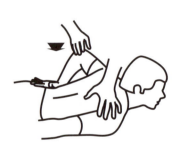

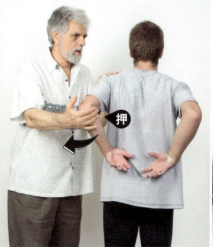
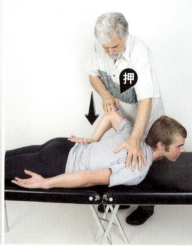

以下の筋肉もテストしてください： 僧帽筋（中部/下部）の左右両方が弱い時は、胸椎の調整が必要な問題と関係しているかもしれません。

TOUCH FOR HEALTH 153

督脈 大円筋

2 / 14筋

神経リンパポイント

- **前面**：第2、第3肋間で胸骨から左右横に5-7.5センチ離れたところ
- **背面**：胸椎2と3（T2とT3）の間、脊椎から左右横に2-3センチ離れたところ

神経血管ポイント

髪の生え際のこめかみ上、耳の前の少し上

督脈

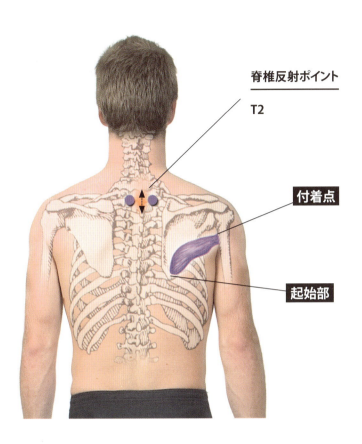

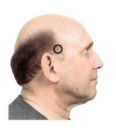

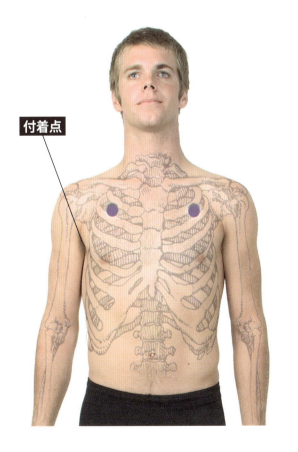

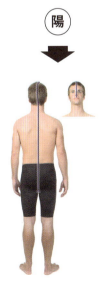

筋肉の起始部と付着点
大円筋

起始部：肩甲骨の下の角

付着点：腕の前面、肩関節の真下

この小さい筋肉を感じるには、腕の付け根と肩甲骨の底部の間で収縮させます。

Letters from Around the World!
ータッチフォーヘルス 世界中からの手紙ー

キネシオロジーとの最初の出会い

1977年5月のことでした。カリフォールニアに休暇に来ていたとき、妻のスポーツによる古傷が悪化して友人が、アプライド・キネシオロジーのテクニックを使うカイロプラクターのことを教えてくれました。彼は、ジョン・シー博士の「タッチフォーヘルス」のコピーをくれました。そこで、彼がしてくれた調整を持続できるようになりました。

私は、ジョン・シー博士の講演を聞いて、(看護婦250名も申込み)彼のタッチフォーヘルスのクラスを受けました。そしてタッチフォーヘルスインストラクターになることに決めました。私が見たあるいは参加したあらゆる補完的で代替的な医療の中でも、タッチフォーヘルスは最もホリスティックで、自己検査的で、好奇心をそそるものです。ニュージーランドに戻ると、私はタッチフォーヘルスの講座を教え始めました。同時に、診療業務でその教材を使いました。1981年、私は南太平洋地区のタッチフォーヘルスインストラクター養成トレーナーになり、アプライド・キネシオロジストとして教育を受けました。妻のジョアンも1982年にトレーナーになり、彼女と共に私は、自分自身の健康ケアのためにもっと責任感を持てるように家族に力を与えるための、タッチフォーヘルスの簡単で効果的な手法を、何百人ものインストラクターに教えました。

タッチフォーヘルスは、私たちの人生を劇的に変えました。20年経った今、私はまだ医者ですが、1200人以上の生徒に6つの言語でキネシオロジーの4年のコースを教える52の学科を監督する、PKP国際大学の学長です。タッチフォーヘルスを通じてジョン・シー博士は、どんな人にも自分の生まれもった、神に与えられた、癒しのタッチを通じて人を癒す才能を発見する可能性の扉を開きました。キネシオロジーの簡単なテクニックをどこの人々にもたらすというジョン・シー博士の夢の一部になれること、そして、そう望む人には、次のステップを踏み出してエネルギー医療の分野で専門家になる機会を提供することは、私の特権です。

ブルース・A.J.デュー
医学博士
ニュージーランド

カラダと気づき！

2015年の夏の終り頃2週間ほど、腕が急に痛み出し肩より後ろに引けずにいました。

痛みの原因はわからないまま。

タッチフォーヘルスの公式クラス・レベル4の巻末のチャート表を使い、筋反射テストで身体が何を必要としているかを探っていくと、控えた方がよい食べ物があるらしい。

何か常食しているものはないか？と問われ、そういえばここ最近、菓子パンに走りがち…という事を思い出しました。

「だから2週間ほどグルテンフリーの食生活を送ってみました。すると腕が上がるようになりました」

という話ですとなんの不思議も驚きもないのですが、

「そういえば、菓子パン」と気づいたその瞬間、2週間も続いていた腕の痛みが一瞬にしてスッと消え、可動域は一気に健康時の位置まで大きく拡がりました。もうびっくりです。

「気づき」がどれほど人間に大きな恩恵をもたらすか。

タッチフォーヘルスを通じて強烈に学べた瞬間でした。

東京都豊島区
国際キネシオロジー大学公認
タッチフォーヘルスインストラクター
古賀 公加子

胃経

胃経の機能は栄養となる可能性があるものを受け取り、消化機能を開始することに関わります。胃の350万個の細胞には、たくさんの機能があります。胃経の機能は、新しい素材や新しい考えを取り入れて混ぜて、その後の吸収のために一時的に蓄えることに関係します。何が利用できるのか見るのと、魂（その人の全体）の他の機能で使うためにタグ付けするのは、サイクルの一側面です。胃経は消化系の始まりとして口と特に関連がありますが、嗅覚と視覚などの感覚と必ず関わっています。

よく言われるように、本当は脳で消化が始まります。そして、胃の機能は栄養から見た食べ物の要素とともに、強力な知的、感情的要素を持ちます。私たちは、見たり匂ったり聞いたことを通じて、栄養となる可能性があるものや、新しい考えに最初に触れます。五感を通じて十分に賞味した時に一番よく消化ができるのです。

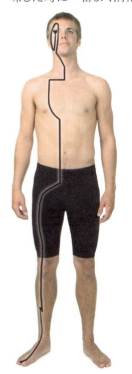

私たちは、口に入れるものを見ないこともあるし、かまないで、毒であることに気づかずに飲み込むことがあります。それ故に私たちは、食べ物、アイデアあるいはエネルギーを拒絶し吐き出す必要がある場合があります。吐き出すプロセスが不快なものだとしても、吐き出すことで私たちは、はるかに気分がよくなることができます！

土の行のメタファー

土の行のメタファーは、土台、地面、土壌に対応します。土（塩、ミネラル、鉱石）の行を構成する要素は、土の行から生じる金の行の象徴です。土の行は、木の行によってコントロールされます。木が地中に根を張り、土を固定し、動かない様に象徴されます。土の行は次に、湖や川で土が水に形を与える容器のように、水の行をコントロールします。土の行は晩夏に関係があります。そして、夏と秋の間だけではなく、季節ごとの移り変わりの時期（土用）に関連があると言われています。土の行に関連する方向は、東でも西でも北でも南でもなく、中心なのです。かくして五行は、時々土の行を中心に、四方に他の四行を配して表されます。

156 TOUCH FOR HEALTH

胃経

最も活性化する時間：午前7-9時

気の流れ：陽

五行メタファー：土
▶ 最近の変化の局面において、あなたの成長に滋養を与える十分な根と、夢を形にする十分な安定感を持っていると感じていますか？

▶ あなたは、地に足が付いていると感じていますか？それとも、もっと地に足をつけ集中する必要があると感じていますか？

関連する筋肉
大胸筋鎖骨部
肩甲挙筋
前部頸椎屈曲筋群
後部頸椎伸展筋群
腕橈骨筋

胃経メタファーについて考慮すべき質問
▶ あなたの意図を成就するのに適切な資源を受け取っていますか？

▶ 自分の資源を効果的に使えていますか？

▶ どのような栄養素や感情や考えを消化しているところですか？

▶ 何を飲み込むのが難しくて（肉体的に、感情的に、など）胃が痛むのは、何ですか？比喩的にあるいは文字通りに、自由な呼吸を制限しているものは何ですか？

五行メタファー				
土	火	水	木	金
胃経				
色	**黄色：**黄色は、何を表していますか？			
季節	**季節の変わり目：**収穫の時ですか？あるいは、物事をもう少し成長させる必要がありますか？			
気候	**湿気：**目標のためにもっと気力が必要ですか？あるいは、霧が前途を妨げていますか？			
におい	**良い香り：**「花の香りをかぐ」必要がありますか？それとも収穫をもたらす努力に焦点を合わせますか？			
味	**甘い：**何が（どんなことが）あなたの人生や目標において甘い味ですか？			
感情	**同情／共感：**他人の気持ちにつながる必要がありませんか？それとも同情・共感を必要としていませんか？			
音声	**歌声：**情熱、表現、歌を歌うことが必要ではありませんか？あるいは、歌いすぎ、話しすぎていませんか？			
強化対象	**筋肉：**もっと力や動きが必要ですか？それとも静けさや忍耐が必要ですか？			
育むべき力	**減少：**人生においてもっと個人の力を持つために何を手放すことができますか？			
信念／世界観	**思春期後期（恋愛結婚期）または因習的／総合的な信念：**仲間のグループや社会や文化の価値観と比べるとあなたの価値観はどういうものですか？			

土 | TOUCH FOR HEALTH 157

胃経

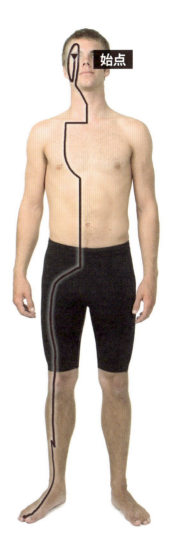

始点

胃経エネルギーの流れ

陽

7AM-9AM

胃経の経路

左右両側にあります。目の下からスタートして頬骨の周りを顎まで降りて前頭隆起まで上がり目を通過して、顎から首の前面を下がり鎖骨に沿って少し外側に行き胸から腹部を降りて腰の前面を横切り脚の前面外寄りを降りて足の第二指の先に至る

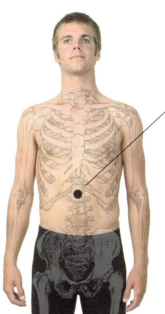

胃経の募穴

胸骨の端とへその中間

指圧のポイント

[活性化のポイント]

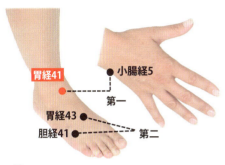

第一

胃経41 痛みのタッピングポイント：
距骨と足の人差し指に沿って交わった所、足首の前側
小腸経5: 手首の外側、(尺骨の終わりの)くぼみ

第二

胃経43: 足の甲、足の人差し指と中指の間を約5センチ上がったところ
胆経41: 足の甲、足の薬指と小指の間を2-3センチ上がったところ

[鎮静化のポイント]

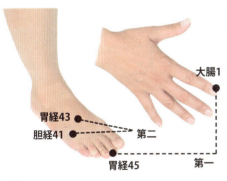

第一

大腸経1: 人差し指の爪の親指側の上角
胃経45: 足の人差し指の爪の外側（中指側）

第二

胃経43: 足の甲、人差し指と中指の間を約5センチ上がったところ
胆経41: 足の甲、薬指と小指の間を2-3センチ上がったところ

胃経

胃経 大胸筋鎖骨部

筋肉の機能
この胸にある筋肉は、肩で腕を曲げたり回すのを助けます。この筋肉の収縮は胸を上げたり開いたりします。

兆候
この筋肉は、入ってくるものを処理して消化する胃経（とその感情）の機能と特に関連があります。私たちは任脈・督脈に次いで、胃経でバランス調整を始めるのを好みます。なぜなら目標つきバランス調整において多くの場合、感情や消化の要素が、重要だからです。

バランス調整のための食物
特にアレルギー関連や過敏症の問題を持つ人々のために、ビタミンB（小麦胚芽、全粒穀物、レバー、ビール酵母、牛の胃など）が含まれている食べ物をよく噛み、食事の前に砂糖や甘いものを避けてください。多くの場合、塩化水素のバランスが崩れています。

考慮すべき筋肉メタファーの質問
▶ 目標と関連して、もっと胸を張って誇りを持つ必要がありませんか？あるいは、あまりにも誇りを持ち過ぎていませんか？

筋反射テストの位置

大胸筋鎖骨部

座位 / 立位 / 仰向け

1. 腕を体に対して90°の角度にまっすぐ上げ、手のひらを外側に向け親指を下に向けます。
2. 腕と左右反対側の肩を支えます。
3. 前腕に圧をかけて45°斜め下に、身体の中心から腕を遠ざけるつもりで少し押し下げます。

押 押す方向	前腕の上を斜め 45°外方向に

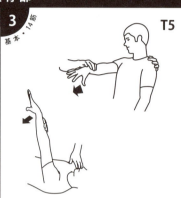

T5

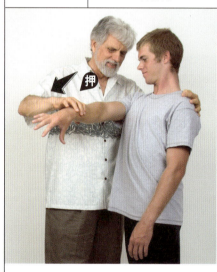
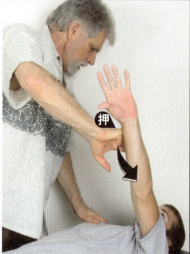

以下の筋肉もテストしてください： 広背筋、大胸筋胸肋部、膝窩筋、腹筋と縫工筋。大胸筋に痛みがある場合は僧帽筋中部をテストしてください。感情的な緊張の結果、精神的な緊張が生じ、棘上筋を巻き込んでいるかもしれません。

土 | TOUCH FOR HEALTH 159

胃経 大胸筋鎖骨部

基本・14筋 3

胃経

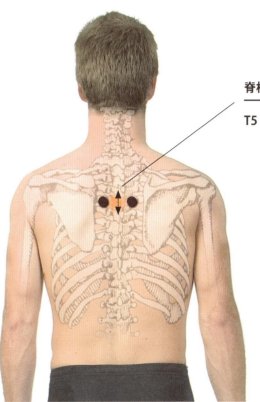

脊椎反射ポイント
T5

神経リンパポイント

前面： 左胸の下部、第5と第6肋骨の間

背面： 肩甲骨を半ばまで下り、胸椎5（T5）と胸椎6（T6）の間、脊椎から2-3センチ左右に離れたところ

神経血管ポイント

前頭隆起、眉毛と髪の生え際の間にある額の出っ張ったところ。感情的ストレスが筋肉に影響を与えなくなるまで、このポイントに軽く触れてください。

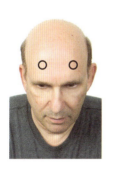

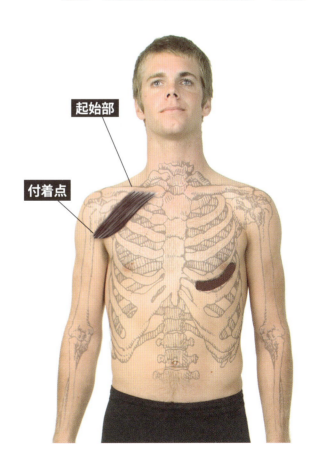

起始部
付着点

陽
7AM-9AM

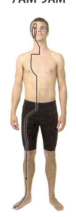

筋肉の起始部と付着点

大胸筋鎖骨部

起始部： のど元に向かって鎖骨の内側半分のところ

付着点： 肩の真下部分、上腕前面の筋肉にある溝

この筋肉を感じるには、 胸の一番上の部分、肩と鎖骨の下の間で収縮させます。

胃経 肩甲挙筋

筋肉の機能
この筋肉は、頸椎の上から四つに起始部があります。主な役割は、頭を起こし、水平に保つことです。

兆候
この筋肉が抑制されると、頭が前に落ちるか、横にねじれるか傾きます。カイロプラクテッィクによる首の調整が必要な場合があります。

バランス調整のための食物
小麦胚芽、全粒穀物、レバー、ビール酵母に入っているビタミンBが役立ちます。通常、塩酸のバランスが崩れています。牛の胃や生肉を食べること、よく噛むこと、砂糖や甘いものを避けてください（特に食前）。

考慮すべき筋肉メタファーの質問
- 頭をまっすぐに保つのは、文字通りあるいは比喩的に困難ではありませんか？
- 鼻が高すぎませんか？あるいは人前で毅然とすることが出来ませんか？

筋反射テストの位置

肩甲挙筋

座位 / 立位 / 仰向け

1. 肘を曲げて、その肘を腰の横にしっかり押し付けます。頭を後ろ、肘と左右同じ側（肘が右なら右側）に傾けます。
2. 肘と左右同じ側の肩を支えます。
3. 上腕の内側、肘に近いところに圧をかけて、腕を体側から引き離します。

| 押 押す方向 | 上腕の内側、肘に近いところ |

C5
T8

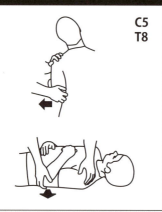

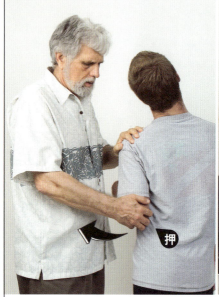

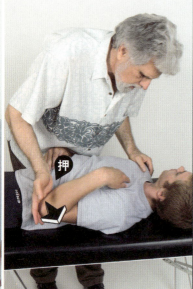

以下の筋肉もテストしてください：特に肩甲挙筋が痛む時には菱形筋、首の筋肉、大円筋、小円筋、大胸筋鎖骨部、広背筋も

胃経 肩甲挙筋

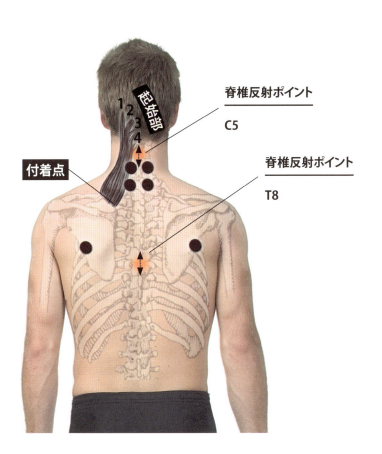

神経リンパポイント

- **前面:** 第1肋骨の胸骨の端

- **背面:** 頸椎7(C7)胸椎1(T1)の間、脊椎から左右に各2-3センチ離れたところ。そして、大円筋と小円筋の中間の固いところを強く押してください。

神経血管ポイント

前頭隆起、眉毛と髪の生え際の間にある額の出っ張ったところ

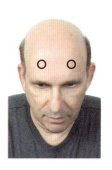

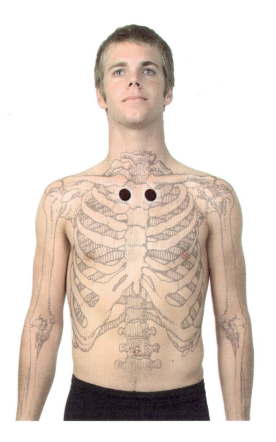

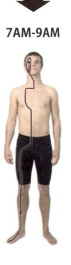

7AM-9AM

筋肉の起始部と付着点

肩甲挙筋

起始部: 頸椎1-4(C1-4)の端、首の後ろ少し横側

付着点: 肩甲骨の一番上で、脊椎に一番近いところ

この筋肉を感じるには、首の真ん中と肩甲骨の内側上の角との間の深部で収縮させます。

胃経 首の筋肉

筋肉の機能

前部頸椎屈曲筋群
この筋肉群は、首の前面と側面にあります。この筋肉は首を起こし、耳や肩を水平に保つのを助けます。

後部頸椎伸展筋群
この筋肉群は首の背面と側面にあります。頭を肩より後ろに回すのを助けます。この筋肉が抑制されていると、亀が頭を突き出すように、首が前に突き出る傾向があります。

兆候

この筋肉群は特に、むち打ち症の怪我で傷つきやすいです。また、免疫反応と同様、頭部や頭皮の排泄に重要な副鼻腔の機能に関連しています。またアレルギーや喘息にも関連していることがあります。頭痛や肩の緊張は、頭が脊柱の上でうまくバランスをとれていないことに起因しています。というのも前面の筋肉が弱いために、首が「S字カーブ」を描くからです。

バランス調整のための食物

小麦胚芽、全粒穀物、レバー、ヨーグルト、ビール酵母に含まれるビタミンBを定期的に摂取してください。副鼻腔炎に関しては、海藻に含まれる有機ヨウ素や生魚が役立つ場合があります。

考慮すべき筋肉メタファーの質問

► 姿勢を観察してください。

► 文字通り、首が前に突き出ていませんか？

► 比喩的に、リスクを冒しすぎていませんか？あるいは、もっとチャンスをつかむ必要がありませんか？

筋反射テストの位置

前部頸椎屈曲筋群

座位 / 立位 / 仰向け

1. 頭を前に出す。（もし立位なら肩甲骨の間を支える）
2. 首を伸ばす方向に、額に圧をかけます。
3. また、10°と45°の角度に左右首を曲げて、それぞれテストします。各回、額の一番上になったところに圧をかけます。

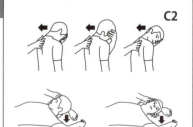

後部頸椎伸展筋群

座位 / 立位 / うつ伏せ

1. 頭を後ろに反らせます（もし立位なら胸の一番上を支えて）
2. 頭の後ろに、前に押すように圧をかけます。
3. また、頭を左右に傾けてテストします。

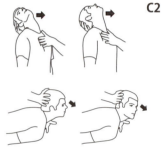

| 押 押す方向 | 額と後頭部に圧をかけます | 注：副鼻腔炎に関して、バランス調整中に35°の角度で頭を下げてください。 |

立位/座位

仰向け　　　　　　　　　　　**うつ伏せ**

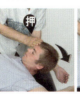

以下の筋肉もテストしてください：大胸筋鎖骨部、縫工筋、薄筋、ひらめ筋、腓腹筋

警告：もし、その人が首の筋肉をテストされるのが不快なら、テストしてはいけませんが、調整ポイントを教えて、調整ポイントに働きかけた後で、可動域を通じて頭の動きがもっと快適になったことに気づくでしょう。

胃経 首の筋肉

前部頸椎屈曲筋群

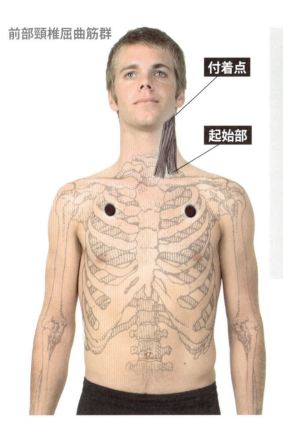

注：顔の表情：顔の表情に注意：首に関わる筋肉はとてもたくさんあるので、筋肉を一つ一つ孤立させて感じ、テストすることは微妙な練習です。このことは、首の筋肉は感情に関連する胃経の関係に類似しています。

首の筋肉群はすべて、感情にまつわる顔の表情の微妙な変化に関わっているのです。首の筋肉をテストする時の顔の表情に注意を払って、どんなメタファーが作り出されるのか見てください。

神経リンパポイント

- **前面**：第2、第3肋骨の間、胸骨から8-9センチ左右に離れたところ
- **背面**：頸椎（C2）、首の最上部の近く、脊椎から約2センチ左右に離れたところ

神経血管ポイント

下顎肢口と同じ高さで
（下顎の親知らずがある位置の奥）

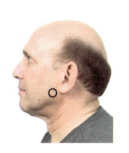

後部頸椎伸展筋群

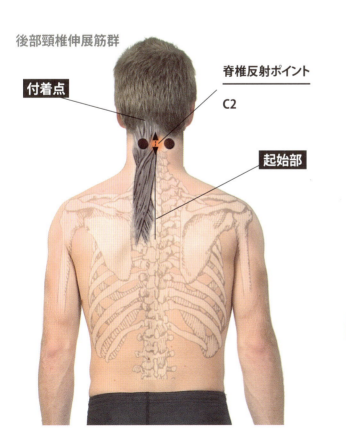

脊椎反射ポイント
C2

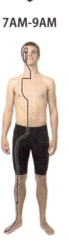

㊐
7AM-9AM

筋肉の起始部と付着点

前部頸椎屈曲筋群

起始部：鎖骨の最初の三分の一、胸骨の一番上

付着点：頭の後部、耳の後ろの乳様突起

この筋肉を感じるには、頭を前に傾けて、首の前と横を収縮させます。

後部頸椎伸展筋群

起始部：頸椎の一番下（C7）から背面上部（T1-5）脊椎および横突起

付着点：頭蓋骨の底部後ろ側全体、脊椎の真上に当たるところ

この筋肉を感じるには、頭を後ろに反らして、首の後ろを収縮させます。

胃経 腕橈骨筋

筋肉の機能
肘を曲げ、手首を回転するのを助けます。回し始めの位置によって、手のひらを前後に回すことができる。

兆候
この筋肉が弱いと、腕を上げ、背中の後ろに持ってくるのが難しくなります。不眠症や神経の緊張全般を経験する人にこの筋肉が弱いことがよくあります。手首の疾患が生じるかもしれません。

バランス調整のための食物
もし、手首の問題がこの筋肉の弱さと共に現れれば、ビタミン B6 が大切かもしれません。

考慮すべき筋肉メタファーの質問
- 重要なことをしてもらうために、後ろに手を回すことができますか？
- あなたは、自分の背中を自分でかくことができますか？あるいは、他人にかいてもらわないといけないところがありませんか？
- 誰かに腕をねじ上げられていると感じることがありますか？あるいは、あなたの背後で自分の「力が及ばない」何かが起こっていますか？
- 柔軟な目で先を見通せますか？あるいは、盲点となるものに気づかないで、まっすぐ前だけを見ていますか？

筋反射テストの位置

腕橈骨筋

座位 / 立位 / 仰向け

1. 親指を肩に向けて、腕を90度駕より少し広く曲げます。
2. 肘を支えます。
3. 手首の親指側に圧を加えて、腕を伸ばすように押します。

 押す方向 | 手首の親指側

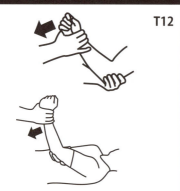
T12

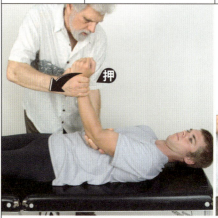

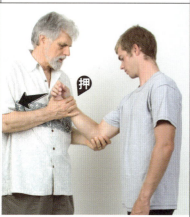

以下の筋肉もテストしてください： 大胸筋鎖骨部、縫工筋、およびアドレナリンの機能に関連する他の筋肉

胃経 腕橈骨筋

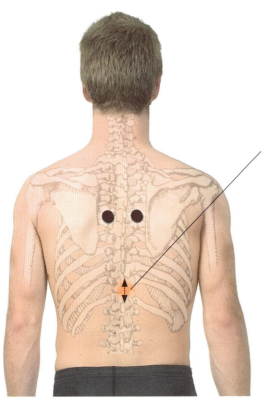

脊椎反射ポイント

T12

神経リンパポイント

- 前面：左側の第5と第6肋骨の間にある帯状のところ
- 背面：胸椎5（T5）と胸椎6（T6）の間、脊椎から左右に2-3センチ離れたところ

神経血管ポイント

前頭隆起、眉毛と髪の生え際の間にある額の出っ張ったところ

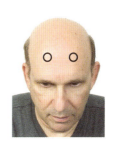

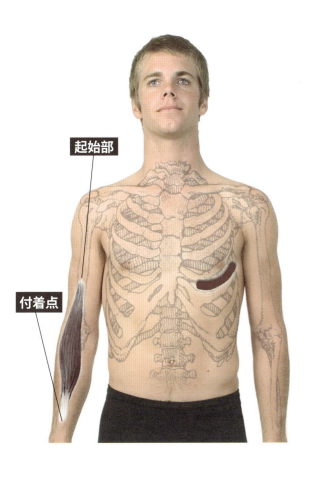

7AM-9AM

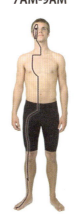

筋肉の起始部と付着点
腕橈骨筋

起始部：上腕骨の下半分

付着点：橈骨の親指側に沿って手首の近く

この小さな筋肉を感じるには、親指が肩に向いている状態で肘を曲げ、上腕（肩に近い方）と前腕（手に近い方）との間を収縮させます。

Letters from Around the World!
ータッチフォーヘルス 世界中からの手紙ー

タッチフォーヘルスは喜びであり、生き方です。

私が初めてタッチフォーヘルスを学んだ時、私はすでにロンドンでの事務所に縛られた仕事から量子的飛躍を遂げていました。私は、何年もの間、ひどい背中の痛みに苦しみ、自分の人生がどれだけ不幸なのかに気づいていました。私は、今までのものに代わる生き方や態度を探し始めました。その当時にはまだ新しい、人間の潜在的可能性を求める運動の多くの側面を学び、ついにマッサージとヒーリングの先生になりました。1970年代初期にアメリカに移住したのちも学び続け、そこでタッチフォーヘルスに出会ったのです！

最初に受けたクラスで、「探し求めていたのはこれだ！」と思いました。体自体が必要とするものを教える癒しの体系がとうとうここにありました。私は先生と一緒に毎週施術に通うことで勉学に役立てました。約10回のセッションの後、私は大人になってからの人生で初めて痛みから解放されていることに気づきました。1978年にタッチフォーヘルスのインストラクターになり、1980年にイギリスに戻って、タッチフォーヘルスを教え、開業しました。その時以来、タッチフォーヘルスは、私の生き方になっています。私はタッチフォーヘルスと共によい体調で世界中を旅しました。数百人もの生徒に教える特権を行使しました。タッチフォーヘルスは私に、なんという喜びをもたらしたことでしょう！

ナタリー・ダベンポート
イギリス

タッチフォーヘルス・キネシオロジーは未来のテクノロジーです！

石丸先生は、日本のキネシオロジー普及の草分け的存在だと私の信頼する友人から聞いていました。

メキキの会で主催して石丸先生に来て頂きました。
二つのコースを受け、キネシオロジーは未来のテクノロジーだと確信しました。

なぜなら再現性があり、効果がすぐわかるからです。
また人間をセンサーに使っているので応用範囲が広いのも特長です。

私は、「志をつないで良い世の中を創る」という二つの団体を運営していますが、私の開発してきた志教育の方法の効果も従来は参加者が理屈でしか理解できなかったものがキネシオロジーを効果測定に利用することで、視覚的、体験的にも理解できるようになりました。

また、石丸先生の人間に対する愛情を体験することができたことは最も素晴らしい体験でした。すべては愛から始まる。これが石丸先生から受け取った最大のものです。

一般社団法人メキキの会　会長
出口光

脾経

脾経は、とても重要な機能を果たしています。胃が食材を生のままで受け取る一方で、脾臓はそれを使える形に変容させ、分配するように機能します。それは、ふさわしいものを消化吸収して、毒や有害な要素を特定する消化吸収サイクルの一部分です。脾臓の機能はまた、血液を浄化して白血球の力を強め、損傷したあるいは死んだ赤血球を取り除く免疫機能に関係します。膵臓の機能は、また脾経と関連しています。そして、糖分の代謝を含みます。特に、消化全般、物事を処理しやすい大きさに砕くのです。

土の行のメタファー

土の行のメタファーは、土台、地面、土壌に対応します。土（塩、ミネラル、鉱石）の行を構成する要素は、火の行から生じる金の行の象徴です。土の行は、木の行によってコントロールされます。木が地中に根を張り、土を固定し、動かない様に象徴されます。土の行は次に、湖や川で土が水に形を与える容器のように、水の行をコントロールします。土の行は晩夏に関係があります。そして、夏と秋の間だけではなく、季節ごとの移り変わりの時期（土用）に関連があると言われています。土の行に関連する方向は、東でも西でも南でも北でもなく、中心なのです。かくして五行は、時々土の行を中心に、四方に他の四つの行を配して表されます。

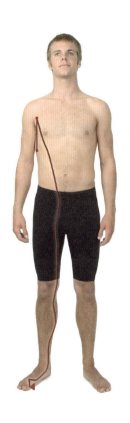

脾経

最も活性化する時間：午前9-11時

気の流れ：陰

五行メタファー：土

► 最近の変化の局面において、あなたの成長に滋養を与える十分な根と、夢を形にする十分な安定感を持っていると感じていますか？

► あなたは、地に足がついていると感じていますか？それとも、もっと地に足をつけ集中する必要があると感じていますか？

► あなたの振る舞いをどのようにきれいに保っていますか？

関連する筋肉
広背筋
僧帽筋中部／下部
母指対立筋
上腕三頭筋

脾経メタファーについて考慮すべき質問

► 十分な甘さがありますか？それとも甘すぎですか？

► あなたは、問題を消化できる大きさに噛み砕くことについてどう思いますか？

► 食生活、知的、化学的、精神的や領域で、毒のある物が重荷になっていて、解毒や免疫系の機能が働きすぎになっていませんか？

五行メタファー

土	火	水	木	金
		脾経		

	脾経
色	**黄色：**黄色は、何を表していますか？
季節	**季節の変わり目：**収穫の時ですか？あるいは、物事をもう少し成長させる必要がありますか？
気候	**湿気：**目標のためにもっと気力が必要ですか？あるいは、霧が前途を妨げていますか？
におい	**良い香り：**「花の香りをかぐ」必要がありますか？それとも収穫をもたらす努力に焦点を合わせますか？
味	**甘い：**何が（どんなことが）あなたの人生や目標において甘い味ですか？
感情	**同情／共感：**他人の気持ちとつながる必要がありませんか？それとも同情・共感を必要としていませんか？
音声	**歌声：**情熱、表現、歌を歌うことが必要ではありませんか？あるいは、歌いすぎ、話しすぎていませんか？
強化対象	**筋肉：**もっと力や動きが必要ですか？それとも静けさや忍耐が必要ですか？
育むべき力	**減少：**人生においてもっと個人の力を持つために何を手放すことができますか？
信念／世界観	**思春期後期（恋愛結婚期）または因習的／総合的な信念：**仲間のグループや社会や文化の価値観に比べるとあなたの価値観はどういうものですか？

土 | TOUCH FOR HEALTH 169

脾経

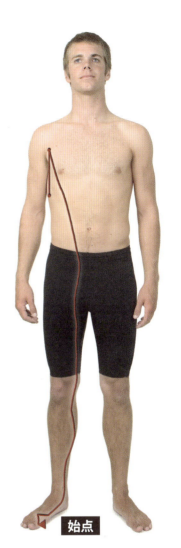

脾経エネルギー
の流れ

陰

9AM-11AM

指圧のポイント

[活性化のポイント]

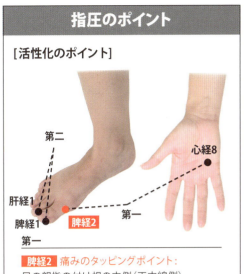

脾経2 痛みのタッピングポイント：
足の親指の付け根の内側（正中線側）
心経8: 手のひら、薬指と小指の間を2-3センチ上がったところ

第二

肝経1: 足の親指の爪外側
（正中線から離れた側）の角
脾経1: 足の親指爪内側（正中線側）の角

[鎮静化のポイント]

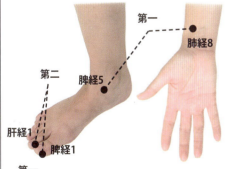

第一

脾経5: 内くるぶしの下、やや前方のくぼみ
肺経8: 手首の内側のしわから2-3センチ上がったところ

第二

肝経1: 足の親指の爪外側
（正中線から離れた側）角
脾経1: 足の親指爪内側（正中線側）角

脾経の経路

左右両側で足の親指の正中線側から脚と胴を上がり腕の付け根に至り、脇の服の縫い目のところを降りて第9肋骨に至る

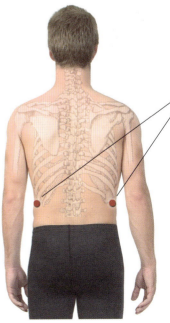

脾経の募穴

左右両側、第11肋骨の先端（体の脇の服の縫い目に当たるところ）

脾経

脾経 広背筋

筋肉の機能
肩を押し下げて、背筋をまっすぐ保つように手助けします。この筋肉は、身体の前面を横切る、腕のあらゆる動きに関わります。この筋肉は、水泳、漕ぐ、ボウリング、ゴルフ、そして野球のバットを振る、空手チョップのような、腕のあらゆる力強い動きに使われます。バランスが崩れると、肩から骨盤にかけての姿勢に影響します。

兆候
広背筋は膵臓の機能、インスリン分泌を含む糖代謝と消化全般に関連します。糖尿病、インスリン過剰（インスリンの過剰分泌）、低血糖症あるいはその他の糖代謝に関わる問題がある人は、広背筋が弱くなる場合があります。広背筋が弱い側の肩が高くなっているのがわかるかもしれません。この筋肉が弱くなることはとてもよく見られることで、糖分やカフェイン、タバコへの過敏性と同様、アレルギーを示すことがしばしばあります。

バランス調整のための食物
緑黄色野菜、牛の胃と仔牛の膵臓や胸腺のように、ビタミンAが豊富な食品。精製された砂糖や濃縮された甘味料を避けてください。

考慮すべき筋肉メタファーの質問
▶ 肉体的、知的に、精神的に、何かを攻撃しようとしていませんか？

▶ あるいは、目標に辿り着こうとするに当たって、大きな身振りをすることを抑制していますか？

▶ 文字通りあるいは比喩的に、甘いものを摂りすぎていませんか？あるいは不足していませんか？

▶ あなたは問題をどのようにして噛み砕く大きさに小分けしていますか？

筋反射テストの位置
広背筋

立位／仰向け

1. 体に沿って腕をまっすぐ伸ばします。肘を内側に、親指を後ろ向きに、手のひらを外側にします。
2. 肩周りが緊張しないように、肘が曲がらないようにしてください。
3. 伸ばしている腕と同じ側の肩を固定します。
4. 圧を前腕にかけて、腕を少し前方、体から離すように引いてください。

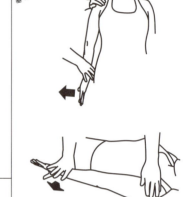

押す方向	前腕の内側、手首の上

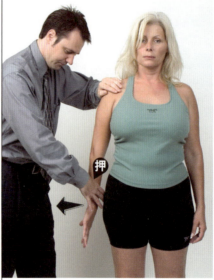
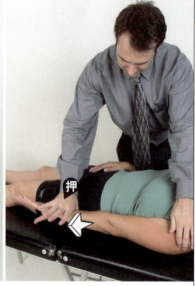

次の筋肉もテストしてください： テストした反対側の僧帽筋上部、上腕三頭筋、縫工筋、薄筋、大胸筋鎖骨部

土 | TOUCH FOR HEALTH 171

脾経 広背筋

神経リンパポイント

- **前面:** 左側、第7、第8肋骨の間、肋骨の縁に近いところ
- **背面:** 胸椎7と8（T7とT8）の間、脊椎から2-3センチ左右に離れたところ

神経血管ポイント

頭頂骨の、耳の上より少し後ろ

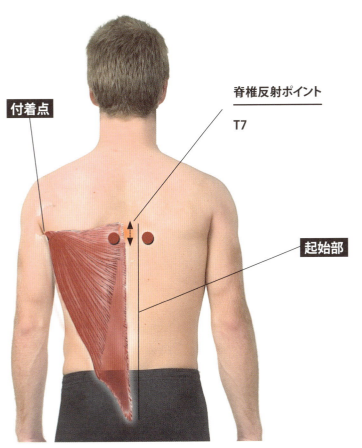

付着点 / 脊椎反射ポイント T7 / 起始部

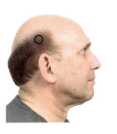

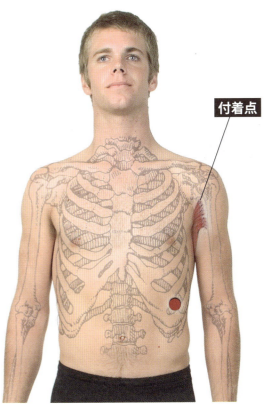

付着点

陰
9AM-11AM

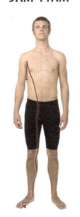

筋肉の起始部と付着点

広背筋

起始部: 脊椎に沿って、左右の肩甲骨の下部の間、胸椎6（T6）から、腰のライン、つまり背中で腰骨の一番上まで。

付着点: 肩のすぐ下、腕の前面内側

この筋肉を感じるには、肘を体にしっかり引きつけて腕を真っ直ぐに保ち、親指を後ろに向けて、背中の外側を収縮します。

脾経

脾経 僧帽筋（中部/下部）

筋肉の機能
これは、肩甲骨を内側に保ち回転させる筋肉の一つです。肩と腕の問題に関わっていることがあります。

兆候
脾臓と関連があり、僧帽筋は感染症やのどの痛み、貧血症と熱のバランスを取るのに重要です。大胸筋に緊張を引き起こす可能性のあるこの筋肉が継続して弱い場合は、中のT（胸椎）12とL（腰椎）1、一番下の肋骨の高さの水平なところの問題によるかもしれません。これは時々、歩くことや腕を自由に振ることで解決する可能性がありますが、カイロプラクティックの調整が必要かもしれません。

バランス調整のための食物
風邪や感染症には、24時間絶食して、レモン半分を約230mlの水で割ったジュースを2、3時間ごとに飲むと役に立つことがよくあります。一般に、ビタミンCが豊富な食品（かんきつ類やピーマン）とソバ粉を食べるべきです。

考慮すべき筋肉メタファーの質問
- どんな風にあなたの行いを清めていますか？
- 抱え込もうとしすぎていませんか？人生のすべてを抱きしめるために腕を広げる必要がありませんか？
- あなたの人生を純粋で綺麗にするために何をしていますか？

筋反射テストの位置

僧帽筋中部
立位 / 仰向け

1. 親指を上に向けて腕をまっすぐ体の横に出します。
2. 腕と同じ側の肩の前面を支えて、手首の後ろに圧をかけ、腕を前方に押します。

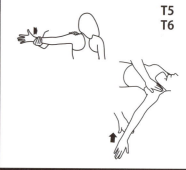

僧帽筋下部
立位 / 仰向け

1. 手のひらを上に、頭のほうに向けて回し、腕をまっすぐ体の横に出します。
2. 手首に圧をかけて、腕を頭の方に向けて押します。

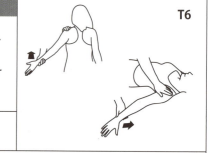

押 押す方向	手首の後ろ

中部　　　下部

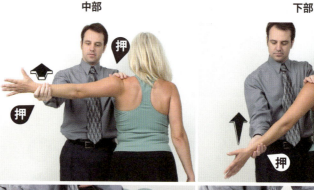

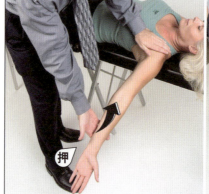
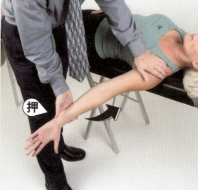

以下の筋肉もテストしてください：前鋸筋、菱形筋および大胸筋鎖骨部

脾経 僧帽筋（中部/下部）

脊椎反射ポイント

T5-T6 中部

脊椎反射ポイント

T6 下部

神経リンパポイント

- 前面：左側の第7と第8肋骨の間、肋骨の縁に近いところ
- 背面：胸椎7と8（T7とT8）の間、脊椎から2-3センチ左右に離れたところ

神経血管ポイント

小泉門、赤ちゃんの頭の後部にある柔い部分の上方約1センチ

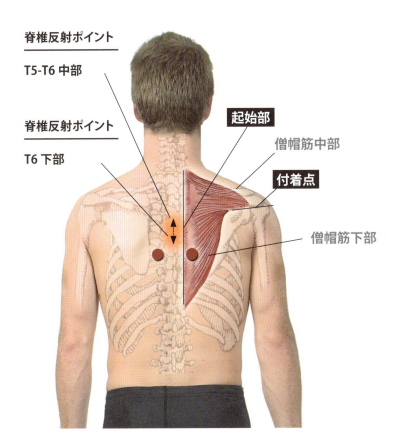

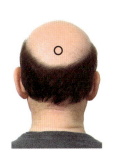

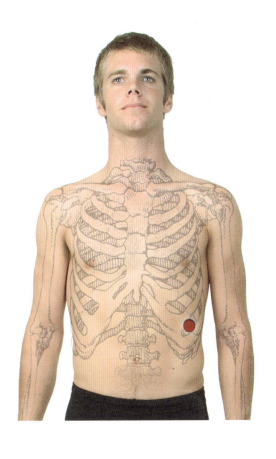

陰

9AM-11AM

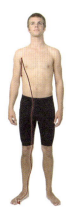

筋肉の起始部と付着点

僧帽筋中部 / 下部

起始部：僧帽筋中部は、頸椎7（C7）と胸椎1-3（T1-3）に沿って付いています。僧帽筋下部は、胸椎4-12（T4-12）に沿って付いています。

付着点：肩甲骨の上端

僧帽筋中部を感じるには、肩の高さで腕を十分に伸ばして、脊椎に向かって後ろに引く時、肩の間で収縮させます。

僧帽筋下部を感じるには、手のひらを上に向けて肩の高さで腕を十分に伸ばし、脊椎に向かって後ろに、そして少し下に引く時、肩の間で収縮させます。

僧帽筋上部210ページ参照

脾経 母指対立筋

筋肉の機能
親指と向かい合う小指で握ることができます。

兆候
これが弱いと「テニス肘」になることがあります。もし、両手の筋肉が弱くて反応しない場合、仙骨の固着を示しているかもしれません。膝を胸まで上げて床を前後に転がる動きが役に立つ場合があります。もし役に立たないならカイロプラクターに見てもらうべきです。この筋肉は特に膵臓の機能と関連があります。物事を処理できる大きさに小分けして、役に立つものとそうでないものを分別する、糖分の代謝や消化機能に関連があります。

バランス調整のための食物
ビタミンA、ビタミンC、ビタミンB6、カルシウム、苦灰石（カルシウムとマグネシウム）乳製品や骨粉などカルシウムが豊富な食物と同様に、骨から作ったサプリメントが必要な場合もあります。

考慮すべき筋肉メタファーの質問
- 何を握る必要がありますか？
- 何をきつく握りしめていますか？あるいは握り方がまだ不十分ですか？
- 手放す必要があるのに、手放せないものは何ですか？

筋反射テストの位置

母指対立筋

立位 / 座位 / 仰向け

1. 親指の先端と小指の先端で輪を作り保ちます。
2. 親指と小指を引き離そうとしてテストします。
3. テストして指が少し離れるのは、正常の範囲。離れたポイントで筋肉がロックしている（カチッと止まる）かどうかを見ます。もしロックされ（カチッと止まって）いるなら、その筋肉は強いと考えてもよいです。

C4

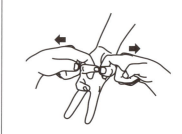

| 押 押す方向 | 親指と小指の下側 |

立位：手首を曲げて　　仰向け：手首は普通どおりで

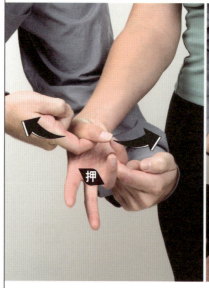 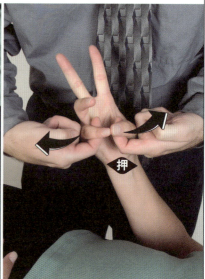

以下の筋肉もテストしてください：なし

土 | TOUCH FOR HEALTH 175

脾経 母指対立筋

神経リンパポイント

- **前面：**左胸の第7と第8肋骨の間で肋骨縁に近いところ
- **背面：**胸椎7と8（T7とT8）の間で、脊椎から2-3センチ左右に離れたところ

神経血管ポイント

小泉門、赤ちゃんの頭の後部にある柔い部分の上方約1センチ

脊椎反射ポイント
C4

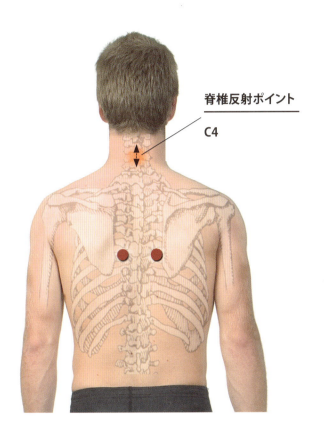
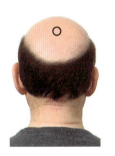

脾経

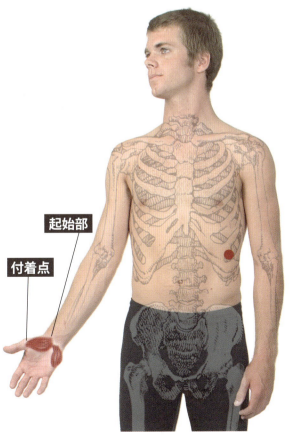

起始部
付着点

陰
↑
9AM-11AM

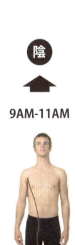

筋肉の起始部と付着点

母指対立筋

起始部：手のかかとに当たる部分の中にある手根骨（手首の骨）

付着点：親指の中手骨に沿って

この筋肉は、親指と小指を合わせた時に親指の手のひら側に収縮を感じます。

脾経 上腕三頭筋

筋肉の機能
腕の裏にあるこの筋肉は、拮抗する二頭筋に働きかけて、肘を伸ばすのを助けます。テストの動きは、手を伸ばしたり引き寄せたりする動作を示しています。

兆候
この筋肉は、糖分の代謝や消化全般に関わる膵臓の機能に特に関連します。消化のメタファーは、物事を処理できる大きさに小分けすることに関連しています。

バランス調整のための食物
ピーマンや緑黄色野菜、レバーのようにビタミンAが豊富な食物。甘いものや濃縮甘味料、精製された砂糖は避けてください。

考慮すべき筋肉メタファーの質問
▶ 文字通りにあるいは比喩的に、あなたは、手を十分に伸ばしていますか？不十分ですか？

▶ あなたが取り入れているものは、多すぎませんか？少なすぎませんか？

▶ 文字通りにあるいは比喩的に、甘いものを取り過ぎていませんか？不十分ではありませんか？

▶ あなたは問題をどのようにして、噛み砕ける大きさに小分けしていますか？

筋反射テストの位置
上腕三頭筋

座位 / 立位 / 仰向け

1. 手のひらを顔の方に向けて、腕を半ば曲げます。
2. 肘の後ろを支えます。
3. 手首の後ろに圧をかけて、肘を更に曲げるように押します。子供は、腕をほとんどまっすぐにしてもらいます。

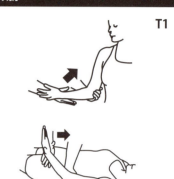

T1

押 押す方向	手首の後ろに対して

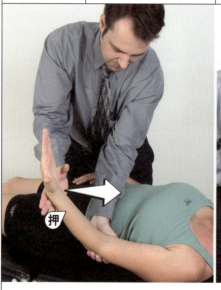
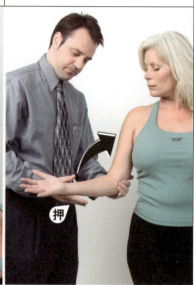

以下の筋肉もテストしてください：肩甲挙筋、広背筋、そして菱形筋

土 | TOUCH FOR HEALTH 177

脾経 上腕三頭筋

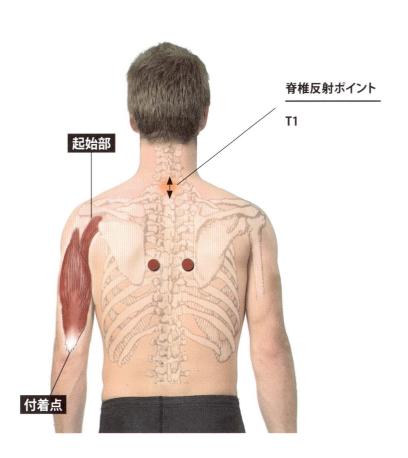

脊椎反射ポイント

T1

神経リンパポイント

- **前面：**第7と第8肋骨の間、軟骨の近く、通常は左側
- **背面：**胸椎7と8（T7とT8）の間、脊椎から2-3センチ左右に離れたところ

神経血管ポイント

頭頂骨の、耳の上より少し後ろ

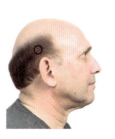

脾経

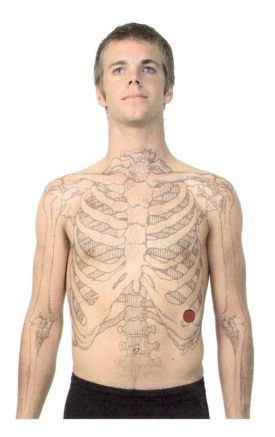

陰

↑

9AM-11AM

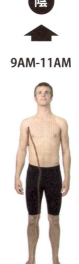

筋肉の起始部と付着点

上腕三頭筋

起始部：上腕骨の後ろ側の一番上肩甲骨の外側端、関節のすぐ下

付着点：前腕の裏側、前腕（尺骨）の上部、肘のすぐ下

この筋肉を感じるには、手を上にして前腕を肘でまっすぐ伸ばし、腕の後ろ、肘と肩の間で収縮してください。

Letters from Around the World!
ータッチフォーヘルス 世界中からの手紙ー

キネシオロジーは、私にとっての強い味方

朝から晩まで、仕事でパソコンの前に座っているので、
肩こりや目の疲れに悩まされていました。

「パソコン　疲労　治し方」などと休み時間に検索しては、
パソコン用のメガネに替えたり、座っている椅子を替えたり、
ネットに書いてあることをいろいろ試してみました。
しかし、ちょっとよくなった、と思っても、数日もたつと、
また肩こりや目の疲れがぶり返すのです。

運動が体によいというのは分かっていても、運動する意欲すらわきません。体は、どんどん鉛のようになり、頭もまわらなくなって、突然のめまいや立ちくらみにおそわれ、仕事にも支障を来すようになり、しまいには、朝、腰痛で布団から起き上がれなくなり、月に1、2度会社を欠勤するようになりました。

そんなとき、ネットで偶然出会ったのがキネシオロジーでした。

キネシオロジーでバランス調整をしてもらうと、どんよりとした
重い疲労感が解消したことにビックリしました。
それから、キネシオロジーを勉強するようになりました。

今では、パソコンを使っていて、疲れたな、と思ったら、その場
で、バランス調整しています。おかげで、めまいやたちくらみ、
腰痛に悩まされることは、全くなくなりました。

また、頭がうまく働かない時は、クロスクロールをすると、
脳のはたらきがよくなるのか、仕事も以前よりはかどるようになり
ました。

キネシオロジーは、私にとって強い味方です。

兵庫県神戸市　森野　良典

タッチフォーヘルスは「ワンダバ（奇跡）」です。

1990年に私がタッチフォーヘルスの本を読んだとき、私は人生の移行期でした。銀行マンとしての私の生活は幸せではなく、よく病気になりました。プライベートな生活も災難で、すべての人間関係が壊れて、決して父親になりたいとは思いませんでした。1986年に私はマッサージの講座に参加して、人々にそのように触れることが気持ち良いと気づきました。

しかし私は、マッサージ師としての将来の仕事に何か手法を追加する必要があると思っていました。私は1991年に初めてタッチフォーヘルスの講座を受講しました。その時期に、危険を顧みず治療院を独立開業することに決めました。私に問題が起こるたびに、誰かが14筋のバランス調整をしてくれました。私のクリニックは大きくなり、1995年からはタッチフォーヘルスのインストラクターとしても教えています。1996年と1998年にジョン・シー博士の6日間の集中講座に参加しました。その瞬間から、タッチフォーヘルスが「ワンダバ（奇跡）」になったのです。"

私は毎日タッチフォーヘルスを仕事で使っています。14筋または42筋のバランス調整の後に人々の気分がよくなり、私はいつも驚くのです。1992年以来毎年1回、スイス・バーゼルのバトミントン・スイスオープンで、世界最高レベルのバトミントン選手にタッチフォーヘルスを施しています。選手たちの中には、タッチフォヘルスはまさに「魔法」だという人もいます。私は、キネシオロジストスイス協会の一員で、タッチフォーヘルスを使った背中のバランス調整法を創りました。

私は、ジョン・シー博士と奥様のキャリーに、素晴らしいワークをずっと前に始めてくれて感謝しています。ありがとう。

ウエリー・メイヤー・エストラーダ
非医療キネシオロジースイス協会の創設メンバーおよび会長

火

心経

心経は、血液の循環だけではなく、全身全霊の細胞の電気的伝達と関わります。心臓は、血中酸素の必要量を決めるために、あらゆる臓器や筋肉と毎瞬毎瞬、絶えずコミュニケーションを取っています。心臓は脳の5000倍の強さで、魂を通して電気的メッセージを伝えています。中国の信念体系では、心臓は、知的プロセスに深く関係しています。一方西洋では、感情の中心および知恵の中心という、心臓のメタファーを伝統的に持っています。中医学では心臓は、明確な洞察を持って行動を方向づける「統治者（君主）」と呼ばれています。

五行メタファー

火の行は、光と温かさを提供する暑い、赤い太陽のイメージで表すことができます。それは、生命の熱と情熱のすべて、特に熱意、活気、そして「温かい気持ち」に関連しています。木の行は火に燃料を提供して、土の行は火によって生み出された灰から形づくられます。

金属を溶かし製錬して、新しい頑丈な形に鍛えて変形する火の強烈な熱によって金の行はコントロールされます。水は、火を消すか、冷却することによって、火をコントロールします。

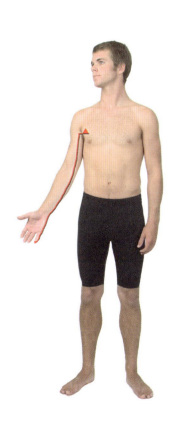

180 TOUCH FOR HEALTH

火

心経

最も活性化する時間：
午前11時 - 午後1時

気の流れ：陰

五行メタファー：火

► 「腹の中に煮えたぎる情熱」を持っていますか？生きるための情熱とエネルギーがありますか？

► あなたは、エネルギーを燃やし尽くしていませんか？あなたの周りの物までも燃やしていませんか？あるいは、冷たすぎて、情熱的になることができませんか？

► 火について考える時、どんなイメージが湧いてきますか？あなたの人生や生活の中で、火は何を象徴していますか？

関連する筋肉

肩甲下筋

心経メタファー
について考慮すべき質問

► あなたの魂（心）や日常の活動の中で、文字通り、または比喩的に、循環やコミュニケーションは、どのようになっていますか？

► 論理的思考や直感や知恵や感情的感覚の間に葛藤がありますか？

► あなたは日常生活の中で、自分や他人とメッセージのやり取りをどのように行っていますか？

五行メタファー				
土	火	水	木	金
心経				

色	**赤：**生活に十分な赤がありますか？あるいは、多すぎませんか？
季節	**夏：**「日に当たる楽しみ」がありますか？あるいは、光に敏感で、エネルギーを使い果たしていませんか？
気候	**熱気、暑さ：**熱を取り入れることができますか？ストレスやプレッシャーに圧倒されていませんか？適切なバランス手法で、プレッシャーや危機に適応していますか？
におい	**焼け焦げる臭い：**天候、トラウマとなる経験、情熱や、他人の要求や批判のせいで「焼きを入れられた」ことがありませんか？「焼け焦げる」ような犠牲を払ってでも危険を冒しますか？
味	**苦さ：**あなたはどんな後悔や恨みを苦々しく思っていますか？あなたに「毒となっている」のは何ですか？刺激過剰になっていませんか？刺激物が不十分ですか？
感情	**喜び：**生活の中にもっと愛と喜びが必要ですか？熱狂的な態度や刺激剤で痛みを隠してはいませんか？
音声	**笑い声：**浮かれ騒ぐことや、声を上げて笑うことを楽しんでいますか？笑うことで、他の感情をごまかしていませんか？間の悪い時に笑ったことがありますか？からかわれたり、馬鹿にされたり、軽蔑して笑われたことがありませんか？
強化対象	**動脈：**知的、感情的、精神的、肉体的な活力を保つために、酸素と養分は堅実に流れ、分配されていますか？体の一部分の血行が悪くて、冷えることはありませんか？
育むべき力	**成熟：**自分に限界があることにくつろいでいられますか？自分の能力を十分に活用していますか？あなたは、気まぐれですか？生活のなかで、子供のような驚きや喜びを経験していますか？
信念 / 世界観	**子供時代・学生時代に神話を文字通りに解釈する段階：**ルールやモラルや信念を狭義に文字通りに解釈していません？慣習について意識的ですか？あなたは、「無駄な労力」を使っていませんか？「何事も一人でやろう」としていませんか？人に完璧なギブアンドテイクの関係を期待していませんか？

心経

火 | TOUCH FOR HEALTH 181

心経

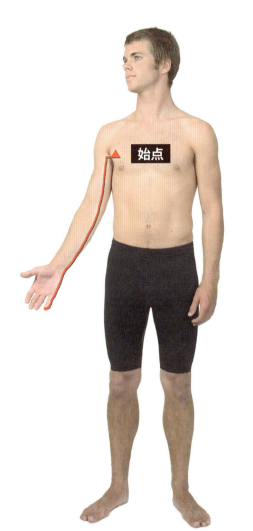

心経エネルギーの流れ

陰

11AM-1PM

心経の経路

左右両側、脇の下から始まり、腕の内側を降りて、小指の爪の薬指側に至る（心経を決して逆流させてはいけません）

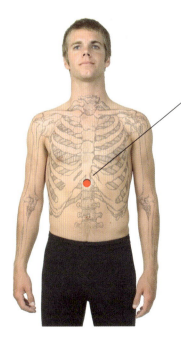

心経の募穴

正中線上の胸骨の下端、剣状突起の上

指圧のポイント

[活性化のポイント]

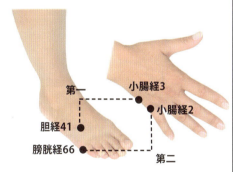

第一

心経9 痛みのタッピングポイント：
小指の爪の内側（薬指側）の端
肝経1: 足の親指の爪の外側（人差し指側）の端

第二

腎経10: 膝の裏側のくぼみの内側（正中線側）の端
心経3: 肘のしわの内側（正中線側）の端

[鎮静化のポイント]

第一

小腸経3: 小指の付け根の関節外側、2-3センチ上方
胆経41: 足の薬指と小指の間の4-5センチ上がったところ

第二

小腸経2: 小指の付け根の外側
膀胱経66: 足の小指の付け根の外側

心経

心経 肩甲下筋

火

筋肉の機能
肩甲下筋を肩の上に持ち上げる時、肩甲骨は胸郭をすべるように動き、腕が回転し、また腕を内側に引くことができます。この筋肉は肩甲骨の裏に隠れていて、直接観察して触ることはできません。

兆候
この筋肉は、血液循環および魂全体を通して電気的コミュニケーションに関わるだけでなく、心臓の伝統的なメタファーである感情を中心とする、心経の機能に関連しています。動悸、めまい、肩や胸の痛み及び歯ぐきの出血は肩甲下筋のアンバランスと関係しています。心臓は、血液循環を受け持つだけでなく鍼灸経絡の流れに影響を与えます。心臓は筋肉臓器であり、他の筋肉と同様、外部の神経から信号を受けて機能しますが、自分を制御する自律神経系も含みます。

バランス調整のための食物
ビール酵母や、小麦胚芽、骨、乳製品、卵黄、緑葉色野菜、エンドウ豆、豆類、ナッツ、イチゴ、レモン、オレンジのように、カルシウム、ビタミンEとBを含む食べ物。そば粉、柑橘類は特に歯ぐきの出血に良いです。

考慮すべき筋肉メタファーの質問
- あなたは、何を隠していますか？あるいは、何を内に秘めていますか？
- 人に打ち明ける必要があるものはありませんか？
- 頭ではなく、心で何を感じていますか？
- あなたは日常生活の中で、自分や他人とメッセージのやり取りをどのように行っていますか？
- あなたの魂（心）や日常の活動の中で、文字通り、または比喩的に、循環とコミュニケーションは、どのように行っていますか？

筋反射テストの位置
肩甲下筋
座位 / 立位 / 仰向け

1. 腕を横に伸ばして肘を90°の角度に曲げます。肩を楽な状態で指先を下に向け、楽な範囲で腕を水平に保ちます。
2. 腕を安定させるために肘を支えます。
3. 圧を前腕にかけて、前腕を上方に回転させます。

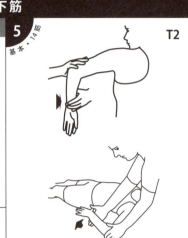

押 押す方向	前腕の下、手首の内側

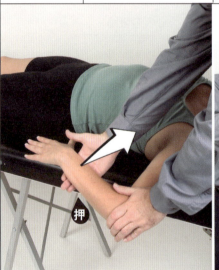
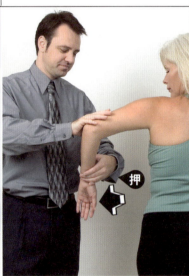

次の筋肉もテストしてください：腹筋、大腿四頭筋、棘上筋、大腰筋

火 | TOUCH FOR HEALTH 183

心経 肩甲下筋

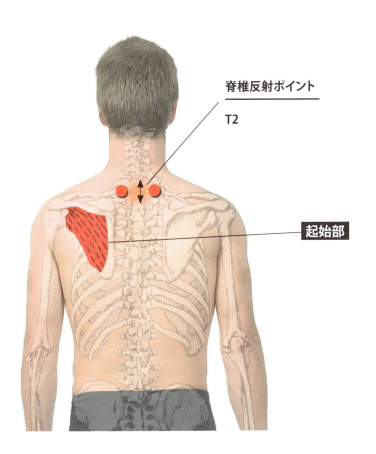

脊椎反射ポイント
T2

起始部

神経リンパポイント

- 前面：第2と第3肋間で胸骨の横
- 背面：胸椎2(T2)、胸椎3(T3)の間、脊椎からそれぞれ左右に2-3センチ離れたところ

神経血管ポイント

大泉門、頭頂にある、赤ちゃんの頭の柔らかい部分

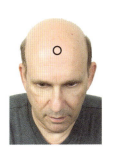

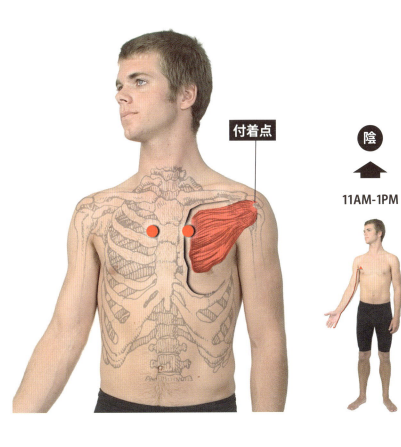

付着点

陰
↑
11AM-1PM

筋肉の起始部と付着点
肩甲下筋

起始部：肩甲骨の裏面

付着点：上腕（上腕骨）前面の一番上

この筋肉は、腕を体と90°の角度に出し、前腕が上腕と90°の角度をなすように保ちながら後ろに引く時に、肩甲骨の裏側で収縮を感じます。また、腰のくびれたところに手の甲を置き、手を体に押しつけて、肩甲骨の内側で収縮させることで感じることができます。肩甲下筋は、見ることも触診する（触って感じる）こともできません。というのも肩甲骨の真裏にあるからです。

Letters from Around the World!
ータッチフォーヘルス 世界中からの手紙ー

私の怪我は、すべてタッチフォーヘルスに よって消えました!

私は、校長宿舎で教師夫婦の子供として生まれました。母が私の先生であり、父が校長でした。私は、先生に「ならなければいけなかった」し、後に校長にならなければならなかったことに、もがき悩みました。私は地域社会で、選挙で選ばれた代議員として、政治に関わる仕事を始めました。職業軍人である間、私は文化保護将校になり、そののちウィーンの軍事地理学者になりました。大尉の地位に進みました。想像がつくでしょうが、私はストレスがいっぱいたまり、そのため病気になり始めました。心臓と肝臓に問題が起こり、高血圧で、足の神経が傷を負っていました。

死んだも同然で、妻は私をキネシオロジストのところに連れて行きました。彼が私の腓骨筋の神経リンパポイントを激しくマッサージしたところ、私は壁をよじ登れるくらい足がよくなりました。彼女は、敬愛するカリスマ教師ジョン・シー博士のことを教えてくれました。シー博士が彼女にタッチフォーヘルスのやり方を教えたのです。一瞬にして私の人生は変わりました。脚の不自由さは癒され、タッチフォーヘルスとキネシオロジーの手法によって、私の怪我はすべて消えたのです。こうして私は、タッチフォーヘルスの熱烈な支持者になり、真剣にタッチフォーヘルスの練習をしたのです。私は、タッチフォーヘルスのインストラクタートレーナーになり、ビッヒラー-ラージャ夫人と共に、二つの目的を掲げて「オーストリア・キネシオロジーと健康のアカデミー」を創設したのです。一つ目は、できる限り多くの人にキネシオロジーとタッチフォーヘルスを教え、普及すること。二つ目は、タッチフォーヘルスと他のキネシオロジーの方法を応用して、人々の内なる自己治癒能力を活性化するのを助けること。今の私の生き方や働き方もストレスがかかることがありますが、それは、私が満足して、幸せになり、健康になるようなストレスなのです。

オートウィン・ニーデルフーバー
ウィーン、オーストリア

頭痛?タッチフォーヘルス
痛み?タッチフォーヘルス
病気?タッチフォーヘルス

私たちは病理医学や薬に反対しているのではありませんが、本当に必要なときだけ使いたいのです。そして、私たちはタッチフォーヘルスを使っているので、もう薬を必要としません。もちろん、病理医学を必要とする日が来たなら、使うでしょう。そしてそれは、いつも薬を使っている人に対してよりもっと効くでしょう。

時々私の7歳になる娘エバが、学校で悲しいことがあって、帰って来て言います。「パパ、タッチフォーヘルスのバランス調整をして!」5分後(彼女のバランスにかかった時間)幸せが戻ってきます。2歳になるノアは以前、バランス調整をしてもらっていた。先月、彼女は夜にひどい病気になりました。午前2時、すぐに私たちが彼女のバランス調整をして最後の筋肉のバランスを取っている時に彼女の病状は和らぎ、ぐっすり眠りに落ちました。私は、人々のバランスが取れて、健康になる手助けをする家庭の手法として、タッチフォーヘルスを母親たちに教えています。そして、タッチフォーヘルスはジョンが言うように、ちょっと練習すれば「歯を磨くように簡単に」人を助けることができます。

ジョン、私のような普通の人にタッチフォーヘルスをもたらしてくれてありがとう。私は、このような経験をして人生の目的を見つけたのです。

ポール・ランドン
フランス

小腸経

小腸経は主に、栄養分がある物質の吸収と老廃物の分離に関係しています。同じ機能は細胞レベルでも、魂全体としても起こります。それは、魂の外側からの影響や物質を吸収するということなのです。小腸は6メートル以上の長さにわたって曲がりくねっていて、十二指腸、空腸、回腸の三つの部分に分けられます。小腸を通るうちに、他の臓器からの様々な分泌物が、消化された食べ物に加わり、栄養分を吸収するのを助けます。小腸の内の大部分を細菌が占めていて、小腸に入ってくる物資が吸収されるように作用します。

五行メタファー

火の行は、光と温かさを提供する暑い、赤い太陽のイメージで表すことができます。それは、生命の熱と情熱のすべて、特に熱意、活気、そして「温かい気持ち」に関連しています。木の行は火に燃料を提供して、土の行は火によって生み出された灰から形づくられます。

金属を溶かし製錬して、新しい頑丈な形に鍛えて変形する火の強烈な熱によって金の行はコントロールされます。水は、火を消すか、冷却することによって、火をコントロールします。

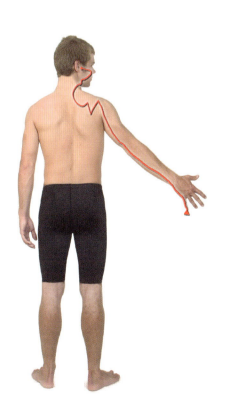

小腸経

最も活性化する時間: 午後1-3時

気の流れ: 陽

五行メタファー: 火

▶ 「腹の中に煮えたぎる情熱」を持っていますか？生きるための情熱とエネルギーがありますか？

▶ 火について考えるとき、どんなイメージが湧いてきますか？あなたの人生や生活の中で、火は何を象徴していますか？

▶ あなたは、情熱的すぎてエネルギーを燃やし尽くしていませんか？あなたの周りの物までも燃やしていませんか？あるいは、冷たすぎて、情熱的になることができませんか？

関連筋肉

大腿四頭筋
腹筋

小腸経メタファーについて考慮すべき質問

▶ あなたが、吸収するのが難しいものは何ですか？あなたが（肉体的、感情的に）腹を痛めるものは何ですか？文字通りあるいは比喩的に、自由な呼吸を妨げているものは、何ですか？

▶ 人生において、滋養となるものごとを消化し吸収することに、文字通りあるいは比喩的に困っていませんか？

五行メタファー				
土	火	水	木	金
	小腸経			

色	**赤:** 生活に十分な赤がありますか？あるいは、多すぎませんか？
季節	**夏:** 「日に当たる楽しみ」がありますか？あるいは、光に敏感で、エネルギーを使い果たしていませんか？
気候	**熱気、暑さ:** 熱を取り入れることができますか？ストレスやプレッシャーに圧倒されていませんか？適切なバランス手法で、プレッシャーや危機に適応していますか？
におい	**焼け焦げる臭い:** 天候、トラウマとなる経験、情熱や、他人の要求や批判のせいで「焼きを入れられた」ことがありませんか？「焼け焦げる」ような犠牲を払ってでも危険を冒しますか？
味	**苦さ:** あなたはどんな後悔や恨みを苦々しく思っていますか？あなたに「毒となっている」のは何ですか？刺激過剰になっていませんか？刺激物が不十分ですか？
感情	**喜び:** 生活の中にもっと愛と喜びが必要ですか？熱狂的な態度や刺激剤で痛みを隠してはいませんか？
音声	**笑い声:** 浮かれ騒ぐことや、声を上げて笑うことを楽しんでいますか？笑うことで、他の感情をごまかしていませんか？間の悪い時に笑ったことがありますか？からかわれたり、馬鹿にされたり、軽蔑して笑われたことがありませんか？
強化対象	**動脈:** 知的、感情的、精神的、肉体的な活力を保つために、酸素と養分は堅実に流れ、分配されていますか？体の一部分の血行が悪くて、冷えることはありませんか？
育むべき力	**成熟:** 自分に限界があることにくつろいでいられますか？自分の能力を十分に活用していますか？あなたは、気まぐれですか？生活のなかで、子供のような驚きや喜びを経験していますか？
信念 / 世界観	**子供時代・学生時代に神話を文字通りに解釈する段階:** ルールやモラルや信念を狭義に文字通りに解釈していません？慣習について意識的ですか？あなたは、「無駄な労力」を使っていませんか？「何事も一人でやろう」としていませんか？人に完璧なギブアンドテイクの関係を期待していませんか？

火 | TOUCH FOR HEALTH 187

小腸経

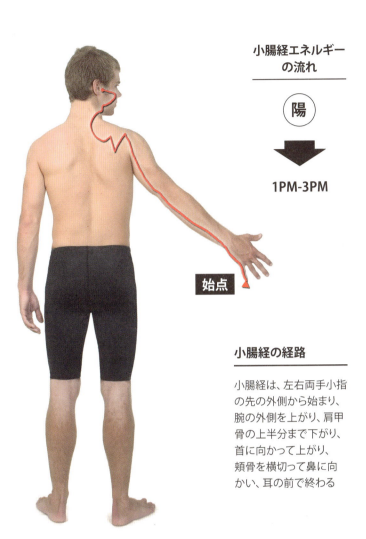

小腸経エネルギーの流れ

陽 ↓

1PM-3PM

始点

小腸経の経路

小腸経は、左右両手小指の先の外側から始まり、腕の外側を上がり、肩甲骨の上半分まで下がり、首に向かって上がり、頬骨を横切って鼻に向かい、耳の前で終わる

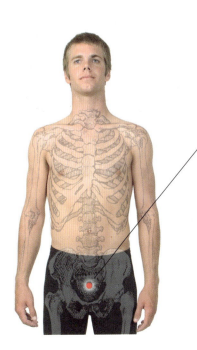

小腸経の募穴

正中線上のへそから恥骨の上で2/3のところ

指圧のポイント

[活性化のポイント]

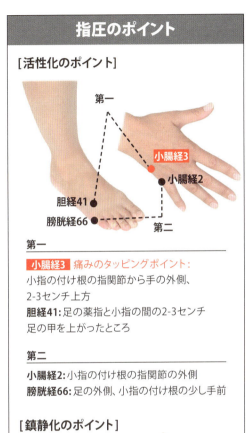

第一

小腸経3 痛みのタッピングポイント：
小指の付け根の指関節から手の外側、2-3センチ上方
胆経41: 足の薬指と小指の間の2-3センチ足の甲を上がったところ

第二

小腸経2: 小指の付け根の指関節の外側
膀胱経66: 足の外側、小指の付け根の少し手前

[鎮静化のポイント]

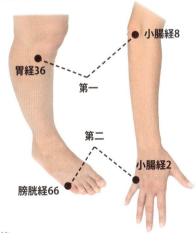

第一

小腸経8: 肘の笑い骨（尺骨の先端）上腕骨頭と尺骨の間の窪み
胃経36: 膝下約10センチの脛骨と腓骨の間

第二

小腸経2: 小指の付け根の指関節の外側
膀胱経66: 足の外側、小指の付け根の少し手前

小腸経

小腸経 大腿四頭筋

筋肉の機能
脚を伸ばし、腿を曲げます。

兆候
この筋肉が弱いと階段が昇りづらい、椅子に座ったり、椅子から立ち上がったりしにくい、膝を持ち上げると膝頭が痛む、など色々な膝の問題が生じることがあります。大腿四頭筋が弱くても脚がグラグラしないように、膝は後ろに反っている場合があります。大腿四頭筋は、小腸の下方2/3にあたる空腸や回腸と関連があります。大腿四頭筋が弱い場合は、立っていると消化不良をおこしたり小腸に差し込むような痛みがおきたり、消化の問題が起こる場合があります。

バランス調整のための食物
ビール酵母、小麦胚芽、ヨーグルト、バターミルク、レバーなどに含まれるビタミンB

考慮すべき筋肉メタファーの質問
- どこまで駆け上がる必要がありますか？あるいは、大きすぎる一歩を踏み出していませんか？
- あなたの生活の中で、階段を駆け上がったり、山登りに似ていることは何ですか？
- あなたの人生で文字通りあるいは比喩的に、栄養となるであろう物事を消化し吸収することに、困っていませんか？

筋反射テストの位置

大腿四頭筋

立位 / 仰向け

1. 体に対して90°の角度で太ももを上げます。膝は90°よりやや広い角度で、足先はくるぶしの前にします。
2. 圧を膝とくるぶしにかけて、足を下に押します。
3. 大腿筋膜張筋を巻き込むので太ももをねじらないようにします！

押 押す方向 | 膝のてっぺんとくるぶしの前

T10

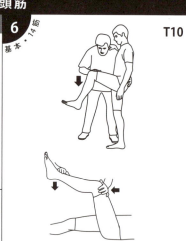

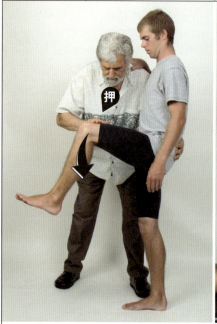

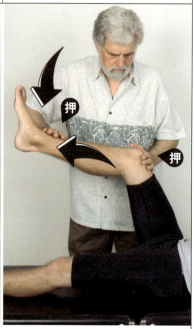

次の筋肉もテストしてください：脊柱起立筋、腹筋、ハムストリングス筋、膝の痛みには膝窩筋をテストしてください

火

TOUCH FOR HEALTH 189

小腸経 大腿四頭筋

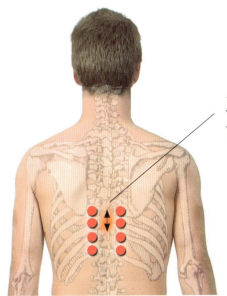

脊椎反射ポイント
T10

神経リンパポイント

前面：肋骨縁のカーブ部分

背面：胸椎8、9 (T8、T9) の間、胸椎9、10 (T9、T10) の間、胸椎10、11 (T10、T11) の間、胸椎11、12 (T11、T12) の間の脊椎から左右に2-3センチ離れたところ、計8か所

神経血管ポイント

頭頂結節、耳と頭頂の間にある隆起

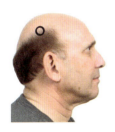

小腸経

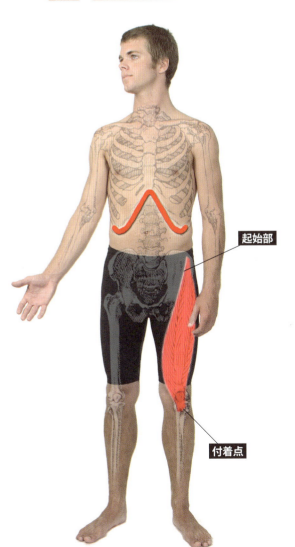

起始部

付着点

1PM-3PM

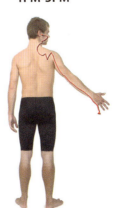

筋肉の起始部と付着点

大腿四頭筋

起始部：腸骨と大腿骨の上部

付着点：膝頭の真下にある脛骨上

この筋肉を感じるには、階段を昇る時のように、足先を膝の前に出したまま腰の高さに太ももを持ち上げた時に、太ももの前面で感じることができます。

小腸経 腹筋(腹直筋)

筋肉の機能
腹部の筋肉は、骨盤を持ち上げ、腹部に圧力をかけつつ、内臓をあるべき場所に保つよう補助しています。腹直筋は胴体を上下に走っていて、腹横筋は、腹直筋の下を交差するように走っています。

兆候
この筋肉は、十二指腸と関係があります。十二指腸は消化管で、胃のすぐ下、小腸の1/3にあたります。この筋肉は普通、消化不良、「胃」の痛み、呼吸困難とも関わっています。この筋肉が弱いと、腰が弱っていると感じたり、腰が痛くなったりします。腹部の筋肉の片側だけ弱っている場合は、反対側の肩の動きが固くなっていることがあります。女性の場合、妊娠中にここの筋肉が緩んで伸びてしまうと、お腹の張りがなくなって出産が大変になります。男性は「ビール腹」になることがあります。

バランス調整のための食物
ビール酵母、小麦胚芽、ヨーグルト、バターミルク、レバーに含まれるビタミンE

考慮すべき筋肉メタファーの質問
- あなたにとって、最もふさわしい姿勢を維持できなくさせているのは、文字通りあるいは比喩的に何ですか？
- 人生全般に対してあなたの態度はバランスが取れていますか？それともバランスが取れていませんか？
- あなたは、人生の日々の歩みを全うしていると感じていますか？
- あなたにとって文字通りあるいは比喩的に、吸収が難しく(肉体的・感情的に)腹痛を引き起こしたり、息を詰まらせることは何ですか？

筋反射テストの位置

腹直筋

立位
1. 両手を交差して、右手を左肩に左手を右肩に置いて、首の筋肉が曲がっていないことを確認して前傾します。
2. 腰をしっかりと支えて体を安定させます。
3. 組んだ腕の正中線上をまっすぐ後ろに押します。

仰向け
1. 膝を曲げて、かかとを臀部に引きつけて、腕は交差して右手を左肩に左手を右肩において、後ろに倒れて顎は上げます。
2. 腰をしっかり支えて体を安定させます。
3. 組んだ腕の正中線上をまっすぐ後ろに押します。

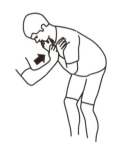

T6

押 押す方向	正中線上、腕に

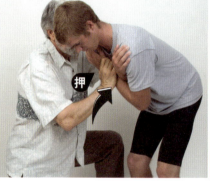
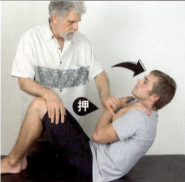

次の筋肉もテストしてください:脊柱起立筋、ハムストリングス筋:膝の痛みには膝窩筋をテストしてください

小腸経 腹筋（腹横筋/腹斜筋）

筋反射テストの位置

腹横筋 / 腹斜筋

立位

1. 両手を交差し、右手を左肩に左手を右肩に置いて、胴を25°ひねり、首の筋肉が曲がっていないことを確認して前傾します。
2. 胴をひねる時、顎は楽に、腕を交差したままにしてください。
3. 圧は二方向にかけます。一つ目（腹斜筋）は、左右の肩を逆の方向に押し、二つ目（腹横筋）は、肩の下部分を下から斜め上に押します。

押 押す方向
（腹斜筋）
肩を左右反対側の方向に
（腹横筋）
内側にある肩の下部に対して

仰向け

1. 膝を曲げて、かかとを臀部に引きつけて、両手を交差して右手を左肩に左手を右肩に置いて、胴を25°ひねり、後ろに倒れて、顎を上げます。
2. 腰を支えるために、大腿部下部を支えます。
3. 圧は二方向にかけます。一つ目（腹斜筋）は、ねじった胴を戻します。二つ目（腹横筋）は、肩の下部から対角線方向に押します。

押 押す方向
（腹斜筋）
肩を左右反対側の方向に
（腹横筋）
内側にある肩の下部に対して

腹斜筋 T6
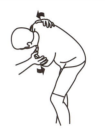

腹横筋
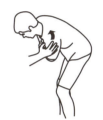

腹斜筋
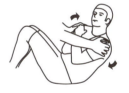

腹横筋
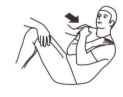

立位
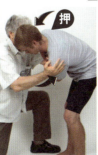
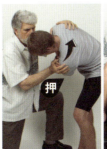

仰向け
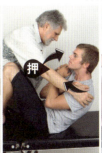
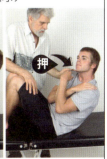

次の筋肉もテストしてください： 大腿四頭筋、大腰筋、広背筋、横隔膜、大胸筋、中臀筋、大臀筋

小腸経 腹筋

腹筋下腹部が突き出ている人々への補助

人口のほぼ半数は、下腹部をまっすぐに保つ腹筋をもう一つ持っています。それは、とても小さなピラミッド型をした筋肉で、へその下に位置し、錐体筋と呼ばれています。

このほとんど知られていない筋肉は、人々が健康な姿勢と強い腰を維持するのを助けるにあたって、鍵となる役割を果たします。しかし、すべての人が持っているわけではない理由は、いまだに謎のままです。

テストは、座位でだけします。平らな場所で、脚をできるだけ広げて、腹筋の腹直筋のテスト位置でしているように、腕を胸で交差させます。額が床につくように、両足の間にできる限り前傾してください。どの程度前に倒れることができるかを書き留めてください。圧は交差した腕に対して、腰の部分を支えて胴を伸ばすように押します。

その位置で保っている間、頭が床からどれだけ離れているか測って記録してください。その後、腹筋に特別な反射を応用し、もう一度計って再度テストして、その違いに気づいてください。もし、この方法を再テストして筋肉が弱かったなら、10回テストしても弱くならなくなるまで、腹筋のその他の反射ポイントを使います。この手順は柔軟性を高めるのに、また、へその下の下腹部をすっきりさせるためにとても役立ちます。

へそ下の平らな腹部を妊娠の経験がある女性は、このようなエクササイズがとても有益であることが多いです。ダイエットのおかげで腹筋の張りがなくなっている時には、姿勢の改善や腰を強めるためにこの手順がとても重要です。

腹筋を強化するエクササイズ

腹部の筋肉が弱い場合は、強化テクニックを使って強い反応になったとしても、エクササイズが必要かもしれません。腹筋を強化して姿勢をしっかりさせるために、腹筋運動を、神経リンパポイントと交互に行ってください。

床に寝転んで脚を椅子に乗せます。両手を交差して、右手を左肩に左手を右肩に置いて、目は上を見上げ、顎は（しゃくり上げたり引いたりしないで）水平の状態で始めます。

腹筋を使って体をゆっくり床から約30度まで起こすか、床から膝までの高さの1/4まで肩を持ち上げたまま、その姿勢を3秒間保った後、ゆっくり下に戻します。

これを5回繰り返してから、太ももの内側にある神経リンパポイントをマッサージします。このエクササイズを繰り返してください。

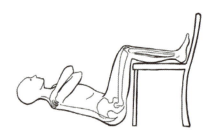

脳脊髄液の反射ポイント

繰り返し、腹筋が弱い場合には、頭の中央に沿って頭皮を軽く5回ほど引っ張るようにしてください。腹筋はスイッチが入るでしょう。（脳脊髄液の反射ポイント（P115）を参照）

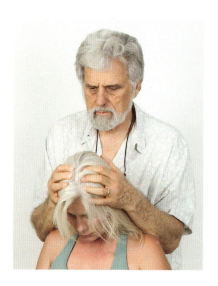

小腸経 腹筋

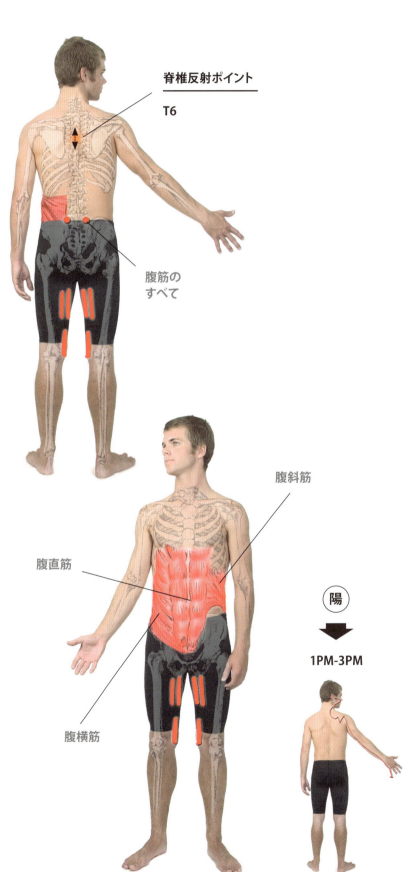
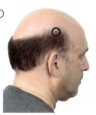

脊椎反射ポイント
T6

腹筋のすべて

腹斜筋
腹直筋
腹横筋

陽
1PM-3PM

神経リンパポイント

腹横筋 / 腹斜筋

前面: 太ももの上半分内側、少し後ろ側と内側の中心、少し前面にある一帯、三カ所

背面: 腰椎5（L5）の高さにある、腰骨の一番突き出たところ

腹直筋

前面: 太ももの下半分内側、少し前面と後ろ側にある一帯、二カ所

背面: 腰椎5（L5）の高さにある、腰骨の一番突き出たところ

神経血管ポイント

頭頂隆起、耳と頭頂の間にある隆起

筋肉の起始部と付着点

腹直筋

起始部: 恥骨の上縁

付着点: 第5から第7肋骨と胸骨の先端

腹横筋 / 腹斜筋

起始部: 第6肋骨下部の内表面、横隔膜と腰の後ろ側

付着点: 腹部に沿って、胸骨から恥骨まで

この筋肉を感じるには、足を楽な範囲でできる限りお尻に引きつけて、平らなところに座り、顎をしゃくり上げたり引いたりしないで、後ろに倒れると、肋骨の一番下、胸骨と恥骨の間に感じます。その位置から左右に体をひねると、腹斜筋と腹横筋を感じることができます。

Letters from Around the World!
ータッチフォーヘルス 世界中からの手紙ー

痛みが最大10→4→2に変化した経験です。

2015年8月27日朝の5時ごろ、台湾在住の女性(元気な2歳ぐらいの男の子がいるので体の痛みは放っておけません。)から、メールが届いた。

『首から肩甲骨当たりの背骨に激痛があり 起き上がるにも起き上がれない。なんでこうなったか分からないし、手を上下すると動く背骨の所が激痛です。』

メールで任脈、督脈を流すことや、ESRを提案し、私が本の絵の14経絡を5回なぞったら、

『背中に痛みがあるものの今どうにか起き上がりました。首も左右には回る様になりました。』

とのメールをいただいた。

私の息子に代理人になってもらいテストをしたら、小腸経と 脾経がオーバーエネルギーでした。小腸経のメタファーも伝え、バランス調整をする。ここまでは、すべてメールでのやり取りです。

この後、台湾の彼女は熟睡し、10あった痛みが6 に変化したとのこと。更に、Skypeセッションをして4の痛みが2に 変わりました。全てを上手くやれたわけでもありませんが、メール とSkypeで痛みが10→4→2に変化したのは、タッチフォーヘルスが、安全で誰でも使える、効果のあるものだとの証明になりました。

千葉県千葉市
国際キネシオロジー大学公認
タッチフォーヘルスインストラクター　古里舟光湖

ケガを助けそして人生の新しい方向へ

私は、スポーツ選手の奨学金で大学に入る準備をしている時に、練習中に下腹部にケガをしました。医師は、自分たちにできることは何もない、痛みと、柔軟性を失った体で生きていかなければならないと私に告げました。

1976年、妻と私は、合衆国西部の国立公園冒険ツアーに参加して、タッチフォーヘルスの施術をする男性に出会いました。彼はタッチフォーヘルスの概念を手短に説明して、四つの筋肉をテストしました。そして私の怪我は、ほんの数分で治ったのです！

私は直ちにジョン・シー博士の本を買い、数年のうちに3冊ともぼろぼろにしてしまいました！いつもタッチフォーヘルスは私のお供であり、旅に出る時でも必ずタッチフォーヘルスの本を一緒に持っていくのです。

アールとゲイル
www.etouchforhealth.com

水

膀胱経

膀胱経の機能は、膀胱の中に廃液を溜めるだけでなく、全細胞と魂を通じて、排出される前に廃液を溜めることです。中国の体系では、膀胱は感情の貯蔵庫と言われています。そこで、膀胱の機能は、魂全体の水のバランスと感情のバランスに関わっています。水の量が過剰になるか、老廃物が濃縮された時に排泄されます。

膀胱は、より多くの液体が腎臓から受けとられ、液体の量に合わせて筋肉が拡張または収縮するので、常に満杯の状態です。きれいな水をたくさん飲み、膀胱の筋肉が拡張するエクササイズを通じて、膀胱は実際に強化されます。水は、感情や人生の神秘を表す強力なシンボルです。私たちが、存在の広大な神秘を受け入れて、感情を流せるようにするならば、忍耐や柔軟性が増すのが分かります。

水の行のメタファー

水の行のメタファーは、大洋、海、湖、そして川に象徴されます。金の行は、水の行を生み出すと言われていて、冷えた金属の表面に水が結露するのを見ることができます。鉱物や塩類が凝集する同じ地中の深さの所から水が湧き出るという形でも私たちの目に見えるでしょう。

水は、器のような役割を果たす土の行によってコントロールされ、形成されます。水は、火を消すことによって火をコントロールします。水は、様々な特性を持っているので、とても神秘的で無意識や夢の世界、感情、私たちが理解できないことや恐れているものの象徴にもなります。しかしながら、日々の生活の中では、水は必要不可欠な要素でもあります。

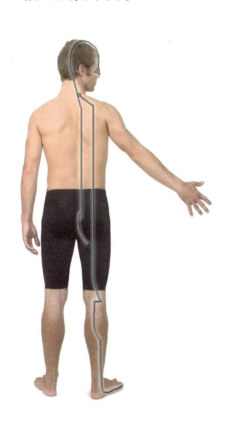

膀胱経

最も活性化する時間: 午後3-5時

気の流れ: 陽

五行メタファー: 水

► 人生において、水は何を象徴していますか?あるいは、目標に関連して、水はあなたにとって何を象徴していますか?

► 神秘や恐怖や危険が多すぎませんか?あるいは、夢を成就するために、恐怖を乗り越え、ある程度の不確かさを許容する必要がありませんか?

► 人生に十分な畏敬の念を抱いていますか?

関連筋肉

腓骨筋
脊柱起立筋
脛骨筋(前/後)

膀胱経メタファーについて 考慮すべき質問

► 水分たっぷりで、潤っていますか?自由なエネルギーの流れを感じていますか?それとも、乾いて、こわばって、動けなくなっていますか?

► あなたは、伸びやかに動けますか?

► イライラさせるものは何ですか?あるいは、煮詰まりすぎていて薄めたり、排出する必要があるものは何ですか?

► どの感情が自由に流れる必要がありますか?

► 神秘や二元性、矛盾や不完全性と、どのように付き合っていますか?

五行メタファー				
土	火	水	木	金
膀胱経				

色	**青:**人生や現在の目標に関して、青色はどんな意味を持っていますか?
季節	**冬:**あなたは、熟慮したり、計画を立てる必要がある時に積極的に関わりますか?仲間はずれになっている感じがしていませんか?
気候	**寒さ:**あなたは、厳しい環境に情熱をなくしていますか?あるいは、情熱を冷ます必要がありませんか?
におい	**(動物性の)腐臭:**何かが死んで、埋葬する必要がありますか?腐っていたり、不快だったり、胸がムカムカするものは何ですか?
味	**塩辛い:**何を保存する必要がありますか?何が塩を必要としていますか?何を割り引いて受け取る必要がありますか?
感情	**恐怖、不安、畏敬の念:**あなたは何が怖いのですか?あなたは、とても心配性ですか?それとも、あまりにも怖いもの知らずですか?
音声	**うなり声:**あなたは何についてうなる必要がありますか?今、何にうなっていますか?あまりにも不満ばかり言い過ぎていませんか?
強化対象	**骨:**あなたの骨は、あなたに何を語りかけていますか?必要に応じて厳格に、または柔軟になれますか?「外聞をはばかる秘密」を隠していませんか?
育むべき力	**強調:**あなたの人生の、どの側面を強調する必要がありますか?どこが強調されすぎていますか?何がないがしろにされていますか?
信念 / 世界観	**老年期/死/再統合/普遍的信念:**個人的な成功や失敗や矛盾、不正義への気がかりを手放して、大いなる善に集中するべき時ですか?あるいは、あなたの個人的な興味に前向きに取り組む必要がありませんか?

水 | TOUCH FOR HEALTH

膀胱経

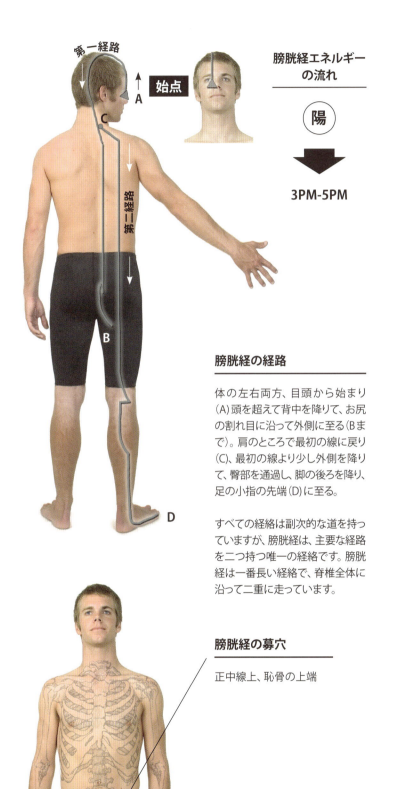

膀胱経エネルギーの流れ

陽

⬇

3PM-5PM

膀胱経の経路

体の左右両方、目頭から始まり(A)頭を超えて背中を降りて、お尻の割れ目に沿って外側に至る(Bまで)。肩のところで最初の線に戻り(C)、最初の線より少し外側を降りて、臀部を通過し、脚の後ろを降り、足の小指の先端(D)に至る。

すべての経絡は副次的な道を持っていますが、膀胱経は、主要な経路を二つ持つ唯一の経絡です。膀胱経は一番長い経絡で、脊椎全体に沿って二重に走っています。

膀胱経の募穴

正中線上、恥骨の上端

指圧のポイント

[活性化のポイント]

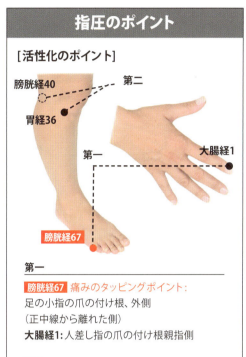

第一

膀胱経67 痛みのタッピングポイント：
足の小指の爪の付け根、外側
（正中線から離れた側）
大腸経1: 人差し指の爪の付け根親指側

第二

膀胱経40: 膝の裏側のしわの真ん中
胃経36: 膝頭から手の幅分下がったところ

[鎮静化のポイント]

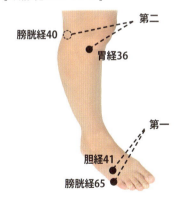

第一

膀胱経65: 足の外側、小指つけ根より1-2センチ上がったところ
胆経41: 足の小指と薬指の間を3-4センチ上がったところ

第二

膀胱経40: 膝の裏側のしわの真ん中
胃経36: 膝頭から手の幅分下がったところ

膀胱経

膀胱経 腓骨筋

筋肉の機能
腓骨筋（長腓骨筋）は、足の側面を外上方に曲げ、足とくるぶしのバランスの維持に関わっています。

兆候
特に子供は、この筋肉が弱いと足が内股になり、また、足とくるぶしの問題に関わることがあります。その結果、足先が誤って上に向き、上半身の姿勢の乱れや全身のゆがみになります。

バランス調整のための食物
チアミンの豊富な食べ物（豆、大豆、小麦胚芽、全粒粉、生の果物、キャベツ、卵黄、イースト）、カルシウムの豊富な食べ物（骨、乳製品、卵黄、緑葉色野菜、豆、ナッツ）が豊富な食べ物。シュウ酸を含む食べ物（クランベリー、コーヒー、チョコレート、紫色の果物）を避けてください。カルシウムが消化されている時、シュウ酸を含む食べ物を避けてください。

考慮すべき筋肉メタファーの質問
- あなたは、文字通りあるいは比喩的に、どのように踏み外してつまずいていますか？
- あなたは、地に足がついていると感じ、自由に歩けますか？それとも足元に注意する必要がありますか？
- あなたは、慎重になりすぎていませんか？

筋反射テストの位置

腓骨筋

座位 / 立位 / 仰向け

1. 足先を外に曲げた状態で始めます。小指は頭に向けておきます。
2. 親指は、上に向かないようにしてください。
3. 片手でかかとを持って足を支えるか、床にかかとをつけてかかとの内側を支えて足を安定させます。
4. 圧はつま先のすぐ手前、足先の外側にかけて、正中線に向かって下向き、内側に押します。

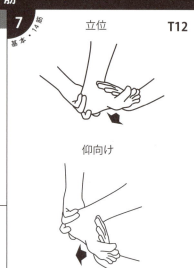

押す方向	足先の外側、つま先の指のつけ根の上あたり

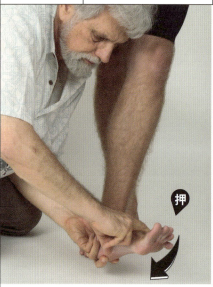
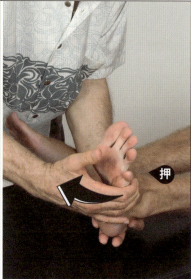

次の筋肉もテストしてください： 梨状筋および脊柱起立筋

水 | TOUCH FOR HEALTH 199

膀胱経 腓骨筋

7 樹木・14筋

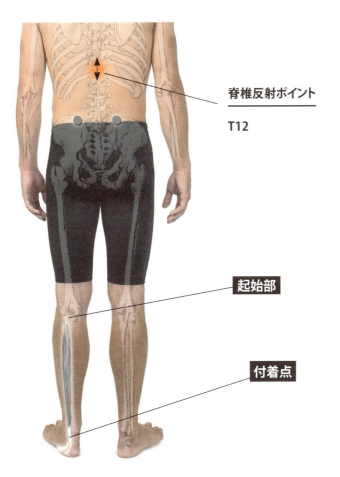

脊椎反射ポイント
T12

起始部

付着点

神経リンパポイント

- 前面：へその横で左右に約5センチ離れたところと恥骨の上縁
- 背面：腰椎5（L5）の高さにある腰骨の一番出っ張ったところ

神経血管ポイント

前頭隆起、眉毛と髪の生え際の間にある額の出っ張ったところ。および眉間の真ん中寄りの平らな場所で、眉の真上。

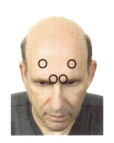

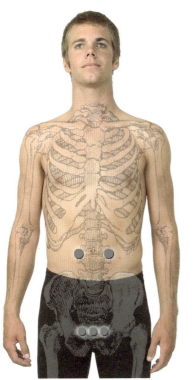

3PM-5PM

陽

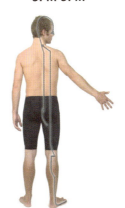

筋肉の起始部と付着点
腓骨筋

起始部：下肢の外側（脛骨の上端）

付着点：足の外側と足の裏

この筋肉を感じるには、足の小指を鼻に向けるかのように小指側を上に持ち上げる時に、足先とふくらはぎの外側で感じることができます。

膀胱経

膀胱経 脊柱起立筋

筋肉の機能
脊柱起立筋は、実際は背骨に沿っているいくつかの筋肉の総称です。バランスが取れていれば、うつ伏せになり、胸全体を後ろにアーチを描いて持ち上げることができます。この動きは、椎間板が適切に育まれるのを助けます。これら、たくさんの小さな筋肉は協調して働き、背中全体が直立するのを助けます。

兆候
この筋肉群が弱いと、19カ所の違った領域の痛みに関連します。脊椎の機能不全は、関節炎、リュウマチ、滑液包炎、肩や肘の問題や指がぽきぽき鳴ることにまで関連があります。片側だけ弱い場合には、放っておくと重大な問題になる脊椎の湾曲を引き起こし、痩せた人によく見られる、背骨が丸まり、頭と腰が前に突き出る姿勢の元になります。脊柱起立筋は膀胱の問題と密接に関連していますが、感情的な緊張による影響も受けます。

バランス調整のための食物
緑葉色野菜、柑橘類やピーマンなどの、ビタミンAとCが豊富な食べ物

考慮すべき筋肉メタファーの質問
▶ どんな些細なことが、あなたの緊張を引き起こしていますか？

▶ 文字通りあるいは比喩的に、どんな些細なことが、真っ直ぐに立つことを阻んでいますか？

▶ あなたは、細部に注意を払い過ぎていませんか？それとも、注意が足りませんか？

筋反射テストの位置
脊柱起立筋

立位

1. 脚を肩幅に広げて、両手を腰のくびれたところに置いて、腰をまっすぐに保ち、胴を後ろ下向きにひねり、頭を胴と左右同じ側に傾けます。
2. 肩と左右反対側の腰を支えて、肩を前に押します。
3. 体を壁につけてもらい、肩を壁に押しつけてもよいかもしれません。

うつ伏せ

1. 両手を腰のくびれの後ろに置きます。
2. 一方の肩を持ち上げて、肩越しに後ろを見ます。
3. 圧を肩の後ろにかけて、肩と反対側の腰を支えながら、テーブルあるいは床に向けて押します。

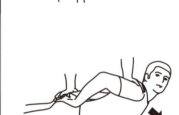

T12

押す方向	肩の後ろ

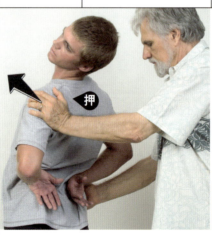 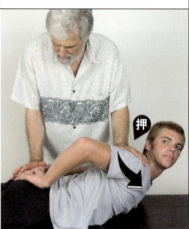

次の筋肉もテストしてください： 腹筋、大腿四頭筋、ハムストリングス筋、脛骨筋（前/後）、腓骨筋、大臀筋

水 | TOUCH FOR HEALTH 201

膀胱経 脊柱起立筋

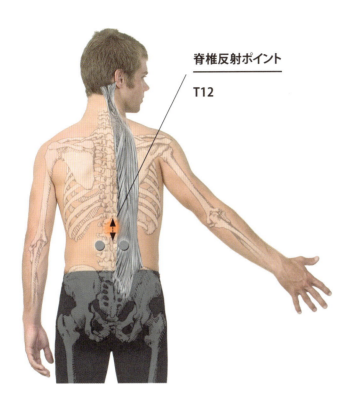

脊椎反射ポイント
T12

神経リンパポイント

- 前面：恥骨の上縁とへその横で左右両側

- 背面：腰椎2（L2）の端、脊椎より約2-3センチ左右に離れたところ。胸郭の一番下と同じ高さ

神経血管ポイント

前頭隆起、眉毛と髪の生え際の間にある額の出っ張ったところ

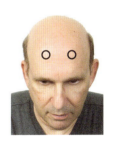

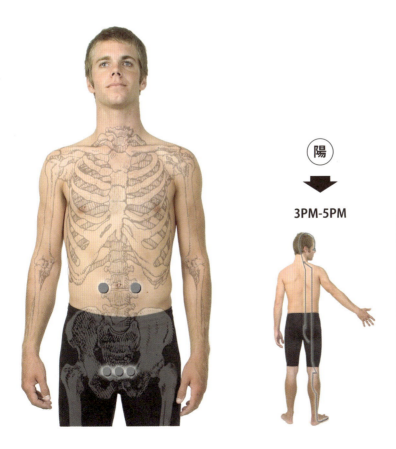

陽

3PM-5PM

筋肉の起始部と付着点

脊柱起立筋

起始部と付着点：脊椎に沿って、仙骨と腰の骨から頭蓋骨の基底部に至ります。短い繊維は胸椎ひとつ分の長さですが、長い繊維は背中の上から下までの長さです。

脊椎の周りにあるこの筋肉群を感じるには、頭を後ろに反らせて、脊椎全体を後ろに弧を描くように曲げます。

膀胱経

膀胱経 脛骨筋（前/後）

- **筋肉の機能**

  前脛骨筋
  前脛骨筋は、足先を外側や、上方に曲げることができます。左右両側が弱いことが多いです。

  後脛骨筋
  後脛骨筋は、かかとを安定させるように機能し、つま先立ちを助けて足先を内転します。

- **兆候**

  弱い場合には、直腸裂溝や尿道や膀胱の問題と関連している場合があります。特に、この筋肉が弱くて「偏平足」を引き起こしているなら、腱膜瘤（けんまくりゅう）＜足の親指内側にできるはれもの＞があるかもしれません。後脛骨筋は、足の回内運動に巻き込まれている場合があります。しばしばは、弱いというよりも硬くなりすぎます。

- **バランス調整のための食物**

  グリーンピース、緑葉色野菜、小麦胚芽に含まれるビタミンE

- **考慮すべき筋肉メタファーの質問**
  - どのようにしてバランスを崩していますか？
  - バランスを崩した時、その状況や背景からすぐに立ち直れますか？あるいは、すぐにとはいきませんか？
  - あなたは、文字通りあるいは比喩的に、蹴ったり、蹴られたりしていませんか？
  - あなたの人生の毒のある部分を手放すことは痛みを伴いますか？
  - あなたは、文字通りあるいは比喩的に、絶頂やオーガズムに達することに、問題がありますか？
  - あなたの情熱を維持するために、（何のために）走ったり戦ったりしていますか？

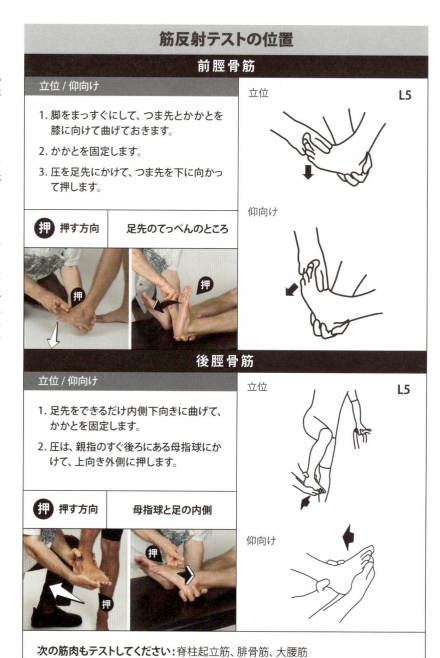

次の筋肉もテストしてください：脊柱起立筋、腓骨筋、大腰筋

水 | TOUCH FOR HEALTH 203

膀胱経 脛骨筋（前/後）

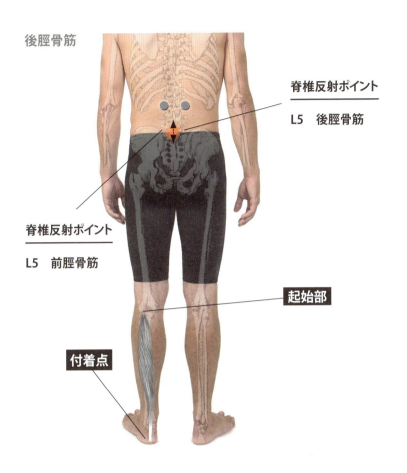

後脛骨筋

脊椎反射ポイント
L5　後脛骨筋

脊椎反射ポイント
L5　前脛骨筋

起始部

付着点

神経リンパポイント

- 前面：恥骨の上端

- 背面：腰椎2（L2）の上端、脊椎から2-3センチ左右に離れたところ

神経血管ポイント

前頭隆起、眉毛と髪の生え際の間にある額の出っ張ったところ

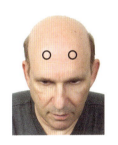

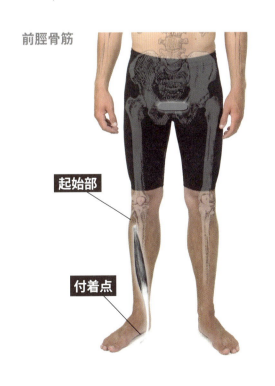

前脛骨筋

起始部

付着点

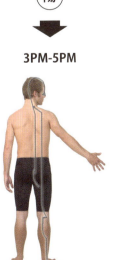

陽

↓

3PM-5PM

筋肉の起始部と付着点

前脛骨筋

起始部：脚の外側（正中線から離れた側）、膝の真下やや前面寄り

付着点：足先の内側の縁で、足の親指から約5センチ上がったところ

この筋肉を感じるには、足の親指側を膝に向けて曲げる時に、すねの骨の外側で感じます。

後脛骨筋

起始部：膝の真下の裏側

付着点：足の裏面

この筋肉を感じるは、足先を外側に曲げるか、下方内側に曲げる時に、すねの骨の後ろ側で感じます。

後脛骨筋は、時々「戦うか逃げるか」のアドレナリンの機能や情熱の熱さなどの三焦経とも関連があります。

膀胱経

Letters from Around the World!
－タッチフォーヘルス 世界中からの手紙－

TFHを通じて、体験した出会いや経験や恩恵について

私がタッチフォーヘルスを始めたキッカケは、心理カウンセラーとしてカウンセリングルームに勤務していた頃に出会った、クライアントさんがキッカケです。初回面接のクライアントさんで、自ら電話で予約して来室されました。

そのクライアントさん(女性)に対して、「今日は、どうされましたか？」といつも通りに質問し、カウンセリングを始めました。ところが、彼女の口から出てきた言葉は、「スイマセン、今日はしゃべりたくありません」というものでした。私はこの言葉に衝撃を受けました。カウンセリングを受けに来て、話したくないというのは、美容院に行って、髪に触ってはいけないというのと、同じようなものだからです。

当時は、私も若く、何でもやってやろうと意気込んでいる時期でしたので、話を一切することなく、アートセラピー(絵画療法)を使って、ひと言も話さずに面接をしました。クライアントさんは、途中で大泣きをして、帰り際には、「ありがとうございました。私の問題は全て解決しました」とだけ話して、笑顔で面接室を去っていったのでした。私は安堵したのと同時に「また、しゃべりたくないクライアントさんが来たら嫌だな」と思ったのです。そこで、言葉以外のコミュニケーションを学ぶ必要性を痛感し、色々と調べている内にタッチフォーヘルスに出会ったのでした。

タッチフォーヘルスを学んでからは、クライアントさんを理解する手がかりが増えました。今までは言葉や表情がメインでしたが、体の姿勢や筋肉の状態などから、多角的に理解できるようになったのです。これは大きな恩恵となりました。それ以来、タッチフォーヘルスには感謝しながら、毎日楽しんで使っています。

東京都港区
国際キネシオロジー大学公認
タッチフォーヘルスインストラクター　白石邦明

タッチフォーヘルスは、私が見ることができるエネルギーを理解する枠組みを与えてくれています。

私の経歴には変わった点が二つあり、そのことが、初めてタッチフォーヘルスの講座に導いてくれました。1977年のことです。第一に、私はいつもエネルギーを見ることができました。私は、性格や振る舞い以上に、エネルギーから人が分かります。第二に、私は人生を通じて、西洋医学が助けにならない健康上の困難をいくつも抱えてきました。

タッチフォーヘルスは、自分にいつも見えていたものが何であるか理解する枠組みを私に与えてくれました。私が目にした体中をめぐるエネルギーの高速道路は、中医学で経絡と呼ばれるということを学びました。そして私は、経絡エネルギーが乱れていているかどうかみるために筋反射テストをする必要はありませんが、他の人に経絡の健康状態を示す方法が得られました。最も大切なことは、自分が見てきたものを理解できるようになっただけではなく、求められれば調整する方法も学んだことです。

今では私は、エネルギー医療を世界中で何万人もの人に教えていて、私の著書は多くの言語に翻訳されています。ですが、私のタッチフォーヘルスへの感謝は途方もないものなのです。私が学んだ最初の体系だからというだけでなく、自分のケアをするためのエネルギーのテクニックを人々にこれ以上美しく紹介する体系を知らないからなのです。

ドナ・イーデン
www.energymed.Info

水

腎経

腎経は、魂だけでなく全細胞内の液体量、組成物、液体圧の調整に関わっていて、成長や発育そして生殖においてとても重要な機能を果たします。血液は、腎臓を通る時に最も圧力が高くなります。毒素がろ過されて、はじき出されて、栄養分が体の必要とするところに運ばれます。水は、神秘、感情、そして魂を象徴します。腎経の機能は、人生のこのような側面に関わります。中医学では、腎臓は生命力の貯蔵庫であると言われていて、強い魂的な側面を持ちます。

水の行のメタファー

水の行のメタファーは、大洋、海、湖、そして川に象徴されます。金の行は、水の行を生み出すと言われていて、冷えた金属の表面に水が結露するのを見ることができます。鉱物や塩類が凝集する同じ地中の深さの所から水が湧き出るという形でも私たちの目に見えるでしょう。

水は、器のような役割を果たす土の行によってコントロールされ、形成されます。水は、火を消すことによって火をコントロールします。水は、様々な特性を持っているので、とても神秘的で無意識や夢の世界、感情、私たちが理解できないことや恐れているものの象徴にもなります。しかしながら、日々の生活の中では、水は必要不可欠な要素でもあります。

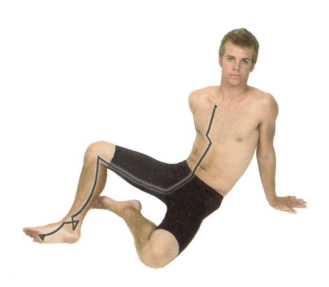

腎経

最も活性化する時間:午後5-7時

気の流れ:陰

五行メタファー:水
- ▶ 人生において、水は何を象徴していますか?あるいは、目標に関連して、水はあなたにとって何を象徴していますか?
- ▶ 神秘や恐怖や危険が多すぎませんか?あるいは、夢を成就するために、恐怖を乗り越え、ある程度の不確かさを許容する必要がありませんか?
- ▶ 人生に十分な畏敬の念を抱いていますか?

関連筋肉
大腰筋
僧帽筋上部
腸骨筋

腎経メタファーについて考慮すべき質問
- ▶ あなたは、文字通りあるいは比喩的に、人生のどこにプレッシャーを感じていますか?
- ▶ 精神的に、感情的にあるいは肉体的に、生活の質と活動量のバランスを保つために、新鮮できれいな水を十分飲んでいますか?
- ▶ あなたは、継続して成長発育するための十分な活気があると感じていますか?あるいは、余力のエネルギーを使って、ただ生き残ろうとしていますか?

五行メタファー				
土	火	水	木	金
		腎経		

色	**青:**人生や現在の目標に関して、青色はどんな意味を持っていますか?
季節	**冬:**あなたは、熟慮したり、計画を立てる必要がある時に積極的に関わりますか?仲間はずれになっている感じがしていませんか?
気候	**寒さ:**あなたは、厳しい環境に情熱をなくしていますか?あるいは、情熱を冷ます必要がありませんか?
におい	**(動物性の)腐臭:**何かが死んで、埋葬する必要がありますか?腐っていたり、不快だったり、胸がムカムカするものは何ですか?
味	**塩辛い:**何を保存する必要がありますか?何が塩を必要としていますか?何を割り引いて受け取る必要がありますか?
感情	**恐怖、不安、畏敬の念:**あなたは何が怖いのですか?あなたは、とても心配性ですか?それとも、あまりにも怖いもの知らずですか?
音声	**うなり声:**あなたは何についてうなる必要がありますか?今、何にうなっていますか?あまりにも不満ばかり言い過ぎていませんか?
強化対象	**骨:**あなたの骨は、あなたに何を語りかけていますか?必要に応じて厳格に、または柔軟になれますか?「外聞をはばかる秘密」を隠していませんか?
育むべき力	**強調:**あなたの人生の、どの側面を強調する必要がありますか?どこが強調されすぎていますか?何がないがしろにされていますか?
信念 / 世界観	**老年期/死/再統合/普遍的信念:**個人的な成功や失敗や矛盾、不正義への気がかりを手放して、大いなる善に集中するべき時ですか?あるいは、あなたの個人的な興味に前向きに取り組む必要がありませんか?

| 水 | TOUCH FOR HEALTH 207 |

腎経

腎経エネルギーの流れ

陰
↑
5PM-7PM

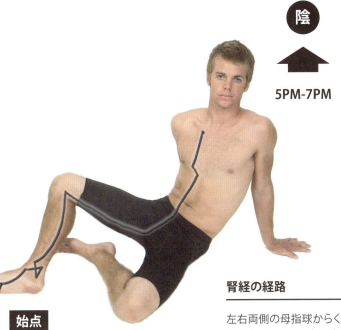

始点

指圧のポイント

[活性化のポイント]

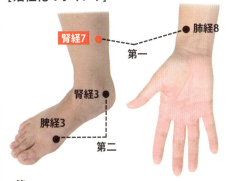

第一

胃経7 痛みのタッピングポイント：
すねの内側、ふくらはぎの一番下とくるぶしとの中点
肺経8: 手首の内側のしわから指一本分上がったところ

第二

腎経3: 内くるぶしの上端と同じ高さ、アキレス腱の横
脾経3: 足の内側面、親指の付け根の真上

[鎮静化のポイント]

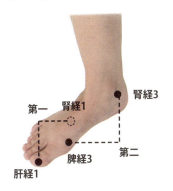

第一

腎経1: 足裏の中央
肝経1: 足の親指の爪基底部の外側（正中線から離れた側）の角

第二

腎経3: 内くるぶしの上端と同じ高さ、アキレス腱の横
脾経3: 足の内側面、親指のつけ根の真上

腎経の経路

左右両側の母指球からくるぶしの周りを廻り脚の内側を上がり、膝の内側を通過して、恥骨の端を通過して腹部から胸部を上がり鎖骨の内側の端に至る

腎経の募穴

左右両側、第12肋骨の先端

腎経

腎経 大腰筋

筋肉の機能
大腰筋は、腰を曲げるのを助け、脊椎の腰のカーブを保ちます。この筋肉は、二つの屈曲があり胴体に対して太ももを曲げ、また、太ももに対して胴体を曲げることの両方の屈曲します。このようにして、大腰筋は、動き（起立する、横に蹴りだす、あるいは横歩きの動作）によって、矛盾して見える起始部と付着点をもちます。

兆候
両側が弱いと、腰が丸まってしまう傾向があるでしょう。片側が弱いと、足が内股になるか、腰が下がって大腰筋に負担をかけるでしょう。調整しないと、しつこい腰痛、腎臓の機能の乱れ、休息できない、そして足の問題が起こるかもしれません。腎臓は血液ろ過システムです。適切に機能していないと、にきび、吹き出物、おでき、湿疹のような肌の状態に現れることがあります。そして聴力の状態が悪化することがあります。

バランス調整のための食物
たっぷりの水（浄化したものが好ましい）を規則的に飲む。腎臓の肉、パセリ、ピーマン、緑の葉野菜、小麦胚芽やグリーンピースのような、ビタミンAとEを含む食べ物。コーヒーなどの強い作用のある飲み物は避けてください。

考慮すべき筋肉メタファーの質問
- あなたは蹴る動きから、文字どおりあるいは比喩的に、何を連想しますか？
- あなたの目標に矛盾した側面がありませんか？
- あなたには警戒する必要のある何かがありませんか？
- 文字通りあるいは比喩的に、あなたの人生のどの側面に最もプレッシャーを感じていますか？
- あなたは、水を十分飲んでいますか？あるいは、精神的、感情的、知的、肉体的に浄化に必要なことを行っていますか？

筋反射テストの位置

大腰筋

立位
1. 足を伸ばしたまま45°の角度で前に上げ、さらに外側に開いて、つま先を外に向けます。上げた足と反対側の腰を支えます。椅子があると支えるのに役立つかもしれません。
2. 足の内側、くるぶしのすぐ上に圧をかけて、足を後ろに、そして外側に押します。

仰向け
1. 足を伸ばしたまま45°の角度で横に出し、つま先を外に向けます。出した足と反対側の腰を支えます。
2. 足の内側、くるぶしのすぐ上に圧をかけて、足を下にそして外側にやさしく押します。足に痛みがあるか、支えきれず足が降り始めたら、手で持って支えてください。

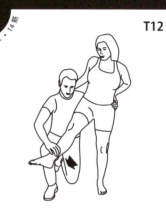

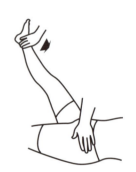

| 押 押す方向 | くるぶしの近く、足の内側を外側に向けて |

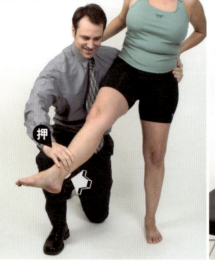
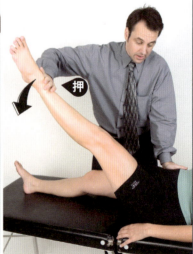

次の筋肉もテストしてください：大腿筋膜張筋と僧帽筋上部

注意：大腿四頭筋は大腰筋と共に働く筋肉です。もし大腿四頭筋が痛いか、テスト位置で大腿四頭筋が強く収縮するのを感じたら、これは大腰筋が抑制されている兆候だと用心して考えてください。

水 | TOUCH FOR HEALTH 209

腎経 大腰筋

神経リンパポイント

- **前面:** へその横を一寸(手の親指節の横幅)上がったところ
- **背面:** 胸椎12(T12)と腰椎1(L1)の間、一番下の肋骨の高さより少し下、脊椎から左右に2-3センチ離れたところ

神経血管ポイント

後頭隆起、後頭部、頭蓋骨の下辺に近い膨らんだところ

脊椎反射ポイント
T12

付着点

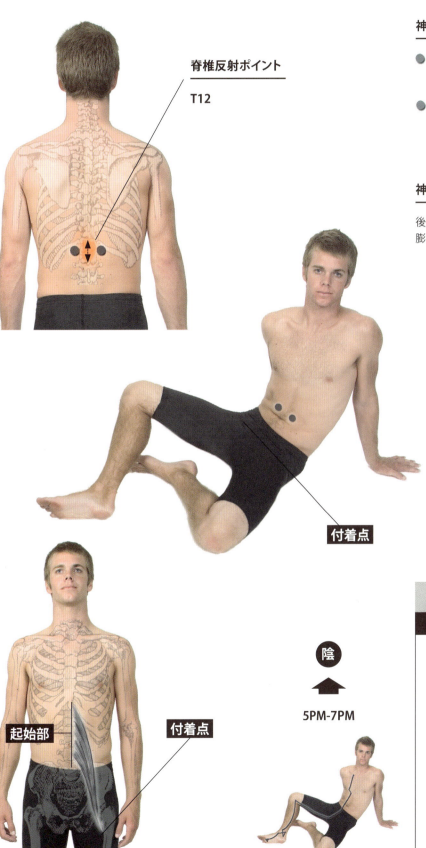

陰

5PM-7PM

起始部　付着点

筋肉の起始部と付着点

大腰筋

起始部: 脊椎の前面に沿って、一番下の肋骨と同じ高さにある胸椎12(T12)と腰椎の全て(L1-5)。

付着点: 恥骨と同じ高さにある、大腿骨の上部内側

この筋肉は腰椎全体の内側(前面の正中線から離れた側)部分と、股間部分の内太もも上側部分との間で、収縮しているのを感じることができます。

腎経

腎経 僧帽筋上部

筋肉の機能
僧帽筋上部は、頭を傾ける動きと、肩甲骨を内に寄せます。

兆候
僧帽筋上部は、目や耳の症状と関連があります。目の緊張、結膜炎、目のかすみ、耳の感染症、そして難聴、特に500-2000ヘルツの低い周波数が聞こえにくくなります。繰り返し筋反射テストをすることで、弱くなっていることが見つかる場合があります。

バランス調整のための食物
ビタミンAとB、不飽和脂肪酸が豊富な食べ物（緑葉色野菜、卵、全粒穀物、そしてレバー）が役に立ちます。夜、寝つきにくい人は、カルシウム（骨、乳製品、卵黄、緑葉色野菜、豆、ナッツ、イチゴ、レモンやオレンジ）不足かもしれません。

避けるべき食物：クランベリー、コーヒー、チョコレート、紫色の果物に含まれるシュウ酸

考慮すべき筋肉メタファーの質問
▶ 文字通りあるいは比喩的に、「直視する」ことや、頭をまっすぐに保つことが難しくありませんか？

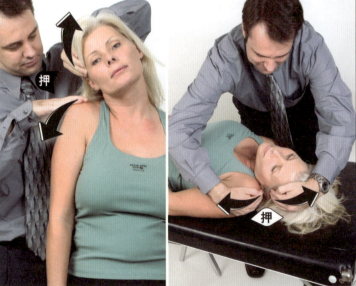

注：目の障害には、全身（42筋）をテストすることが重要です。

水 | TOUCH FOR HEALTH 211

腎経 僧帽筋上部

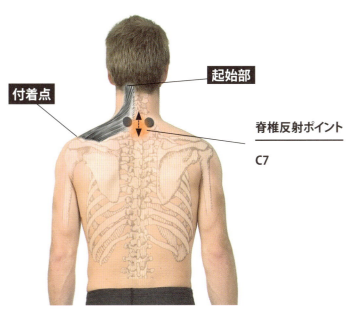

神経リンパポイント

- 前面：第2と第3肋骨の間、胸骨の近く。特に耳の痛みには、上腕の前面にある筋肉の溝

- 背面：頸椎7(C7)の、脊椎から左右に2-3センチ離れたところ

神経血管ポイント

こめかみで、目尻から2-3センチのところ

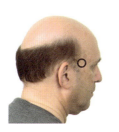

脊椎反射ポイント

C7

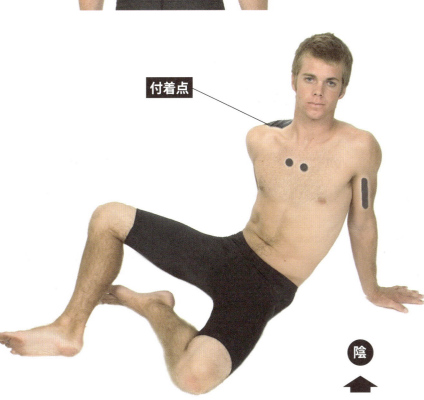

陰

↑

5PM-7PM

腎経

筋肉の起始部と付着点

僧帽筋上部

起始部： 頸椎に沿って。頭蓋骨の基底部から、頸椎7(C7)首の基底部にある一番大きな出っ張りの真上まで。

付着点： 鎖骨の外側3分の1と、肩甲骨の上端

この筋肉を感じるには、 鼻はまっすぐ前に向けたままで、肩を耳の方に持ち上げて、頭を肩の方に傾けて収縮させます。

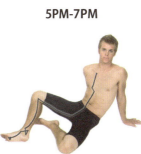

腎経 腸骨筋

- **筋肉の機能**

  この筋肉は、蹴る動きを始め、および、胴体を太ももに向けて曲げます。小さい筋肉ですが、広範囲にわたる動きに影響します。

- **兆候**

  この筋肉は、盲腸のあたりで小腸から大腸に栄養分と老廃物を運ぶことにも関連しています。これらの機能が正常でないと、吐き気、突然の腰痛、肩の痛み、頭痛、突然の喉の渇き、目の下のクマ、顔面蒼白を含む、ほとんど全身の異常な症状につながります。この筋肉は、はっきりしない症状がある時、全細胞での腎経および、腎経と関連する大腸経の微妙なエネルギー機能のアンバランスの指標になる場合があります。このことは、老廃物を排泄するプロセスにおける、微妙なエネルギーのアンバランスとして考えられる場合があります。

- **バランス調整のための食物**

  ケフィア、ヨーグルトや乳清（ホエー）のような乳酸発酵製品と共に、サプリメントとしてのオイルや水溶性のクロロフィルが、正常な機能を回復する助けになるかもしれません。避けるべき食物：この筋肉が弱い時は生の食物を避けてください。特にパパイヤのような酵素を多く含む生野菜と生の果物。

- **考慮すべき筋肉メタファーの質問**

  ▶ あなたには、蹴って、脇に追いやる必要があるものはありませんか？それとも、蹴られて、脇に追いやられていると感じていませんか？

  ▶ あなたは、文字通りあるいは比喩的に、まだ使えるものを投げ捨てていませんか？

  ▶ ゴミにしがみついていませんか？ゴミの置き場所を間違えていませんか？

  ▶ あなたの人生の微妙な側面が、予期しないやり方で、人生の様々な部分に影響していませんか？

筋反射テストの位置

腸骨筋

立位 / うつ伏せ　　　　　　　　　　　　　　T11

1. 膝を90°の角度で曲げて、膝から下をできるだけ横に振り出します。立位なら、椅子が支えに役立つかもしれません。
2. 膝の内側を固定しながら、圧を足首の上にかけて、脚を正中線の方向に押します。

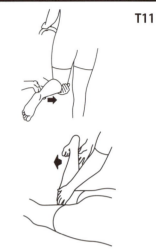

押 押す方向	足首の外側

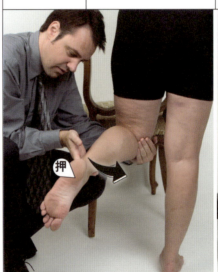
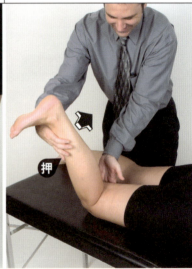

次の筋肉もテストしてください：なし

水

腎経 腸骨筋

神経リンパポイント

- **前面:** 肩および、腸骨稜の内側上端の前面部分
- **背面:** 胸椎12(T12)と腰椎1(L1)の間、脊椎の両側

神経血管ポイント

頭頂隆起、耳と頭頂の間にある隆起

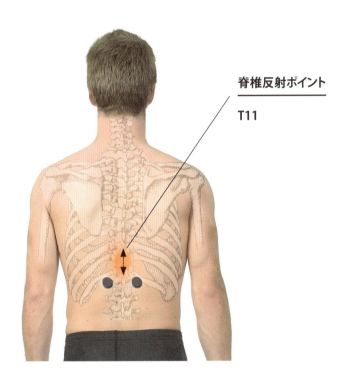

脊椎反射ポイント
T11

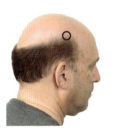

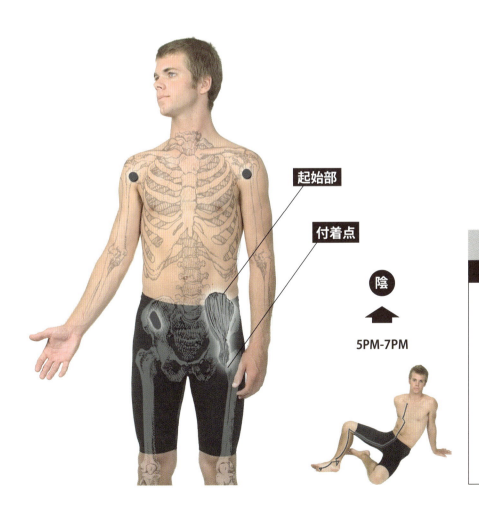

起始部

付着点

陰

5PM-7PM

筋肉の起始部と付着点

腸骨筋

起始部: 腰骨(腸骨)の内面の上部に沿って、仙骨上に広がり、靭帯を固定しています。

付着点: 大腿骨内側の上部、恥骨と大体同じ高さ。

この筋肉は、膝を太ももにつけて90°の角度で曲げて、膝から下と足先をできるだけ体の外側に振り出す時に、骨盤の内側、大腿骨の内側にある付着点で収縮を感じます。

腎経

Letters from Around the World!
― タッチフォーヘルス 世界中からの手紙 ―

2度の奇跡・タッチフォーヘルスの恩恵

タッチフォーヘルスとの出逢いは1996年です。当時私は、日本ホリスティック医学協会の関西事務局を預かっていて、毎月マンスリーフォーラムを開催し、様々なホリスティックな療法を紹介していました。

その年の9月、石丸先生にタッチフォーヘルスをご紹介頂いたのでした。そして9年後インストラクターの資格を取得したのです。それから11年間、タッチフォーヘルスを使い幸せな人生をおくってきましたが、3年前の夏、父が入院中の病院で脳梗塞になりました。

明け方、左脳の血管に心臓から飛んだかなり大きな血栓が詰まったのでした。駆けつけた時は意識もなく、危篤状態でした。「心臓疾患があるので血栓を溶かす治療はできない。自然に血栓が流れるのを待ちます。」との事でした。集中治療室でできる事は14経絡を流す事、頭の所で8の字エネルギーをする事でした。3時間くらいしていると、父が動き始めて意識がしっかりしてきました。夕方には手を動かし始め、2日後の検査では血栓はきれいになくなり、血管も復活していました。父は右半身不随になり話す機能が麻痺で話せなくなりましたが、言葉も理解し文字も読めるし、判断力もあり、数字も解る等奇跡的に回復しました。その後1ヶ月程して、今度は右脳の方に梗塞がおこったみたいで、又CTを撮ることになりました。

病院に行く車の中とCT撮影を待つ間、頭の所で4方向の8の字エネルギーを20分位していました。CTの台に乗せようとした時、それ迄意識のなかった父が突然目を開け、こちらを見たので「ストレッチャーから台に移るよ」と言いましたら、父はうなづき体にかけていた毛布を自分ではずし、体を少し浮かせて協力してくれました。父も8の字が役に立ったと思うのか、それ以来何かあると「これをしてくれ」と言わんばかりに指で8の字を描いてみせます。

左右とも不随になっていたら本当に可哀想な事でしたが、タッチフォーヘルスを知っていたお陰で、2度も奇跡的に父の命は助かり左半身は動かす事が出来、今もご機嫌でいてくれています。

大阪市中央区
国際キネシオロジー大学公認
タッチフォーヘルスインストラクター　森千鶴

タッチフォーヘルスは、私に自信とエネルギーと感謝と信頼を与えてくれます。

私が初めてキネシオロジーに出会った時、私は、なんとシンプルな健康解決法が現れたものだと驚嘆しました。私は、アレルギーからスポーツの怪我や、悪夢、病気まですべてを癒してくれるカイロプラクターにかかり始めました。

私は、タッチフォーヘルスの基本四つのレベルのトレーニングを地元のインストラクターから学びましたが、それがたまたまジョン・シーとマシュー・シーだったのです。私は、信頼、エネルギー、感謝と信念はもちろんのこと、知恵と仕事と、人が生まれながらに持つ健康解決法への尊敬、友人と、共に成長する愛する人たちを得たのです。

アプリル・デービス
ロサンゼルス　カリフォルニア

火 | TOUCH FOR HEALTH 215

心包経

心包経は、細胞の生産や、生殖のための性的行為の適切なバランスのような、生殖のホルモンや化学的伝達物質に関わる多くの機能に関係します。心包経は、新しい細胞に栄養を与えることや細胞再生の準備に関連しています。心包経は月経の周期、卵巣や子宮の機能と前立腺や精巣の機能を含みます。

　これは、性愛の喜びも含みます。それは、遺伝的、文化的、個人的遺産を受け継ぐことにも関わります。心包経は、心嚢(しんのう)経絡と呼ばれることもあり、内外の環境に合わせて安定して脈拍を適切に保つ、心臓や血管の筋肉の機能と関連しています。

五行メタファー

火の行は、光と温かさを提供する暑い、赤い太陽のイメージで表すことができます。それは、生命の熱と情熱のすべて、特に情熱、活気、そして「温かい気持ち」に関連しています。木の行は火に燃料を提供して、土の行は火によって生み出された灰から形づくられます。

　金属を溶かし製錬して、新しく頑丈な形に鍛えて変形する火の強烈な熱によって金の行はコントロールされます。水は、火を消すか、冷却することによって、火をコントロールします。

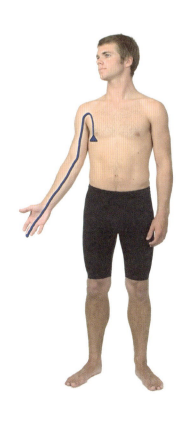

心包経

216 TOUCH FOR HEALTH

火

心包経

— **最も活性化する時間：**午後7時-9時

— **気の流れ：**陰

— **五行メタファー：**火
  ▶ 火について考える時、どんなイメージが湧いてきますか？あなたの人生や生活の中で、火は何を象徴していますか？

  ▶ 「腹の中に煮えたぎる情熱」を持っていますか？生きるための情熱とエネルギーがありますか？

  ▶ あなたは、情熱的すぎて、エネルギーを燃やし尽くしていませんか？あなたの周りのものを燃やしていませんか、それとも冷たすぎませんか、情熱的になることができませんか？

— **関連筋肉**
  中臀筋
  内転筋
  梨状筋
  大臀筋

— **心包経メタファーについて考慮すべき質問**
  ▶ 生殖やセックスに関して、バランスが取れていると感じていますか？

  ▶ あなたの遺産が、家族、仕事、遊びや精神的に社会で受け継がれるのを見るために何をしていますか？

  ▶ 十分な血液循環や、温かさの循環、栄養の循環、栄養の循環、性的エネルギーの循環があると感じていますか？

五行メタファー				
土	火	水	木	金
心包経				

色	**赤：**生活に十分な赤がありますか？あるいは、多すぎませんか？
季節	**夏：**「日に当たる楽しみ」がありますか？あるいは、光に敏感で、エネルギーを使い果たしていませんか？
気候	**熱気、暑さ：**熱を取り入れることができますか？ストレスやプレッシャーに圧倒されていませんか？適切なバランス手法で、プレッシャーや危機に適応していますか？
におい	**焼け焦げる臭い：**天候、トラウマとなる経験、情熱や、他人の要求や批判のせいで「焼きを入れられた」ことがありませんか？「焼け焦げる」ような犠牲を払ってでも危険を冒しますか？
味	**苦さ：**あなたはどんな後悔や恨みを苦々しく思っていますか？あなたに「毒となっている」のは何ですか？刺激過剰になっていませんか？刺激物が不十分ですか？
感情	**喜び：**生活の中にもっと愛と喜びが必要ですか？熱狂的な態度や刺激剤で痛みを隠してはいませんか？
音声	**笑い声：**浮かれ騒ぐことや、声を上げて笑うことを楽しんでいますか？笑うことで、他の感情をごまかしていませんか？間の悪い時に笑ったことがありますか？からかわれたり、馬鹿にされたり、軽蔑して笑われたことがありませんか？
強化対象	**動脈：**知的、感情的、精神的、肉体的な活力を保つために、酸素と養分は堅実に流れ、分配されていますか？体の一部分の血行が悪くて、冷えることはありませんか？
育むべき力	**成熟：**自分に限界があることにくつろいでいられますか？自分の能力を十分に活用していますか？あなたは、気まぐれですか？生活のなかで、子供のような驚きや喜びを経験していますか？
信念 / 世界観	**子供時代・学生時代に神話を文字通りに解釈する段階：**ルールやモラルや信念を狭義に文字通りに解釈していません？慣習について意識的ですか？あなたは、「無駄な労力」を使っていませんか？「何事も一人でやろう」としていませんか？人に完璧なギブアンドテイクの関係を期待していませんか？

心包経

火 | TOUCH FOR HEALTH 217

心包経

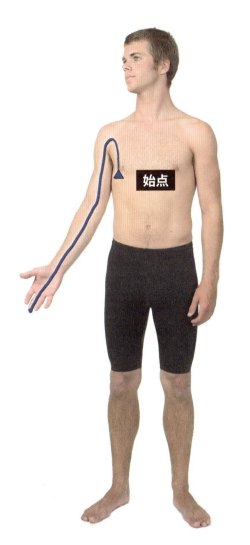

心包経エネルギーの流れ

陰

7PM-9PM

心包経の経路

左右両側で、乳首の真横から腕の内側中央を降りて、中指の先親指側に至る

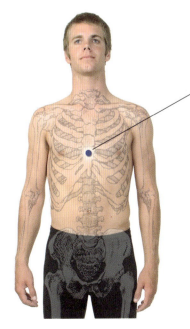

心包経の募穴

正中線上、胸骨の乳首と同じ高さのところ

指圧のポイント

[活性化のポイント]

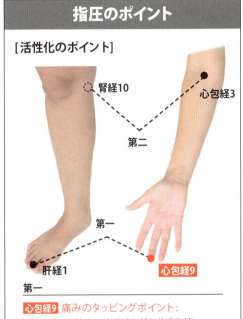

第一

心包経9 痛みのタッピングポイント：
中指の爪の基底の内側（人差し指側）端
肝経1: 足の親指の爪の外側の端（正中線から離れた側）

第二

心包経3: 肘のしわの真ん中、上腕二頭筋の腱の内側
腎経10: 膝の裏側のしわの内側の端

[鎮静化のポイント]

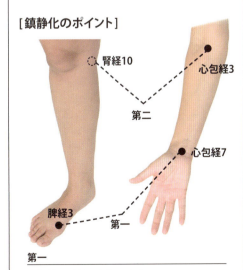

第一

心包経7: 手首のしわの中央
脾経3: 足の親指のつけ根の真上で足の内側へり（正中線側）

第二

心包経3: 肘のしわの真ん中、上腕二頭筋の腱の内側
腎経10: 膝の裏側のしわの内側の端

心包経

心包経 中臀筋

筋肉の機能
太ももを横に引き上げ、脚を回転させます。

兆候
もし、この筋肉が弱ければ、腰と肩が上がり、O脚や片足をひきずる傾向があります。月経痛、前立腺の問題や性的不能に関わります。胸に痛みがある場合は、大腿筋膜張筋のアンバランスと関連がある場合が多いです。

バランス調整のための食物
ビタミンEが豊富な食べ物（小麦胚芽、グリーンピース、緑葉色野菜）。

考慮すべき筋肉メタファーの質問
▶ どんな小さいことに躓いたり、ぶつかったりしていますか？

▶ 文字通りあるいは比喩的に両足を開いたままにしておくことに、困難がありませんか？

筋反射テストの位置
中臀筋

立位
1. 脚をひねらないで、まっすぐ横に出します。左右反対側の腰を支えてください。支えのための椅子があると役立つかもしれません。
2. 脚の外側に圧をかけて、正中線に戻すように押します。

仰向け
1. 脚をひねらないで、まっすぐ横に出します。左右反対側の脚を支えます。
2. 脚の重さを、テストする人の手で感じるはずです。
3. 圧は、脚のくるぶし上方にかけて、正中線に戻すように押します。

押す方向	下肢の外側

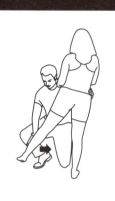

L5

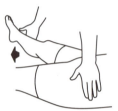

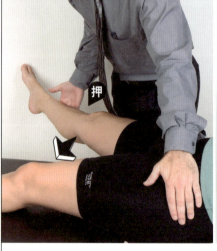
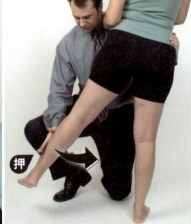

以下の筋肉もテストしてください：大腰筋と大腿筋膜張筋

| 火 | TOUCH FOR HEALTH 219 |

心包経 中臀筋

9 基本・14筋

神経リンパポイント

｜ 前面：恥骨の上端

● 背面：腰椎5（L5）の高さにある、腰骨の一番突き出たところ

神経血管ポイント

頭頂隆起、耳と頭頂の間にある隆起

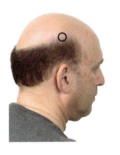

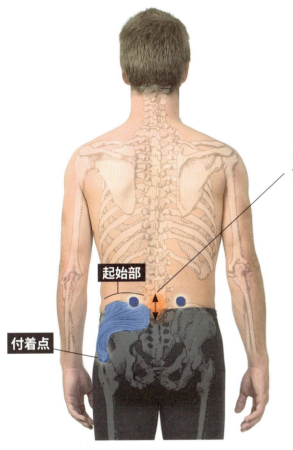

脊椎反射ポイント
L5

起始部

付着点

陰
↑
7PM-9PM

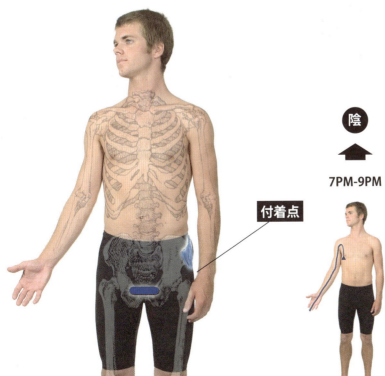

付着点

筋肉の起始部と付着点

中臀筋

起始部：腰骨の外表面

付着点：大腿骨の外側の上端

この筋肉は骨盤の側面と後ろで感じます。この筋肉は、小さい物に躓くのを避けようとして足先を床から持ち上げる時と、脚を横に上げる時に収縮します。

心包経

220 TOUCH FOR HEALTH 　　　　　　　　　　　火

心包経 内転筋

- **筋肉の機能**
  内転筋は、太ももを内側に保ち、太ももを内側に曲げ、内側にねじります。内転筋の筋反射テストは、両足をそろえることになります。

- **兆候**
  この筋肉が弱いと骨盤が傾き、肩こりを悪化させ、肘の痛みまで引き起こすことがあります。この筋肉は乗馬する人にとって重要です。長時間鞍にまたがったままで緊張が続くと、内転筋が弱くなり、カウボーイに典型的な、ガニ股を引き起こします。生殖器の問題、特にホルモン機能の変化や更年期が、内転筋に影響を与えます。

- **バランス調整のための食物**
  ビタミンEが豊富な食べ物（小麦胚芽、グリーンピース、緑葉色野菜）の摂取を強く勧めます。

- **考慮すべき筋肉メタファーの質問**
  ▶ あなたは、どんな個人的な内緒事から自分を守っていますか？
  ▶ このような問題を分かち合う必要がありますか？それとも、もっと内密にしておく必要がありますか？
  ▶ 文字通りあるいは比喩的に、両脚をそろえておくのが困難ですか？
  ▶ 性的な秘め事から、自分や他人を十分に守ってきたと感じていますか？
  ▶ もし、あなたの人生や最近の目標を乗馬だと考えると、鞍に乗るのは楽ですか？鞍の股ずれがありませんか？

筋反射テストの位置

内転筋

立位 / 仰向け

1. 両足をそろえて、テストするのと反対側の脚を固定します。立位の時、支えの椅子があると役立つかもしれません。
2. くるぶしのところで、固定した脚からもう一方の脚を引き離します。

押 押す方向　　脚の内側、足首の上で、左右の脚を横に引き離すように

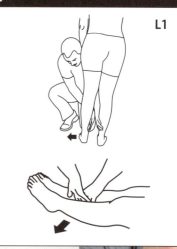
L1

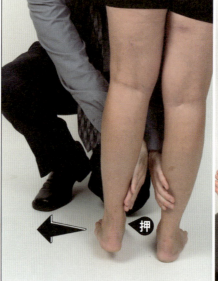

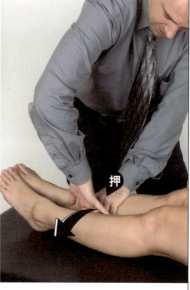

以下の筋肉もテストしてください：拮抗する筋肉、大腿筋膜張筋、ハムストリングス筋

心包経

火 | TOUCH FOR HEALTH 221

心包経 内転筋

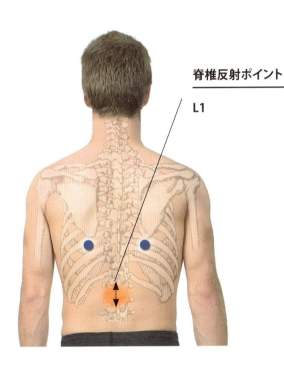

脊椎反射ポイント

L1

神経リンパポイント

- **前面:** 胸壁の乳首の後ろ、第4と第5肋骨の間と同じ高さ
- **背面:** 肩甲骨の角の真下で、第8と第9肋骨の間と同じ高さ

神経血管ポイント

頭頂隆起、耳と頭頂の間にある隆起と、頭蓋骨の後部の側面にあるラムダ縫合

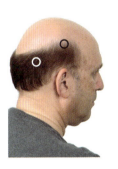

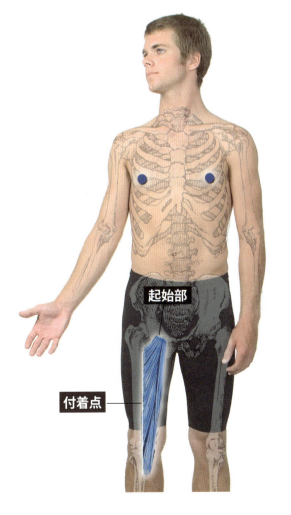

起始部

付着点

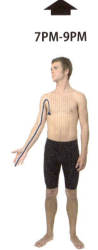

陰

7PM-9PM

筋肉の起始部と付着点
内転筋

起始部: 恥骨

付着点: 大腿骨の内側に沿って腰の下から膝まで

この筋肉は、膝とくるぶしをくっつけながら内腿をくっつける時に、内腿に沿って収縮するのを感じてください。

心包経

心包経 梨状筋

筋肉の機能
この腰の筋肉は姿勢、特に仙骨の位置において重要です。腰を回す筋肉の中で最も上にあり、椅子に腰かけた時に脚を開く動きをします。

兆候
片側だけが弱いと仙骨のねじれを引き起こし、弱い側の足が内またの外反膝（X脚）になり、弱くない側の脚は外またになります。梨状筋は、体で一番長くて大きい神経である坐骨神経のすぐ横に位置しています。人口の10%は、坐骨神経が梨状筋を貫通しています。梨状筋の問題があると、多くの場合坐骨神経が影響を受けます。脚の下の方の痛み、脚のしびれやうずき、排尿時の焼けるような痛みその他の膀胱の問題が起こることがあります。もし、座っていて脚を組むのが難しければ、梨状筋が抑制されている兆候です。

バランス調整のための食物
ヨウ素のサプリメントやビタミンEが豊富な食べ物（小麦胚芽、グリーンピース、緑葉色野菜）を追加して摂取することを強く勧めます。

考慮すべき筋肉メタファーの質問
▶ 文字通りあるいは比喩的に、X脚になっているか膝がぎこちないと感じていませんか？
▶ 文字通りあるいは比喩的に、あなたの神経をいらだたせるような、痛みを引き起こすような、小さい、深い問題がありませんか？

筋反射テストの位置

梨状筋

立位／仰向け

1. 両膝をくっつけた状態で膝を90°の角度で曲げて、足先をできるだけ内側にくるようにします。（右足先を左脚の方へ、左足先を右脚の方へ）立位の場合には、支えのための椅子が役に立つかもしれません。
2. 膝の外側を固定します。
3. 脚の内側、足首の上に圧をかけて、脚を外側に回すように引きます。

仰向け

1. 膝と腰を90°の角度で曲げて、足先を楽な範囲でできるだけ左右反対側の脚に向けます。
2. かかとは、膝より高い位置にしてください膝の外側を固定します。
3. 脚の内側、足首の上に圧をかけて、脚を外側に回すように押します。

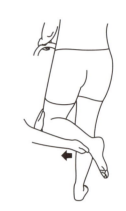

S1

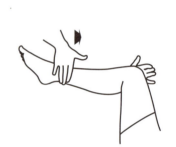

押す方向	脚の内側、下の方

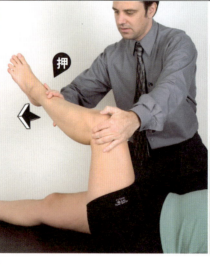
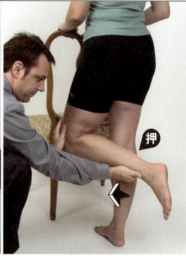

注意： もし、梨状筋が固いか痛みがある時、特に座っていてそのまま足を組むのが難しい場合には、ハムストリングス筋、中臀筋と内転筋をテストしてください。

| 火 | TOUCH FOR HEALTH 223 |

心包経 梨状筋

神経リンパポイント

- 前面：恥骨の上縁に沿ったすべて
- 背面：腰椎5（L5）の高さにある、腰骨の一番突き出たところ

神経血管ポイント

頭頂隆起、耳と頭頂の間にある隆起

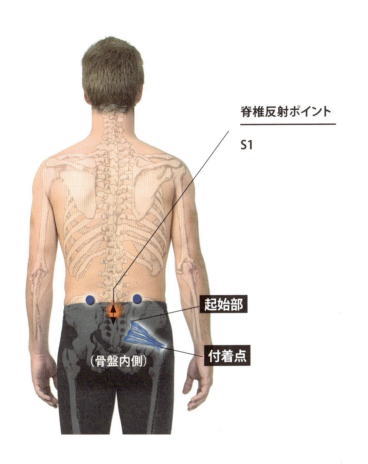

脊椎反射ポイント
S1

起始部
付着点
（骨盤内側）

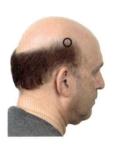

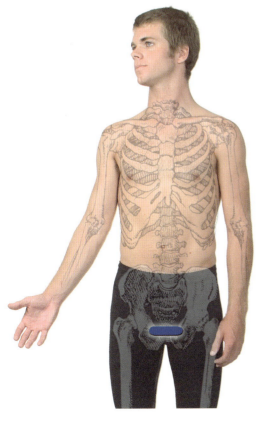

陰

7PM-9PM

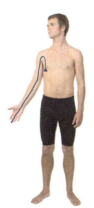

筋肉の起始部と付着点

梨状筋

起始部：仙骨の内表面（体の表面から感じることはできません。）

付着点：大腿骨（腰骨）の内表面

この筋肉を感じるには、膝を90°の角度で曲げて、臀部を内側に回転させたときに、骨盤の内側深くに感じます。

心包経

心包経 大臀筋

筋肉の機能
よく冗談の対象にされる大臀筋は、実際には体で最も大きく強い筋肉の一つです。腰を安定させ、太ももを伸ばし、脚を内側に引き入れる動作を補助します。

兆候
片側が弱い場合は、骨盤がねじれ、お尻のしわが片側に寄ります。両方が弱い場合には、歩行が困難になります。これは首の骨の硬さによる場合があります。頭や首をゆっくり回すと役に立つかもしれませんが、カイロプラクティックの調整が必要な場合があります。性器や性衝動にまつわる問題や前立腺のトラブルは、この筋肉と関連している場合があります。

バランス調整のための食物
ビタミンEが豊富な食べ物（小麦胚芽、グリーンピース、緑葉色野菜）を摂取することを強く勧めます。

考慮すべき筋肉メタファーの質問
- 全体的な安定性を維持するために、全体的な力を十分に使っていませんか？
- 些細さを求められた時に、荒々しい力に頼ろうとし過ぎていませんか？
- 性衝動が、首に痛みを与えていませんか？それともあなたのマインド（思考）が、肉体的、生き残りの、生殖の必要性の成就を妨げていませんか？

筋反射テストの位置

大臀筋

立位 / うつ伏せ　　　　3　C2

1. 膝を90°の角度で曲げて、太ももをできるだけ後ろに伸ばします。立位の時には、支えのための椅子が役立つ場合があります。
2. 立位の時には臀部の前面を安定させてください。うつ伏せの時は、テストするのと反対側の臀部を安定させてください。
3. 圧は太ももの後ろにかけて、前に押し出します。

押 押す方向	太ももの後ろ

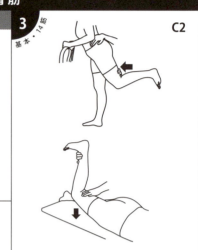

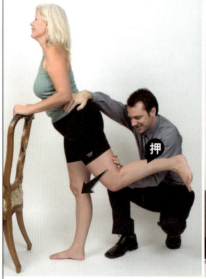 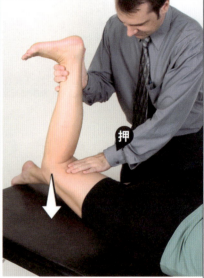

以下の筋肉もテストしてください： 内転筋、梨状筋および首の筋肉

火 | TOUCH FOR HEALTH 225

心包経 大臀筋

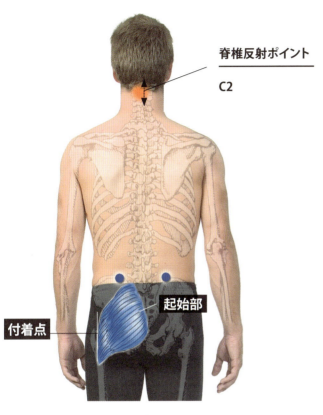

脊椎反射ポイント

C2

付着点

起始部

神経リンパポイント

| **前面:** 大腿の前面を、大腿骨の最上部から膝の真上まで

• **背面:** 腰椎5（L5）の高さにある、腰骨の一番突き出たところ

神経血管ポイント

ラムダ縫合、頭蓋骨の後部の側面

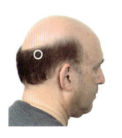

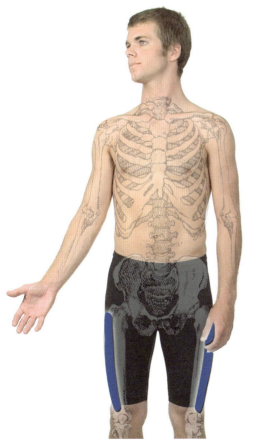

陰

↑

7PM-9PM

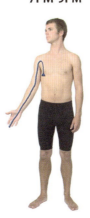

筋肉の起始部と付着点
大臀筋

起始部: 腰骨（腸骨）の後ろ側に尾骨（仙骨）を横切るように

付着点: 太ももの骨（大腿骨）の後ろ側上端から、約3インチ（7-8センチ）下

この筋肉を感じるには、太ももの後ろ側が体より後ろにくるように動かして（ラバの蹴り）、収縮してお尻の形がぎゅっと締まる時に感じてください。特に、膝を90°の角度で曲げてハムストリングス筋がほとんど動かないようにします。

心包経

Letters from Around the World!
ー タッチフォーヘルス 世界中からの手紙 ー

タッチフォーヘルスは、私の見方を変えました。

私は、タッチフォーヘルスキネシオロジーを信じています。というのも私の人生に対する見方を変えてくれたから。私は、背中に深刻な問題を抱えていました。医師は、私はトライアスロンを継続できないだろうし、車いす生活になると言いました。1977年、私はメキシコで、あるキネシオロジストに会いました。彼が、私にタッチフォーヘルスのシステムについて情報をくれたのです。一年後私は、国際世界大学トライアスロン選手権に参加するためにドイツのキールに行きました。競技会の後に、私はスイスのバーゼルに行き、初めてタッチフォーヘルスの講座を受けました。私は、自分の状況について目標付バランス調整を数回行いました。今日私の気分はよく、頻繁だった背中の痛みは消えました。

私は、スイスでキャリー夫人とジョン・シー博士に会いました。博士が私にバランス調整をしてくれた時、人生で一番大切なことが分かりました。もし、目標を信じて自信を持って自分の道を歩めば、人生のすべてが変化するということを。

ベロニカ・バーバ
理学療法士
グアダラハラ、メキシコ

タッチフォーヘルスを祝って

1979年に初めてタッチフォーヘルスの講座を受けたときは、この講座が私の人生を変え、新しいキャリアへの動機づけになるとは想像もしませんでした。私は、地元の大学で学び、教師になる予定でした。でもうまくいきませんでした。基礎14時間のタッチフォーヘルスの自助講座を受けたのに引き続き、私はタッチフォーヘルスのインストラクターになりました。私は、スウェーデンの故郷に戻り、自然療法医学を学び、自然療法医になりました。研究の間に、タッチフォーヘルスの講座をたくさん教えました。

20年以上もの間、患者さんたちと関わって、私は今でもキネシオロジーのテクニックに驚き、わくわくして感謝しています。私は、研究室での実験、顕微鏡作業の暗い視界やその他の検査とともに、毎日クリニックの精密検査でTFHの筋反射テストを使っています。私は今でも、患者がクリニックを去る前に、全員のバランス調整を行います。

ペーター・ウィルヘルムセン　自然療法医
スウェーデン、ファルン

火 | TOUCH FOR HEALTH 227

三焦経

三焦経は、三つの「熱」の形を取ります。それは、体温の維持や、新陳代謝の熱、「戦うか逃げるか」の熱や生きる情熱です。その機能は、様々な人間の情熱に関わる腺の分泌物や様々な相互作用に関連しています。

アドレナリン腺は、特に危機の瞬間に、戦うか逃げるか、あるいは怪我、病気、不調、全般的なストレスからの回復期において、他のホルモン腺と協調して機能しています。この経絡に関連する筋肉の中で四つの筋肉は、走る、押しやる、つま先で立つなど、すべて本質的に戦うか逃げるか、または生きることに関わる筋肉です。脳下垂体は、生きるの情熱、生殖活動と性の喜び、生と死の環境に関わる機能をもつ他の内分泌腺と協調して機能します。そして、苦しんで死ぬに値する価値などを生み出します。

臓器の機能の神秘

三焦経は、中国のエネルギー体系の中で、臓器の機能を持つと言われながら、特定の臓器と関連がない点で、いくらか不思議な経絡です。機能を持つと言われていますが、形はありません。代わりに、胸部と腹部の上下の領域における三つのグループの臓器の相互作用を通じた機能を持つと定義されています。

五行メタファー

火の行は、光と温かさを提供する暑い、赤い太陽のイメージで表すことができます。それは、生命の熱と情熱のすべて、特に情熱、活気、そして「温かい気持ち」に関連しています。木の行は火に燃料を提供して、土の行は火によって生み出された灰から形づくられます。

金属を溶かし製錬して、新しく頑丈な形に鍛えて変形する火の強烈な熱によって金の行はコントロールされます。水は、火を消すか冷却することによって、火をコントロールします。

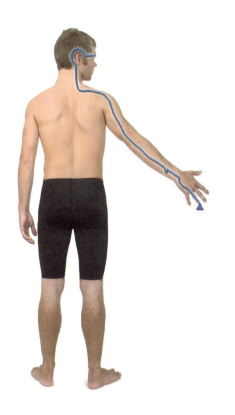

三焦経

三焦経

228 TOUCH FOR HEALTH

火

最も活性化する時間: 午後9-11時

気の流れ: 陽

五行メタファー: 火

▶ 火について考える時、どんなイメージが湧いてきますか?あなたの人生や生活で、火は何を象徴していますか?

▶ あなたは、情熱的すぎて、エネルギーまでも燃やしていませんか?周りのものを燃やしていませんか、それとも冷たすぎませんか、情熱的になることができませんか?

▶ 腹に煮えたぎる情熱を持っていますか?生きるための情熱とエネルギーがありますか?

関連する筋肉
小円筋
縫工筋
薄筋
ひらめ筋
腓腹筋

三焦経メタファーについて考慮すべき質問

▶ 肉体的、知的、精神的、感情的に、何のために熱くなりますか?

▶ あなたは何から逃げていますか?

▶ あなたは何と戦っていますか?

▶ あなたを動けなくしているのは何ですか?

▶ あなたの人生は絶えず、戦うか逃げたいかであると感じますか?

▶ 何のためなら、苦しんだり、死んでもいいと思えますか?

三焦経

五行メタファー				
土	火	水	木	金
三焦経				

	三焦経
色	**赤:** 生活に十分な赤がありますか?あるいは、多すぎませんか?
季節	**夏:** 「日に当たる楽しみ」がありますか?あるいは、光に敏感で、エネルギーを使い果たしていませんか?
気候	**熱気、暑さ:** 熱を取り入れることができますか?ストレスやプレッシャーに圧倒されていませんか?適切なバランス手法で、プレッシャーや危機に適応していますか?
におい	**焼け焦げる臭い:** 天候、トラウマとなる経験、情熱や、他人の要求や批判のせいで「焼きを入れられた」ことがありませんか?「焼け焦げる」ような犠牲を払ってでも危険を冒しますか?
味	**苦さ:** あなたはどんな後悔や恨みを苦々しく思っていますか?あなたに「毒となっている」のは何ですか?刺激過剰になっていませんか?刺激物が不十分ですか?
感情	**喜び:** 生活の中にもっと愛と喜びが必要ですか?熱狂的な態度や刺激剤で痛みを隠してはいませんか?
音声	**笑い声:** 浮かれ騒ぐことや、声を上げて笑うことを楽しんでいますか?笑うことで、他の感情をごまかしていませんか?間の悪い時に笑ったことがありますか?からかわれたり、馬鹿にされたり、軽蔑して笑われたことがありませんか?
強化対象	**動脈:** 知的、感情的、精神的、肉体的な活力を保つために、酸素と養分は堅実に流れ、分配されていますか?体の一部分の血行が悪くて、冷えることはありませんか?
育むべき力	**成熟:** 自分に限界があることにくつろいでいられますか?自分の能力を十分に活用していますか?あなたは、気まぐれですか?生活のなかで、子供のような驚きや喜びを経験していますか?
信念 / 世界観	**子供時代・学生時代に神話を文字通りに解釈する段階:** ルールやモラルや信念を狭義に文字通りに解釈していません?慣習について意識的ですか?あなたは、「無駄な労力」を使っていませんか?「何事も一人でやろう」としていませんか?人に完璧なギブアンドテイクの関係を期待していませんか?

| 火 | TOUCH FOR HEALTH |

三焦経

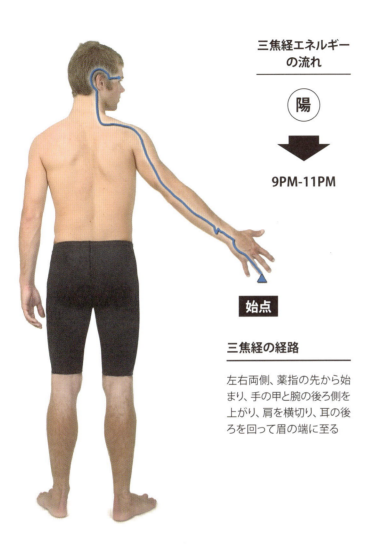

三焦経エネルギーの流れ

陽

⬇

9PM-11PM

三焦経の経路

左右両側、薬指の先から始まり、手の甲と腕の後ろ側を上がり、肩を横切り、耳の後ろを回って眉の端に至る

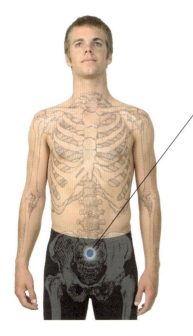

三焦経の募穴

正中線上のへそから恥骨の上端までのへそから1/3のところ

指圧のポイント

[活性化のポイント]

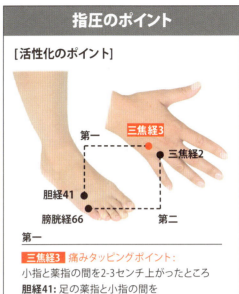

第一

三焦経3 痛みタッピングポイント：
小指と薬指の間を2-3センチ上がったところ
胆経41: 足の薬指と小指の間を2-3センチ上がったところ

第二

三焦経2: 中指と薬指の指関節の間
膀胱経66: 足の小指のすぐ上外側

[鎮静化のポイント]

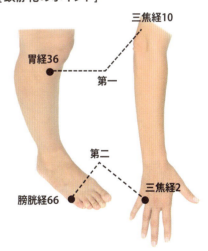

第一

三焦経10: 腕の後ろ肘から指一本分上がったところ
胃経36: 膝頭から手の幅分下がったところ

第二

三焦経2: 中指と薬指の指関節の間
膀胱経66: 足の小指のすぐ上外側

三焦経

三焦経 小円筋

筋肉の機能
この肩の筋肉は、上腕と前腕を回転させます。

兆候
小円筋は肩の問題に絡むことがあります。片方が弱い場合には腕を両脇に下ろしたときに、手が違う方向を向きます。甲状腺の状態、消化不良、感染症、体重の変化、そして特に理由もないのに泣いてしまうのは、小円筋のアンバランスと関連している場合があります。この筋肉は、三焦経の「熱」と関連しています。特に、甲状腺の機能に関連した新陳代謝の熱に関連しています。甲状腺の機能は体温と脂肪量の維持だけでなく、細胞を破壊し再生する新陳代謝のバランスに関わります。

バランス調整のための食物
その人が簡単によく泣いてしまう場合には、ヨウ素のサプリや、海藻や生魚や少しだけ火を通した魚のような食品に含まれる有機ヨウ素。

考慮すべき筋肉メタファーの質問
▶ あなたは、何についてもっとオープンにする必要がありますか？それともオープンにしすぎていますか？

▶ 受け取るために腕を開く必要がありませんか？それとも取り入れすぎていませんか？

▶ 文字通りあるいは比喩的に、生活の中で栄養を吸収することや、効率的に活用するのが困難ではありませんか？

▶ あなたは、暑すぎたり、寒すぎたり、太りすぎたり痩せ過ぎたりしていると感じていませんか？

筋反射テストの位置
小円筋
座位 / 立位 / 仰向け

1. 親指を肩の方に向けて、肘を90度に曲げて、体の脇に握りこぶしの幅を空けて引きつけてください。
2. 前腕を楽な範囲でできるだけ後ろに回転させます。肘の前部を安定させてください。
3. 圧を、前腕の後ろ手首の真上にかけて、前腕を胸に横切る方向に押します。

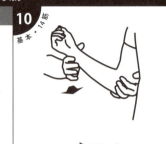

T2

押 押す方向	前腕の後ろ手首の上

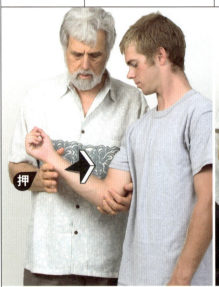
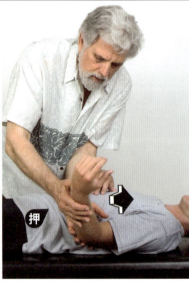

以下の筋肉もテストしてください： もし小円筋が弱い場合は、僧帽筋（中部/下部）と菱形筋をテストしてください。

火 | TOUCH FOR HEALTH 231

三焦経 小円筋

基本 10 / 14筋

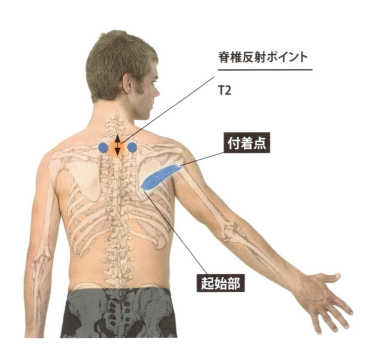

脊椎反射ポイント
T2

付着点

起始部

神経リンパポイント

- 前面：胸骨の横の第2、第3肋骨の間
- 背面：胸椎2と3（T2とT3）の間、脊椎から左右に2-3センチ離れたところ

神経血管ポイント

髪の生え際のこめかみ上、耳の前の少し上

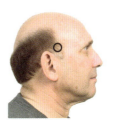

神経血管ポイント

右の神経血管ポイントに追加して3本の指を同時に3本の指で三角形をつくり、胸骨のすぐ上の窪みに触れてください

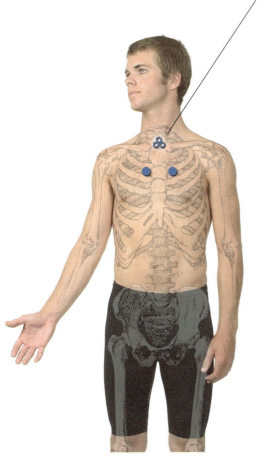

9PM-11PM

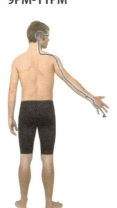

筋肉の起始部と付着点

小円筋

起始部：肩甲骨の外側（斜めの縁の）上から3分の2

付着点：上腕後ろ側、腕の一番上の部分

この小さい筋肉を感じるには、前腕を肘で100°の角度で曲げて、手を開いて身体の外向きになるように外側に回転する時に、肩甲骨の下の端と腕の後ろ側一番上の間に感じます。

三焦経

三焦経 縫工筋

筋肉の機能
これは、体で一番長い筋肉です。脚と太ももを曲げ、太ももを横に曲げ、骨盤を曲げ、腰をひねるのを補助します。「仕立て屋（縫工）の筋肉」と呼ばれ、片脚を反対側の脚に乗せて縫物をする場所をつくります。

兆候
弱いと骨盤がねじれて、膝の関節が不安定になるので、膝の痛みや外反膝の原因にもなります。副腎の問題がこの筋肉に影響していることもあります。副腎は、朝起きたとき極度に疲労していて、お昼頃にましになること、立ち上がった時に血圧が下がること、低血糖症、インススリン過剰、アレルギー、じんましん、特に喘息と関わりがあります。副腎疲労と同様に、感染症もまたこの筋肉に影響します。縫工筋の膝のすぐ上が痛む時は、カイロプラクティックによる調整が必要だという兆候の場合があります。

バランス調整のための食物
柑橘類やピーマンなどのビタミンCを多く含む食品やアドレナリン類似物質

考慮すべき筋肉メタファーの質問
▶ 創造や再創造のために人生や仕事における課題に立ち向かう強さや情熱を持っていると感じていますか？

▶ 文字通りあるいは比喩的に、「最後までやり抜く」か「全力を尽くす」強さや情熱を持っていますか？

▶ 何があなたを肉体的、感情的、知的、精神的に熱くしますか？

筋反射テストの位置

縫工筋

立位 / 仰向け

1. 脚を外に開いて、膝を少し曲げます。その足のかかとを、反対側の膝の真下に持ち上げます。
2. かかとと膝の外側に圧をかけて、脚を伸ばす方向に押します。

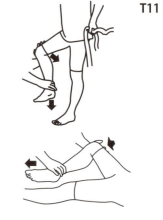
T11

押 押す方向	かかとと膝の外側

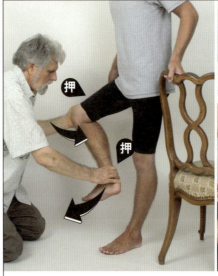
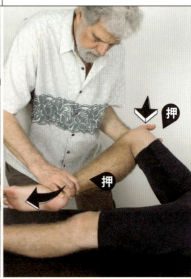

以下の筋肉もテストしてください：内転筋、首の筋肉群、大胸筋鎖骨部、ひらめ筋、薄筋、腓腹筋、広背筋もし、手足のむくみが出ている場合には、水不足があるかもしれないので、大腰筋、脊柱起立筋、腓骨筋、脛骨筋前部をテストしてください。

火 | TOUCH FOR HEALTH 233

三焦経 縫工筋

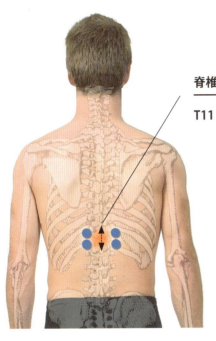

脊椎反射ポイント
T11

神経リンパポイント

- 前面：へそから約5センチ上で左右横に2-3センチのところ

- 背面：胸椎10、11（T10、T11）の間と胸椎11、12（T11、T12）の間、脊椎から左右に2-3センチ離れたところで、一番下の肋骨と同じ高さのところ

神経血管ポイント

小泉門、頭の後部の柔らかい部分

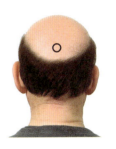

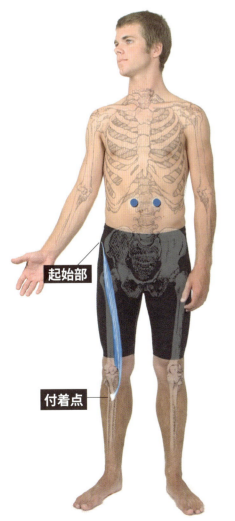

起始部

付着点

㊎

9PM-11PM

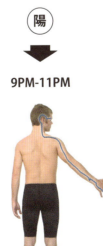

筋肉の起始部と付着点

縫工筋

起始部：腰骨の上端の一番外側の端

付着点：すねの骨（脛骨）の内側、膝のすぐ下

この長い筋肉を感じるには、脚を左右反対側の膝の下で交わるように持ち上げ、膝はできるだけ外に開く時に、腰骨の最上部の一番外の端から、太ももを横切って脛骨の内側部分膝のすぐ下で感じます。

三焦経

三焦経 薄筋

- **筋肉の機能**
  この太ももの筋肉は、縫工筋とハムストリングス筋と一緒に機能します。うつ伏せになっている時に、膝を曲げる時に最初に使う筋肉です。

- **兆候**
  この筋肉が弱いと、股関節を曲げないと膝が曲がりにくくなります。副腎の問題や感染症やアレルギーには、薄筋が関係している場合があります。

- **バランス調整のための食物**
  腎臓近くの物質、かんきつ類、ピーマンなどのビタミンCが多い食品

- **考慮すべき筋肉メタファーの質問**
  - 生活の様々な側面に夢中になるのは下手だと感じますか？
  - 情熱を見せるのは恥ずかしいですか？自制心を失って激情を噴出させていませんか？
  - 何が肉体や、感情や、知性や、精神などを熱くしていますか？

筋反射テストの位置

薄筋

立位 / 仰向け

1. つま先をできるだけ内股にします。立位では椅子が支えの役に立つかもしれません。
2. 左右反対側の脚を支えます。
3. 圧を足の内側、足首の上にかけて、内側から外に向かうように引きます。

代替テスト立位 / うつ伏せ

1. 膝を約45°に曲げます。
2. 立位の時は膝の外側を支え、うつ伏せのときはテストするのと左右同じ側の太ももを支えます。
3. 脚の内側、足首の上にやさしく圧をかけて、膝を下向きやや外側に押します。膝は通常この方向に押されないので、可動域が小さいです。

押 押す方向	脚の内側、足首の上

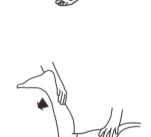

T12

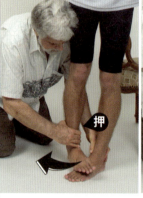 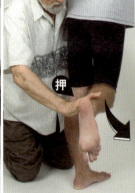 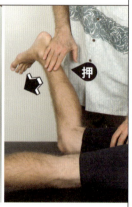

以下の筋肉もテストしてください：三角筋中部、烏口腕筋、横隔膜

火

TOUCH FOR HEALTH 235

三焦経 薄筋

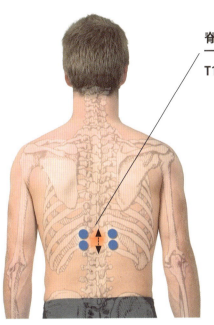

脊椎反射ポイント

T12

神経リンパポイント

- **前面:** へそから約5センチ上で、左右横に2-3センチのところ

- **背面:** 胸椎10、11(T10、T11)の間と、胸椎11、12(T11、T12)の間、脊椎から左右に2-3センチ離れたところで、一番下の肋骨と同じ高さのところ

神経血管ポイント

小泉門、頭の後部の柔らかい部分

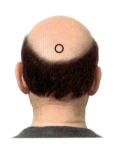

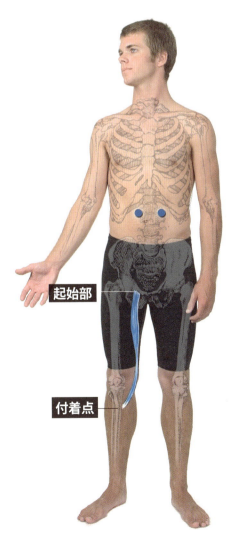

起始部

付着点

陽

9PM-11PM

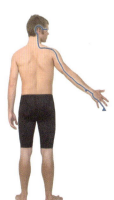

筋肉の起始部と付着点
薄筋

起始部: 恥骨の下端

付着点: 膝の内側、すねの骨（脛骨）の最上部

この内側にある筋肉は、片足を左右反対側の足先に乗せて両足の太ももをそろえる時に、恥骨から太ももの内側において膝の真下で収縮するのを感じます。

三焦経

三焦経 ひらめ筋

筋肉の機能
このふくらはぎの筋肉は、脚の膝から下と足先を曲げて、足先を固定します。ひらめ筋は、腓腹筋や足底筋と協力して機能して、アキレス腱や下腿三頭筋と共に、膝の上部に付着しています。この筋肉は、足先とふくらはぎを曲げ足先を固定します。

兆候
この筋肉が弱いと、体が前かがみになったり、膝が曲がったままになる場合があります。副腎と関係があるので、アレルギーや喘息や低血糖、疲労、倦怠感がある場合には、この筋肉をテストすることが重要です。事故やトラウマから来る感情の緊張や軽いショック状態や、興奮や痛みによるアドレナリンの多量の分泌とも関係があるかもしれません。

バランス調整のための食物
ピーマン、かんきつ類などのビタミンCが豊富な食物が重要です。タバコアレルギーがここに表れる場合があります。

考慮すべき筋肉メタファーの質問
- いつ、戦うべきか、退却するべきか、とどまるべきかを決めるのが難しくありませんか？
- 危機ではない状況で、過剰に攻撃的であったり恐怖でいっぱいになったりして、本当の危機に立ち上がれない（的確な対処をしない）ことがありませんか？
- あなたの人生は、果てしのない危機の連続だと感じていませんか？

筋反射テストの位置
ひらめ筋

立位 / うつ伏せ

1. 膝を90°の角度で曲げて、膝を支えて、つま先立ちのように足首をまっすぐにのばします。立位では椅子が支えの役に立つかもしれません。
2. 圧は、脚をまっすぐにさせるように、下肢を押し下げます。
3. 代わりの方法は、圧をかかとの後ろと足底にかけて、足をまっすぐにするように押します。

 押す方向 — 母指球（親指の付け根の膨らんだところ）に対して下向きに

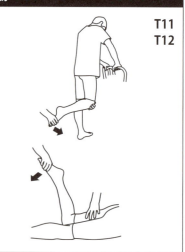

T11
T12

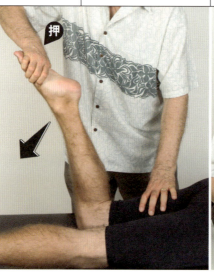
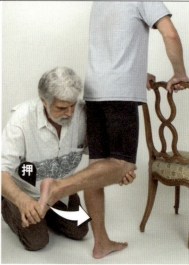

以下の筋肉もテストしてください： 縫工筋、薄筋、腓腹筋、大胸筋鎖骨部、首の筋肉、広背筋、上腕三頭筋、内転筋

火 | TOUCH FOR HEALTH 237

三焦経 ひらめ筋

脊椎反射ポイント
T11、T12

神経リンパポイント

- 前面：へそから約5センチ上で、左右に2-3センチ横のところ
- 背面：胸椎10、11(T10、T11)と胸椎11、12(T11、T12)の間、脊椎から左右に2-3センチ離れたところ、一番下の肋骨と同じ高さ

神経血管ポイント

小泉門、頭の後部の柔らかい部分

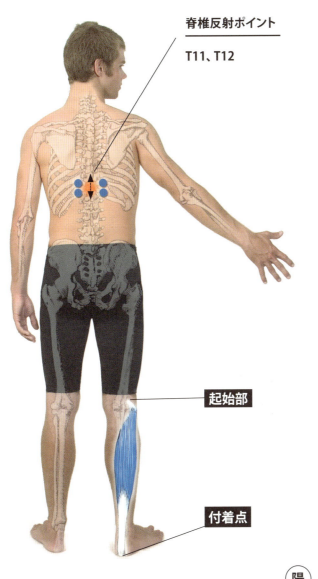
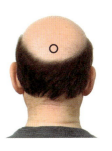
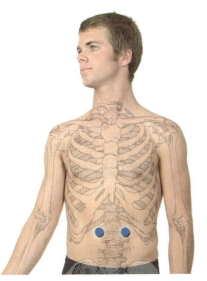
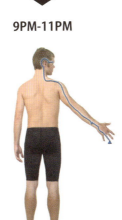

陽
9PM-11PM

筋肉の起始部と付着点
ひらめ筋

起始部：膝の真裏、外側下

付着点：足首の後ろ側、かかとの部分

この深部にあるふくらはぎの筋肉を感じるには、膝をおよそ90°の角度で曲げて、つま先を足底屈の位置（つま先をまっすぐ伸ばす）で感じます。

三焦経

三焦経 腓腹筋

筋肉の機能
このふくらはぎの筋肉は、脚の膝の下と足先を曲げて、足先を固定します。腓腹筋はひらめ筋や足底筋と協力して機能し、アキレス腱や下腿三頭筋と共に膝の上部に付着しています。この三つの筋肉のすべてが、膝の上に付着し足先とふくらはぎを曲げて足先を固定します。

兆候
この筋肉が弱いと、体が前かがみになったり、膝が曲がったままになる場合があります。副腎と関係があるので、アレルギー、ぜんそく、低血糖症、疲労や倦怠感がある場合にはこの筋肉をテストすることが重要です。事故やトラウマからくる感情の緊張や軽いショック状態や、興奮や痛みによるアドレナリンの多量の分泌とも関係があるかもしれません。

バランス調整のための食物
ビタミンCが豊富な食べ物（ピーマン、かんきつ類）が大切です。タバコアレルギーがここに表れる場合があります。

起考慮すべき筋肉メタファーの質問
- あなたは、何に向かって走っていますか？何から逃げるために走っていますか？
- いつ戦うべきか、退却するべきか、そこにとどまるべきか、決めるのが難しくありませんか？
- 危機ではない状況で、攻撃的すぎたり恐怖でいっぱいになったりして、本当の危機に立ち向かえない（適確に対処しない）ことがありませんか？
- あなたの人生は、果てしのない危機の連続だと感じていませんか？

筋反射テストの位置
腓腹筋

立位 / うつ伏せ

1. 浅い角度で膝を曲げます。つま先立ちのように、足首をまっすぐ伸ばします。膝を安定させます。椅子があると支えの役に立つかもしれません。
2. 圧は、膝で脚を伸ばす方向にかけます。
3. 代わりの方法は、圧を足底にかけて、足を伸ばすように押します。

押 押す方向 — 足の母指球（親指の付け根の膨らんだところ）か足首の後ろを下向きに

T11
T12

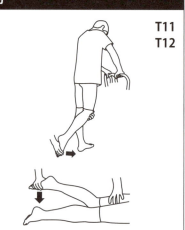

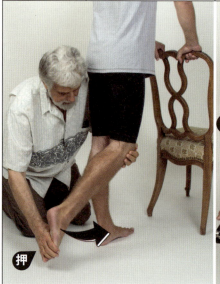

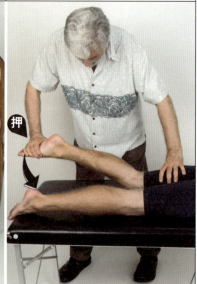

以下の筋肉もテストしてください：縫工筋、薄筋、ひらめ筋、大胸筋鎖骨部、首の筋肉、広背筋、上腕三頭筋、内転筋

| 火 | TOUCH FOR HEALTH 239 |

三焦経 腓腹筋

脊椎反射ポイント
T11、T12

神経リンパポイント

- 前面:へその約5センチ上で、左右横に2-3センチのところ
- 背面:胸椎10、11(T10、T11)と胸椎11、12(T11、T12)の間、脊椎から左右に2-3センチ離れたところで、一番下の肋骨と同じ高さ

神経血管ポイント

小泉門、頭の後部の柔らかい部分

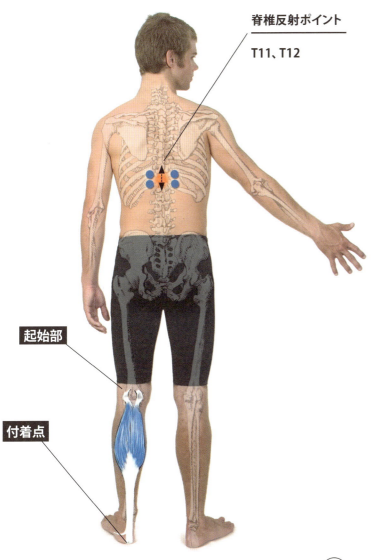

起始部
付着点

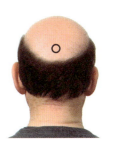

陽
9PM-11PM

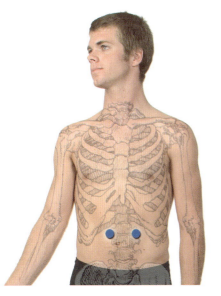

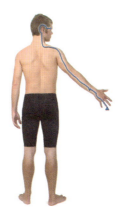

筋肉の起始部と付着点
腓腹筋

起始部: 脚の裏、膝の真上

付着点: かかとの後ろの真ん中

膝の裏に始まりかかとの共通の腱で終わる、このふくらはぎの表層筋を感じるには、膝を少し曲げたままつま先立ちのように足首を伸ばしているときに感じます。つま先が地面や何かものを押せば、強い収縮を感じられます。

三焦経

Letters from Around the World!
ータッチフォーヘルス　世界中からの手紙ー

愛のワークタッチフォーヘルス!!

ある夜「お腹パンパンで苦しくて、苦い水ばかり吐くのよ・・・」と苦しくて、不安そうな母からの電話がありました。腸閉塞を起こしかけている・・・と思いました。

母は7年前に胃癌になり手術で胃を全摘出、その後経過悪く再手術も経験していました。食事、体調など気をつけて生活していたので、何が起きたの？どうして？と思いました。経過を尋ねつつ、私に今何ができる？と頭は忙しく考えました。
そして「ゆっくり呼吸して」と母に促すとともに自分も深呼吸し、タッチフォーヘルスをしようと決めました。
「お水は飲んでる？」と聞くと「飲んでるけど苦い水になってもどしちゃう」との返事。
「クロスクロール座ったままでいいからやってみて・・・お腹がスッキリした〜っていうイメージしながら・・・」と伝え「わかった・・・、ううもどしそう、切るね」電話が切れたと同時にTFHのカラー本を開きました。
無我夢中で・・・消化に関わる経絡、胃経、脾経、小腸経、大腸も・・・と、まず遠隔で経絡を流しました。脊椎反射ポイントを本の上で一つずつこすりながら・・・大丈夫、おならがでて、少しずつ楽になって・・・と快復していく母の姿を想像しました。
その後、いつも必ず飛び上がる程痛がる神経リンパポイントを自分でさするように言い、私は本の上で様々なポイントを触り続けました。2時間後少し楽になってきたとのこと、3時間後落ち着いてきて水も少しずつ飲めるとのこと。
翌日すっかり回復した母は、「すごいものね、これを発見した人すごいわね」と明るく力強い声で言っていました。
心からTFHに感謝・・・の体験です。
この愛あるワークTFHを贈ってくださったジョン・シー博士、石丸先生はじめ多くのインストラクターの方々・・・本当にありがとうございます。

東京都狛江市　小菅則子

私がどのようにタッチフォーヘルスにたどり着いたか

1975年に私は、サンディエゴの大会に参加しました。そこでジョン・シー博士にお会いしたのです。私の人生は変わり、医療が変わりました。私は個人のレベルで変わりました。友人や家族との関わり方や、食習慣や仕事と余暇のバランスまでもが変わったのです。

私は東洋医学を学び始め、体がエネルギー系だという見方に出会ったのです。ある日私は、肩に痛みがあり腕を動かせなくなっている患者に出会いました。彼女は青ざめて、汗が止まらない状態でした。医学的知識を総動員して、コルチゾン注射薬を打ちましたが、彼女の症状は一向によくなりませんでした。様々な薬を処方し、腕吊りや何やらをやってみて、とうとうタッチフォーヘルスのテクニックを採用することに決めたのです。20分かかりました。彼女の腕がだんだん高く上がったときの、私の喜びを想像してください！

私は、医学校のノウハウが結果を出せなかった機会に時々タッチフォーヘルスを使い始めました。このワークを行い、他の人々に伝えて、その後その人たちがどのようにうまくいくかを見ると、大変満たされた気持ちになります。

ウォレン・ジェイコブズ　医学博士
エスコンディード　カリフォルニア

木

胆経

胆経は、肝臓から出る胆汁を蓄積し濃縮する胆嚢という小さい臓器の機能と関連しています。胆嚢は消化、特に脂肪分の消化を助けます。脂肪が胃から十二指腸に運ばれてくると、胆嚢が収縮して胆汁を放出します。脂肪の新陳代謝を維持する同じ機能が、細胞レベルで胆経の微妙なエネルギーに関係しています。

木の行のメタファー

木の行は、伸び行く緑の生命という形で象徴されます。木の行は水の行に養われ、そこから生まれ出るのです。それは、水が木の根を養い、あるいは大海で原始の生命を養うという観点からも言えることです。木の行は、火の行に燃料を提供して、その成長を育みます。

木の行は、土中に根を張り土の場所を固定することで、土の行をコントロールします。木の行は、木を切ったり破壊したり変容させたりする金の強力な力のために、金の行にコントロールされます。

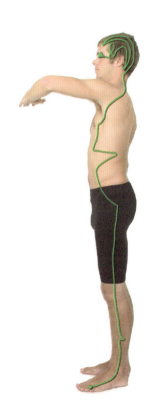

胆経

242 TOUCH FOR HEALTH

木

胆経

最も活性化する時間：
午後11- 午前1時

気の流れ：陽

五行メタファー：木

▶ あなたには、自分の成長を維持するために十分な根を張っていますか？情熱を維持する十分な燃料がありますか？

▶ 物事が成長する緑のイメージは、あなたの人生や目標とどのように関係していますか？

▶ 目的を実現するために十分な成長の仕組みがありますか？あるいは、目的を成就するために成長の自由を自分に許す必要がありますか？

▶ あなたには、目的に達するために成長する十分な構造を持っていますか？あるいは、あなたは、成就するために成長の自由を自分自身に提供する必要がありますか？

▶ あなたは、もっと自由が必要ですか？

関連する筋肉
三角筋前部
膝窩筋

**胆経メタファーについて
考慮すべき質問**

▶ 人生の重苦しい部分で背負いかしていないのはどんな風ですか？

▶ 人生の溶解や分解する側面の濃度を薄めるために中性部分を持ち込むきれいな水で十分に人生を薄めてはいないのですか？

▶ あまりに集中しすぎて自分のためになっていないままではありませんか？

胆経

	五行メタファー				
	土	火	水	木	金
	胆経				
色	緑：人生においてあなたは十分に成長していますか？持ちきれないほどの新しい考え、企画などを生み出していませんか？				
季節	春：人生で、何を復活させ、更新させ、生まれ変わらせる必要がありますか？将来の収穫のためにどんな種を植える必要がありますか？				
気候	風：あなたは、「爽やかな風」や「大掃除」を必要としていますか？それとも不確かさや変化に吹き飛ばされそうになっていませんか？				
におい	(動物性の)腐臭：以前は役に立っていたけれど、今は腐っているもので捨て去る必要があるものは何ですか？肉体的、感情的、知的、精神的に淀んでいると感じませんか？				
味	酸っぱい：以前良かったことが悪くなってしまったことはありませんか？あなたは、レモンをレモネードに変える（悪い状況を良い状況に変える）必要がありませんか？				
感情	怒り：あなたの怒りは、ふさわしい方向（あなた自身・人・ものごと）に向けられていますか？あなたは、激怒や情熱全般を感じることができていますか？				
音声	叫び声：あなたの気持ちや考えを叫んだり、声に出す必要がありませんか？うぬぼれや恐怖や不安感から「ホラを吹いて」いませんか？				
強化対象	靭帯：予防線を張っていませんか？「限界を超える」必要がありませんか？蓄えや補助システムでやりくりしていますか？				
育むべき力	誕生：あなたは、何を外に出して誕生させる必要がありますか？新鮮なスタートが必要ですか？新しいことをたくさん始め過ぎていませんか？				
信念 / 世界観	幼児期 / 幼少期あるいは直感投影的信念：唯一の正しい視点がありますか？あなたは、意味を見つけるために個人的な直感や夢のイメージを、使いますか？あなたは自分の夢の世界で暮らしていませんか？原因と結果を無視して、あなたにとって正しいと思われることは他人にも受け入れられると思い込んでいませんか？				

木 | TOUCH FOR HEALTH 243

胆経

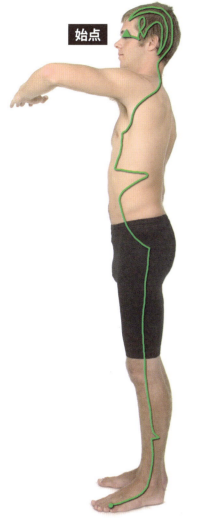

胆経エネルギーの流れ

11PM-1AM

胆経の経路

左右両側に目尻から始めて、耳に戻り、一旦上がって、額の横で輪を描いて耳の後ろに戻り前頭隆起まで上がり再び耳の後ろに下がり耳の後ろ肩の後ろから脇の下、腕の後ろ胸の脇を降りて、腰と脚の外側を降りて足の薬指の先に至る

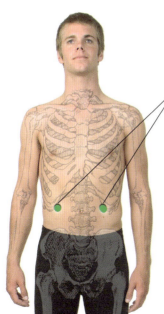

胆経の募穴

左右両側で胸郭の端、第9肋骨と同じ高さのところ

指圧のポイント

[活性化のポイント]

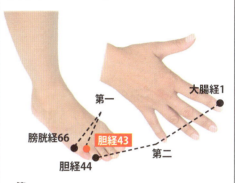

第一

胆経43 痛みタッピングポイント：
足の小指と薬指の間
膀胱経66: 足の側面、足の小指の付け根すぐ手前（かかと寄り）

第二

胆経44: 足の薬指の爪の小指側
大腸経1: 人差し指の爪の親指側

[鎮静化のポイント]

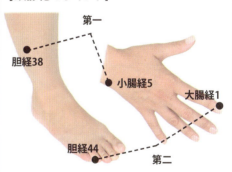

第一

胆経38: 脛骨の外側、くるぶしから指4本分上
小腸経5: 手首の外側のしわ（尺骨の端のそば）

第二

胆経44: 足の薬指の爪の小指側
大腸経1: 人差し指の爪の親指側

胆経

胆経 三角筋前部

筋肉の機能
烏口腕筋に沿ってついていて、肘を曲げたまま肩を動かす動作をします。例えば髪をとかす動作です。櫛を研ぐ時のように肘を曲げたまま肩の屈曲を助けます。

兆候
この筋肉は、脂肪のようなこってりした物の消化を助けるために胆嚢を濃縮して放出する胆経の機能に、特に関連しています。この筋肉が抑制されているのは、食事の不摂生や、脂肪分の多い食べ物を食べることで毒素がたまることによる頭痛に関連することがあります。

バランス調整のための食物
ニンジンやパセリなどの緑黄色野菜のようなビタミンAが豊富な食物。脂肪分が多い物や、焼いたり炒めた物を避けること、パイ、タルトなどの焼き菓子、とても甘いもの、豚肉を避けてください。

考慮すべき筋肉メタファーの質問
▶ 髪をとかしたり身づくろいするなど、身なりや健康に神経質すぎませんか？あるいは、もう少し神経を配ってもいいのではありませんか？

▶ 文字通りあるいは比喩的に、あなたは、頭のケアをしていますか？あるいは、頭痛のタネに終わるようなことをしていませんか？

▶ 濃縮しすぎた胆汁が多すぎると感じたり、人生の重い側面に圧倒されていると感じていませんか？

▶ あなたは、人生で消化するのに重くて厳しいものを薄めたり制限する必要がありませんか？

筋反射テストの位置
三角筋前部

座位 / 立位 / 仰向け

1. 手のひらを下にして、腕をまっすぐにして、45度より少し小さい角度で体の前に、太ももの外側に出します。
2. 必要なら肩の上を支えます。
3. 圧を、前腕の手首の上にかけて、腕を下げる方向に押します。

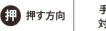 押す方向 | 手首の上の前腕に対して下げるように

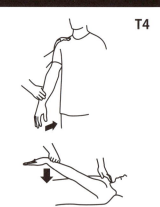

T4

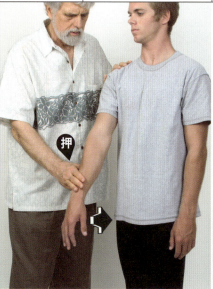
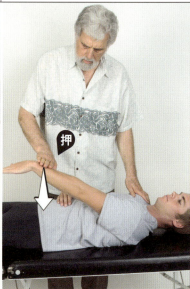

以下の筋肉もテストしてください： 烏口腕筋、三角筋中部、膝窩筋および大胸筋胸肋部

木

TOUCH FOR HEALTH 245

胆経 三角筋前部

11 / 14筋

神経リンパポイント

- **前面:** 第3、第4肋骨の間、第4、第5肋骨の間、胸骨の両側

- **背面:** 胸椎3、4(T3、T4)と胸椎4、5(T4、T5)の間、脊椎から左右に2-3センチ離れたところ

- **側面:**（立位でも、うつ伏せでも）中指が脚の横に届く場所を7秒間強く押して7秒間離すことを数回繰り返します。特に、体内に毒素がたまっている状態や頭痛に役に立ちます。

神経血管ポイント

大泉門、頭頂にある、赤ちゃんの頭の柔らかい部分

脊椎反射ポイント
T4

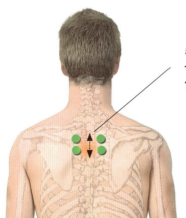

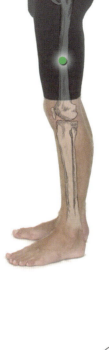

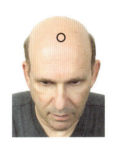

起始部
付着点

陽
11PM-1AM

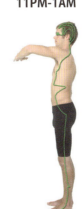

筋肉の起始部と付着点
三角筋前部

起始部: 鎖骨の肩に近い方の3分の1

付着点: 上腕の側面、上腕の肩からだいたい3分の1

この筋肉を感じるには、手のひらを下にして太ももから約20°の角度で腕を持ち上げた時に肩の前面、一番胸寄りで感じることができます。

胆経

胆経 膝窩筋

筋肉の機能
この筋肉は、足と膝を回転させ、脚を曲げます。

兆候
多くの膝の痛みは多くの場合、膝窩筋が弱いことと関連していて、時々首の痛みとも関係することにあります。膝の過伸張（伸び切った膝）がある場合もあります。そして膝を曲げにくいか、痛むことがあります。胆嚢の状態、黄疸、帯状疱疹、片側の頭痛、便秘、脂肪分が多い物を食べた後の眠気などは、この筋肉に関係している場合があります。この筋肉が弱いのは、頸椎の下の方三つ(C5-7)が「固まって」いたり、くっついていることが原因かもしれません。

バランス調整のための食物
緑葉食野菜や黄色野菜、レバーなどのビタミンAが豊富な食べ物や肝臓が役に立ちます。以下を避けてください：脂肪分が多い物、とても甘いもの、揚げもの。

考慮すべき筋肉メタファーの質問
- 文字通りあるいは比喩的に、どんな些細なことで、動けなくなっていますか？
- 文字通りあるいは比喩的に、一見些細で無関係と思われることが、首の痛みになっていませんか？
- 濃縮した胆汁が多すぎると感じたり、あなたの人生の重い側面に圧倒されていると感じていませんか？
- 人生で、消化するのに重くて厳しいものを薄めたり制限する必要がありませんか？

筋反射テストの位置

膝窩筋

座位 / 立位 / 仰向け

1. 足首と膝を90°の角度で曲げ、膝から下と足先をできるだけ内側に回転します。立位では、支えのための椅子が役立つかもしれません。
2. かかとを支えます。圧を足の内側にかけて、外側に回転させるように引きます。

押す方向	足先の内側

別のテスト：仰向け

1. 脚を曲げ、横に開き、足首を固定します。
2. 圧を、膝の外側に対してかけて、太ももとの関係で膝から下をひねる方向に押します。膝窩筋が強ければ、ひねられた感じを臀部の筋肉に感じるでしょう。膝の後ろの筋肉を意識してください。

押す方向	膝の外側で、膝から下を太ももからみてひねるように

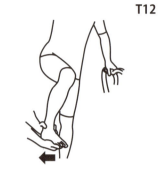

T12

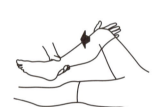

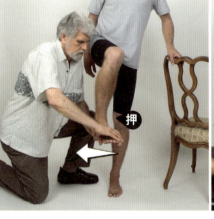

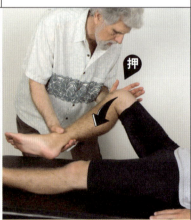

以下の筋肉もテストしてください： 三角筋前部、大腿四頭筋および大胸筋胸肋部

注意： あらゆる膝の問題に対して、この筋肉を注意深く評価すべきです。あらゆる膝の問題には、特に繰り返しテストを伴う場合にはこの筋肉が注意深く評価されなければなりません。特に、テストで繰り返し、長時間リンパマッサージを行う必要があると示された場合には。それは、長期にわたる神経リンパポイントの必要を示す場合があります。首をやさしくエクササイズすることや、鎖骨が胸骨に出会うポイントに軽く触れれば役立つかもしれませんが、膝窩筋がバランス調整をしても、反応しない場合には、カイロプラクティックの調整が必要かもしれません。

木 | TOUCH FOR HEALTH 247

胆経 膝窩筋

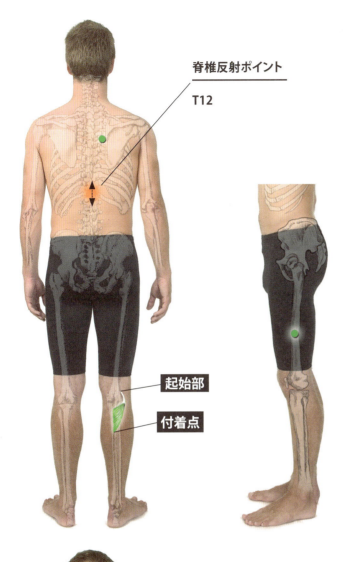

脊椎反射ポイント
T12

起始部
付着点

神経血管ポイント
足にある神経血管
ポイントに加えて

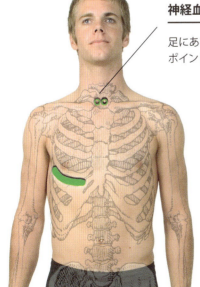

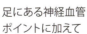
11PM-1AM

神経リンパポイント

- 前面：右側だけで、乳首から胸骨にかけての第5と第6肋骨の間の乳首から胸骨にかけて

- 背面：胸椎5、6（T5、T6）の間、脊椎から2-3センチ右

- 側面：立位でも、あるいは横になって中指が脚の横に届く場所を7秒間強く押して7秒間離すことを数回繰り返します。特に、体内に毒素がたまっている状態や頭痛に役に立ちます

神経血管ポイント

膝の裏の真ん中と、膝窩筋の起始部つまり膝の外側、膝の裏のすぐ下やや外側に、同時に触れてください。膝の裏側の中央を膝の外側の膝窩筋の起始部と一緒に同時に保持します。それから、膝の裏の真ん中と、脚の内側にある膝窩筋の付着点に、同時に触れてください。それから、脚の内側の付着部も同時に中央を保持します。また、胸鎖関節、鎖骨が胸骨と出会うポイントに触れます。

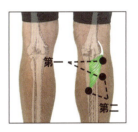

筋肉の起始部と付着点

膝窩筋

起始部：膝の裏の外側。太ももの骨（大腿骨）の一番下の部分

付着点：脚の後ろの内側寄り、膝の真下

この小さい筋肉を感じるには、膝の後ろで座って脚をぶらぶらさせて、足先を内側に回し、足の裏を地面に平行にした時に膝の裏に感じます。

胆経

Letters from Around the World!
ータッチフォーヘルス 世界中からの手紙ー

キネシオロジーやタッチフォーヘルスについて

私は東洋医学から古典医学に入ってきましたが、経絡やツボ、陰陽五行の意味というのはイマイチ一般人には捉えにくいものだと言えます。それを西洋合理主義や筋反射の観点で見直したのがアプライド・キネシオロジーだったり、タッチフォーヘルスであると言えるでしょう。キネシオロジーというとOリングが有名ですが、本物のキネシオロジーはOリングとは桁が違うくらい面白いもので、アメリカで発達したカイロプラクティックが土台となっています。ジョージ・グッドハート博士により発表されたものが最初であり、1973年にジョン・F・シー博士が、アプライドキネシオロジーを一般家庭で使えるようにと簡単にまとめ、タッチフォーヘルスという学問を作ったのは、専門家の方々ならみなご存知のことでしょう。

キネシオロジーに関する技術はいま世界的に広がりを見せてきており、グッドハートが始めた「筋肉反射テストを応用した治療法」は、身心の機能を運動学的な面（筋反射）から診断/評価するユニークなシステムです。キネシオロジーは東洋医学の考え方を内包しています。「経絡」や「気」の考え方にも近いものがあり、それはタッチフォーヘルスの中にも見出すことができます。心理学的観点を内包させ、フラクタル理論も内包し、経絡と筋反射と健康の度合いをリンクさせています。本当はこれはキネシオロジーに限らず、すべての技法が単純な生命科学に通じていると表現すべきですが、キネシオロジーはそれに気付くための第一歩かもしれません。

私は現代西洋医学を普通に学んだ消化器内科医でしたが、現代西洋医学の嘘に気付きそれを啓蒙告発している過激派の医者です。ネットや著書を中心に私を調べれば日本一悪名高い医者として、あらゆるところに悪口なども書かれていることでしょう。それ自体は私のニンゲン嫌いにも起因しているとは思いますが、だからといってすべての物事を嫌っているわけでもありません。有意義な実践や技術は面白いと思うものであり、キネシオロジーやタッチフォーヘルスは私の中の東洋医学を統合させるのに非常にためになってくれ、それだけでなく日々の診療にも応用させてもらっています。また講演などでも体の声を聴くことや気付くきっかけとして使わせてもらっているし、周波数や量子医学の観点を広めるうえでも、非常に重要な方法論だと言えます。多くの方にキネシオロジーやタッチ・フォー・ヘルスの基礎的考えや体の根本原理について、学んでもらうことを切に願っています。

Tokyo DD Clinic 院長
NPO法人薬害研究センター理事長
内科医
内海　聡

肝経

肝経は、他のどの臓器よりも機能が沢山あると知られている肝臓と関連しています。それぞれの細胞は、最も洗練されたコンピュータープログラムよりも多くのプログラムされた機能を持っています。そして肝経は、多くの吸収と解毒機能を活性化することができます。肝臓は体で最も大きい臓器であり、寝ている間に最も活発に動いています。肝臓は体が休んでいる間に、血液を蓄積すると言われています。そして、下腹部に特定の影響を及ぼします。

そのために、女性の月経の周期やセクシャリティーにおいて、最も重要だと考えられています。肝経の機能は、消化、新陳代謝、蓄積および栄養の分配、ろ過、解毒および免疫機能に関わっています。

五行メタファー

木の行のメタファーは、伸びゆく緑の生命という形で象徴されます。木の行は水の行に養われ、そこから生まれ出るのです。それは、水が木の根を養い、あるいは大海で原始の生命を養うという観点からも言えることです。木の行は、火の行に燃料を提供して、その成長を育みます。

木の行は、土中に根を張り土の場所を固定することで、土の行をコントロールします。木の行は、木を切ったり破壊したり変容させたりする金の強力な力のために、金の行にコントロールされます。

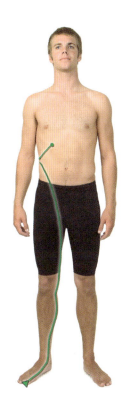

肝経

最も活性化する時間：
午前1時‐午前3時

気の流れ：陰

五行メタファー：木
- ▶ 目的を実現するために十分な発達の仕組みがありますか？あるいは、目的を成就するために、成長の自由を自分に与える必要がありますか？
- ▶ 物事が成長する緑色のイメージは、あなたの人生や目標と、どのように関係していますか？
- ▶ あなたは、自分の成長を維持するために十分な根を張っていますか？情熱を支える十分な燃料がありますか？

関連筋肉
大胸筋胸肋部
菱形筋

肝経メタファーについて考慮すべき質問
- ▶ あなたは、どのようにして多様な責任をこなしていますか？
- ▶ 文字通りあるいは比喩的に、多くのことに心を開きすぎて圧倒されていませんか？あるいは、もっとたくさん吸収する必要がありますか？
- ▶ あなたの人生で、何が解毒を必要としていませんか？あなたは、何を手放す必要がありますか？
- ▶ あなたは、浄化し、滋養となるような何を人生にもたらす必要がありますか？

五行メタファー

土	火	水	木	金
		肝経		

色	**緑：**人生においてあなたは十分に成長していますか？持ちきれないほどの新しい考え、企画などを生み出していませんか？
季節	**春：**人生で、何を復活させ、更新させ、生まれ変わらせる必要がありますか？将来の収穫のためにどんな種を植える必要がありますか？
気候	**風：**あなたは、「爽やかな風」や「大掃除」を必要としていますか？それとも不確かさや変化に吹き飛ばされそうになっていませんか？
におい	**(動物性の)腐臭：**以前は役に立っていたけれど、今は腐っているもので捨て去る必要があるものは何ですか？肉体的、感情的、知的、精神的に淀んでいると感じませんか？
味	**酸っぱい：**以前良かったことが悪くなってしまったことはありませんか？あなたは、レモンをレモネードに変える（悪い状況を良い状況に変える）必要がありませんか？
感情	**怒り：**あなたの怒りは、ふさわしい方向（あなた自身・人・ものごと）に向けられていますか？あなたは、激怒や情熱全般を感じることができていますか？
音声	**叫び声：**あなたの気持ちや考えを叫んだり、声に出す必要がありませんか？うぬぼれや恐怖や不安感から「ホラを吹いて」いませんか？
強化対象	**靭帯：**予防線を張っていませんか？「限界を超える」必要がありませんか？蓄えや補助システムでやりくりしていますか？
育むべき力	**誕生：**あなたは、何を外に出して誕生させる必要がありますか？新鮮なスタートが必要ですか？新しいことをたくさん始め過ぎていませんか？
信念 / 世界観	**幼児期 / 幼少期あるいは直感投影的信念：**唯一の正しい視点がありますか？あなたは、意味を見つけるために個人的な直感や夢のイメージを、使いますか？あなたは自分の夢の世界で暮らしていませんか？原因と結果を無視して、あなたにとって正しいと思われることは他人にも受け入れられると思い込んでいませんか？

木 | TOUCH FOR HEALTH 251

肝経

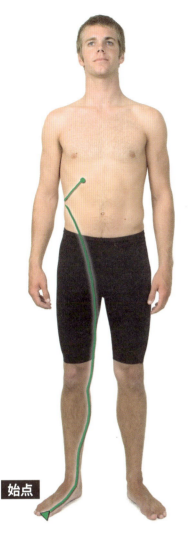

肝経エネルギーの流れ

陰

1AM-3AM

肝経の経路

左右両側で、足の親指の内側（人差し指側）から、脚の内側を腰まで昇り腰の脇を回って、ウェストから肋骨の下縁に沿って進み、みぞおちまでの半分のところに至る

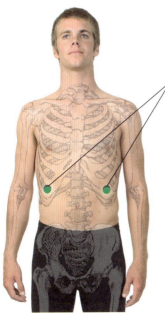

肝経の募穴

左右両側、乳首の下で第7第8肋間

指圧のポイント

[活性化のポイント]

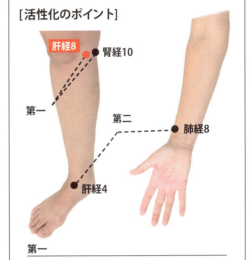

第一

肝経8 痛みのタッピングポイント：
膝の裏にあるしわの内側の端より2-3センチ上方で前方
腎経10: 膝の裏にあるしわの内側の端

第二

肺経8: 手首のしわ親指側から2-3センチ上
肝経4: 内くるぶしの骨の約2センチ前

[鎮静化のポイント]

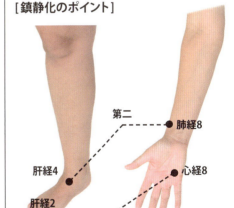

第一

肝経2: 足の親指の付け根の人差し指側
心経8: 手のひら、小指と薬指の間を2-3センチ上がったところ

第二

肺経8: 手首のしわの親指側から2-3センチ上
肝経4: 内くるぶしの骨の2センチ前

肝経

肝経 大胸筋胸肋部

筋肉の機能
腕を内側に引き寄せたり、回したり、体の前に出すように動かします。

兆候
この筋肉は、肝臓の健康状態だけでなく、緑内障や視界にゴミや虫のような物が見える症状に関連しています。管から食物の栄養分を吸収した血液はすべて、解毒作用が起こる肝臓に直接流れ込みます。肝臓は、もし損傷したり部分的に切除しても再生できる数少ない臓器の一つです。有害なガス、アルコールや腐敗した食べ物の毒は、肝臓で解毒されます。肝臓に負荷がかかりすぎると、長期的な頭痛を引き起こします。大胸筋胸肋部を繰り返しバランス調整すると、しばしば好転します。

バランス調整のための食物
レバーやビタミンAを含む食べ物（緑葉食野菜、パセリ、ピーマン）、揚げ物を避け脂肪分の多いスイーツ、アルコール、炭酸飲料やカフェインを避けてください。

考慮すべき筋肉メタファーの質問
- 文字通りあるいは比喩的に、多くのことに心を開きすぎて圧倒されていませんか？あるいは、もっとたくさん吸収する必要がありますか？
- あなたは、意気揚々と万歳をする必要がありますか？何かを投げ捨てる必要がありますか？身を守るか、あるいは落ち込んで背中を丸めていませんか？
- あなたは、浄化し、純化し滋養となる何を人生にもたらす必要がありますか？

筋反射テストの位置

大胸筋胸肋部

座位 / 立位 / 仰向け　　T5

1. 腕を真っ直ぐ前に出して肩と同じ高さにします。手のひらを外に向け、親指を下に向けます。
2. 立位では、必要なら、テストする同じ側の肩を安定させます。
3. 横になった時は、テストする左右反対側の肩を安定させます。
4. 前腕を斜め上の方向に押します。

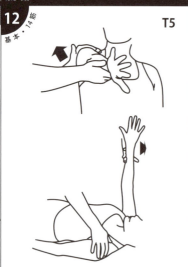

押 押す方向　　前腕を45°の角度で斜め上方向に

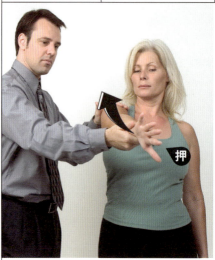
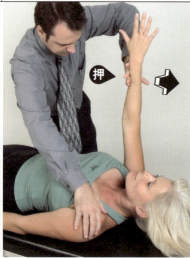

以下の筋肉もテストしてください：三角筋前部と膝窩筋

木

TOUCH FOR HEALTH 253

肝経 大胸筋胸肋部

基本・14筋 12

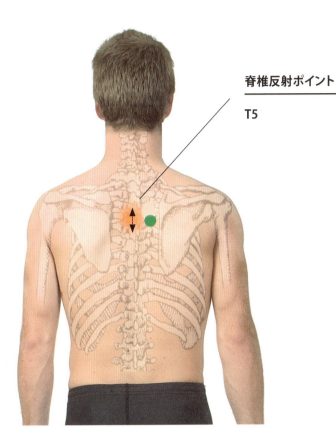

脊椎反射ポイント
T5

神経リンパポイント

| **前面:** 右側の第5と第6肋間

● **背面:** 胸椎5、6 (T5、T6) の間、脊椎から右に2-3センチ離れたところ

神経血管ポイント

自然な髪の生え際中央から左右に約4センチのところ

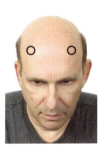

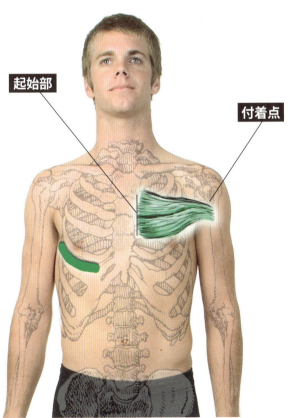

起始部

付着点

陰

↑

1AM-3AM

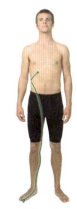

筋肉の起始部と付着点

大胸筋胸肋部

起始部: 胸骨に沿って

付着点: 上腕の前面にある筋肉間の窪み (大胸筋鎖骨部と共有する)

この筋肉を感じるには、親指を下に向けた状態で、腕を伸ばして、体の中心に向けて内側、斜め下方向に引き寄せた時に、腕の一番上と胸骨の間で収縮するのを感じます。

肝経

肝経 菱形筋

筋肉の機能
菱形筋は肩の後ろにあり、肩甲骨を内側に寄せたり、回したりします。この筋肉は肩甲挙筋と共に使われ、弱いことはまれです。

兆候
菱形筋は、肝臓と関係していて、大胸筋胸肋部に影響を与えるかも知れない症状においては、影響を受ける可能性があります。

バランス調整のための食物
レバーやビタミンAを含む食べ物(緑葉色野菜、パセリ、ピーマン)、揚げ物や脂肪分が多いスイーツやアルコール飲料、炭酸飲料、カフェインを避けてください。

考慮すべき筋肉メタファーの質問
- あなたは、何に神経をピリピリさせていますか?
- あなたは、毒になる感情にしがみついたり、その他の毒になるものを持っていませんか?
- 防御の姿勢を取る必要がありませんか?

筋反射テストの位置
菱形筋

座位 / 立位

1. 肘をまげて肋骨の脇に引き寄せ、肩を固定します。
2. 圧を、上腕の内側にかけて、上腕を横に少し前方に引き離します。(肩甲挙筋のテストに似ていますが、肩を落とさない状態で行ってください。)

 押す方向 | 腕の内側を外側に向けて

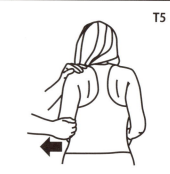

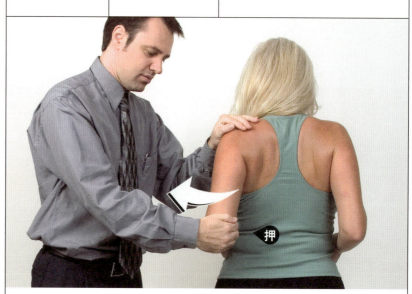

以下の筋肉もテストしてください: 肩甲挙筋、前鋸筋、僧帽筋、三角筋前部、広背筋

木 | TOUCH FOR HEALTH 255

肝経 菱形筋

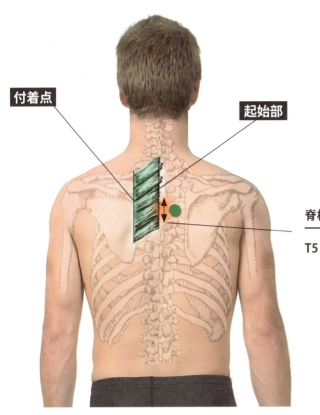

神経リンパポイント

- 前面：右側で第5と第6肋間
- 背面：胸椎5、6（T5、T6）の間、脊椎から右に2-3センチ離れたところ

神経血管ポイント

大泉門、頭頂にある、赤ちゃんの頭の柔らかい部分

脊椎反射ポイント

T5

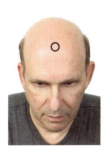

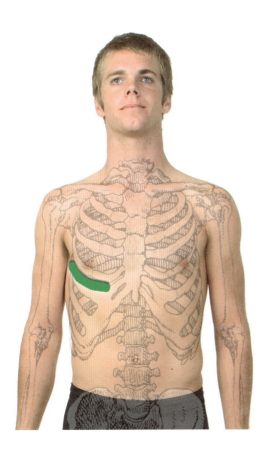

陰

↑

1AM-3AM

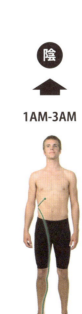

筋肉の起始部と付着点
菱形筋

起始部： 頸椎7（C7）、胸椎1-5（T1-5）、脊椎の中心に沿って

付着点： 脊椎の側の肩甲骨の端全体

この筋肉の収縮は、肩甲骨を脊椎に向けて寄せる時に、肩甲骨と脊椎の間で収縮するのを感じることができます。

肝経

Letters from Around the World!
ータッチフォーヘルス 世界中からの手紙ー

「人は与えるものを受け取る」
　-アッシジの聖フランシスコ

私は、オランダのインストラクター、アーリア・デン・ハルトッグから、1995年にキネシオロジーを学び始めました。同じ年にタッチフォーヘルスのインストラクターになりました。私は、オランダでジョン・シー博士のマスター講座に参加する栄誉を得ました。私は、際立った個性を持つインストラクターとしてアーリアを知るようになり、彼女が私の理想像だと考えました。ジョンに初めて会った時、すぐにとても親近感を覚えました。彼のくだけた温かいフレンドリーな性格や、一貫した態度と途方もない知識が私を魅了しました。私にとって彼は、人間性と知識を併せ持つ理想のマスター、偉大な教師を体現していました。その時以来私は、彼の講座にもっと参加するようになり、彼の個性が放つ光は、今日でも生徒たちに届いています。私は、タッチフォーヘルスを誰でも使えるように使って教えていることで、感謝と愛を表現しているだけなのです。

ジョンはセラピストとして仕事をする間に私が体験した、あるいは、生徒たちが出会った劇的なケースを書き留めるように勧めてくださいました。私は、この手法が私の生徒のそれぞれの人生に劇的な変化をもたらしたと思います。神経リンパポイントを数分マッサージしたら頭痛が消えたことや、子供の便秘やオネショが消えたのは、人生の劇的な変化です。だから私は、タッチフォーヘルスの手法の献身的な信奉者なのですその結果は、即効かつ劇的で効果的です。ハンガリーでは一定の人々は、感情や思考の変化が肉体的症状の消滅という結果になると信じていますが、それよりもっと多くの人が、触れて感知できるセラピーを信じて受け入れているのです。

キネシオロジストとして仕事を始めた頃、私は、足が少しびっこを引いている10歳の少年を紹介されました。脚の長さがそろっていませんでした。42筋のすべてにわたってテストをした後、膀胱経に十分なエネルギーがないことが分かりました。

日輪図の手法を用いて、エネルギーのバランスを取り、神経リンパポイントを補助的に使って、弱い筋肉を強化しました。前頭隆起に触れている間、私は彼になぜ期待に応えようと奮闘しているか理由を語ってもらいました。そして心配を手放し、自己実現に向かって歩み始めるように言いました。彼が次に私を訪れた時、脚の長さにほんのわずかしか差がありませんでした。ステップテスト矯正後、彼は強化法として、チベット8の字エネルギーを受けました。私は、お母さんに完璧主義を手放すようにと伝えました。彼女が看護婦時代から、しつこい便秘に悩まされてきたとわかりました。（のちに私は、彼女にもワークをしました。大腸経の経絡を元に戻す必要がありました。）最初の訪問から1か月後、その少年はしっかりと歩いていました。脚の長さの違いは消え、決して戻ることがなかったのです。

引き続き日輪図を使って、時差ボケをどのように解消させることができたのか、あるいは、獣外科医生が馬や他の動物の患者をどのように治療するのか語ることができます。動物たちは、筋反射テストを通じて感情的な問題を私たちに教えます。彼らは、経絡の強化をとても好みます。競走馬の督脈を続けて強化すると結果の向上という形で報われます。馬は、いろいろな神経リンパポイントの保持を必要とすることがあります。

私は、「人生のわずかな変化が劇的な変化になるので、タッチフォーヘルスを使うことが家庭の薬局の一部になるべきだ。」と宣言し、教えます。この手法を人類にもたらしてくれたジョンと、ハンガリーにもたらしてくれたアーリアに感謝したい。おかげで私がこれを知り、今ではこれで仕事をして、教えることができるのですから！大変ありがとう！

ズスザナ　コーブス
ハンガリー

肺経

肺経は、タッチフォーヘルスにおいて極めて重要な機能を果たします。人は水や食料なしで1-2週間生き延びることが可能ですが、空気なしでは約3分以上生きることができません。左右の肺は、呼吸や（主に酸素と二酸化炭素の）ガス交換に主要な役割を果たしている不可欠な臓器です。

肺は、排泄の重要な経路であるだけでなく、最重要で根本的な生命エネルギーの源として機能しています。肺はまた、話す、歌う、その他の声を出すための空気の流れを供給します。空気（酸素）の吸入に加えて、肺経は、気を取り入れたり放出して、魂全体の気の状態を制御すると言われています。

五行メタファー

金の行のメタファーは、地中で形成する硬い凝縮された物質に対応します。土の行は、金の行を生み出します。金は、地中で形成される凝縮した鉱物、ミネラルや塩によって象徴されます。次に、金は水を生み出します。水は、金属の表面に水が結露することによって象徴されます。

金は火によってコントロールされます。火は金を溶かし純化して、次に別の目的のために新しい特定の形に形づくり変容させます。金は、金属の斧が木を伐り、いろいろ役立つ形に成形するように、木をコントロールします。金の行は自分自身を守るために使われる硬さ、身にまとう「鎧」、携える道具や武器、装飾のために身につける金属と関連がある場合があります。

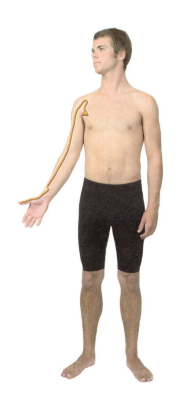

肺経

最も活性化する時間: 午前3-5時

気の流れ: 陰

五行メタファー: 金

- ► あなたは、自分や他人に厳しすぎますか?それとも厳しさが足りませんか?

- ► あなたは、装飾や外見に焦点を当てすぎていませんか?それとも、内なる豊かさや、可能性を表現し伝える方法に注意を払う必要がありますか?

- ► あなたの人生において、人々の要求や攻撃から自分を守るために「硬い殻」や防壁や境界が必要ですか?それとも、もっとオープンでいる必要がありませんか?人々とコミュニケーションを取るために盾やマスクを外す必要がありますか?

関連する筋肉
前鋸筋
烏口腕筋
三角筋中部
横隔膜

**肺経メタファーについて
考慮すべき質問**

- ► 楽に呼吸したり、話したりできますか?

- ► あなたの人生の様々な機能に栄養を与える新鮮な空気の自由な流れとインスピレーションがありますか?それとも、話すことを文字通りあるいは比喩的に制限されたり、抑制されていると感じていませんか?

- ► あなたの人生の中で何を持ち上げる必要がありますか?

- ► あなたは、人を褒めすぎですか?褒めることが少なすぎですか?

- ► あなたは声を出して叫んだり、声援したり、何かを吐き出す必要がありませんか?

五行メタファー

土	火	水	木	金

肺経	
色	**白:** あなたは、純粋で真実の輝きを持っていますか?それとも単にうわべだけの輝きにすぎませんか?
季節	**秋:** 労働して手に入れた果実を収穫しましたか?あるいは、災難や不注意によって果実を無駄にしてしまいましたか?
気候	**乾燥:** あなたは、もっと湿り気が必要ですか?または、乾かす機会が必要ですか?
におい	**(植物性の)腐臭:** あなたの人生の中で何が腐っていますか?これまでに良いものが、腐って無駄になったりしませんでしたか?
味	**ピリ辛:** あなたの人生に十分なスパイスがありますか?あるいは、辛すぎたり、痛すぎたり、危険すぎていませんか?
感情	**深い悲しみ:** あなたは、目標を達成するために、何を失ってきましたか?何を失うことになりますか?
音声	**泣き声:** ふさわしくないことがある時、すべて内側に抱えこみますか?それとも泣きますか?
強化対象	**皮膚と髪の毛:** あなたは皮膚が薄いですか?厚いですか?身なりが整っていますか?
育むべき力	**バランス:** 人生のどの側面のバランスが崩れていますか?
信念 / 世界観	**青年期や責任のある信念:** あなたの信念や振る舞いについて自分で責任を取りますか?あるいは、あなたの人生は、他人のためにあなたが果たす役割や、他人の人生の中であなたが持つ意味によって形作られていませんか?

金 | TOUCH FOR HEALTH 259

肺経

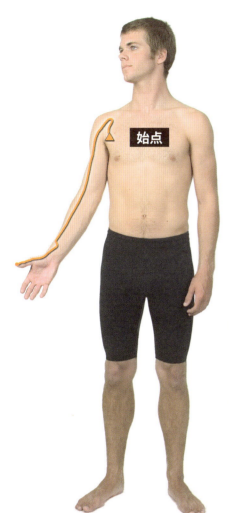

肺経エネルギーの流れ

3AM-5AM

肺経の経路
左右両側、肩の下で胸郭上方にある肉付きの良いところから腕の前面内側よりを降りて、親指の先端に至る

肺経の募穴
左右両側、胸郭の上方で肩の下側にある肉付きのよいところ（肺経1のところ）

指圧のポイント

[活性化のポイント]

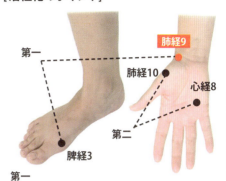

第一
肺経9 痛みタッピングポイント：
手首のしわの親指側の端
脾経3: 足の親指の付け根、内側付近

第二
肺経10: 親指の付け根のしわ
心経8: 手のひら、小指と薬指の間を2-3センチ上がったところ

[鎮静化のポイント]

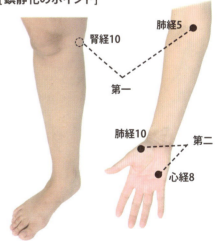

第一
腎経10: 膝の裏側のしわの内側の端
肺経5: 肘を曲げ内側で、上腕二頭筋の腱の外側

第二
肺経10: 親指の付け根のしわ
心経8: 手のひら、小指と薬指の間を2-3センチ上がったところ

肺経

肺経 前鋸筋

筋肉の機能
肩甲骨を前に引きつけ、胸郭を持ち上げます。

兆候
この筋肉が弱いと、肩甲骨が背中で開いてしまうので、腕をまっすぐにして物を前に押し出すのが難しくなります。理想的な呼吸や、呼吸をうまく制御する必要のある運動を行うために、前鋸筋は十分に機能している必要があります。胸の状態や呼吸を制御する横隔膜の能力に影響を与える場合もあります。両方が弱い時は、首の下の方の骨が硬いことが原因かもしれません。頭や首をゆっくり回すと首の骨が柔らかくなる場合がありますが、カイロプラクティックによる矯正が必要かもしれません。

バランス調整のための食物
ビタミンCが豊富な食物（ピーマンや柑橘類）、水をたくさん飲むこと

考慮すべき筋肉メタファーの質問
- 目標を達成するために力を行使する必要がありますか？
- 文字通りあるいは比喩的にあなたは、押したり、パンチを繰り出す必要がありませんか？それとも、激しく押しすぎて首に痛みを感じませんか？あるいは、呼吸を忘れることさえありませんか？
- これまでに、文字通りあるいは比喩的に、声を失うようなことがありましたか？

筋反射テストの位置
前鋸筋

座位 / 立位 / 仰向け

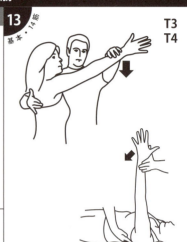

T3
T4

1. 腕をまっすぐに前に、肩よりも少し上げて、出します。
2. 親指を上に向けて、前に肩を伸ばすように手を伸ばします。
3. 安定しているかみるために、テストするのと同じ側の肩甲骨の端を支えます。
4. 圧を前腕にかけて、腕を下に押します。

 押す方向 | 前腕の手首の近く、下向きに

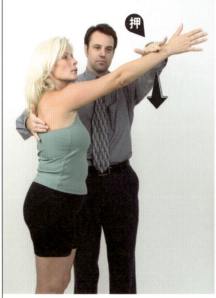

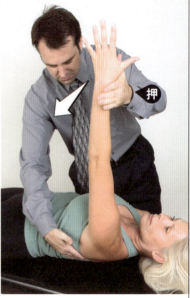

以下の筋肉もテストしてください：三角筋中部、烏口腕筋と横隔膜

| 金 | TOUCH FOR HEALTH 261 |

肺経 前鋸筋

13

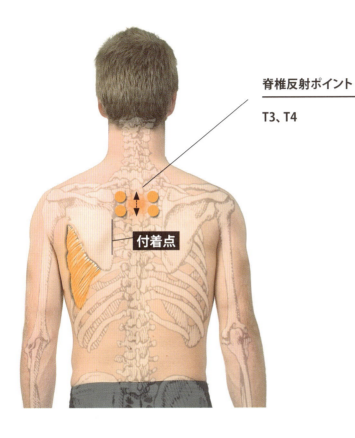

脊椎反射ポイント

T3、T4

付着点

神経リンパポイント

- **前面**：第3、第4肋間と第4第、5肋間、胸骨の横
- **背面**：胸椎3、4（T3、T4）の間と、胸椎4、5（T4、T5）の間、脊椎から左右に2-3センチ離れたところ

神経血管ポイント

大泉門、頭頂にある、赤ちゃんの頭の柔らかい部分

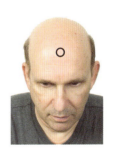

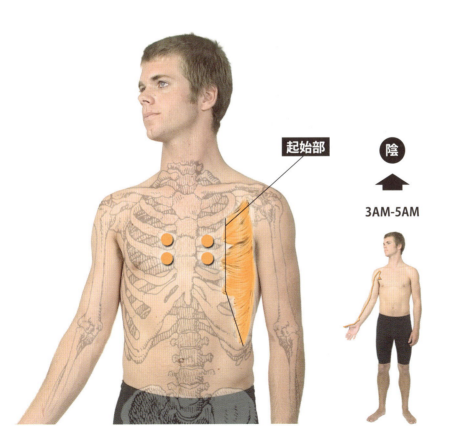

起始部

陰

3AM-5AM

筋肉の起始部と付着点

前鋸筋

起始部：胸の横側、第1-第9肋骨の外表面

付着点：肩甲骨の脊椎の側の端に沿った内表面

この筋肉を感じるには、腕を体の前に出し、パンチを繰り出すように力を込めて前に伸ばす時に胸の横で収縮するのを感じます。

肺経

肺経 烏口腕筋

筋肉の機能
この筋肉は、髪をとかすときのように、腕を頭の後ろにやって肩関節と肘を曲げるときに、三角筋前部と一緒に働きます。

兆候
この筋肉は、肩の強い痛みに関連していることがあります。慢性的な咳や肺の問題はこの筋肉に働きかけると役立つかもしれません。

バランス調整のための食物
ビタミンCが豊富な食べ物（ピーマン、柑橘類）、肺の組織や脾臓を食べると役に立つ場合があります。また、水をたくさん飲んでください。

考慮すべき筋肉メタファーの質問
- 髪をまとめたり、身なりを整えるメタファーに従えば、身だしなみの細かいところや自分の健康に気を遣いすぎですか？あるいは気を遣わなさすぎですか？
- 文字通りあるいは比喩的に、自分の健康に気を遣うことは楽にできますか？あるいは苦痛を伴いますか？あなたは声を出して叫んだり、声援したり、何かを吐き出す必要がありますか？
- 文字通りあるいは比喩的に、声を失ったことはありませんか？

筋反射テストの位置

烏口腕筋

座位 / 立位 / 仰向け

1. 手のひらを肩に向けて、肘をできるだけ曲げて、腕を体の外側に45°、前に45°の角度で持ち上げます。
2. 必要に応じて、肩を安定させるために、支えてください。
3. 圧を上腕二頭筋か、腕の下部肘の近くにかけて、腕を体の方に押し戻します。

押 押す方向	上腕二頭筋または、肘に対して内側に

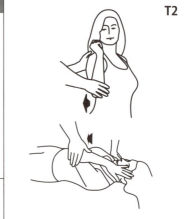

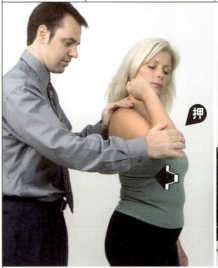
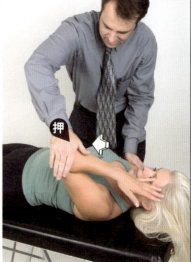

以下の筋肉もテストしてください：三角筋中部、前鋸筋および横隔膜

肺経 烏口腕筋

神経リンパポイント

- 前面：第3、第4肋間と、第4、第5肋間
- 背面：胸椎3、4（T3、T4）の間と、胸椎4、5（T4、T5）のの間、脊椎から左右に2-3センチ離れたところ

神経血管ポイント

大泉門、頭頂にある、赤ちゃんの頭の柔らかい部分

脊椎反射ポイント

T2

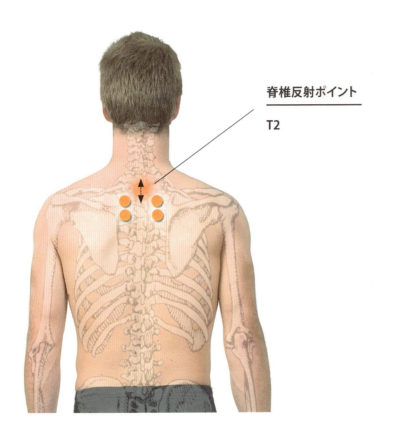

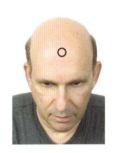

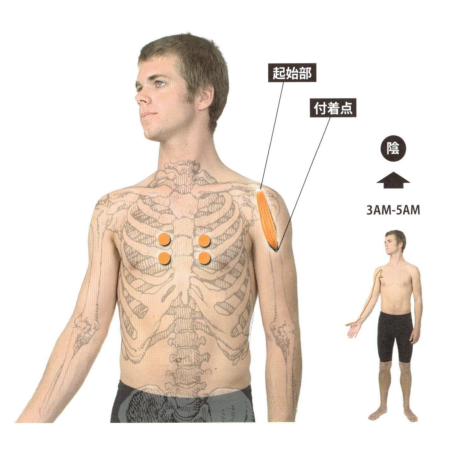

起始部
付着点

陰

3AM-5AM

筋肉の起始部と付着点

烏口腕筋

起始部：C肩甲骨上の肩の前面

付着点：上腕の上から半分のところ

この小さな筋肉を感じるには、髪をとかしたり化粧したりひげを剃るように腕を持ち上げる時に、腕の前面と肩甲骨の前側の部分にある三角筋の下で感じます。

肺経 三角筋中部

筋肉の機能

三角筋中部は、肩にかぶさる筋肉群です。腕を持ち上げたり、体から引き離します。

兆候

この筋肉が弱いと腕を上げるのが難しくなります。三角筋の下、骨との間に滑液包があり、炎症がでたり、カルシウムの沈殿物がたまることもあります。三角筋を動かしてある姿勢をとった時に起こる痛みや、押して痛みを感じるようであれば、この筋肉が抑制されていると同じだとみなしてください。気管支炎、肋膜炎、肺炎、うっ血、インフルエンザなどの肺の問題は通常、三角筋に影響を与えます。

バランス調整のための食物

ビタミンCが豊富な食物（ピーマン、柑橘類）、肺の組織や脾臓を食べると役に立ちます。水をたくさん飲むことが示されるかもしれません。

考慮すべき筋肉メタファーの質問

▶ 人生で何を持ち上げる必要がありますか？

▶ あなたは、褒め過ぎですか？褒めることが少なすぎですか？

▶ 腕を上げて、喜びの叫び声を上げる必要がありませんか？

▶ あなたは、十分なインスピレーションを得ていますか？淀んでいると感じていますか？

筋反射テストの位置

三角筋中部

座位 / 立位 / 仰向け

1. 腕を横に出し、肘を肩の高さで曲げて、肩を安定させます。

2. 圧を肘にかけて、体の脇に向けて押します。

T3
T4

押 押す方向	肘の真上

以下の筋肉もテストしてください：大円筋、棘上筋、大胸筋鎖骨部、大胸筋胸肋部

金 | TOUCH FOR HEALTH 265

肺経 三角筋中部

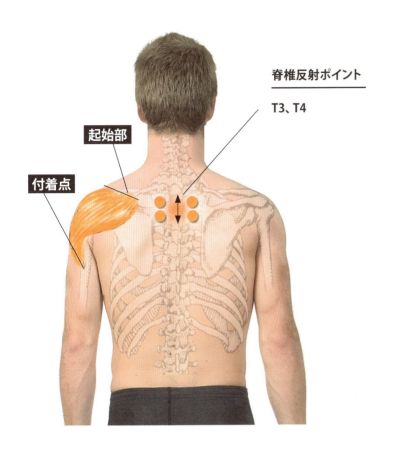

脊椎反射ポイント

T3、T4

起始部

付着点

神経リンパポイント

- 前面：第3、第4肋間と、第4、第5肋間、胸骨の横

- 背面：胸椎3、4（T3、T4）の間と、胸椎4、5（T4、T5）の間、脊椎から左右に2-3センチ離れたところ

神経血管ポイント

大泉門、頭頂にある、赤ちゃんの頭の柔らかい部分

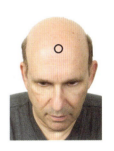

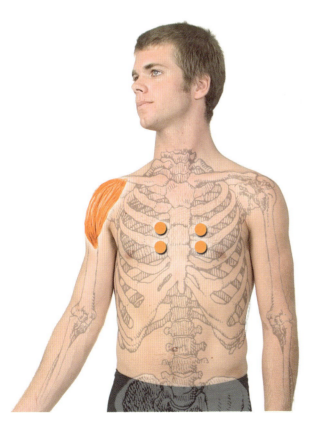

陰

↑

3AM-5AM

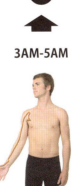

筋肉の起始部と付着点
三角筋中部

起始部：肩甲骨の真上の隆起

付着点：上腕の外側を半分降りたところ

この強い筋肉を感じるには、 腕を体の横から頭に向けて上げる時に肩の真上で感じます。

肺経

肺経 横隔膜

筋肉の機能
横隔膜は胸腔と腹腔を隔てていて、呼吸に使われる主要な筋肉です。楽に話し、歌うのに不可欠です。

兆候
横隔膜が適切に機能していない時の、異常な症状と関連しています。なぜなら横隔膜の近くには、食道、大動脈、大静脈（大きな血管）、迷走神経、大リンパ管と数多くの穴や中枢神経を通しているからです。理想的に機能している時、横隔膜はこのようなシステムを支えます。横隔膜の筋肉バランスの乱れは、呼吸困難やしゃっくりを引き起こし、呼吸を止めていられる時間が短くなります。その機能不全は、他の状態のたくさんの症状に、とてもよく似ています。

バランス調整のための食物
ビタミンCが豊富な食物（ピーマン、柑橘類）が必要かもしれません。

考慮すべき筋肉メタファーの質問
- 楽に呼吸ができますか？
- 人生の様々な機能に栄養を与えるための新鮮な空気とインスピレーションの自由な流れがありますか？それとも、文字通りあるいは比喩的に、窮屈に感じていますか？
- あなたは、楽に話していますか？話すのは骨の折れることですか？文字通りあるいは比喩的に、声を失ったことがありますか？
- あなたは、歌う必要がありますか？

筋反射テストの位置
横隔膜

座位 / 立位 / 仰向け

1. 大きく息を吸って最低40秒間呼吸を止めます。反射ポイントに働きかけた後、通常は息を止めていられる時間が3分の1から2分の1増えるでしょう。
2. 別のやり方では横隔膜で回路の特定をします。2本の指を横隔膜の胸骨の端（剣状突起）に置いて、事前に強かった指標筋のどれでもよいので、抑制されているかみます。胸骨の左右どちらかの側でテストすることもできます。

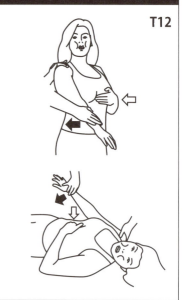

T12

押す方向 | 横隔膜を回路の特定し、テスト筋でテストする

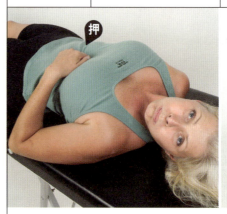
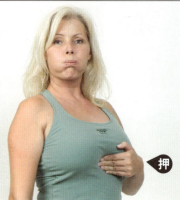

以下の筋肉もテストしてください： 小円筋、大腰筋、腹筋、首の筋肉

金

TOUCH FOR HEALTH 267

肺経 横隔膜

神経リンパポイント

- **前面**：胸骨全体
- **背面**：第10肋骨が胸椎10（T10）と出会うところ

神経血管ポイント

大泉門、頭頂にある、赤ちゃんの頭の柔らかい部分

脊椎反射ポイント

T12

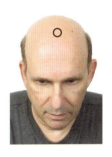

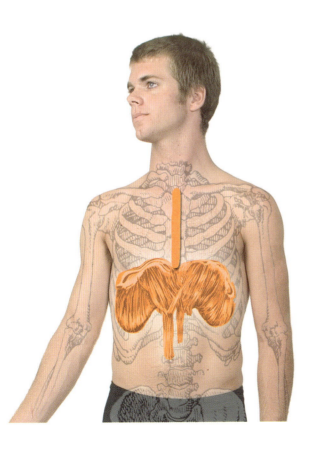

陰

3AM-5AM

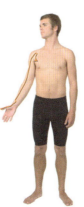

筋肉の起始部と付着点
横隔膜

起始部：胸骨の先端の内側部分、第6-第12肋骨の内側表面、腰椎2、3（L2、L3）の上部

付着点：腱中心。この筋肉は、それ自体に付着する点に特徴があります。

このドーム型の筋肉は、脊椎、肋骨の下部と胸骨の間で感じます。胸腔を腹腔から隔てています。息を吸い込むと下がり、腹部の臓器を押し下げます。息を吐くと上がり、肺が空っぽになるのを助けます。

肺経

Letters from Around the World!
― タッチフォーヘルス 世界中からの手紙 ―

タッチフォーヘルスを受講して

TFHレベル1の受講を終えて、ビックリと感動の連続でした！その効果の早さ、違いは一目瞭然でまるで魔法みたいでした！

今までほぐしてもなかなか取れなかった首の痛みが、ESRによって解放され痛みがなくなったことには、本当にビックリしました。股関節にも痛みと違和感があったのですが、経絡調整であっと言う間に治っちゃいました！って言うと怪しい感じがしてしまいますが、14筋、リンパポイント、脊椎反射ポイント、起始付着、感情ストレス、神経血管ポイントと経絡エネルギー … これらを調整して弱い筋肉をみつけ、強くしていくテクニックはすごいです。

今までいろんなセミナーをちょこちょこ受けてきましたが、それらが集約され繋がった気がしています。まだ全然入口ではありますが f^_^;

自分の今の仕事のアロママッサージに取り入れたら、他にはないオリジナルの施術ができると思いますし、お客様の不調に幅広くアプローチしていけると思うと今からワクワクしています。

練習を重ねて、自分の物にできるよう頑張ります！またレベル2も楽しみです。次回もよろしくお願いいたします。

アロマプライベートサロン
フィールアットイーズ
代表　矢野静子

自然の恵み

私には、さまざまな健康上の問題を抱える83歳の母親がいます。私は色々な医者のところに行って、食習慣、良質の水、サプリ、ふさわしい運動、医療などを通じて、彼女の不快な症状を緩和させようとしてきました。私は、タッチフォーヘルスが誰にでも開かれていると聞いて、すぐに惹かれました。マシュー・シーの週末のタッチフォーヘルスの講座と、毎週のジョン・シー博士との出会いのおかげで、タッチフォーヘルスのテクニックの使い方を学び、母が家で楽に過ごせるように手助けをしました。私はもはや50マイルを運転して、母を隔週でセラピストや鍼灸師のところに連れて行く必要がないのです。タッチフォーヘルスのテクニックは慢性的な健康問題を持つ誰にとっても素晴らしいものです。母が椅子から立ち上がるとき、バランスを取れるのです。実のところ、全14筋を使って彼女のバランス調整をするので、以前よりもスタミナがあるのです。地球にとってタッチフォーヘルスはなんという至福なのでしょう！

ベティー・マン

大腸経

大腸経の機能は、消化の最後の生成物から役立つ栄養分を吸収し、老廃物を排出されるまで蓄えることです。大腸に入る物質の約80%は水分で、大腸で吸収されます。大腸経の機能は、大腸が老廃物から水を再吸収するか、膀胱に送り込むかするために抽出するので、水の新陳代謝においてとても重要です。

大腸の機能がアンバランスだと肉体的、知的、感情的、精神的に毒となるので、老廃物の排泄においても重要です。

五行メタファー

金の行のメタファーは、地中で形成する硬い凝縮された物質に対応します。土の行は、金の行を生み出します。金は、地中で形成される凝縮した鉱物、ミネラルや塩によって象徴されます。次に、金は水を生み出します。水は、金属の表面に水が結露することによって象徴されます。

金は火によってコントロールされます。火は金を溶かし純化して、次に別の目的のために新しい特定の形に形づくり変容させます。金は、金属の斧が木を伐り、いろいろ役立つ形に成形するように、木をコントロールします。金の行は自分自身を守るために使われる硬さ、身にまとう「鎧」、携える道具や武器、装飾のために身につける金属と関連がある場合があります。

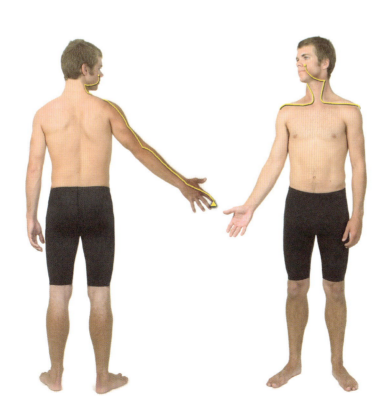

大腸経

最も活性化する時間: 午前5-7時

気の流れ: 陽

五行メタファー: 金

▶ あなたの人生において、人々の要求や攻撃から自分を守るために「硬い殻」や防壁や境界が必要ですか?それとも、もっとオープンでいる必要がありませんか?人々とコミュニケーションを取るために盾やマスクを外す必要がありませんか?

関連する筋肉
大腿筋膜張筋
ハムストリングス筋
腰方形筋

大陽経メタファーについて考慮すべき質問

▶ あなたの人生で不要な物を持ち続けていませんか?それとも、人生であまりも捨てすぎていませんか?

▶ 文字通りまたは比喩的に、毒となるどんなものに固執していますか?

五行メタファー

土	火	水	木	金

大腸経				

色	**白:** あなたは、純粋で真実の輝きを持っていますか?それとも単にうわべだけの輝きにすぎませんか?
季節	**秋:** 労働して手に入れた果実を収穫しましたか?あるいは、災難や不注意によって果実を無駄にしてしまいましたか?
気候	**乾燥:** あなたは、もっと湿り気が必要ですか?または、乾かす機会が必要ですか?
におい	**(植物性の)腐臭:** あなたの人生の中で何が腐っていますか?これまでに良いものが、腐って無駄になったりしませんでしたか?
味	**ピリ辛:** あなたの人生に十分なスパイスがありますか?あるいは、辛すぎたり、痛すぎたり、危険すぎていませんか?
感情	**深い悲しみ:** あなたは、目標を達成するために、何を失ってきましたか?何を失うことになりますか?
音声	**泣き声:** ふさわしくないことがある時、すべて内側に抱えこみますか?それとも泣きますか?
強化対象	**皮膚と髪の毛:** あなたは皮膚が薄いですか?厚いですか?身なりが整っていますか?いませんか?
育むべき力	**バランス:** 人生のどの側面のバランスが崩れていますか?
信念/世界観	**青年期や責任のある信念:** あなたの信念や振る舞いについて自分で責任を取りますか?あるいは、あなたの人生は、他人のためにあなたが果たす役割や、他人の人生の中であなたが持つ意味によって形作られていませんか?

金 | TOUCH FOR HEALTH 271

大腸経

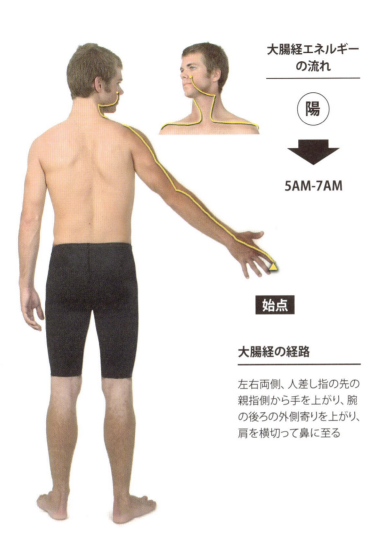

大腸経エネルギーの流れ

陽

↓

5AM-7AM

始点

大腸経の経路

左右両側、人差し指の先の親指側から手を上がり、腕の後ろの外側寄りを上がり、肩を横切って鼻に至る

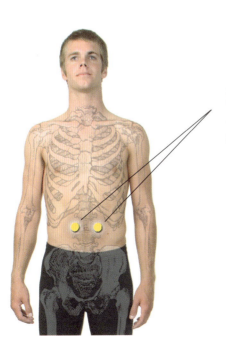

大腸経の募穴

へそから左右に横に約4センチのところ

指圧のポイント

[活性化のポイント]

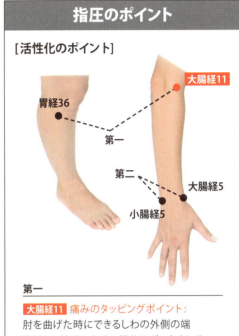

第一

大腸経11 痛みのタッピングポイント：
肘を曲げた時にできるしわの外側の端
胃経36: 膝頭から手の幅分下がったところ

第二

大腸経5: 手首の皺の親指側のくぼみ
小腸経5: 手首の骨と手の小指側との間にあるくぼみ

[鎮静化のポイント]

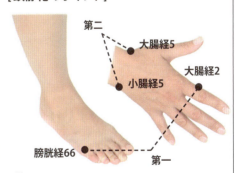

第一

膀胱経66: 足の外側の縁、小指の付け根のすぐ手前
大腸経2: 人差し指の親指側にある第二関節と付け根の間のくぼみ

第二

大腸経5: 手首のしわの親指側のくぼみ
小腸経5: 手首の骨と手の小指側との間にあるくぼみ

大腸経

大腸経 大腿筋膜張筋

筋肉の機能
このとても長い筋肉は骨盤の上で一番分厚く、とても薄い帯状組織が脚の横側を下に走り、膝の真下に至ります。この筋肉は太腿を曲げるのを助け、体の横に開き内側に回して保ちます。

兆候
この筋肉が弱い場合には、太ももが外を向いて、脚が湾曲する傾向があります。この筋肉が理想的に機能していないと、足先が外股になり、つま先を有効に使えないので、歩く時や走るときに地面を蹴って前方向の推進力を出せません。この筋肉は、老廃物が通過する前に役立つ栄養物を吸収する大腸経の機能に特に関係しています。大腸に入る物質のうち約80％は、吸収されます。便秘、直腸痙攣、大腸炎、下痢などの腸の問題に加えて、月経に伴う乳房の痛みや胸部の痛みが起こる可能性があります。

バランス調整のための食物
水や繊維質の食べ物、ヨーグルト、バターミルクの摂取を増やしてください。左右両側がしつこく弱い場合には、ビール酵母、緑葉色野菜、レバーに含まれている鉄が役に立つかもしれません。

考慮すべき筋肉メタファーの質問
▶ 人生の歩み（や競争）に前進する力を持っていると感じますか？

▶ 文字通りにあるいは比喩的に、脚を広げても力やコントロールを保てますか？それとも、もし望めば脚を閉じたままにしておくことができますか？

▶ 大事なものを不要なものと一緒に捨ててしまう傾向がありませんか？それとも、手放す必要があるものにしがみついていませんか？

筋反射テストの位置

大腿筋膜張筋

立位 / 仰向け

1. 脚を45°の角度で持ち上げて横に開き、足先を内股にします。立位の場合には、支えの椅子が必要となるかもしれません。
2. テストする足と反対側の腰を支えます。
3. 圧を足の外側、くるぶしにかけて、もう一方の脚に向けて下向き内側に押し下げます。

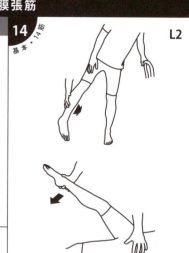

| 押 押す方向 | 足の外側、くるぶしの上 |

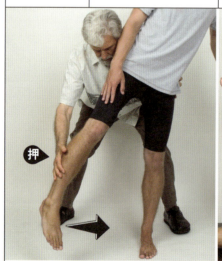

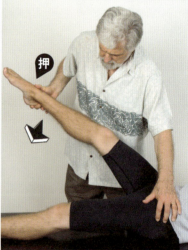

次の筋肉もテストしてください：内転筋と大腿四頭筋

金 | TOUCH FOR HEALTH 273

大腸経 大腿筋膜張筋

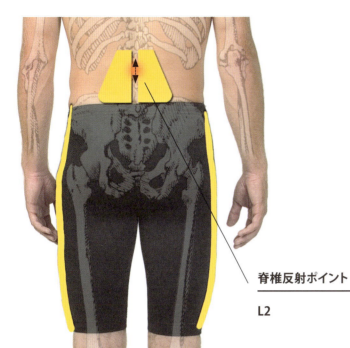

脊椎反射ポイント

L2

神経リンパポイント

前面：大腿骨の最上部から膝頭の下まで、左右両脚の外側全体に沿って、触れると痛みを感じる部分を集中して

後面：腰椎2-4（L2-4）と腰骨の最上部の間にある肉付きの良い三角形の部分

神経血管ポイント

頭頂隆起、耳と頭頂の間にある隆起

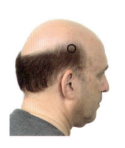

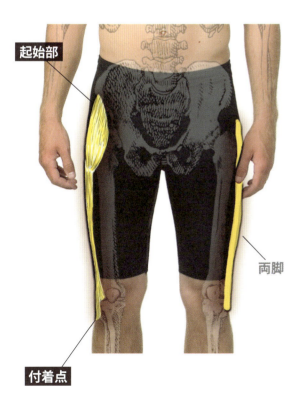

起始部

付着点

両脚

5AM-7AM

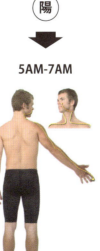

筋肉の起始部と付着点

大腿筋膜張筋

起始部：腰骨の外側の縁から前面にかけて

付着点：脚の外側で膝の真下

この筋肉を感じるには、足先を内転させるとき、骨盤の側面上端と足の外側でこの筋肉を感じます。

大腸経 ハムストリングス筋

筋肉の機能
太ももの後ろ側にあるこの強い筋肉は、脚を曲げ、膝を曲げた時に脚を横に回します。歩く、走る、走りながら回るのにとても重要です。この筋肉は、老廃物が通過する前に役立つ栄養物を吸収する大腸の機能に特に関連しています。

兆候
走っている時や、足先を回す時に最適に機能していないと、損傷することがあります。この筋肉が抑制されている時には、落ち着きのなさ、倦怠感、脚の弱さ、有毒物質がたまる、便秘、大腸炎、痔、頭痛と同様に、O脚、X脚の姿勢と関連があります。この筋肉が弱い時には、呼吸している時に、仙骨が腰骨間で動いていないことから来ている可能性があります。膝を胸に引きつけるように曲げて床に寝ころび、深い腹式呼吸しながら横に転がると、仙骨が緩む場合があります。

バランス調整のための食物
ビタミンEが豊富な食品（小麦胚芽、グリーンピース、緑葉色野菜）やトライプ（牛などの胃）、生の肉。食物をよく噛むと役に立ちます。ハムストリングス筋が固く、こむら返りが頻発する時には、濃縮甘味料と精白された小麦食品を避けてください。

考慮すべき筋肉メタファーの質問
- 文字通りあるいは比喩的に、動いたり走ったりする十分な力があると感じますか？あるいは、力を費やし過ぎていると感じていませんか？
- 大股で歩いたり、走る時に変化を起こせますか？
- 文字通りあるいは比喩的に、物事が急激に変化すると、緊張、怪我、不快さを引き起こしますか？
- 大事なものを不要なものと一緒に捨ててしまう傾向がありませんか？それとも、手放す必要があるものにしがみついていませんか？

筋反射テストの位置

ハムストリングス筋

立位／うつ伏せ

1. 脚を曲げて、ふくらはぎと太ももの角度が90°よりやや大きくなるように脚を曲げます。こむら返りを避けるために、圧をハムストリングス筋の真ん中にかけます。こむら返りが起きたら、膝の曲げ方を浅くして、ハムストリングスにもっと圧をかけてください。
2. 圧を、アキレス腱の後ろにかけて、脚を伸ばすように押してください。
3. 骨盤が傾かないように、腰が丸くならないようにします。
4. テストの方向は必ずまっすぐに、横にずれないようにしてください。
5. 立位の時は、テストする側の膝を支えてください。支えの椅子が必要かもしれません。

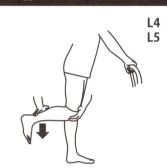
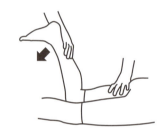

L4
L5

押 押す方向	下腿の裏側に対して下向きに

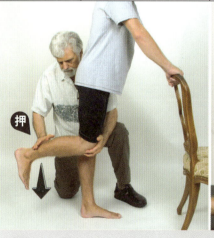
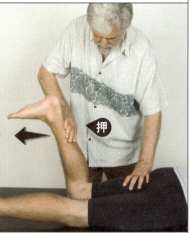

注：特にハムストリングス筋が簡単にこむら返りになる時や硬くなる時、腹筋、脊柱起立筋、内転筋、大腿四頭筋もテストしてください。繰り返しテストをして、神経リンパポイントのマッサージをすることが役に立つ場合もあります。

以下の筋肉もテストしてください： 広背筋、大胸筋鎖骨部

金 | TOUCH FOR HEALTH 275

大腸経 ハムストリングス筋

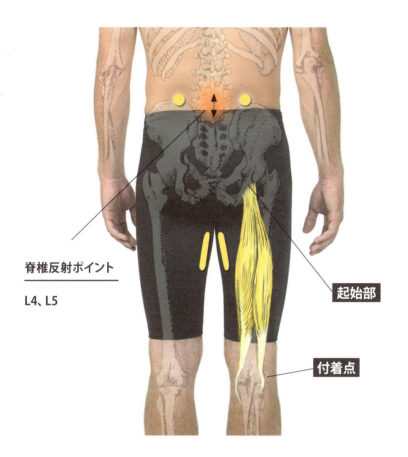

脊椎反射ポイント
L4、L5

起始部

付着点

神経リンパポイント

- 前面:太ももの上部内側
- 背面:腰椎5(L5)の高さにある、腰骨の一番突き出たところ

神経血管ポイント

小泉門、頭の後部の柔らかい部

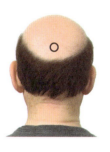

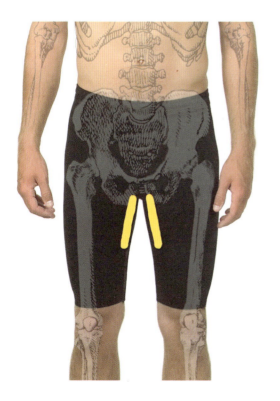

陽

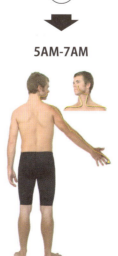

5AM-7AM

筋肉の起始部と付着点
ハムストリングス筋

起始部:背面、腰骨の一番下の部分で、座るとき椅子に当たるところ

付着点:膝の下側の内側と外側と裏側

この大きな筋肉を感じるには、曲げた状態から足を伸ばす時に、腿の後ろ、骨盤と膝の間で感じます。

大腸経

大腸経 腰方形筋

筋肉の機能
この筋肉は、脊柱を横に曲げ、腰に向かって引きつけます。呼吸時に横隔膜の動きを支えます。腰を安定させる主要な筋肉です。

兆候
これはとても強い筋肉で、背中に痛みがある時にテストすることが大切です。適切に機能していない時には、横隔膜の機能に影響を与えます。それゆえに、身体のほとんどの症状とも関連しています。この筋肉の片側だけが弱い場合には、弱い側にある一番下の肋骨が上がり、腰椎が曲がる姿勢になります。

バランス調整のための食物
この筋肉が弱い時、ビタミンE、AとCが豊富な食べ物がバランスを取るのに役に立つ場合があります。

考慮すべき筋肉メタファーの質問
- あなたは、文字通りあるいは比喩的に、直立不動の姿勢で働いていますか？
- 何があなたの背中の痛みの元になっていますか？
- あなたは、どのようにしてもっと安定感を得る必要がありますか？
- 文字通りあるいは比喩的に、あなたの仕事、人生、目標のために無理に捻じ曲げなければならないものはありませんか？
- ある柔軟性や、風にそよぐ葦のようにしなやかで強く曲がることから、あなたは恩恵を得られていますか？

筋反射テストの位置
腰方形筋

立位
1. 足を揃えて、腰から上の胴体を真横に倒します。
2. 片手を伸びた側の腰に置き、もう一方の手を反対側の肩に置きます。
3. 両手を使って圧をかけ、胴を正中線に向かって伸ばすように押します。

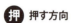 押す方向	肩と腰に同時に正中線に向かって

うつ伏せ / 仰向け
1. 相手にテーブルの端を両手で握ってもらい、胴を安定させてテストします。
2. 両足を揃えて、左右どちらかに向けます。
3. 圧を足首の外側にかけて、両足を正中線に向けて押します。
4. 両脚を十分に高く上げて、足先でテーブルの表面を掃除するかのようにします。

押す方向	足首の外側に、両足を正中線に向かって押すように

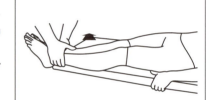

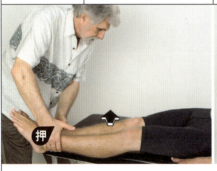

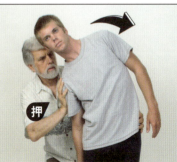

以下の筋肉もテストしてください：大腰筋、中臀筋、大臀筋、梨状筋、脊柱起立筋、大腿筋膜張筋

金 | TOUCH FOR HEALTH 277

大腸経 腰方形筋

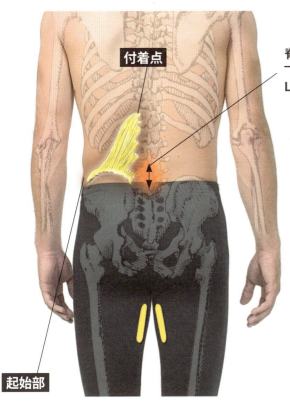

脊椎反射ポイント

L4、L5

神経リンパポイント

- 前面:腸骨陵の前側最上部のすぐ内側
- 脚の内側:太ももの上半分、大腿四頭筋からすぐ内側の帯状の部分

神経血管ポイント

頭頂結節、耳と頭頂の間にある隆起

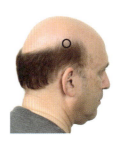

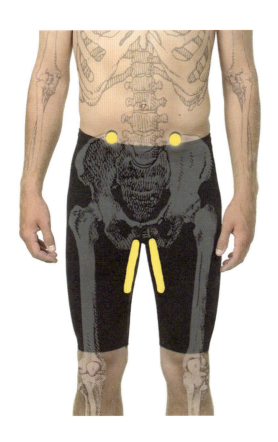

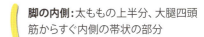

5AM-7AM

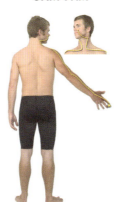

筋肉の起始部と付着点

腰方形筋

起始部:腸骨陵の後ろ側一番上と腸腰靭帯に沿って

付着点:第12肋骨の底と、最初の腰椎1-4(L1-4)の横突起

この背中の深部にある筋肉は、前後には傾かず横に傾いた時に、一番下の肋骨と骨盤の一番上の間で収縮するのを感じます。

大腸経

第三章

バランス調整の応用理論

ワンポイントバランス調整

タッチフォーヘルスのエネルギーパターンの様々な評価モデル

ここまでは、エネルギーの流れを補強してバランスを調整する様々なタッチ反射ポイントと共に、経絡と筋肉のエネルギーの流れの感覚を得るために筋反射テストを使うことを学んできました。働きかけを始める最も簡単な方法は、筋肉を一つずつ調べてバランス調整する形で、14筋あるいは42筋を順番に通してテストすることです。

私たちはまた、最初に筋肉の全てを調べた後、バランス調整を始めるための理論上の場所を決めるために、エネルギー全体のパターンを評価することもできます。その場所は多くの場合、たった一つの筋肉のバランス調整をするのではなく、いくつか、あるいは全ての筋肉のバランスをとる、一つの要の場所になります。

タッチフォーヘルスで使うパターンは大部分、標準的な鍼灸の理論に由来します。しかし、可能な限り最も簡単で実際的な用語で、その理論を紹介しています。一つに決めない方法が比較的簡単で、使うことが楽しいと感じる人もいるだろうし、エネルギパターンを解釈する決まった法則を使う「一つに決める方法」が安全で効果的だと感じる人もいることでしょう。30年を超えてタッチフォーヘルスが世界的に発展する間、この伝統的なエネルギーパターンを解釈する効果的な手順が様々に発達してきました。本書では、役に立つアプローチを二つ示しています。

あらゆる科学的な業績には、科学の部分と芸術的で精神的な部分があります。前者は、望む結果についてあるテクニックが効果的で反復可能で移送可能であるという、経験的あるいは実験的な証拠に基づく部分です。後者は、伝統的あるいは定められた手法を守るかどうかに関わ

らず、その時に関わる個人に対して一番効果があるという、微妙で個人差がある部分です。

これだけが正しいという方法はありません

タッチフォーヘルスは科学であり芸術でもあると同時にます。ワンポイントバランス調整の二つのモデルとして、単純で一つに決めない方法と、オーバー（過剰）エネルギーのを使った一つに決める方法を示します。というのも、これらのモデルは、使われてきた長い歴史と伝統があり、何が多くの人に効果があるかという良い例だからです。それと同時に、二つの方法を提示することで、タッチフォーヘルスには、ただ一つの正しい方法というものは存在しないのだと、知ることに役立ちます

タッチフォーヘルスの手法を使用する人は誰でも、知識と同時に個人的な直観力と洞察力を伴います。タッチフォーヘルスを実践する人は、ゆくゆくは、出会う人の自然治癒力が働き始めることを手助けする、最も効果的な各テクニックの自分なりの方法をみつけることになります。これは良いことで、タッチフォーヘルスの芸術と精神の一部です。それと同時に、国際キネシオロジー大学のファカルティ（教授陣）が定期的に会合して、タッチフォーヘルスのカリキュラムの基本原理と講義内容の一貫性を維持しています。そうすることで、タッチフォーヘルス標準「言語」が世界共通に保たれています。それはとても役に立つことです。

忘れないで欲しい重要なことは、特定の方式を用いる時、方式の前提を知る必要があるということです。一度にすべてを知り、理解することはできません。だから、私たちは、特定の目的

のために経験を単純化する方式を発達させて
います。方式の限界、前提や限られた目的を認
識する限り、私たちは最高の結果を得ることが
できます。そして、いつ方式を拡大する必要が
あるか、あるいは完全に方式を切り替える必要
があるか、認識することができます。

　簡単なワンポイントの決定モデルでは、最初
に任脈と督脈のエネルギーのバランスを調整す
る時、こうすることで、使用済みあるいは余分な
エネルギーを呼吸と共に体から放出すると仮定
しています。それから、その他12の筋肉の抑制
した（ダウンする）筋肉に基づいてアンダー（不足）
エネルギーのパターンを探します。「日輪図」に
示される四種類の法則と、「五行図」に示される
二つのエネルギーの法則があります。一つに決
めない方法では、法則と個人の直観、または、
好みの全体的な組合せに基づき、バランス調整
を始めるのに最高の場所を推測します。いくつ
かの法則に関係していそうな重要な筋肉や経絡
のバランス調整をする時、通常はすべて、また
は大部分の経絡のバランスを調整します。抑制
された筋肉や経絡が残っていれば、その後に、
いつもの方法で個別にバランス調整をします。
私たちは残りのオーバー（過剰）エネルギーを脈
診や募穴で調べて、鎮静化の指圧のポイントを
使って、バランス調整をします。

　また、私たちは、これまで述べてきた簡単なワ
ンポイントの決定に自信を加えるために、回路
の特定（CL）をすることもできます。単に、要とな
る筋肉に関連した反射ポイントを回路の特定
（CL）して、他の抑制された弱い（ダウンする）筋
肉を再度調べてください。それから、この「要と
なる反射ポイント」の回路の特定（CL）を続けて、
他の抑制されて弱い（ダウンする）筋肉も調べて
ください。この反射ポイントを回路の特定（CL）
している間、その筋肉はテストするとすべて強く

なるはずです。今となっては、要となる筋肉や経
絡のバランスを調整することが、全身のバラン
ス調整をすると、確信できます。そうだとしても、
まだいくつかの筋肉を個々にバランス調整しな
ければならないことがあります。そうなっても大
丈夫です。あわてないでください。単にいつも
の反射ポイントを使って調整してください。

　オーバー（過剰）エネルギーのを調べる一つに
決める方法では、私たちはオーバー（過剰）エネ
ルギーについてどんな予測もしません。ダウンす
る筋肉によって示されるものとして、すべての経
絡のアンダー（不足）エネルギーを調べます。そ
の後、募穴によって示されるオーバー（過剰）エ
ネルギーについて調べます。時々、実際にテスト
してダウンする筋肉の中には、エネルギーがたく
さん流れ込みすぎて、回路が「ヒーヒー言っている」
ことがあります。なので、関連する募穴によって、
ダウンする筋肉はオーバー（過剰）エネルギーだ
と考えられます。そのワンポイントの決定は、「真
の」法則を発見するより詳しいルールによって、
オーバー（過剰）とアンダー（不足）エネルギーを
組み合わせる法則に基づいてなされます。

　人によっては、オーバー（過剰）エネルギーを
調べるより詳しい方法を好む人もいるでしょうし、
出来る限り簡単な方法を好む人もいるでしょう。

募穴

時折、最初にテストすると弱かった(ダウンした)筋肉が、神経リンパポイントと神経血管ポイントに働きかけると、更に弱く(ダウンする)なるようなことがあります。一つの可能性は、関係する経絡がすでにオーバー(過剰)エネルギーになっている場合があるということです。筋反射テストで筋肉が弱い(ダウンする)のは、通常、経絡が活性化を必要としているということです。しかし、オーバー(過剰)エネルギーの経絡は「回路が破裂して」その関連する筋肉が弱くなることがあります。エネルギーを更に経絡に送り込めば、筋肉が更に過剰になり抑制される(ダウンする)でしょう。募穴はエネルギーの状態が過剰かどうか決めるのに役立ちます。

経絡がオーバー(過剰)エネルギーかどうか知るために、最初に強い指標筋を見つけてテストしてください。関連する経絡に対応する募穴に(墓穴が左右両方にあるならば両側を)軽く触れて、指標筋をテストしてください。募穴を押さえている間指標筋が弱くなる(ダウンする)ならば、その関連経絡がオーバー(過剰)エネルギーであることを示しています。バランスを調整するた

めに、関連する経絡ページにある、指圧のポイントの鎮静化のポイントを見つけて、軽く触れてください。(二組のポイントがあります。最初に第一ポイントの一組を触れて、そして第二ポイントの一組を触れてください。)今度は、弱い筋肉が強くなっているでしょう。募穴を押さえている間、指標筋を再テストしてください。

私たちが、ワンポイントバランス調整をする時、すべての募穴を調べてください。最初に、いつもの方法で任脈と督脈をテストしてバランスをとります。それから、残りの経絡をテストして、ダウンした筋肉を書きとめます。各々の経絡のオーバー(過剰)エネルギーを調べるために、すべての募穴で回路を特定してください。(左右両方にある募穴は、両側を調べてください。片側または両側で指標筋が変化したら、その経絡はオーバー(過剰)エネルギーを示しています。)一度に一つずつ募穴を軽く押さえて、指標筋をテストしてください。それから、オーバー(過剰)とアンダー(不足)両方のエネルギーに基づいてワンポイントを決定します。

TOUCH FOR HEALTH 283

募穴の場所

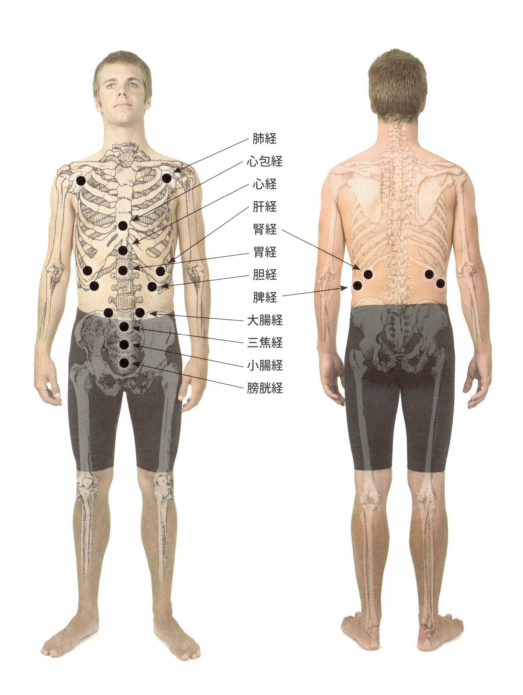

肺経　心包経　心経　肝経　腎経　胃経　胆経　脾経　大腸経　三焦経　小腸経　膀胱経

肺経	左右両側、肩と胸の境目（肺経の始まり）	**小腸経**	正中線上、へそと恥骨の上縁の間の上から3分の2のところ
心包経	正中線上（第4と第5肋骨の間）胸骨の乳首と同じ高さのところ	**膀胱経**	正中線上、恥骨の上縁
心経	正中線上、胸骨の先端、剣状突起	**肝経**	左右両側、乳首の下で、第7と第8肋骨の間
胃経	正中線上、心経の募穴とへその中間	**胆経**	左右両側、肋骨縁、第9肋骨と同じ高さのところ
大腸経	へそから左右横に4センチのところ	**脾経**	左右両側、第11肋骨の先端、体の側面の服の縫い目のところ
三焦経	正中線上、恥骨の上縁とへその間の上から3分の1のところ	**腎経**	左右両側、第12肋骨の先端

日輪の法則

日輪の法則は、24時間の周期で12本の主要な経絡の関係を表しています。時刻は、各々の経絡のエネルギーレベルのピークを表して並べられています。任脈（棘上筋）と督脈（大円筋）の筋反射テストの画像情報は、日輪図のページの下方に示されています。というのも、このふたつは24時間サイクルの個別の部分としてよりは、すべての経絡全体に関連するエネルギーの貯蔵庫として機能するからです。その他12の経絡の主要な筋反射テストの画像情報は、立位と横になったテスト位置の両方で、日輪図の外側に示されています。

　加えて、それぞれの筋肉に関連する脊椎反射ポイントも書かれています。283ページに募穴の位置を図示した人体図があります。それは、オーバー（過剰）エネルギーを調べることに使えます。（詳しい説明は282ページ参照）24時間の周期は、昼と夜に関連する比較的短い周期で、それに関連するメタファーです。その一方で、五行の法則は、1年の五つの季節や、人生の五つの段階などに関わる比較的長い周期の法則です。

TOUCH FOR HEALTH 285

日輪図

（T2、L5、C1などは脊椎反射ポイントの位置を示しています。）

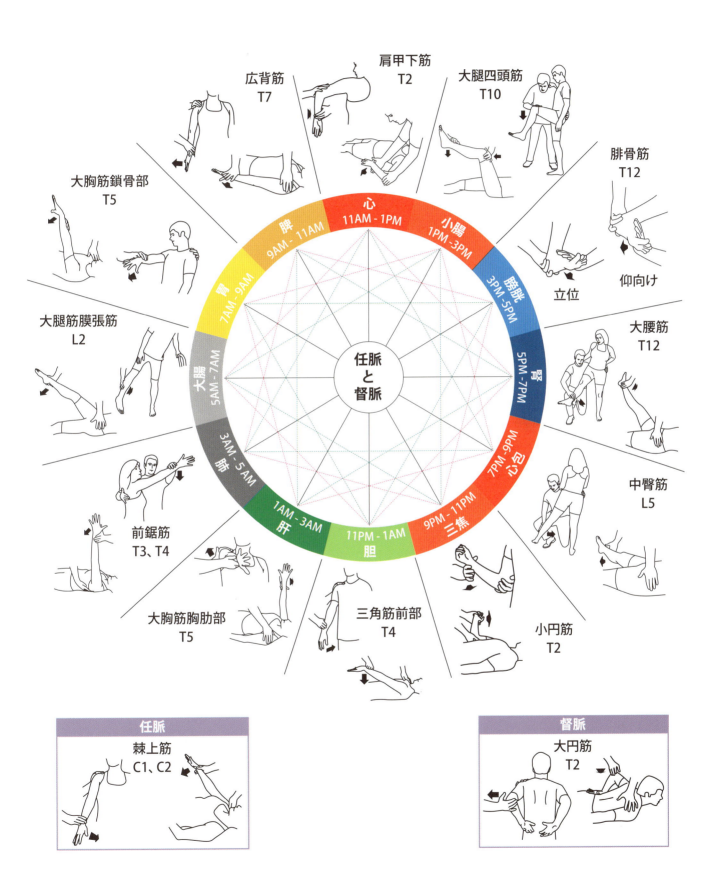

24時間周期（日輪の法則）の エネルギーのパターン

ビーバーダム

24時間の経絡サイクルの障害は、三つかそれ以上、時計回りの方向に連続して抑制されている経絡によって示されます。これをビーバーダムと呼びます。なぜならば、サイクルの「上流」にある障害を解消すると通常、24時間の周期で後に続くすべての障害を解消するからです。メタファーを考慮して、時計回りの方向で最初の経絡に関連したバランス調整のポイントを使ってください。

　オーバー（過剰）エネルギーを調べるならば、オーバー（過剰）エネルギーに続くアンダー（不足）エネルギーを二つ以上探してください。時計回りの順序でオーバー（過剰）エネルギーの直後にあるアンダー（不足）エネルギーから始めてください。

三角形の法則

腕や足を同じ方向に流れる陰の経絡が3本、陽の経絡が3本あります。この3本は、日輪図で青色の三角形によって表されています。三角形のうち2本または3本の経絡が抑制されているならば、時計回りの順序で最初のアンバランス、または現在時刻に最も近いアンバランスの反射ポイントに働きかけながら、メタファーの言葉かけをして下さい。

　オーバー（過剰）エネルギーを調べるならば、オーバー（過剰）エネルギーの経絡一つと、アンダー（不足）エネルギーの経絡二つを探してください。時計回りの順序で、オーバー（過剰）エネルギーの直後のアンダー（不足）エネルギーから始めてください。オーバー（過剰）エネルギー二つとアンダー（不足）エネルギー一つ、またはオーバー（過剰）エネルギー三つでは、本当の三角形の法則ではありません。異なるパターンを探してください。

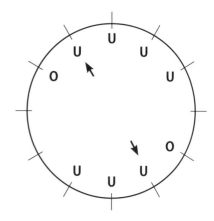

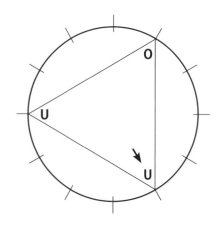

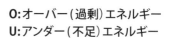

O: オーバー（過剰）エネルギー
U: アンダー（不足）エネルギー

四角形の法則

経絡は全身を3回巡ります。頭から足先へ、足先から胴体へ、胴体から手へ、そして、手から頭へと。体の各々の回路は、四つの経絡の四角形の図で表されます。もしも、四角形の三つまたは四つの経絡が抑制されているならば、最初のアンバランスの反射ポイントに働きかけながら、メタファーの言葉かけをして下さい。また、四つの経絡が抑制されているならば、現在の時刻から時計回りで最も近い反射ポイントに働きかけながらメタファーの言葉かけをしてください。

オーバー(過剰)エネルギーを調べるならば、オーバー(過剰)エネルギー一つと、アンダー(不足)エネルギー三つを探してください。(四角形で二つ以上のオーバー(過剰)エネルギーの経絡がある場合は、四角形の法則ではありません。)時計回りの順序でオーバー(過剰)エネルギーの直後のアンダー(不足)エネルギーから始めてください。

昼夜の法則

昼夜の法則は、昼と夜の関係を表しています。24時間の周期で12時間離れている経絡のことです。なぜならば、ある経絡が最も優勢なエネルギーの流れの時、反対側の経絡は最も少ない流れです。両方とも抑制しているならば、現在の時刻から時計回りで最も近い経絡、または法則全体の中で最も多くの側面に関係しているように見える経絡から始めてください。

オーバー(過剰)エネルギーを調べるならば、オーバー(過剰)エネルギー一つとその反対側のアンダー(不足)エネルギーを探してください。アンダー(不足)エネルギーの経絡から始めてください。

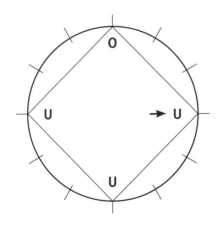
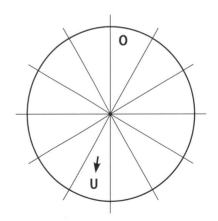

五行の法則

この中国伝統の考え方は、宇宙のすべての側面と地球の自然の法則を表します。(西洋科学の化学的元素ではなく)民間伝承の成果として、それは不変の真理を描くメタファーです。このように、五行の法則は人生のサイクルの様々な段階をすべて表します。

二つのエネルギーの法則

相互関係にある二つのエネルギーの法則は、宇宙のすべてのバランスを保つために相互に作用します。その二つは、相生と相剋の法則です。

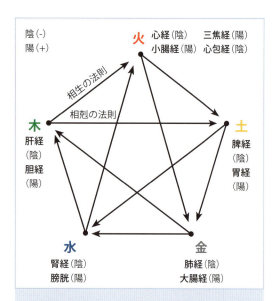

誕生の局面で「木」が誕生しました

押し寄せ上昇する局面が「火」を生みだしました

その、成熟し大人になる段階は「土」でした

衰退の局面では、「金」でした

死や再生の局面では、「水」でした

相生の法則

相生または創造の法則は、創造し育成するサイクルで、五つの要素(行)を時計回りに連続して流れています。これは母子関係とも呼ばれていて、各々の経絡はそのサイクルで隣のものを養います。各陰の経絡(サイクルの内側で示される)は、となりの陰の経絡を養育します。サイクルの外側の陽の経絡は、となりの各陽の経絡を養育します。

「木」は「火」の母といわれ、燃料を与えることで「火」を養います。「火」は「土」の母で、木の灰から「土」を創ります。「土」は鉱石を手放して鉱石が「金」を生み出します。「金」は「水」を、地中深い、金属が存在しているところから湧き出る水を生み出し、あるいは金属の表面に結露する水を創造するかもしれません。「水」は木の根に栄養分を与えることで「木」を養育します。

相剋の法則

もう一つのエネルギーの法則は、相剋の法則です。制御または破壊のサイクルです。各行は、時計回りで二つ隣の行を制御するように影響するか、破壊する関係です。これは祖母と孫の関係とも呼ばれています。このことは、星型の図で表されます。つまり、「木」は「土」の「祖母」と呼ばれていて、土を突き抜けてバラバラに砕くことによって「土」を破壊します。しかし、「木」は「土」を制御することもできて、木の根で抱えることによって土に形を与えることもできます。

山腹で浸食を防ぐ植物について考えてください。「土」は、水の流れを邪魔したり、吸収することによって、「水」を破壊することができます。「土」は、水を含み、形を与えることによって、水に特別な特性を与え「水」を制御します。

「水」は、「火」を消すことによって破壊します。しかし、「水」は、料理や蒸気機関のように、「火」を制御し、形を与えることができます。

TOUCH FOR HEALTH

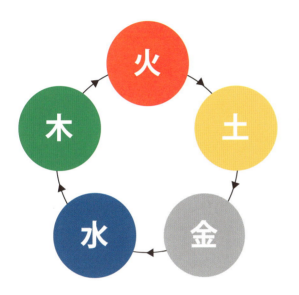

相生の法則

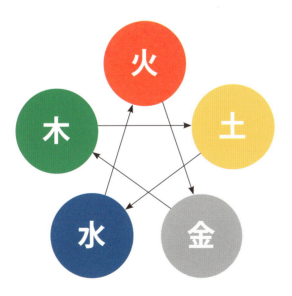

相剋の法則

「火」は、「金」を溶かしたり、金属蒸発さえすることによって、金を破壊します。しかし、「火」は「金」を溶かして形作り、斧のような道具を創り出すことによって「金」を制御できます。

「金」は、「木」を切ることによって木を破壊します。また、「金」は「木」を制御することもできます。そして、木を刈り込み形作ることによって、または、材木や建物を創ることによって、木に形を与えることができます。

伝統的に五行によって分類される創造の側面が多くあります。例えば、感情、五感、季節、気候と、人の成長の段階などです。私たちは10の伝統的な項目を本書に入れてきましたが、鍼灸のテキストにはもっと分類されていることがあります。私たちは、認知的発達段階と信念のタイプ、あるいは現実の認識方法に基づいて、11番目の項目を新しく追加しました。これらの段階は個人の成長と発達の段階と一致する傾向があるので、季節と成長過程の五行の段階に、うまく当てはまります。どの筋肉のバランスが崩れているかによって、私たちは、これら五行メタファーの考えられる象徴的な意味を、人生と目標との関連する状況で考えることができます。

私たちの二次元モデルにおいて、相生と相剋の法則は、お互いに重なりあっています。そして、相生と相剋はそれぞれ全体として五行に影響を及ぼすのを忘れないでください。エネルギーは五行を時計回り方向に回っていて、最も近い道を通ります。こうする時は相生と相剋どちらかの法則を使います。その個人の変化するニーズによって、できるだけ効率的に経絡を通じてエネルギーを送ります。

五行の法則でワンポイントを
決定する

24時間のサイクルで法則を評価する時のように、オーバー（過剰）エネルギーを使うか、使わないかに関わらず五行図を使って可能性のある法則をみつけるという選択があります。

　任脈と督脈をテストして調整してください。そして残りの12経絡をテストして、五行図に印をつけてください。（あなたが個人的に使用する場合に限りこの図をコピーできます）それから、募穴も調べて、オーバー（過剰）エネルギーの経絡に印をつけます。（筋肉がダウンし、募穴がオーバー（過剰）エネルギーを示す場合は、その筋肉が多すぎるエネルギーのためにダウンすると仮定します。そこでオーバー（過剰）エネルギーだという印をつけます。しかし、募穴とともに筋肉を再テストするのを忘れないでください。）

　あなたは、適切な反射ポイントを確かめるために回路の特定（CL）をすることもできます。この筋肉を強くするか調べるために、要となる筋肉や経絡の反射ポイントを押さえてください。それから、同じその反射ポイントを押さえながら、別のアンダー（不足）エネルギーの筋肉の全てを再テストしてください。これらは、今度はカチッと止まっているはずです。

　それはワンポイント調整がエネルギーを動かして、他のすべての経絡のバランスが取れることを示しています。反射ポイントをもむか触れるかして、いつもの方法でチャレンジしてください。すべてのアンダー（不足）エネルギーの筋肉が今度はカチッと止まっていることを確認するために、再テストしてください。まだ、いくつか抑制されている（ダウンする）ならば、いつもの方法で個別にバランス調整をしてください。そして、

全ての募穴を再テストしてください。今度はすべてクリアになっているはずです。

　オーバー（過剰）エネルギーが残っていれば、鎮静化するために、指圧のポイントを使ってください。

募穴をとらない方法

相生と相剋の法則のどちらかを使って、時計回りの方向にアンバランスになっている一続きの経絡を探してください。一続きになっている最初の筋肉を調整してください。しかし常に、陰の経絡、つまり円の内側にある経絡から始めるのが望ましいです。in（イン・内側）から始める。

募穴をとる方法

エネルギーの型を決めるために募穴を調べてください。募穴のポイントには、軽く触れてください。「オーバー（過剰）エネルギーの直後のアンダー（不足）エネルギーの陰の経絡」からワンポイント調整を始めてください。（相生と相剋のどちらかの法則を使って、時計回り方向に進みます。）

ワンポイントバランス調整の手順

1. 正確な指標筋を決めて、いつもの予備テストをしてください。

2. 役立つ目標宣言をして、指標筋を調べてください。役立つ目標につき、一つ以上の主観的な10段階の数値化を行ってください。様々な側面や、痛みや症状を複数追加してそれぞれを数値化してもよいです。

3. 目標に関連した五行の感情を見つけてください。

4. 任脈と督脈をテストして、バランス調整してください。

5. その他の12経絡に関連する筋肉を一つ以上テストして、日輪図や、五行図に印をつけてください。

6. 募穴を調べて（募穴に順番に軽く触れつつ回路の特定(CL)をしてください）日輪図や五行図に印をつけてください。

7. ワンポイントバランス調整を始める理論上の場所を決めるために、日輪の法則や五行の法則でワンポイントを決めてください。（日輪図と五行図で明らかに、始めるための経絡が異なれば、あなたの目標が長期か短期か考えてください。日輪図は短期の問題向きの短いサイクルで、五行は長期の問題に関わります。）

8. 一つの経絡のバランスをとることで全身のバランスも取れることを確認するために、回路の特定(CL)をしてください。

9. 要となる経絡に関連した筋肉のバランスをとってください。そして、抑制していた（ダウンしていた）筋肉がすべてバランス調整されたことを確認するために、再テストしてください。ダウンした筋肉をいつもの方法でバランス調整してください。

10. 「すべての募穴」を再テストしてください。今度はすべてクリアになっているはずです。（残っているオーバー（過剰）エネルギーは、指圧のポイントでバランス調整してください。）

11. 目標を宣言して再テストしてください。今度はクリアなはずです。（クリアでなければESRで残っているストレスをバランス調整してください。）

12. 主観的な10段階の評価を再テストして、どのように感じているか調べてください。

13. もし、聴覚のエクササイズまたは視覚の抑制のような追加のバランス調整テクニックが適切だと感じたら、ためしてください。そして、必要ならば次回のバランス調整を決めてください。

五行と感情と音声一覧図

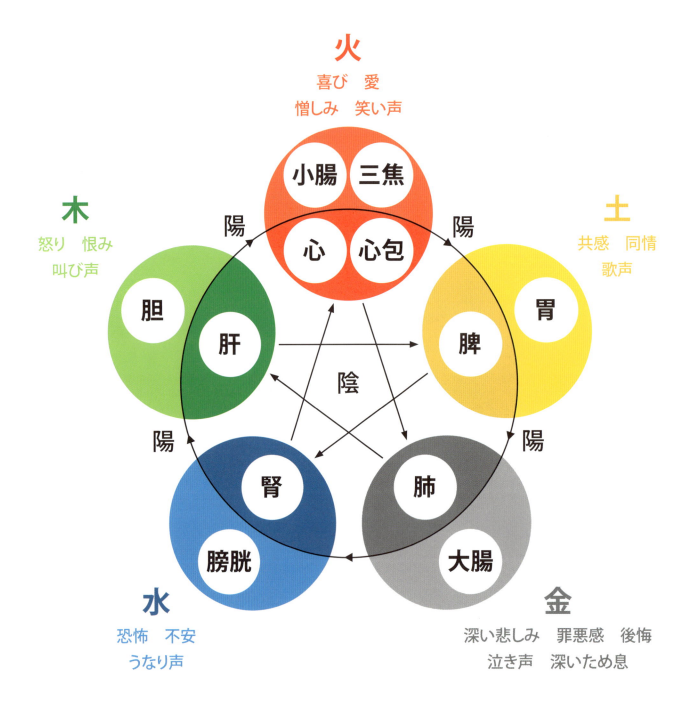

行	音声	感情
火	笑う	喜び、愛、憎しみ
土	歌う	共感、同情
金	泣く、深いため息	深い悲しみ、罪悪感、後悔
水	うなる	恐怖、不安
木	叫ぶ	怒り、恨み

指圧のポイントの理論

五行の法則をいくらか理解した今、私たちが指圧のポイントを使う時、経絡がどのように相互に関係するかを、いくらか詳しく掘り下げることができます。経絡に沿って存在する実際の指圧のポイントを覚えなくても（それは本書の範囲を超えています）経絡の指圧のポイントの図を見れば、どこを触れればいいか、わかります。この説明を読めば、魅力的な肺経の情報を得られます。そして、指圧のポイントを使う時、何が起こっているか、わかります。295ページの図を使って原理を説明しています。

相生の法則は、育成し、生み出し、創り出すエネルギーの流れです。五行の図と、相生のサイクルを表す円を見れば、各行がすぐ次の行を「養う」と言えます。（常に時計回りの方向に動いています。）

エネルギーの関係を制御する相剋の法則は、時計回りの順序で行を一つおきに結んだ「星」の形によって表されます。各々の行の中で、陰の経絡は円の内側に、陽の経絡は円の外側に示されています。陰の経絡は他の陰の経絡を育成したりまたは、制御しています。そして、陽の経絡は他の陽の経絡を育成したりまたは、制御しています。2本の経絡の特定のポイントをつなぐことによって、これらの関係をより密にすることができます。

各々の経絡には、その経絡内で五行を繰り返すことによって表された五行の関係するポイントがあります。例外は、心包経と三焦経の経絡です。鍼灸理論において、この二つは、心経と小腸経がそれぞれ「表現しているもの」と考えられます。従って、特に心包経と三焦経のために指圧のポイントを使う時以外は、それらは他の経絡と直接関係していません。

例

母と子の関係：
木はエネルギーを火に供給するか、与えます。
火はエネルギーを土に供給するか、与えます。
土はエネルギーを金に供給するか、与えます。
金はエネルギーを水に供給するか、与えます。
水はエネルギーを木に供給するか、与えます。

例

祖母と孫の関係：
木は、土を制御します。
火は、金を制御します。
土は、水を制御します。
金は、木を制御します。
水は、火を制御します。

活性化：指圧のポイントを使って強化する

指圧のポイントを使って筋肉を促進するには、関連する経絡を活性化します。活性化するために、母と子の経絡の「母」の行のポイントと「子」の行のポイントを最初につなぎます。それから、エネルギーの流れのバランスがとれるように、流れを制御したいのです。祖母と孫の経絡で「祖母」の行のポイントと「孫」の行のポイントをつなぎます。

触れるポイントの2番目の組み合わせは、プロセスを制御してバランスをとるために、相剋の法則を使います。木は土の祖母で、肝経は、木の陰の経絡です。活性化のプロセスを完了するために、各々の経絡の木のポイントをつなぎます。五行の法則図を見れば、それが「肝経1」と「脾経1」であるとわかります。これらのポイントがどこに位置するか見るには、脾経参照ページ（169ページ）を見てください。

鎮静化：指圧のポイントを使って抑制し、リラックスさせる

指圧のポイントを使って筋肉を抑制するには、関連する経絡を鎮静化します。鎮静化するために、母と子の経絡で、「子」の行のポイントをつなぐことによって、その経絡からエネルギーを奪います。それから、そのエネルギーの流れのバランスがとれるように、それを制御したいのです。祖母と孫の経絡で「祖母」の行のポイントをつなぎます。

2番目に触れるポイントの組み合わせは、プロセスを制御してバランスをとるために、相剋の法則を使います。木は土の祖母で、そして、肝経は木の陰の経絡です。活性化のプロセスを完了するために、各々の経絡の木のポイントをつなぎます。五行の法則図を見れば、それが「肝経1」と「脾経1」だとわかります。これらのポイントがどこに位置するか見るには、脾経の筋肉参照ページを見てください。

例

脾経を活性化するために：
脾経は陰の経絡のひとつで、自分を養う母の行である陰の経絡を頼っています。火は土の母です。そして、心経は火の主要な陰の経絡です。両方の経絡の火のポイント、図では赤で、そして、経絡の中では火の位置で示されるポイントを探します。心経の火のポイントは「心経」で、脾経の火のポイントは「脾経」です。これら二つのポイントを軽いタッチでつなぐことで脾経を養い、活性化のプロセスを開始します。これらのポイントがどこに位置するか見るには、脾経の筋肉参照ページを見てください。

例

脾経を鎮静化するために：
今度は、経絡を鎮静化するために、脾経からエネルギーを流します。土からエネルギーを流すために、金のポイントをつなぐ必要があります。脾経は土の陰の経絡で、金の陰の経絡、肺経を養います。両方の経絡で金のポイント、図では白色で、経絡の中では金の位置で示されるポイントを探してください。肺経の金のポイントは「肺経8」で、脾経の金のポイントは「脾経5」です。これらの二つのポイントを軽く触れてつなぐことで、エネルギーを脾経から流し出して、鎮静化のプロセスを開始します。これらのポイントがどこに位置するか見るには、脾経の筋肉参照ページを見てください。

五行の法則図

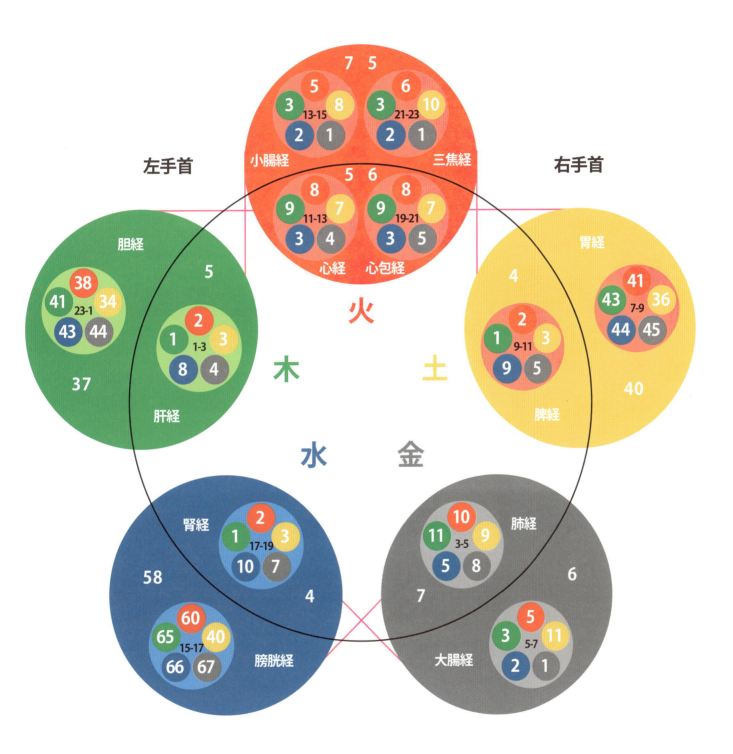

五行の法則図の追加項目

黒い矢印は相生と相剋の方向と順序を表しています。隣接した行の陰と陽、陽と陰の経絡をつなぐ赤い線は、昼夜の関係を表します。ピークの時間は24時間表記で各経絡の中心に示されています。

例えば心経の11-13は、心経が午前11時 - 午後1時の間にエネルギーがピークを迎えることを意味します。脾経の9-11は、脾経が午前9-11時の間にエネルギーがピークを迎えることを意味します。

五行の法則図に関する脈診のポイント

脈診のポイントは、青字で記されています。左の1-3と、右の1-3、これは各経絡のオーバー（過剰）エネルギーを見つけるための、左右の手首におく指の位置を示しています。陰の経絡には深い圧を、陽の経絡には軽い圧を用います。火の行は、左と右の手首に分けられることに注意してください。小腸経は左手首の1番目の軽い圧のポイントです。心経は、1番目の深い圧のポイント。三焦経は、右手首で3番目の軽い圧のポイント、心包経は右手首で3番目の深い圧のポイントです。

絡穴

各行の中に、指圧のポイントの五行のグループから外れた番号があります。これは経絡の絡穴です。絡穴は、連結あるいは通路のポイントと呼ばれることがあります。同じ行の中で陰と陽の二つの経絡のバランスをとるために触れる、対になって触れるポイントです。これは夫婦の関係と呼ばれています。そして、適切な時にバランス調整するために使うのは、最も近くて効果的な関係だとされています。

経絡は体内エネルギーの唯一の流れではありません。（静脈と動脈は血液を循環し、そして、リンパ系は独自の循環があります。）内側のエネルギーは、体内の有機的な活動を全般的に結びつけます。五行のアプローチを使う時に扱うのは、この深い臓器と私たちが相互作用です。

この深い、内側の有機的な循環（五行）とより、表面的なエネルギー循環（12経絡の日輪の法則）の間に、各五行内で対になっている経絡間に個々につながっている経絡があります。これらは、絡穴と呼ばれています。

一つの経絡がオーバー（過剰）エネルギーで、もう一方がアンダー（不足）エネルギーの時、アンダー（不足）エネルギーの経絡の絡穴を触れてください。「低い」経絡の絡穴を「左右両側同時に」触れてください。

絡穴の場所一覧

絡穴

脾経：脾経4
脾経での経絡上で、足の親指の爪のつけ根から足首の方へ指4本分いったところ

胃経：胃経40
胃経の経絡上で、足の外側、外くるぶしと膝頭の中間

肺経：肺経7
肺経の経絡上で、手のつけ根の最初のしわから指2本分上

大腸経：大腸経6
大腸経の経絡上で、手のつけ根、手首のしわから指3本分上がったところ

腎経：腎経4
腎経の経絡上で、脚の内側、内くるぶしと同じ高さのところ

膀胱経：膀胱経58
膀胱経の経絡上で、脚の外側、腓腹筋の下縁に近いところ

肝経：肝経5
肝経の経絡上で、内くるぶしから指5本分上

胆経：胆経37
胆経の経絡上で、外くるぶしから指5本分上

心経：心経5
心経の経絡上で、手のつけ根、手首のしわから指1本分上

小腸経：小腸経7
小腸経の経絡上で腕の外面、手首が屈曲するところから指5本分上がったところ

心包経：心包経6
心包経の経絡上で手のつけ根、手首のしわから指2本分上がったところ

三焦経：三焦経5
三焦経の経絡上で、手の甲側、手のつけ根の手首のしわから指2本分上がったところ

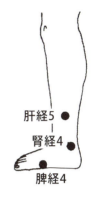

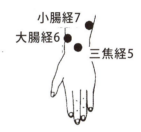

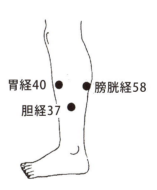

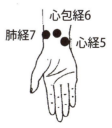

絡穴はすべて左右両側にあります

注：IKC公式マニュアル レベル2引用

さらなるバランス調整のテクニック

聴覚のバランス調整

以前に「耳のエクササイズ」で、耳を引っ張ることを学びました。今度は、さらなる恩恵のために、指標筋を使って聴覚のバランス調整を行います。耳は、エネルギーを体に引き入れるアンテナとして機能するようです。また、私たちはこのバランス調整を、うつ伏せの時や、赤ちゃんがハイハイする姿勢の時に、音がする方向に向ける反射と関連づけています。仕事で頻繁に頭を回す必要があるなら（タクシーやトラックドライバー、レジ係、テニスの観衆その他）これが特に役に立つでしょう。読書を簡単に、滑らかに楽しくするのにも役立つ場合があります。

このバランス調整が、集中力と注意力だけでなく、可動域と快適さを劇的に向上することに、あなたは気づくかもしれません。標準的なタッチフォーヘルスの手順は、このバランス調整を頭を回す時の可動域で使うことになっています。しかし、このバランス調整はあらゆる可動域に役立ちます。目覚めることや、何であれ集中したいことにチューニングを合わせるのにも役立ちます。腰を回して、あるいはつま先に触るような何かのストレッチで、このバランス調整を試してください。怪我をした筋肉をリハビリする時、このバランス調整は可動域を復元するのにも役立ちます。

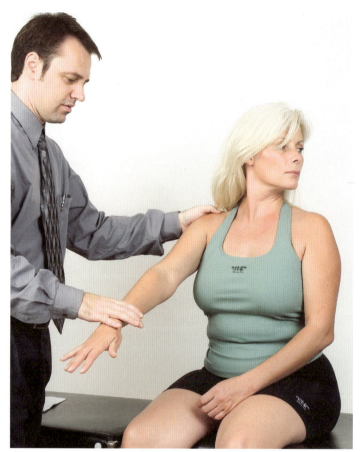

聴覚のバランス調整
頭を左右に回しながら指標筋を調べる

TOUCH FOR HEALTH 299

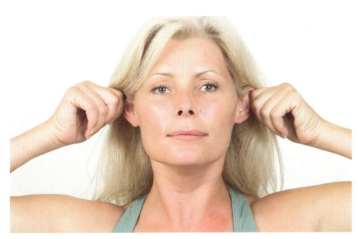

耳のエクササイズ

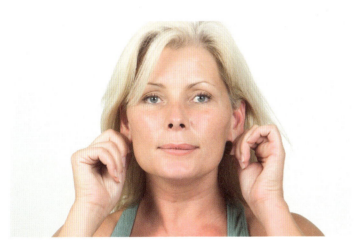

耳を引っ張ってめくる

テクニック

聴覚のバランス調整： 強い指標筋を使って始めてください。相手に頭を左に向けてもらって、指標筋をテストしてください。右を向いている間、同じことをくり返してください。頭が左右両方、あるいは左右どちらかを向いている時、筋肉がダウンする（弱い）ならば、両耳を引っ張って、再テストしてください。

耳の外側をしっかりつかんで（そして上から順番にめくるようにして）ください。耳の穴からしっかり引き離してください。耳の穴から外向きに引っ張るように、耳の周りを耳たぶに向けて上から下へ順番に引っ張り続けてください。耳がぽかぽかして肌に赤みがさしてきたら、ちゃんと引っ張れたということです。さて、先ほどのように頭を回して再テストします。頭を左右どちらに向けても、筋肉は強い（カチッと止まる）はずです。

相手に「もうちょっと」左に頭を回してもらうように頼んで、指標筋をテストしてもいいでしょう。（これは運動回避を暴露するかもしれません）右側でも繰り返してください。筋肉がどちらかでダウンする（弱い）ならば、聴覚のエクササイズを繰り返してください。バランス調整の手続きを行っている時、頭を「影響を受けている側」つまり、指標筋がダウンする側、あるいは緊張や痛みを感じる側を向いて、耳をめくってみてもいいでしょう。「影響を受けている耳」とは、テストする時、背中の方を向いている耳のことです。

視覚の抑制

読書をしている時に眠くなるか、とても疲れることがあります。読書をする眼球の前後の動きに関して、エネルギーが流れずバランスがとれていなければ、補おうという努力がエネルギー漏れを起こし、一般的には抑制しています。眼球の動きと視覚に関してエネルギーを流すことは、しばしば実際の視力を向上させ、同時に、頭がはっきりして注意力が増して快適になるのに役立ちます。

　素早くエネルギーの抑制を解消するために、目をぐるりと回したり、あちこちの方向を見ながら「スイッチを入れるエクササイズ」を使うことができます。(スイッチを入れるエクササイズ参照)特定の動きや方向が影響を受けているか見るために、筋肉を調べることもできます。

　あなたは、聴覚のエクササイズのように、それぞれの方向で「もうちょっと」端まで見てみようかと思うかもしれませんが、相手が快適だと思うレベルに気づき、目の動きですでに疲れていたら、相手が目に負荷をかけないように気をつけてください。あなたは反射ポイントに働きかけつつ、抑制している方向を見てみることもできます。

　腎経27のスイッチオンのポイント(鎖骨の端の下のくぼみ)は、眼球運動の全てと関係しています。任脈と督脈の終点(上唇の真上と下唇の真下)は、特に目の上下運動に関連します。督脈の始点(尾骨)は、特に目の前後、遠近、後ろの像と鏡に映った像に関連します。

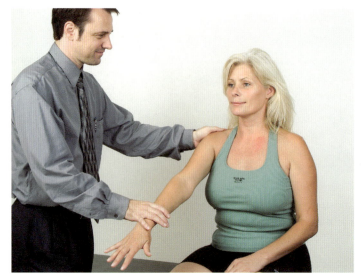

目は普通の状態で指標筋を調べる

視覚の抑制では下記を調べてください

左を見る、右を見る
上を見る、下を見る
対角線を見る(上記の目の動きを目を閉じてくり返す)
近くを見る、中間を見る、遠くを見る
鏡に映っているものを見る
音読と黙読

TOUCH FOR HEALTH 301

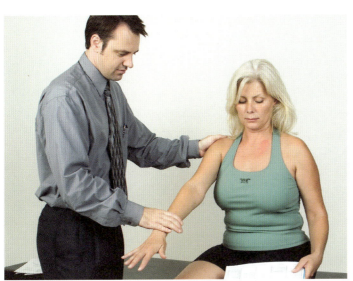

音読と黙読をしながら指標筋を調べる

テクニック

視覚の抑制： 目の動きや、目を使うことに反応して起こる抑制を調べるために、指標筋を使ってください。例えば相手に、頭をそのままにしておいて、目をやさしく左側に、そして右側にできるだけ動かしてもらいながら、テスト筋をテストしてください。どちらかの方向でテスト筋がダウンするならば、「スイッチを入れるエクササイズ」のどれか、またはすべてのエクササイズを使ってエネルギーのバランスをとり、それから再テストしてください。

筋肉は強くなるはずです。（へその上に片手をおいて、鎖骨の端の下にあるくぼみを揉んでください。手を替えてくり返してください。同じように、唇の上下と尾骨を揉んでください。）

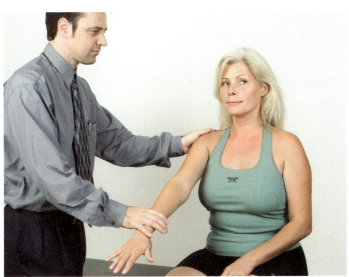

目でそれぞれの方向を見ながら指標筋を調べる

8の字エネルギーの流れ

主要な経絡への補助的な多くのエネルギーの流れのうち、チベット医学は、体の前面と後面で8の字型に回るエネルギーの流れと、体の周りの小さな8の字型の流れについて述べています。時には、以下のエクササイズを使ってバランス調整をすると、治癒の時間、関節の動きや痛みに直ちに結果が出ます。

　これらの法則での乱れについて調べるために、手を使って体の上に斜めの線を描いて、体を横切るごとに指標筋をテストしてください。例えば、右肩から左腰まで素早く横切って、指標筋をテストしてください。その後、左肩から右腰まで横切って、指標筋をテストしてください。二回目の二つの横切り方は、腰から肩に上向きです。右腰から左肩へ、それから左腰から右肩へ素早く横切ってください。

　どれかの方向に横切った時に指標筋がダウンするならば、「強い」方向に手で8の字型を描くことによって、バランス調整を行ってください。抑制している（ダウンする）方向と逆の方向に、手を使って素早く、いくつも8の字を描き、指標筋を再テストしてください。（指標筋がダウンした方向と逆の方向に描いてください。）今度は、どの方向に斜めに横切っても指標筋が影響を受けないはずです。先ほど「弱かった（ダウンする）」方向をチャレンジしてクリアになるまで、数回これをくり返してもいいでしょう。

　普通は、「縦の8の字」を描きますが、両肩方から斜めに両腰に横切るか、両腰から斜めに両肩に横切る時にダウンするならば、「横向きの8の字」あるいは「無限大の形」が、バランスをとるでしょう。体の前後で、顔、胴体、脚（腰の上と下）、後頭部、頭の上、脚の裏の8の字を調べるために、指標筋を使うことができます。体の、どの部分や筋肉、怪我でも調べることができます。傷や古傷にも、描くことによる恩恵があると多くの人が報告しています。私たちは様々な実例を提供してきました。

例

もし、右肩から左腰に向かって横切った後、指標筋がダウンし、左腰から右肩に向かって横切った後も指標筋がカチッと止まるならば、8の字を左腰から始めて、右肩に上がり、右腰を横切って、左肩に向かい、それから右腰に向けて降りて横切り、そして再び左腰に向かってください。素早く何度もくり返してください。しかし、左肩から右腰に横切って指標筋がダウンするならば、横8の字を描いてください。左腰から始めて右肩に上がり、右肩に降りて、左肩に斜めに上がり、左腰に下りる、横8の字を描いてください。

8の字の流れ

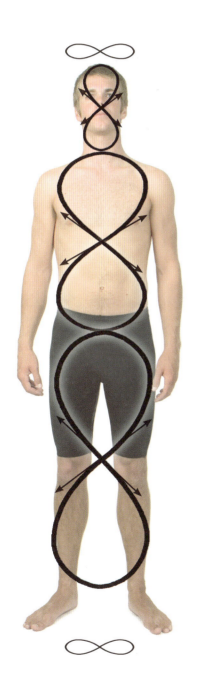
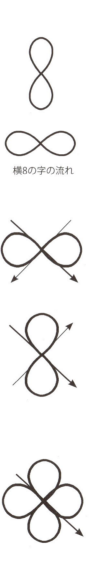
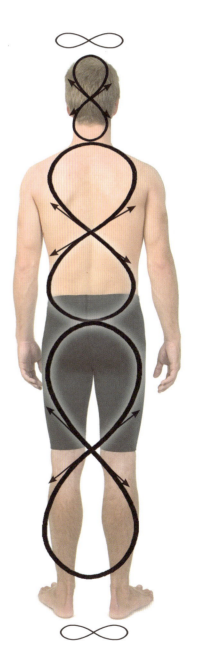

横8の字の流れ

代理テスト

人によっては何らかの理由で、筋反射テストによるエネルギーの変化をみるのが困難な人がいます。このような場合、代理テストが非常に効果的な手段です。「代理人」の働きをするために、あなたを援助する第三者が必要です。代理人はもう一人の人のエネルギーを「帯びないで」、単に自分の筋肉で他の人のエネルギーの流れを示すのを許します。

代理テストは、以下のような対象をテストする優れた方法です。幼すぎてテストの手続きを理解できない幼児や、エネルギーワークに非常によく反応しますが筋反射テストの手続きは理解しないペット、麻痺を患っている人、怪我やギプス、手術を受けたばかりで動けない人です。

スポーツ選手で力が強すぎて、十分なテストの圧力をかけるのが難しい人がいるかもしれません。常識に反して、できるだけ小さな圧力を使ってください。そしてその人に、調べている筋肉だけを使って、決まったところに保つように頼んでください。他の筋肉を巻き込むほど十分な圧力がない時、筋肉がより簡単に動くと感じるかもしれません。

これは、驚くべき、かけがえのないテクニックです。意識のない人でも代理人を使ってバランスを調整することができます。

どの筋肉でも、テストすることができない筋肉の「代理」に指標筋として、使うことができます。調べたい筋肉を意識して、その筋肉の名前を声に出して言い、指標筋をテストしてください。いつもの反射ポイントでバランス調整してください。

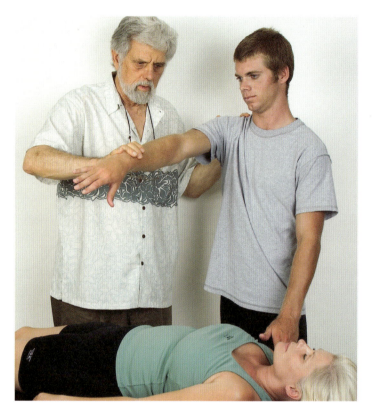

代理テスト

テクニック

代理テスト：最も完全に行うためには、確実に、すべての筋肉が強い状態で始めるために、代理人をテストしてバランス調整してください。今度は、代理人がバランス調整を受ける人に触れてもらってください。腕や肩に手を置けば十分です。「つながり」を確実にして、テスト中を通して維持してください。

今度は、代理人の筋肉を調べてください。テストできない人のエネルギー場にあるアンバランスは、代理人の弱い筋肉（ダウンする）に対応するものとして示されるでしょう。可能な場合はいつでも、テストできない人の適切な反射ポイントに働きかけてください。それから、筋肉や経絡のバランスが調整されたことを確認するために、代理人を再テストしてください。再テストする時、テストできない人と代理人とのつながりを維持してください。

感情ストレスの解放(ESR)の発展テクニック

本書の一章、88ページでESRの基本テクニックを学びました。過去のトラウマや未来のパフォーマンスを助けるために、テクニックをさらに洗練することができます。

未来のパフォーマンスのためのESR

試験、就職面接、結婚式、買い物、競技のパフォーマンス、未来に直面する問題や延ばし延ばしにしている電話のために、このテクニックは非常に役に立ちます。あれこれ予想するストレスを減らして、いざ「実行する」時が来れば、もっと頭脳明晰になり、効果を出せるようにするために、ESRを使ってください。

これを発展させて、未来のパフォーマンスに関連したストレスの三つの側面を扱うことができます。最悪、最高、確実に起こりそうな結果、起こりうる結果または最悪のシナリオに関係する感情的なストレスを扱うことから始めてください。時々、起こりうる否定的な結果を本当に誇張することが役に立ちます。古典的な就職面接の失敗:足元の床の落とし戸が開きます。そして、あなたはゴミ箱に落ちます!こうすれば、リスクや心配をバランスの取れた見方で見られるので、おかしな場面で一安心できます。

あるいは、ストレスが本当はどの程度かわかって、最も安心できます。それから、起こりうる最高か、途方もなくポジティブな結果も想像することによって、成功についての起こりうる不安または恐れに対処してください。すべての恩恵を、ただし、成功について起こりうる責任や課題も見てください。最後に、最も確実で見込みがある良好な結果について考えている間、ESRのポイントを触れて終えてください。失敗と成功に関連したストレスを解消させた後は、おそらく、ずっとよくなっているでしょう。今度は、その経験について考えている間、指標筋を再テストしてください。指標筋は、今度はカチッと止まっているはずです。もしダウンすれば、もう少し額を触れてください、14筋バランス調整をしてください。あるいは、昼寝をしてください。

テクニック

未来のパフォーマンスのためのESR:いつもの予備テストをしてください。

今度は、指標筋をテストしている間、未来のストレスについて考えてください。思考にストレスがあるなら、指標筋はダウンする(弱い)でしょう。

未来のストレスに関わることを想像している間、ESRのポイントを触れてください。例えば、就職面接ならば、面接でしそうなことすべてを想像してください。何を着ているか気づいてください。面接する人と向き合って座っている自分自身を見てください。自信、恐れ、いらいらなど、何でも感覚を感じてください。これは黙って行うこともできますし、言葉にして筋書きを語ってもよいし、相手に「説明」してもらいながらでも、行うことができます。

次に、起こってほしいと思う結果について考えてください。心の目で、できるだけ鮮明に現実的にしてください。色をつけて見てください。音を聞いてください。起こっていることを感じてください。

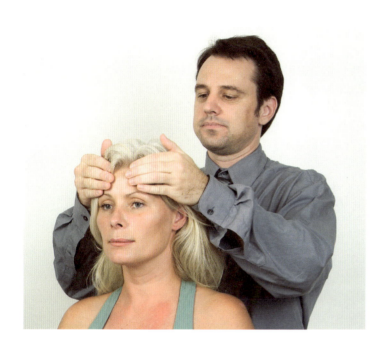

過去のトラウマのための ESR

私たちはみな、過去に恥ずかしい瞬間やトラウマがあります。目標を設定して14筋のバランス調整をすることができます。（次のページの過去のバランス調整参照）または、このような経験の長引く感情的影響を和らげるために、単にESRを使うことができます。

基本的なESRテクニックの場合と同様、特に過去のトラウマの場合、プロセスを開始する前に安全な場所を準備するのが必要であることを、忘れないでください。この場所は、実際に部屋の一角を区切った場所でもよいし、想像上の場所でもよいのです。安全な場所を考えるか、「その場所にいる」間に指標筋をテストすることによって、それが安全な場所であるという点を調べて、定着することができます。相手はプロセスを続けるか、やめるかを選ぶ前に、いつでもしばらくそこで「休む」ことを選ぶことができます。

テクニック

過去のトラウマのための ESR: いつもの予備テストをしてください。

指標筋をテストしている間、その出来事を思い出してください。

指標筋は、多分ダウンする（弱い）でしょう。もしカチッと止まって（強い）いれば、もっと詳しく、または特定の側面か経験の見方を考えてください。恥ずかしい瞬間やトラウマについて考えている間、前頭隆起にあるESRのポイントを触れてください。あなたは自分で頭を触れることの方が快適ならば、自分で触れることができます。しかし、他の誰かに頭を触れてもらう方が、よりよいことが多いのです。

心の中で何度も経験をくぐり抜けてください。これは、黙って行うこともできます。あるいは、言葉にして筋書きを語ってもよいし、相手に「説明」してもらいながらでも、できます。音、色、気分、誰がその場にいたか、言われたことなどを思い出してください。五感や思考や感情を総動員して、記憶をできるだけ鮮明にしてください。

もう一度通して、記憶をたどってください。もしかすると、スローモーションか早送りで、あるいは違う視点から、特定の側面や感覚に焦点を当ててたどってください。過去の経験について考える間に、変化が起こったように感じるならば、それはもしかすると脈が同調した時ですが、指標筋をテストしてください。今度は指標筋がカチッと止まっている（強い）はずです。そしてそれは、その思考がもはやストレスではないことを示しています。ESRで短時間調整した後、その経験について考えることでまだ指標筋が抑制される（ダウンする）ならば、ESRを延長してもよいでしょう。そうすると、大いに安堵感を感じられます。

過去のバランス調整

苦悩やトラウマを経験する時はいつでも、最大限に回復するためにESRを使うことと、14筋バランス調整をすることの両方をすることは良い考えです。過去のバランス調整は、最近あるいは遠い過去の出来事に関連した感情的、エネルギー的な乱れを解消するのを助けます。あなたは、できごとがあった、その時すぐにはバランス調整を受ける機会がなかったのかもしれません。または、過去に起こったことに関連して長引くアンバランスがあるのかもしれません。

　経絡のバランスを調整し終わった後、現在どう感じているかに注意してください。感情と態度の役に立った変化を書きとめて、現在に注意を向け直してください。現在の瞬間に自分自身を定着させるために今日の日付を言っている間、あなたは指標筋をテストすることができます。

テクニック

過去のバランス調整：過去のトラウマのためにいつものESRをしてください。さて、これでさらにトラウマを引き起こすことなく過去の経験を冒険する準備が整いました。

トラウマになった状況にいるあなた自身を思い返して、関連した五行の感情を見つけてください。この感情があなたにとって意味するものについて考えてください。

14または42の筋肉を使って、14経絡をテストして、バランスを調整してください。あなたがストレスな記憶、考えなどを通して経験する間、より快適であるならば、筋肉をテストするために代理人を使うことができます。

姿勢のストレス軽減

ストレス解放の手法は、たとえ出来事が何年も前に起こったかもしれなくても、事故またはトラウマの後でも非常に強力です。姿勢のストレス軽減のプロセスを経験した人々は、素晴らしい変化を経験しました。

　プロセスの間に、過去の経験では手に入らなかった材料を提供すると役に立つことがあります。それは、あなたがその時から今までに得た知恵と理解かもしれません。あるいは、バランス調整してくれる相手からの道徳的支えかもしれません。ある人は、自動車事故の後、泥と砂利で口が一杯になり、その時に水が一杯欲しかったのです。ストレスが効果的に弱められるように、バランス調整の手順を行う間、水を飲ませてください。全体の物語が本当に終わりきるまで、順番に指標筋をテストし続けてください。ひとつの議論の経験は、口論の後完結しなかったかもしれません。直後にどんな余波があったか考えてください。あなたは、急に激しい勢いで出ていきましたか？部屋に閉じこもりましたか？病院に担ぎ込まれたならば、そこでの経験はどのようでしたか？経験のこれらの面もバランス調整してください。

　プロセスが完了したら、やさしく「現在へ」に戻って来てください。目を閉じていた場合は、再び目を開ける前に、あなたはどこにいるか考えてください。あるいは、相手にも周りの環境や部屋にいる人を言ってもらって、思い出せるようにしてください。過去の経験についてどのように感じるか、役立つ変化に注意してください。そして、あなたが現在どのように感じているか考えてください。現在の環境を詳しく見て、現在の人生の状況を考えてください。そうすれば、現在に戻ったのを感じられます。筋反射テストが強いことを確認して、現在に定着してください。

TOUCH FOR HEALTH **309**

トラウマになっている経験からくる特定の姿勢一つで過去のバランス調整をすることができます。ストレスを感じる出来事からくる姿勢をとっている間、できるだけ多くの筋肉をテストして、14経絡のバランスを調整します。姿勢のストレス解放を行うと、それぞれの姿勢をとって14経絡をテストし、バランス調整することもできます。これは複雑なプロセスですが、結果は非常に有益で深くなることができます。

五行の感情を使った ESR

反射ポイントを「揉む」ことなく、特定の抑制されてる弱い筋肉や経絡や行と関連したシンボルまたは見本の質問を考えるだけで、筋肉が強くなる（カチッと止まる）ことが、よくあります。私たちが馴染みのあるメタファーの最初の項目は、五行の各々に関連した主要な感情です。

テクニック

姿勢のストレス軽減：「安全な場所」を確立して、しっかりした筋反射テストでカチッと止まるようにしてください。プロセスでストレスを感じすぎる時はいつでも、相手は安全な場所で「休む」ことができます。そして、プロセスを続けるかやめるか決められます。

いつもの予備テストをしてください。

ESRを行い、少なくとも14筋の過去のバランス調整をしてください。時々、トラウマが深刻ならば、代理人を使う必要があります。

実際に過去の経験を「くぐり抜ける」か、過去の経験の「演技」をしてください。車のシート代わりの椅子、乗客代わりの他の人々など、使いたいと思うどんな小道具でも集めてください。前頭隆起を触れている間、起こった順序のままに、姿勢と動きを経験してください。新たな姿勢、動作、出来事の新たな側面ごとに、ストレスをみるために指標筋をテストしてください。そして、指標筋がカチッと止まるまで、ESRポイントを触れながら、各々の姿勢を維持してください。

テクニック

五行の感情を使ったESR：どの感情が目標に関連するか見るために、筋肉を調べてください。特定の筋肉のバランスを調整するために、五行の感情をESRと結びつけることができます。五行の感情は、125ページを参照。

ESRのポイントを触れている間、筋肉や経絡や行に関連する五行の感情について、抑制している（ダウンする）どの筋肉においても、考えてください。

その後、筋肉を再テストしてください。各々の筋肉参照コーナーの経絡ページには、関連した五行メタファーを一覧にしています。

五行の色のバランス調整

全身の素早いバランス調整の一つに、ESRを五行の色と結びつけることができます。このように五行を素早くバランス調整すると、精神的、感情的、そして肉体的にも痛みや緊張などが軽減することがよくあります。

　色彩心理理論や、それぞれの色に関連するプラスまたは、マイナスの連想や感情や人生問題を考えることによって、このテクニックを発展させることができます。どの色（行）が示されるか見るために、それぞれのプラス面とマイナス面を個別に筋肉を調べることもできます。そして、それぞれのマイナス面の影響と、プラス面の影響を強めるためにESRをすることができます。

テクニック

五行の色のバランス調整：いつもの予備テストをしてください。最初に目標を設定することができます。あるいは、一般的な恩恵のために色のバランス調整だけをすることができます。

任脈と督脈をテストして、バランス調整をしてください。色に関連するエネルギーをさらに強調するために、明るい日光を視覚化している間、大円筋（督脈）をテストしてください。大円筋がダウンするならば、明るい日光を視覚化しながら、ESRでバランス調整してください。任脈（棘上筋）は、いつもの反射ポイントを使ってバランス調整をしてください。

125ページと292ページの五行図から色を選んで、色を見ながら指標筋をテストしてください。春と誕生に関連した「木の緑」から始めてもよいし、気になる色を選んでもよいです。相生の法則の順序で、一度に一つの色をテストして、バランス調整をしてください。その後、それぞれの色を相剋の法則の順序でテストしてください。

指標筋がダウンする色について、その色と、色があなたにとって表すだろうこと（プラスあるいはマイナスなこと）を視覚化しつつ、ESRをしてください。もしかするとそれは、人生や現在の目標に関わることかもしれません。あなたは五行メタファーのどんな関連する側面についても考えることができます。または、文字通りあるいは比喩的に、色の個人的な意味を考えることができます。一般的には、色や行に関連する五行の感情を考えるでしょう。色を見ながら指標筋がカチッと止まるなら、次の色に移ってください。五行に関連する音声については、125ページと292ページを参照。

最後に、確実にすべての色がクリアになるように、相生と相剋の両方の法則を再テストしてください。

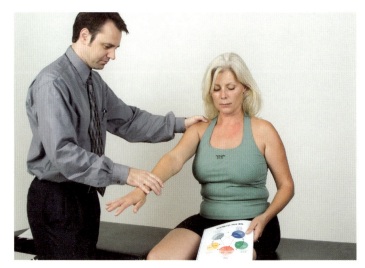

五行の色のバランス調整

五行の音声のバランス調整

五行メタファーを使ってバランス調整するもう一つの方法は、抑制されて弱い筋肉や経絡や行に関連する音を実際に出すことです。すべてのメタファーと同様に、音について考えて音を出すことは、私たちがなぜバランスが取れていないのかを、より大きく理解して、それから、エネルギーにとても深く強力な変化をもたらすのに役立ちます。

「私は、決して泣きません」または、「私は、歌いたい気分でありません」などの理由で、あなたは音を出すことをためらう場合があります。パートナー、勉強会または講座の参加者に励ましてもらい勇気づけてもらいましょう。恥ずかしいならば、他のみんなに一緒に音声を出してもらって

ください。自分で音声を出すだけでなく、聞くことから、更なる恩恵があるかもしれません。できるだけ真実の活気あふれる音を出してください。

あなたは、叫ぶこと、笑うこと、歌うこと、泣くこと、うめくことを自分に許すか、そうする許可を与えられるのは、何年ぶりかもしれません。声を出す時に、自分で額を触れるか、相手にESRのポイントを触れてもらいたくなるかもしれません。

今度は、筋肉を再テストしてください。すべて促進されている(カチッと止まっている)でしょう。募穴を再テストしてください。そうすると、それらはクリアになっているでしょう。目標を再確認して、何であれ役立つ変化が少しでもあれば書き留めてください。まだ、目標にストレスがあるならば、ESRを使ってください。

テクニック

五行の音声のバランス調整: いつもの予備テストをしてください。バランス調整のための目標を設定してください。

任脈と督脈をテストして、バランス調整してください。

その他の12の経絡と募穴を調べてしてください。相生と相剋(創造と制御)に基づくエネルギーの法則でワンポイントを決定してください。一旦、理論的な出発点(オーバー(過剰)エネルギー)の後に続く最初の陰のアンダー(不足)エネルギー)を選択したら、関連する反射ポイントを回路の特定(CL)によって確かめることができます。(281ページの回路の特定(CL)参照)しかし、「反射ポイントに働きかけないでください」

バランス調整の反射ポイントとして要となる行に関連した音声を出してください。

あなたの人生や現在の目標に関してその音声があなたにとって何を意味するのか、よく考えてください。「あなた」は、音声を出す必要がありますか?同じ行の感情を見てください。関連した感情でその音声を出す必要がありますか?あなたは、音声に関連した五行の感情のどれを考慮してもよいでしょう。怒りで叫び声を上げることができますが、喜び、同情、悲しみ、恐れや不安で叫び声をあげることもできるのです。

例

肝経が出発点であるならば、125ページと292ページの五行と感情図を参考にして、感情は**怒り**で、音は**叫び声**だと記録するでしょう。私たちは、感情と音の二つを結びつけて、相手に「私は、自分自身に本当に非常に怒っています」と叫ばせ(声高にという意味)ます。彼らは、ただそれを言うだけかも知れませんし、大きい声でそれを言うだけかもしれません。(彼らが別の感情(気持ち)で叫んでも、それはOKです)

多くの場合、彼らは五行図を回って次の音を試そうとします。例えばこの場合、叫び声の代わりに彼らは笑ってみようとします。(はっはっは…「私は、決して叫びません。」はっは)、あなたは叫ぶように励ましてください。「私は、人生の新しい方向が楽しくてたまらない!」音声を出すことによってエネルギーを動かす時、大きな感情的な変化を経験することがよくあります。

反射神経と歩行

クロスクロール

歩行のように、左右反対側の腕と脚を同時に動かす時、クロスクロールの動きをしています。私たちはこれをエクササイズとして行うことができます。これは、脳の左右両半球の統合を助け、集中力が向上し、学習能力を向上し、リンパ液を動かし、見ることや読書がもっと楽になり、ストレスを軽減し、運動神経が良くなり、より焦点を合わせやすくなり元気でいるためのエクササイズです。

音楽に合わせてクロスクロールをするのは、元気が出て楽しいものです。簡単なクロスクロールの動きを促すリズムを持つ、音楽を選んでください。普通の速さで始めて、速さを速くしたり、遅くしたりしてください。（スローモーションの「太極拳」クロスクロールはとても楽しいです。）

そして、意欲をかきたてる組み合わせを見つけてください。次のページで「歩行」を研究して、クロスクロールの動きの様々なアイディアを得てください。好きな同側運動（体の左右同じ側の手と脚を同時に動かす）で動き始めて、ぎこちないと感じたら、それから、クロスクロールをして、クロスクロールの動きのリズムに乗れたら、左右の脳の統合が改善したという明白な兆候ですよ。あなたの肉体も精神的な活動も全部改善するので楽しみに待っててね！

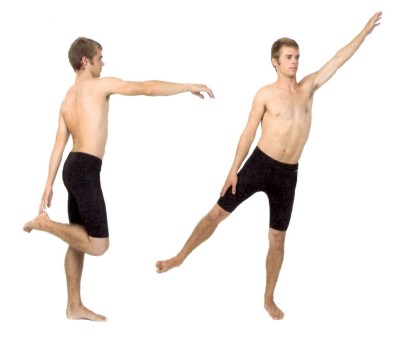

クロスクロール：左右反対側の手足を色々な動きで動かす、クロスクロールを使うための、手足の位置の見本例

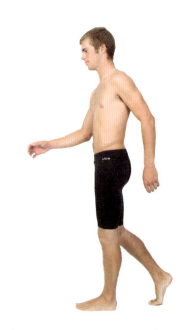

クロスクロールエクササイズ

歩くこと

手と脚を左右反対側に振って歩くことは、脳にクロスクロールの効果があり、健康全般によいことです。1日に1マイル（約1.6キロ）を2回、元気よく歩くことは、一般にお勧めです。

歩くことは、全身に恩恵のある数少ないエクササイズの一つです。足先全体で地面を蹴りだして、かかとから着地してください。足の外側で体重を移動して滑らかに転がり、手には何も持たず、腕を自然にふってください。これは、脊柱に良い動きです。どの筋肉も固まることなく、すべての筋肉が流れるように動きます。

靴のかかとを観察してください。左右のかかとは均一にすり減らなければなりません。およそ6ミリ以上、すり減っていてはいけません。古くてかかとがすり減っていて、土踏まずの部分がたるんでいる、履き古した靴を履いて立つのは、背中にとって最悪のことです。靴がちゃんとしていないならば、靴なしで歩く方がましでしょう。そのような靴を履いて少しの間でも立っていたら、土踏まずは疲れて下がってしまうでしょう。かかとの低い靴だと土踏まずが、うまく使えます。また、土踏まずの下に支えを入れておけば足が疲れにくくなるのに役立ちます。靴に少し手を加えて調整するだけで、全体の姿勢とバランスに劇的な効果をもたらすことがあります。

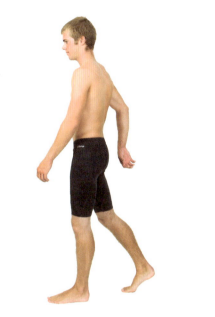

片側運動

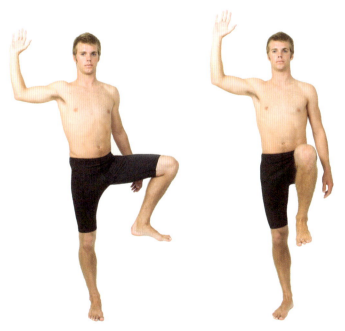

クロスクロールエクササイズ

クロスクロール統合運動

このテクニックは、脳の神経学的な組織を強化するのに役立ちます。脳の右半球が体の左側を支配し、左脳が体の右側を支配する傾向があることは、あなたもご存じでしょう。脳の機能は分化されていて、知的な関心、随意筋と不随意筋の支配、体内の機能の調整や感情を司る中枢は、脳内の異なった領域にあります。時々、神経学上のバランスは、脳の左右どちらかの半球がもう片方より優位であり、体の左右どちらか片方がもう一方より優位になる必要があります。幼少と幼年期を通して十分発達すると、体の右側と左側は、おおよそ同じように、対になった形で筋肉の反射神経や、利き手が発達して、知的学術的学習が普通にできるようになります。この発達には、クロスクロール（ハイハイ）が起こる前に、「片バイ」の時期があります。

時々私たちが誰かのバランスを調整する時、彼らは役立つ変化に気がつきますが、動き始めるとすぐにバランスが「長く続かない」ことがあります。いつもの姿勢に戻ったり、症状がまた出てきます。これは、クロスクロールを調べると良いという、最初の兆候です。歩き回ることであなたのエネルギのスイッチが切れるならば、全身にエネルギーを与えるように、全身をリセットしたいものです。

理想は最初に14経絡のバランスを調整して、姿勢、反射神経、その他の役立つ変化を観察します。それから部屋を少し歩き回って、どう感じるかみて、もう一度姿勢を見てください。姿勢のアンバランスや反射神経の欠如が元に戻るならば、クロスクロールの動作をテストして、バランス調整してください。最初に、問題の筋肉を再テストして、いつもの方法で再びバランス調整してください。（こうしておけば、それらの筋肉が

テクニック

クロスクロール統合運動：いつもの予備テストをしてください。

10回その場で行進してください。膝をよく曲げて、肩を自由に揺すって、頭はまっすぐ保ち、目はまっすぐ前を見るようにしてください。以前は強かった筋肉が弱くなるならば、クロスクロールは多分役に立つでしょう。

比較のために指標筋をテストしてください。最初に、逆の機能、つまり、「片バイ」をテストしてください。その場で体の同じ側の腕と脚を動かして行進してください。仰向きで行うとさらに効果的です。まっすぐ上、あるいは前を見てください。運動を10回くり返してください。そして、指標筋を再テストしてください。今度はクロスクロール（ハイハイ）をくり返して指標筋を再テストしてください。指標筋が両方の運動の後、強いならば、それはOKです。しかし「片バイ」で強く、クロスクロールで弱いならば、それは左右両方の脳機能の反射神経における抑制を示します。少なくとも、クロスクロールの後は指標筋が強くなってほしいものです。

優に3分間、仰向けが望ましいですが、クロスクロールのエクササイズをしてください。（クロスクロールをしながら恩恵を強化するために、8の字を通じて目を前後に、そしてあらゆる方向に動かしてください。）

指標筋を再テストしてください。それは強いはずです。「片バイ」もう10回くり返して指標筋を再テストしてください。強いかもしれないし、スイッチが切れている（ダウンする）かもしれません。クロスクロールを10回くり返して、指標筋をテストしてください。強いままか、スイッチが入りなおすはずです。

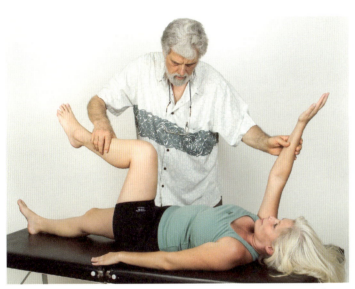

クロスクロールのサポート：人によっては、特に子供たちは、支えを必要とします。動作を通して相手の手足を動かす間、相手は、受け身なままでもよいのでサポートできます。

いつもの方法でスイッチが入っても、歩き回り始めると再び抑制するという仮定ができます。）

クロスクロールは、幼児が普通にハイハイする動きの間に発達する回路と結びついています。ハイハイや、這う動きには、右腕と左脚を同時に前に動かすことが必要です。それから、左腕と右脚を前に出します。特に学習および運動神経に困難がある子供や成人に、クロスクロールは非常に役に立ちます。子供に働きかける時、子供が消極的な時にこのエクササイズをやることが必要です。大人は、普通自分でエクササイズすることができます。仰向けに横になっている人の、右腕と右脚を一緒に持って、「片バイ」をするように、腕は頭の後ろに、脚は膝を曲げて持ち上げてください。右腕と右脚を体の横に下ろし戻します。左腕と左脚を持ち上げて、くり返してください。クロスクロールには、左右反対側の腕と脚で同じようにしてください。

このように、腕と脚を3分動かすことは、素早く元気が出る統合運動です。そして1日に3、4回簡単にくり返すことができます。一般的な運動と柔軟性の改善のために、考えられる限りの色々な対の動き（クロスクロール）を使ってください。エクササイズをしながら、目を開けてと目を閉じての両方で色々な方向を見ることや、舌を上あごの前歯のすぐ後ろにつけて鼻で呼吸をするようにすることによって、クロスクロールの効果が高められる場合があります。目を、時計回りと反時計回りや、無限大のマークのようにも動かしてみてください。クロスクロール運動を続ける必要があるか再評価するために、時折テストしてください。

運動神経に困難があるか、体の片側の筋肉がすべて弱い（ダウンする）場合、または、同じ筋肉が定期的に抑制される（ダウンする）場合があります。これは、体と脳の右側と左側の間で交差する運動神経に関して問題があるという兆候かもしれません。クロスクロールの動作を調べて、バランス調整をしてください。

歩行のテスト

はいはい、歩く、ジョギング、走るなどの時、歩行は左右反対側の腕と脚の協調を伴います。タッチフォーヘルスの歩行のテストでは、関係する主要筋肉群を取扱います。

クロスクロールのエクササイズと同様に、これは円滑な動きのために、左右の脳機能と全身の筋肉機能の統合を必要とします。もしあなたが、歩道の割れ目のような小さいものに引っかかったりつまずいているようならば、ちょっと手を伸ばして両足の歩行反射ポイントをマッサージするといいでしょう。多くの場合、こうするだけで歩行が協調して、弾むように歩けるようになります。そして、歩いていてより元気になり、より注意深く情熱的になります。歩行が気分爽快というよりは、疲れるならば、または、バランス調整直後の恩恵が長続きしないか「続かない」ならば、歩行のテストをしてバランス調整してください。理想的には、最初に14経絡のバランス調整をして、姿勢、調整、その他の役立つ変化を観察します。それから、部屋を少し歩き回って、あなたがどう感じるかみて、再び姿勢を見ます。姿勢のアンバランスまたは協調の欠けている状態が戻るならば、歩行のテストをして、バランス調整をしてください。

横になって歩行のテストをする方がよいですが、しかし、少し気をつけて相手を安定させれば、立ってテストすることもできます。各々のテストでは、すべての腕と脚を一つずつテストした後、左右対になった腕と脚を同時にテストします。腕と脚が一つづつのテストで「強い」かもしれませんが、左右の腕脚の組み合わせでテストすると、抑制または統合していないという反応になる場合があります。同時に圧力をかけて、手足のどちらか片方か両方がダウンするならば、歩行の反射ポイントに働きかけてください。

歩行の反射ポイントがタッチフォーヘルスの中で、マッサージすると、また触れると最も痛いポイントです。そして、そのマッサージが耐えられないほど結果が劇的に変化する場合があることに注意してください。だから、必ず相手にこのポイントは触れると痛いし、痛くても蹴らないで「止めて!」と言うように、警告してください。

最初にいつもの予備テストをしてください。4種類すべての歩行をテストして、その後すべての反射ポイントを揉んでもよいし、または、一度に一つだけの組合せをテストして、バランス調整をすることもできます。

TOUCH FOR HEALTH 317

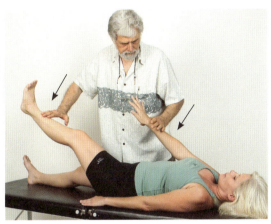
前歩きの歩行テスト

テクニック

前歩きの歩行テスト: 歩く時のように、自然に「腕が前に振れる」位置で、各々の腕をテストしてください。左右どちらかが抑制されているならば、どの反射ポイントが適切に、バランス調整するかについて見るために、三角筋前部の反射ポイントまたは回路の特定(CL)を使ってください。

それから、歩く時の姿勢で、前に進む位置で各々の脚をテストしてください。抑制のバランスをとるために、どの反射ポイントが必要かについて見るために、回路の特定(CL)をしてください。(大腿四頭筋または腹筋の反射ポイントを試してください)今度は、右腕と左脚を同時にテストしてください。左右逆の組み合わせの腕と脚で繰り返してください。

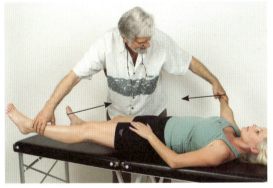
横歩きの歩行テスト

テクニック

横歩きの歩行テスト: 腕をそれぞれ横に振り出して体の方に押し戻すことで(三角筋中部の筋反射テストを試します)、左右の腕を一つづつテストしてどちらかが抑制されたら、必要なバランス調整をします。

それから、脚をそれぞれ片方づつ横に振り出してテストして、バランス調整してください。(中臀筋の反射ポイントで試してください。)
今度は、左腕と右脚を体の方に同時に押し戻す組合せをテストしてください。左右逆の対もテストしてください。

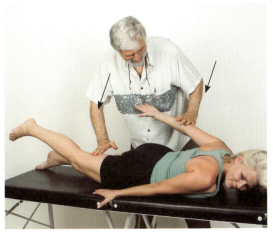
後歩きの歩行テスト

テクニック

後歩きの歩行テスト: 歩く時の姿勢で、自然に「腕が後ろに振れる」位置で、左右の腕をテストしてください。左右どちらか側が抑制されるならば、どの反射ポイントが適切で、バランス調整するか(三角筋前部、大円筋、小円筋の反射ポイントを試してください)を見るために回路の特定(CL)をしてください。

それから、歩く時の姿勢で、後ろ向きの位置で各々の脚をテストしてください。抑制のバランス調整をするために、どの反射ポイントが必要か見るために、回路の特定(CL)をしてください。(大臀筋またはハムストリングス筋反射ポイントを試してください)今度は、左腕と右脚を同時にテストしてください。左右逆の対で繰り返してください。

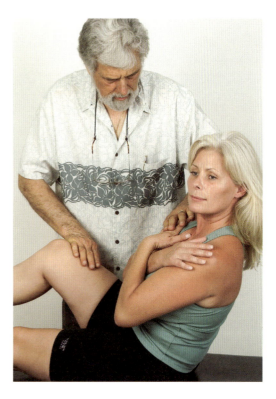
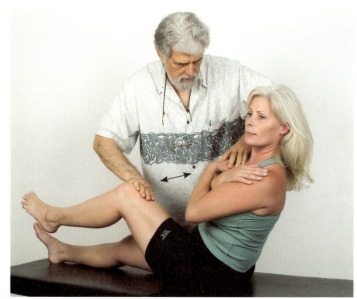

クロスステップの歩行テスト

テクニック

クロスステップの歩行テスト:

腕を組んで、手を左右反対側の肩において座ってください。胴を左右どちらかにひねってください。ひねった体を元に戻すように、前に出ている方の肩を押します。そして、必要ならバランス調整してください。反対側にひねって、くり返してください。膝をそれぞれ上げて内側に（正中線に向かって）押し下げることでテストしてください。必要なら、バランス調整をしてください。さて、今度は以下のように胴とそれぞれの脚を組み合わせて回転させ、結果をノートに書いてください。最初に、胴を右にひねって左脚を上げます。脚を内側に押し下げ、肩を後ろ外側に押してください。左右反対側の肩と脚でくり返してください。

左右反対側の肩/膝をテストしてください。別のテストがあります。肩と膝を対となる組み合わせでテストしてください。腕を体の前で交差させて、手を反対側の肩において座ってください。片方に胴をひねってください。肩のひねりを元に戻すことによってテストをしてください。そして必要ならばバランス調整してください。もう片方にひねってくり返してください。膝をそれぞれ、左右反対側の肩に向かって上げて、外向きに押し下げることによってテストしてください。必要ならばバランス調整してください。

今度は、胴と左右反対側の脚の組み合わせでテストしてください。最初に胴をひねって、左肩を前にだし、左肩の方へ右脚を上げてください。脚を外へ押し下げて、肩を後ろに外向きに押してください。逆の対の肩と脚で繰り返してください。追加のテスト：あなたは、左右の腕と左右反対側の脚を体から引き離す動きの（内転筋と広背筋）、「大腰筋」対「大胸筋鎖骨部」をテストすることもできます。

TOUCH FOR HEALTH **319**

歩行のバランス調整

歩行の反射ポイントは、足の指のつけ根のすぐ上あたり、腱の隙間にあります。両足の反射ポイントをしっかりマッサージしてください。最初に、これらが非常に触れると痛いポイントであると相手に警告してください。痛すぎるなら、あなたの歯を蹴る代わりに痛いと言うように、相手に同意してもらってください。「やめて」と言われたら、ただちにやめてください。（代わりの方法として右記の解放テクニック参照）全ての腱の間と足の側面を揉む間、特に図示されたポイント全てを揉む間、足の下をしっかり支えてください。彼らが違いに気がつくかどうか見るために、もう一度少し歩いてもらってください。

もう一つの歩行の反射ポイントのテクニック

痛すぎるかくすぐったすぎるかして、強くマッサージするのに耐えられないポイントには、神経リンパ解放テクニックと同様に、以下が優しい代替手段になります。

テクニック

もう一つの歩行の反射ポイント：
親指を足の母指球に当てて、4本の指で腱の間に触れるようにして、片手ですべての歩行ポイントにやさしく押さえてください。同時に、反対側も手を同じようなやり方で握って、脚のポイントに対応した場所を指で押さえてください。左右反対側の手足でも繰り返してください。

前歩き

後歩き

クロスステップ

横歩き

痛みに対処する簡単なテクニック

痛みの評価とバランス調整

痛みは、私たちの最適な機能と健康のために非常に価値ある資源です。私たちは究極的には、限りなく快適で、柔軟で、動きやすく機能したいものですが、痛みと不快にも気づき、注意を払いたいものです。健康の維持と予防の部分は、可能性のある問題を早期に見つけチェックすることです。そして多くの場合、私たちの健康と幸福を絶えず向上させて、些細なアンバランスや怪我が悪化しないようにすることです。私たちはすでに痛みを軽減するために素早いエネルギーバランス調整のエクササイズをたくさん学びました。以下のテクニックは、多くの場合とても即効性があります。もし痛みが戻り、しつこく続くか悪化したら、少なくとも14筋バランス調整をして、医療提供者に相談してください。

こむら返りや筋肉の痙攣（けいれん）のために羽のようになでる

もし、頻繁にこむら返りになるようなら、羽のようになでることをためして、僧帽筋上部、肩甲下筋と腓骨筋をバランス調整する食物を調べてください。カルシウムの豊富な食品がこれらの筋肉を強くするならば、それがこむら返りを減らすかなくすのに役立つか見るために、たくさん摂取することを考えてください。羽のようになでることは、本質的に筋肉を素早く動かすことやしっかりした圧力をかけることの正反対であることに注意してください。それは抑制の反射ポイントで、一般に筋肉をリラックスさせる効果があります。あなたが筋反射テストをしている時に筋肉がこむら返りをするならば、必ず圧力をゆっくりかけて、その人の、筋肉が決まったところにカチッと止まるのを感じるのに必要以上の圧力を使わないようにしてください。

テクニック

羽のようになでる：手と指を使って痛いところを軽く「羽のようになでる」ことで、痛みが直ちに軽減することがよくあります。皮膚のちょっと上か皮膚に直接、軽く素早く前後に動かしてください。

こむら返りや筋肉の痙攣（けいれん）のための紡錘細胞テクニック

不快さやこむら返りのためには、筋肉の腹で紡錘細胞のテクニックを使ってください。もう一つの方法として、筋肉のスイッチを何度か入れたり切ったりしてください。あるいは、筋肉の腹をつまんだり伸ばしたりしてください。強い痛みに、このテクニックが即効性をもつことがあります。

テクニック

紡錘細胞：こむら返りしている筋肉の腹を、両手を使って親指同士がくっつくような方向に押してください。脳にメッセージが送られます。

「この筋繊維は、収縮しすぎています。」それで、脳は、筋肉にリラックスするようにと信号を送ります。この瞬間的な抑制のおかげで、筋肉がリセットされて普通の状態に戻ることがよくあります。

経絡を流す

関連する経絡を流すことによって、体の痛みが和らぐ場合があります。私たちは、関係する経絡を場所的に痛みに一番近い場所で特定するか、関連する筋肉をテストして調べるか、あるいはオーバー（過剰）エネルギーを（脈診のポイントをテストすることによって）特定することができます。経絡をじかに走らせたりなぞることも効果

的です。正しい方向で関連する経絡をじかに走らせてください。これが痛みを和らげるならば、必要に応じて自分自身でこうすることができることを相手に教えてください。経絡を逆方向になぞる方が効果的なこともあります。

テクニック

経絡を流す：関連する経絡を何度か流してください。（経絡を素早く前後に走らせます）そして、正しい方向に2、3回なぞって終わらせてください。逆の方が、はるかに痛みが軽減するようならば、経絡を逆方向になぞって終わらせる必要があるかもしれないので、相手にたずねてください。

経絡マッサージと経絡ダンス

経絡マッサージは素晴らしい目覚めのエクササイズで、エネルギーバランスをとるのに役立ちます。痛みを和らげるか、解消するのにも有益です。このエクササイズは、自分で、または、パートナーとすることができます。自分自身の経絡またはパートナーの経絡をなぞって、グループで楽しんですることができます。音楽を流してダンスしてください！

テクニック

経絡マッサージ：任脈と督脈をなぞることから始めてください。その後、24時間の日輪図に並んでいる、現在時刻と関連する経絡から始めてください。一続きの流れのように24時間サイクルの順序で全ての経絡をなぞってください。

感情的および肉体的な痛みのためのESR

感情ストレスの解放（ESR）は、感情的そして肉体的な痛みによって引き起こされるプレッシャーを和らげる優れたテクニックです。

テクニック

ESR：問題について考えているか、問題の解決を見つけようとしている間、ESRのポイントを触れてください。身体的な痛みがある所を、片手で触れて、もう片方の手でESRのポイントを触れてください。

消化に関する問題

テクニック

指標筋をテストすることによって、関連する経絡を確定してください。ダウンする筋肉については、体のエネルギーを高める食品を特定するために、各筋肉のための「バランス調整のための食物」を参照してください。

ちょっと「気分が悪い」時

あなたがちょっと「気分が悪い」と感じている時は、14筋バランス調整をするのがもちろん良い考えです。基本的なタッチフォーヘルスの順次調整の手順で行うと、痛みの軽減と機能の向上にとても効果的です。

時刻のバランス調整

日輪図でエネルギーの法則を評価する時、私たちは常に一日の現在の時刻に最も近いアンダーエネルギーの経絡に戻ることができます。原則に基づいて、単に時刻に最も近い筋肉や経絡のすべての反射ポイントに働きかけることによって、私たちは素早く14筋のテストとバランス調整をすることができます。ジム・リード博士は、この方法で痛みをたくさん速やかに解消することを発見しました。理想的には実際に14経絡をすべて筋反射テストするのがよいのですが、どういう感じか評価だけして、ポイントに働きかけて、筋反射テストをしないで、ただ役に立つ変化に気づくこともできます。

「時差ぼけ」のための
時刻のバランス調整

この方法が「時差ぼけ」を軽減すると報告した人がたくさんいます。時間帯を横切って移動する時は、睡眠や仕事のスケジュールなどを変えることによって、適切な「時刻」のためにエネルギーを単に「リセットする」ことができます。移動中に、目的地の時間に合わせた時間帯ごとに反射ポイントに働きかけてもよいし、目的地に着いた時に、目的地の時刻に合わせてリセットするだけでもよいのです。その時刻に関連した経絡から始めてすべての経絡をたどることも、これに役立ちます。14筋バランス調整は、体のエネルギーを高めて、身体的で感情的な痛みと緊張のバランスをとる素晴らしい方法です。

テクニック

時刻:いつもの予備テストをしてください。

あなたの目標、快適さ、エネルギーと痛みを、0-10の数値化で評価してください。

次に、少なくとも14筋をテストしてどの筋肉が抑制している（ダウンする）か、記録してください。

次に、今の時刻に対応する経絡に関連する筋肉を選んで、ただ反射ポイントに働きかけてください。その筋肉の反射ポイント（筋肉、脊椎反射、神経リンパ、神経血管、経絡など）のいくつか、または全てに働きかけてください。抑制された（ダウンする）筋肉を再テストしてください。ほとんどの場合、カチッと止まっているでしょう。（まだ抑制されている（ダウンする）筋肉はいつもの方法で強化してください）

痛み、快適さ、エネルギーレベルと目標を10段階で再評価もしてください。

時刻のバランス調整

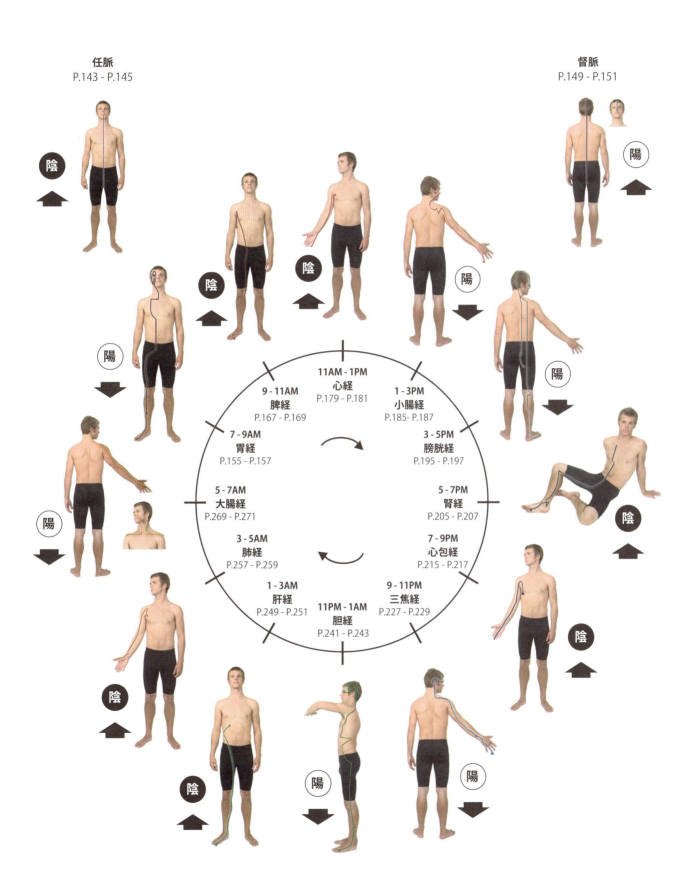

一般的な神経リンパポイント

一般に、私たちの体調が悪い時、神経リンパポイントは痛くなります。これらのポイントを全般的にマッサージすることは、多くの場合とても有益です。全般的にマッサージした時に最も痛いポイントに注意して、痛さが少し和らぐまでそのポイントを揉みます。この全般的なマッサージは、怪我によるものであれ、その他のものであれ、特定の痛みを和らげるのにも役立ちます。少なくとも14筋バランス調整と共に行えば、これはより効果的ですが、単独でもよいバランス調整のテクニックです。

テクニック

神経リンパポイント：最初に、いつもの予備テストと、少なくとも14筋バランス調整をしてください。

それから、痛い筋肉に戻ってください。その筋肉が怪我をしているならば、テスト位置でやさしく動かすことができるかどうか見てください。テスト位置まで動かす時か、テストする時に痛む時は、筋肉が弱いとみなします。筋肉を押すことで怪我にストレスをかけないで、その筋肉の反射ポイントに働きかけてください。

それから、テスト位置に動かすか、軽い圧力をかける時に、少しでも痛みが和らいだか見てください。普通は、少なくとも少しは痛みが減ります。

テスト位置と可動域を試しながら、神経リンパポイントをチャレンジしてください。神経リンパポイントに触れてさらにもっと強い反応が示されるならば、そのポイントをくり返しマッサージすることで、普通は痛みがさらに改善するでしょう。

特定の筋肉のための神経リンパポイント

特定の筋肉に痛みがあるならば、その筋肉に関連した神経リンパポイントをマッサージすることは痛みを和らげるのに役立ちます。もう一度言いますが、マッサージは単独でも役に立ちますが、全体の筋肉バランス調整と共に行うとより効果的です。もし、筋肉がテスト位置や可動域で快適になっているならば、やさしい筋反射テストをすることもできますが、その筋肉をテストする必要はありません。あなたは、怪我をした筋肉を休ませることができます。この場合、痛みの評価が再テストです。ポイントを引き続き定期的に揉むことは、その人が自分で行うのに役立ちますが、痛みが軽減したからといって、怪我がなくなったわけではないということを心にとめておいてください。怪我に回復する機会を与えてください。そして、さらに専門家のケアが必要かどうか調べてください。

脊椎反射ポイントと神経リンパポイントによる繰り返しの筋反射テストと再強化

時々、明らかな理由もないのに起こる痛みを経験することがあります。痛みなく以前はしてきたことをしている時に、痛みがないこともあれば、ただ痛みがやってくることもあります。または、疲労ポイントに達したかどうかに関わらず、一定の期間をおいて痛みが起こったりします。バランス調整した後に、繰り返しテストして脊椎反射ポイントと神経リンパポイントによって調整すると、このような痛みが解消することが多いのです。筋肉が自然に疲労するのは本当ですが、このように筋肉を再強化すれば、通常、疲れずに一日中使えるように感じます。

テクニック

再強化：
バランス調整で、抑制されている筋肉からか、痛むところに近いかその周りの筋肉から始めてください。通常の状態では、筋肉はバランス調整された後（そして、チャレンジで強いままです）筋反射テストを繰り返しても、それ以上弱くなりません。10-15回筋反射テストをくり返して、筋肉が弱くなるならば、適切な反射ポイントに働きかけてください。筋肉が両側で弱くなるならば、脊椎反射ポイントを使ってください。片側の筋肉が弱くなるならば、神経リンパポイントをいつもより長い時間使います。そして、テストする人とテストされる人の両方が最も痛いポイントに必ず気づくようにします。筋肉が抑制せず10-15回のテスト収縮を継続することができるまで、このくり返しテストの手順を使用してください。

拮抗する筋肉の強化

タッチフォーヘルスでは、たいていはエネルギーが流れていない場所を見つけて、エネルギーの流れを促進しようとします。そして、「弱い」筋肉がより良く機能して、拮抗する筋肉または協力し合う筋肉（同じグループ内で協力して働く）の中で、弱さを補ってきた、緊張したり、固くなったり、痛みのある筋肉を楽にします。

長時間の痛みと緊張は、姿勢のバランスを保つか、特定の運動を実行するために特別一生懸命に働いている、このような「英雄」筋肉の結果起こっています。拮抗する筋肉と協力しあう筋肉の関係は、特に肩甲帯、胴体上部、首において複雑な場合があるので、できるだけ多くの抑制された（ダウンする）筋肉のスイッチを入れるために、完全な42筋バランス調整をおすすめします。これが、直接「触らなかった」筋肉または体全体の領域の痛みがしばしば軽減する理由の一つです。時々これらのアンバランスは、筋肉相互関係の複雑な連鎖を通して「出てくる」ことがあります。全体的なエネルギーと筋肉のバランス調整をすることが、全身の緊張を軽減して、ありとあらゆる心地よさ、可動域、機能を向上させます。

一度、私たちはホリスティックにバランス調整を行えば、あるいは時間や病状の都合で特定の筋肉の痛みに的を絞るとすれば、拮抗する筋肉が「精いっぱい協力している」のを確認するために、最初にそれを見ることができます。特に腰の問題に関しては、拮抗する腹筋、つまり「背中の前側」を調べたいものです。過度に緊張した脊柱起立筋群に直接働きかけるよりは、腹筋をテストして必要ならばいつもの方法で強化してください。これは背中の緊張をリラックスさせて、マッサージまたは他の緊張した筋肉への直接の働きかけをより効果的で長持ちさせる場合があります。

一般的な拮抗する筋肉の組合せ

腹筋／脊柱起立筋	ハムストリングス筋、あるいは大臀筋／大腿四頭筋
胸筋／僧帽筋（中部／下部）	肩甲下筋、あるいは大円筋／小円筋
菱形筋／三角筋、あるいは広背筋	上腕三頭筋／腕橈骨筋、あるいは烏口腕筋
菱形筋／前鋸筋	ひらめ筋、あるいは腓腹筋／前脛骨筋、あるいは腓骨筋
頸椎屈曲筋／頸椎伸展筋	腓骨筋／後脛骨筋
中臀筋／内転筋	大腰筋／大腿筋膜張筋
大腿筋膜張筋／内転筋	腸骨筋／梨状筋
右僧帽筋上部／左僧帽筋上部	縫工筋や薄筋／大腿四頭筋

筋肉の鎮静化

筋肉にエネルギーがたくさん流れすぎている時「回路が破裂する」ために筋肉が弱くなること、そして、促進のための反射ポイントを使うと更に弱くなるということがどのようにして起こるか以前に見ました。たとえ筋肉がテストで決まったところにカチッと止まったとしても、もしそれが、固いか、緊張しているか、痛いならば、オーバー(過剰)エネルギーを疑ってもよいでしょう。いずれの場合も、私たちは、脈診や募穴を用いてオーバー(過剰)エネルギーを調べて、関連する経絡に鎮静化の指圧のポイントを使うことを学びました。(つまり、オーバー(過剰)エネルギーを引き抜きます)

一旦、拮抗する筋肉を強化すれば、通常は痛みが軽減します。しかし、緊張と弱さが短時間でも表れてきたならば、固い筋肉はリラックスするのに時間がかかるかもしれません。そして実際、その筋肉は短くなってしまったかもしれません。それから、弱い筋肉が一旦強化された後でさえ、短くなった固い筋肉は完全にはリラックスして伸びることができません。弱い拮抗する筋肉を強くした後に、対応する筋肉がまだ痛いか固い場合があります。もしそうならば、筋肉をよりいつものバランスがとれた状態にするのに、様々な鎮静化のテクニックがとても役立つことがあります。

鎮静化のテクニック

タッチフォーヘルスではほとんどの場合、エネルギーのバランス調整をするために、活性化のテクニックを使用します。アンダー(不足)エネルギーの経絡や筋肉を刺激してエネルギーが流れるようにします。これは、エネルギーが必要であるところに、(オーバー(過剰)エネルギーの経絡や筋肉またはエネルギーの貯蔵庫から)エネルギーを流すということです。

時には、エネルギーのバランスをとるために、オーバー(過剰)エネルギーの経絡や筋肉に直接働きかけて鎮静化する必要があるようなことがあります。あなたは、痛みに対処する簡単なテクニックの多くが、実は、タッチ反射ポイントの抑制か鎮静化の応用だと気がついたかもしれません。筋肉を羽のようになでるか、つまみます。そして、経絡を逆向きになぞる、などします。苦痛の一つの現れが、経絡のオーバー(過剰)エネルギーです。私たちは、オーバー(過剰)エネルギーを散らして痛みを和らげるために、どの抑制する反射ポイントを使ってもよいのです。

通常、筋肉を促進するために使用する反射ポイントの全ては、抑制か鎮静化するために「反対の」方法で使うこともできます。そして、多くの場合痛みも消します。一次的に筋肉を鎮静化すると、筋肉が十分長くリラックスして、バランスのとれた状態を取り戻すことができます。効果は人と問題によって様々ですが、同じ経絡エネルギー、同じ反射ポイントの仕組みにあるものならどれでも使うことができます。

> 鎮静化のための指圧の
> ポイントは、オーバー(過剰)
> エネルギーを、自然に流れるべき
> ところに引き入れます。

深いマッサージが筋肉を強くする、神経リンパポイントの領域では、とても軽いタッチまたは、皮膚に指でブラシをかけるようになでることで筋肉を弱める効果があります。神経血管ポイントを強く押したり、しっかりとマッサージをすることや、そのあたりを軽くたたくことは、筋肉をテストしたならば、筋肉を弱めます。筋肉の起始部と付着点で骨に筋肉がくっついているところに向かって圧力を加えるか、筋肉の腹をつまむことは、筋肉を抑制します。終点から始点まで

経絡をたどるか、鎮静化のための指圧のポイントを使うことは、その経絡に関連した筋肉も鎮静化します。

筋肉が確実に正常な状態に戻るように、常に再テストしてください。体内に生まれつき備わった力のため、故意にまたは、偶然に、筋肉を弱めることは、強化のテクニックほどには効果的でないか、長続きしません。私たちが成し遂げようとしているものは、体のバランスがより良くなることや、左右の強さが同じになることです。緊張からの解放であることを心にとめておいてください。緊張は、筋肉の強さでなはく、弱さの結果です。そして、体のバランスを調整することは、心と体において、存在のリラックスした状態をつくり出します。

反射ポイント名	鎮静化のテクニック
脊椎反射ポイント	上下の代わりに脊椎を横切るように揉でください。
神経リンパポイント	揉む代わりに、羽のようになでてください。
神経血管ポイント	軽く触れる代わりに、タッピングするか、しっかりとマッサージしてください。
経絡	逆向きになぞってください。（心経を除く）
指圧のポイント	鎮静化のポイントを使ってください。
筋肉	紡錘細胞とゴルジ腱器官を使ってください。

忘れないでください。痛みの緩和は痛みの原因が消えたことを必ずしも意味しません。怪我に癒える時間を与えてください。そして、長引く、悪化する、ぶり返す問題、あるいは深刻で取り掛かれない問題には医療的ケアを求めてください。

*要注意:タッチフォーヘルスにおいては、心経で鎮静化の反射ポイントを決して使いません。心経の鎮静化のために一覧で示されている指圧のポイントは、実際は小腸の活性化のポイントで、心経に対する鎮静効果があります。

簡単な痛みに対処するために筋肉を鎮静化して再強化すること

時々、筋肉が痛すぎてテストできないか、くり返し弱くなることがあります。その筋肉をどれかの手法を使って強化し、他の手法を使って弱くし、再強化します。そして、様々なテクニックで何度も強化と弱めることを、行きつ戻りつします。こうすることはその筋肉に、ある種の元気になる、交代交代の力の波を与えるのによいです。これは、問題のある個所で多くの場合、非常に役に立ちます。必ず毎回筋肉を調べて、相手に尋ねるようにして、どの場所の筋肉が一番よく働き、いい感じがするか見つけてください。

テクニック

経絡散歩:

最初に、場所を特定して、0を全く痛みがなく10を最悪の痛みとして、0-10で痛みを数値化してください。

どの経絡が痛むところを通り抜けるか、または最も近くを通るか突き止めてください。どの経絡が最も近いかに疑問が残るならば、回路の特定（CL）をすることができます。その経絡と関連したすべての筋肉をテストしてください。

どれかが弱いならば、そしておそらくはどれかが弱いのですが、それらを調整してください。それらの筋肉が固いならば、弱めてください。こうすると、痛みや、痛むポイントでのエネルギーの流れの滞りが多くの場合、軽減します。

怪我をした箇所の痛みを更に軽減するために、怪我に片手を直接おくか手で覆うかして、軽く保ってください。（明らかに、あなたは傷に圧力をかけるか、痛みをさらに激しくするようなことはしないでしょう。）今度は最初の痛いところを押さえたまま、もう片方の手を経絡の始点か終点、どちらでもよいので、痛いところから遠い方において、あるいは痛いところから始めて、経絡の始点か終点に向かって「歩いて」ください。

2本の指で、経絡に沿ってゆっくり進み始めてください。途中で別の痛いところに触れた時に、相手があなたに伝えられるように、十分な圧力を加えて少しずつ進んでください。そのような痛いところが特定されたら、痛みが二か所のうち一か所で和らぐまで、その場所に圧力をかけ続けてください。怪我や局所的な痛みで痛みが消えるか、許容できる範囲に達したならば、やめてください。痛みが残っているのであれば、同じようにして歩き続けてください。その、経絡全体を一方向か両方向になぞっても痛いところが全て解消するまで、同じ方法で歩き続けてください。そうすれば、痛みは軽減されます。

経絡散歩

このテクニックは局所的な痛み、つまり原因不明の痛み、特定の怪我、小さな打ち身や切り傷などに、多くの場合、驚くほど役立ちます。経絡散歩はどちらかというと最近の痛みに最も効果があるようですが、どんな痛みにも試みる価値があります。長引く慢性的な痛みには、以下の痛みのタッピングポイントが非常に効果的かもしれません。

痛みがこのように軽減された時、特に筋肉に怪我があった時は、たとえ痛みがなくなっても、怪我がまだそこに残っているのを覚えておくことが極めて重要です。常識を働かせて痛みや怪我に適切な注意を払ってください。

痛みのタッピングポイント

このテクニックは、痛み、特に慢性的な、あるいは長年の痛みを軽減するのに優れています。痛みのタッピングポイントは痛みの実際の原因を扱わないかもしれないけれども、自然に痛みが軽減して、そのためにあなたは休まり癒されます。痛みや問題のために他に何をする必要があるか決定するために、常識と適切な専門家のアドバイスを使ってください。痛みを今感じるために、その人は痛みを強める必要があります。

このテクニックでは、あなたは軽くたたくことによって痛みを軽減するのを助けることができます。それは、痛いところと場所的に関係がないかもしれません。（最近の痛みのための経絡散歩と違って）

忘れないでください。このテクニックは実際の原因のバランス調整をするより、痛みを乗り越えるために役立つので、痛みがあなたにもたらすメッセージを聞いて、他に何をする必要があるか考えてください。

テクニック

痛みのタッピングポイント：
いつもの予備テストをしてください。痛みを強めて、0-10で数値化してください。理想的には、14筋バランス調整をして、0-10で痛みをもう一度、数値化してください。あなたがオーバー（過剰）エネルギーとアンダー（不足）エネルギーのバランス調整をした後、脈診はクリアなはずです。バランス調整そのものは、痛みの完全な解消とまではいかなくても、軽減する場合があります。

今度は、再び痛みを強めて、脈診を再テストしてください。今度は、痛みが特定の経絡におけるオーバー（過剰）エネルギーとして現れます。筋肉参照コーナーの指圧のポイントに赤字で、痛みのタッピングポイントと記された、関連する指圧のポイントを軽くたたいてください。体の痛い側と反対側で、大体に1秒1回の速さで、およそ30回軽くたたいてください。

0-10の数値化で痛みをもう一度、数値化してください。軽くたたいて、少なくともいくばくか痛みが改善しているならば、痛い側と反対側で、あと2セット（軽くたたく、30回を1セットとして）くり返してください。それから、痛い側と同じ側に移ってください。痛みが改善し続けている限り、軽くたたき続けてください。

軽くたたくことがもう役に立たないならば、または軽くたたくことのしつこさに相手が嫌がっているならば、続けないでください。痛みが強まり出したなら、いつでもやめてください。痛みが消えたか、許容できる範囲まで減った後、脈診のポイントをテストしてください。クリアなはずです。

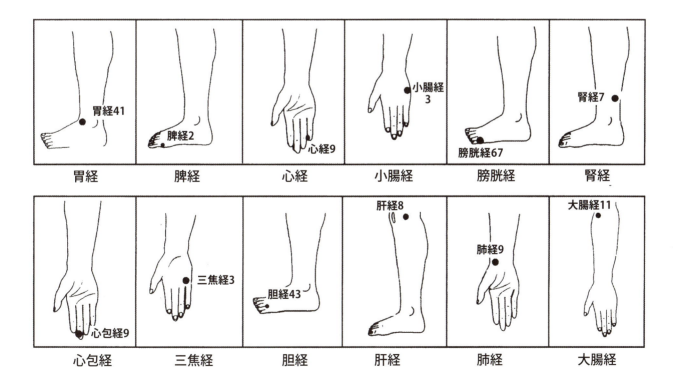

痛みのタッピングポイント IKC公式マニュアルレベル3より許可を得て転載

その他のバランス調整

解剖学順の42筋バランス調整

私たちが定期的に大量の筋肉バランス調整に従事している時、特に臨床の現場では、従来の経絡順序より速い方法で全42の筋肉をテストすることが望ましい場合があります。私たちは、解剖学的または「頭からつま先」順で筋肉をテストすることができます。そして、経絡関係よりはむしろ、近くにあるすべての筋肉をテストします。練習によって、これは筋肉と経絡エネルギーの評価の速度をかなり上げることができます。私たちが最初に筋肉全てをテストして、エネルギーパターンからワンポイントを決定するならば、経絡順でテストしても解剖学的順でテストしても多分同じことでしょう。

　経絡順に「バランス順次調整」する時は、エネルギーを絶えず「下流に」送っているので、他の筋肉や経絡のバランスをとることがよくあります。そのために、「弱い」筋肉が減って、バランス調整が早くなります。しかし、お望みならば、解剖学順でバラン順次調整しても大丈夫です。筋反射テストチェックリスト（332ページ）は、仰向きでテストする設定になっています。記載されている筋肉の内、後半の後部頸椎伸展筋群から始まる最後の9の筋肉は、うつ伏せでテストすべきです。それらは最後にまとめて記載されているので、あなたは一度だけ「ひっくり返れば」よいのです。33の欄があるので、33の筋肉、別々にバランス調整する間に、全42筋の情報を追うことができます。（332と334ページ参照）

姿勢の分析

14筋バランス調整の恩恵を利用する最も簡単な方法の一つは、姿勢と態度におけるプラスになる変化を観察することです。筋肉のバランスが取れていて、均等に脊椎を引っ張っていれば、姿勢はそれに応じて影響を受けます。バランスのよい姿勢は、私たちの感じ方、機能の仕方、人生の楽しみ方に重大な影響を及ぼします。

　あなた自身の姿勢の評価をしてください。どのように力強くバランスがとれていると感じますか？地に足がついて頭がはっきりしている感じか、つながっていない感じがしますか？不快さや「引きつっている」筋肉に気づいていますか？他に何かありますか？今度は頭頂を通過し、顔と胴の中心を降りて、脚の間を均等に降りる垂直線を視覚化できるように、鏡か、あなたをバランス調整しているパートナーと向き合って立ってください。

　左右対称の程度と、鼻と唇のバランスを観察してください。あなたの頭は水平で、均等に保たれていますか？あるいは、傾いているかねじれていますか？あなたの耳は水平ですか？垂直線は、胸骨の中央、へそ、そして、脚と足の真ん中を通りますか？肩とお尻は水平ですか？手は左右均等に降りていますか？片手が長いか、体から離れていますか？足は、左右均等に開いていますか？手は楽に、そして均等に肩から降りているべきです。バランスがとれた姿勢からの明らかなどんなズレも記録しておいてください。

特に顔の特徴では、わずかな非対称は普通です。右か左を向いて、あなたが横向きに自然に立っている時、パートナーにもう一度、横側の垂直線を想像してもらってください。垂直線が耳、肩、大腿骨の上端、膝と足首の前面に降りるかどうか見てください。頭は水平か、傾いているか、前に突き出ていませんか？背中は丸まっていますか？片方の肩が前か後ろにねじれていますか？腰の曲がり具合がきつすぎて、お腹が前に出っ張っていますか？脚が伸び切っていますか？あなたは、まっすぐに立っているよりはむしろ、「風に向かって体を傾けている」ようですか？

ダンススタジオにいるならば、鏡で背中から自分自身の姿勢を調べることができます。でなければ、パートナーに調べてもらってください。頭の中心を通り、脊柱を下りお尻の割れ目を通って、両足の真ん中に降りる線からのどんなズレにも気づいてください。

もう一度、頭、肩、お尻、手と足を調べてください。肩甲骨は胸郭に水平に乗っているか、見てください。お尻の皺が一列になっているどうか、そして、膝の皺が水平かどうか見てください。もう4分の1回転して、別の側面を観察してください。観察すると両側で違っていて、驚きます！今度は、パートナーがあなたの動いている時の姿勢を観察することができるように、できるだけ自然に動いて、歩き回ってください。あなたが感じるどんな代償行為や緊張やアンバランスにも気がついてください。あなたの動きがどれほど流れるようか、制限されているか、そして、あなたが動く姿勢を通して何を表しているようか、パートナーに観察してもらってください。

テクニック

姿勢分析：
いつもの予備テストをして、全42筋のバランスを調整してください。

姿勢を再評価して、どんなプラスの改善でもあれば言葉に表してください。それから、姿勢のバランスを崩していると思われる個々の筋肉を特定してバランス調整してください。338ページの姿勢のズレ分析チャートは、あなたが見るズレの大部分をバランス調整することに十分です。どの筋肉が姿勢のアンバランスに関係していて再テストするかを記録してください。たとえすべての筋肉のバランス調整をしたとしても、まだアンバランスが見つかるなら、これらの筋肉を再テストすると、そのうちのいくつかは抑制されている（ダウンする）でしょう。いつもの方法で各々の筋肉をバランス調整して、姿勢を再評価してください。そして、気がついたどんなプラスの改善でも強調して褒め称えてください。

筋反射テストのチェックリスト

（解剖学順）

ページ	筋肉	経絡	五行
162	首の筋肉:前部頸椎屈曲筋群	胃経	土
210	僧帽筋上部	腎経	水
158	大胸筋鎖骨部	胃経	土
252	大胸筋胸肋部	肝経	木
146	棘上筋	任脈	全体
160	肩甲挙筋	胃経	土
254	菱形筋	肝経	木
230	小円筋	三焦経	火
182	肩甲下筋	心経	火
170	広背筋	脾経	土
172	僧帽筋中部	脾経	土
172	僧帽筋下部	脾経	土
244	三角筋前部	胆経	木
264	三角筋中部	肺経	金
260	前鋸筋	肺経	金
262	烏口腕筋	肺経	金
164	腕橈骨筋	胃経	土
266	横隔膜	肺経	金
176	上腕三頭筋	脾経	土
174	母指対立筋	脾経	土
190	腹筋:腹直筋	小腸経	火
191	腹筋:腹横筋／腹斜筋	小腸経	火
276	腰方形筋	大腸経	金
272	大腿筋膜張筋	大腸経	金
208	大腰筋	腎経	水
188	大腿四頭筋	小腸経	火
218	中臀筋	心包経	火
220	内転筋	心包経	火
232	縫工筋	三焦経	火
246	膝窩筋	胆経	木
222	梨状筋	心包経	火
198	腓骨筋	膀胱経	水
202	脛骨筋:前脛骨筋	膀胱経	水
202	脛骨筋:後脛骨筋	膀胱経	水
162	*首の筋肉:後部頸椎伸展筋群	胃経	土
200	脊柱起立筋	膀胱経	水
152	大円筋	督脈	全体
212	腸骨筋	腎経	水
234	薄筋	三焦経	火
236	ひらめ筋	三焦経	火
238	腓腹筋	三焦経	火
274	ハムストリングス筋	大腸経	金
224	大臀筋	心包経	火

仰向け

うつ伏せ

筋肉が弱ければ、左側は**L**、右側は**R**、また両側は**B**を記してください。*42筋解剖学順のバランス調整を横になって行う時、最初の33筋のテストは全て仰向きです。そして、残りの9筋はうつ伏せです。個人およびクライアント使用のみコピー可

姿勢の観察

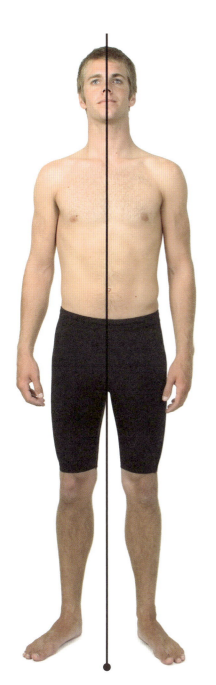

体が右にわずかに傾いていることに注意してください。

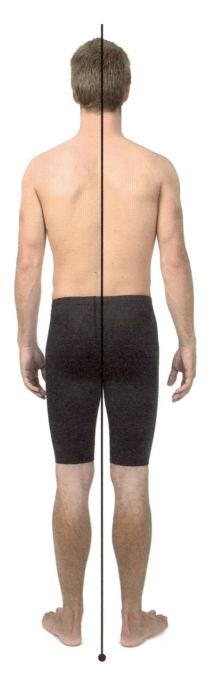

右腕が体から離れていることに注意してください。

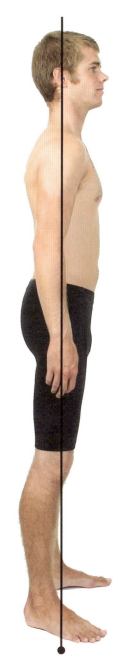

体がわずかに前に傾いていることに注意してください。

334 TOUCH FOR HEALTH

42筋　頭からつま先順

筋名	経絡	ページ	右	左	両方	脊椎反射ポイント	神経リンパポイント	神経血管ポイント	経絡	起始部/付着点	紡錘細胞	ゴルジ腱器官	指圧のポイント	ESR	食べ物	その他
首の筋肉:前部頸椎屈曲筋群	胃経	162														
僧帽筋上部	腎経	210														
大胸筋鎖骨部	胃経	158														
大胸筋胸肋部	肝経	252														
棘上筋	任脈	146														
肩甲挙筋	胃経	160														
菱形筋	肝経	254														
小円筋	三焦経	230														
肩甲下筋	心経	182														
広背筋	脾経	170														
僧帽筋中部	脾経	172														
僧帽筋下部	脾経	172														
三角形前部	胆経	244														
三角筋中部	肺経	264														
前鋸筋	肺経	260														
烏口腕筋	肺経	262														
腕橈骨筋	胃経	164														
横隔膜	肺経	266														
上腕三頭筋	脾経	176														
母指対立筋	脾経	174														
腹筋:腹直筋	小腸経	190														
腹筋:腹横筋/腹斜筋	小腸経	191														
腰方形筋	大腸経	276														
大腿筋膜張筋	大腸経	272														
大腰筋	腎経	208														
大腿四頭筋	小腸経	188														
中臀筋	心包経	218														
内転筋	心包経	220														
縫工筋	三焦経	232														
膝窩筋	胆経	246														
梨状筋	心包経	222														
腓骨筋	膀胱経	198														
脛骨筋:前脛骨筋	膀胱経	202														
脛骨筋:後脛骨筋	膀胱経	202														
*首の筋肉:後部頸椎伸展筋群	胃経	162														
脊柱起立筋	膀胱経	200														
大円筋	督脈	152														
腸骨筋	腎経	212														
薄筋	三焦経	234														
ひらめ筋	三焦経	236														
腓腹筋	三焦経	238														
ハムストリングス筋	大腸経	274														
大臀筋	心包経	224														

*42筋頭からつま先まで順のバランス調整を横になって行う時、最初の33筋のテストはすべて仰向きです。そして、残りの9筋は、うつ伏せです。

個人およびクライアント使用のみコピー可

42筋図

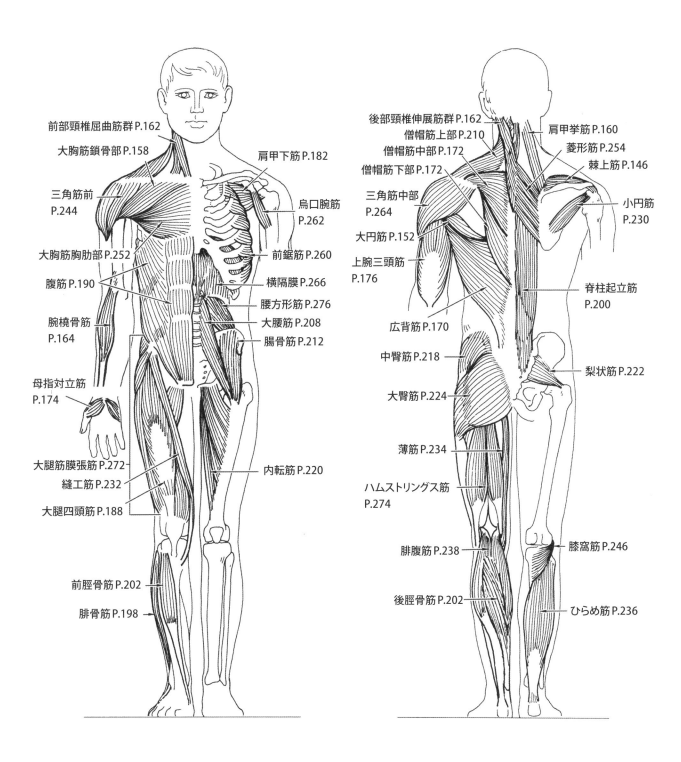

42筋　頭からつま先順　筋反射テスト一覧

1 首の筋肉：前部頸椎屈曲筋群　土／胃経　P.162　C2 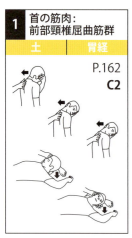	**2** 僧帽筋上部　水／腎経　P.210　C7 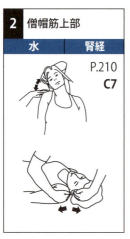	**3** 大胸筋鎖骨部　土／胃経　P.158　T5（基本・14筋） 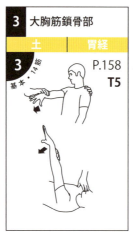	**4** 大胸筋胸肋部　木／肝経　P.252　T5（基本・14筋） 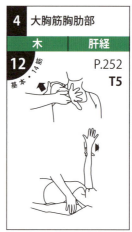	**5** 棘上筋　全体／任脈　P.146　C1 C2（基本・14筋） 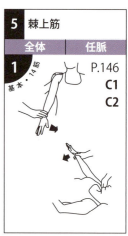
6 肩甲挙筋　土／胃経　P.160　C5 T8 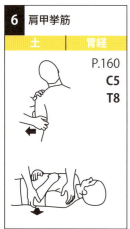	**7** 菱形筋　木／肝経　P.254　T5 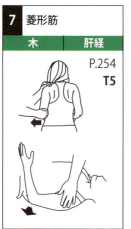	**8** 小円筋　火／三焦経　P.230　T2（基本・14筋） 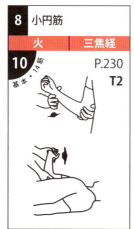	**9** 肩甲下筋　火／心経　P.182　T2（基本・14筋） 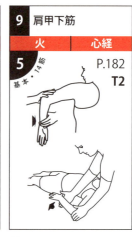	**10** 広背筋　土／脾経　P.170　T7（基本・14筋） 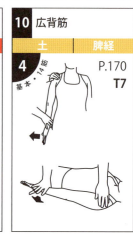
11 僧帽筋中部　土／脾経　P.172　T5 T6 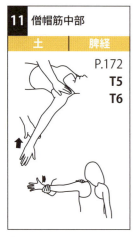	**12** 僧帽筋下部　土／脾経　P.172　T6 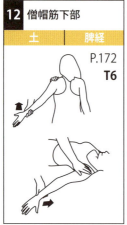	**13** 三角筋前部　木／胆経　P.244　T4（基本・14筋） 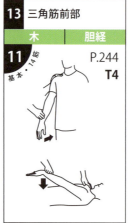	**14** 三角筋中部　金／肺経　P.264　T3 T4 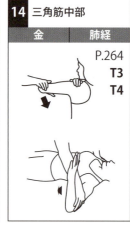	**15** 前鋸筋　金／肺経　P.260　T3 T4（基本・14筋） 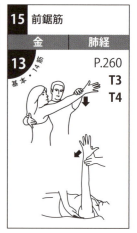
16 烏口腕筋　金／肺経　P.262　T2 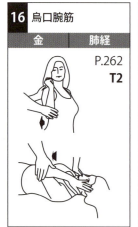	**17** 腕橈骨筋　土／胃経　P.164　T12 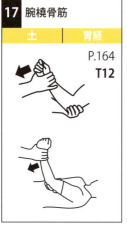	**18** 横隔膜　金／肺経　P.266　T12 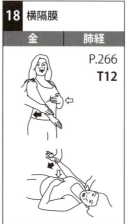	**19** 上腕三頭筋　土／脾経　P.176　T1 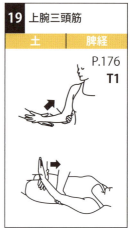	**20** 母指対立筋　土／脾経　P.174　C4 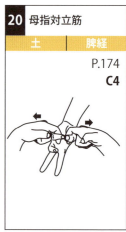

TOUCH FOR HEALTH 337

21 腹筋	22 腹筋	23 腰方形筋	24 大腿筋膜張筋	25 大腰筋
火 / 小腸経	火 / 小腸経	金 / 大腸経	金 / 大腸経	水 / 腎経
腹直筋 P.190 T6	腹横筋/腹斜筋 P.191 T6	P.276 L4 L5	14 基本・14筋 P.272 L2	8 基本・14筋 P.208 T12

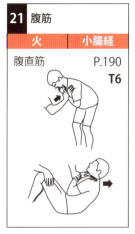 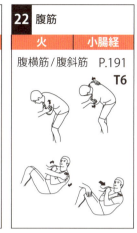 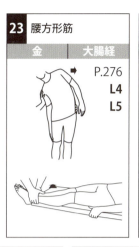 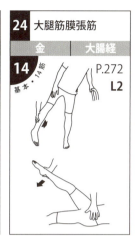 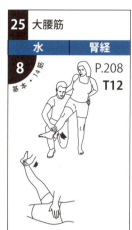

26 大腿四頭筋	27 中臀筋	28 内転筋	29 縫工筋	30 膝窩筋	31 梨状筋
火 / 小腸経	火 / 心包経	火 / 心包経	火 / 三焦経	木 / 胆経	火 / 心包経
6 基本・14筋 P.188 T10	9 基本・14筋 P.218 L5	P.220 L1	P.232 T11	P.246 T12	P.222 S1

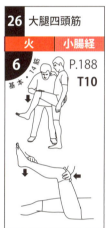 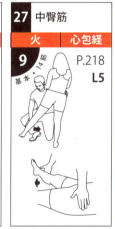 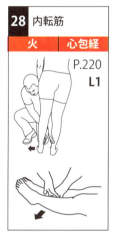 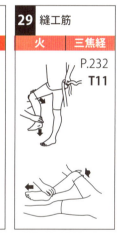 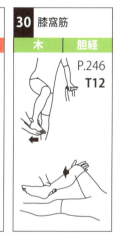 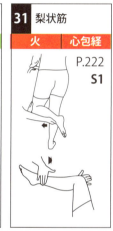

32 腓骨筋	33 脛骨筋	34 首の筋肉:後部頸椎伸展筋群	35 脊柱起立筋	36 大円筋
水 / 膀胱経	水 / 膀胱経	土 / 胃経	水 / 膀胱経	全体 / 督脈
7 基本・14筋 P.198 T12 立位 仰向け	前部 P.202 L5 立位 仰向け / 後部 P.202 L5 立位 仰向け	P.162 C2	P.200 T12	2 基本・14筋 P.152 T2

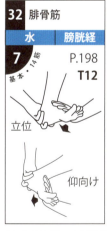 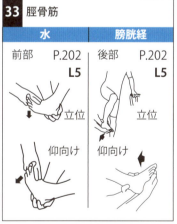 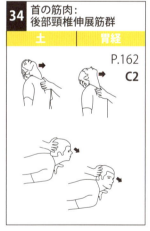 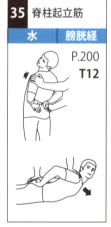 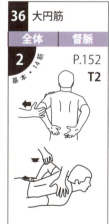

37 腸骨筋	38 薄筋	39 ひらめ筋	40 腓腹筋	41 ハムストリングス筋	42 大臀筋
水 / 腎経	火 / 三焦経	火 / 三焦経	火 / 三焦経	金 / 大腸経	火 / 心包経
P.212 T11	P.234 T12	P.236 T11	P.238 T11 T12	P.274 L4 L5	P.224 C2

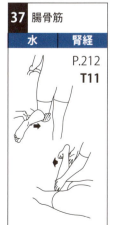 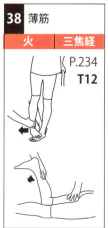 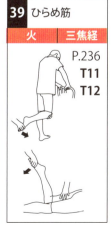 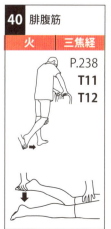 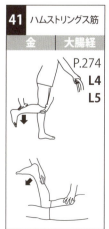 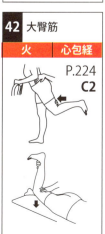

姿勢のズレ分析チャート

姿勢のズレ	考えられる弱い筋肉
耳が水平でない	首の筋肉、菱形筋、脊柱起立筋、大腰筋、中臀筋、僧帽筋上部
肩が水平でない	広背筋、首の筋肉、中臀筋、僧帽筋上部、三角筋中部、腰方形筋
腰の高さが水平でない	大腰筋、内転筋、中臀筋、腰方形筋
肩はねじれてる	肩甲挙筋
頭は水平だがねじれている	菱形筋、腹筋、僧帽筋（中部／下部）、脊柱起立筋
骨盤がねじれている	大腰筋、大腿筋膜張筋、縫工筋、腹筋
手が違う方向に向いている	小円筋
手は、体から離れている	中臀筋
腹部が突き出す	腹筋、梨状筋、大腰筋
腹部がくぼみ背中が丸くなっている	脊柱起立筋、大腰筋
O脚	内転筋、大腿筋膜張筋、中臀筋
X脚	薄筋、縫工筋
過伸張の膝（後ろに反った膝）	膝窩筋、腓腹筋、大腿四頭筋
前に傾いている	ひらめ筋
背中が右または左に曲がっている	腹筋、脊柱起立筋、広背筋
足首が内側に曲がっている	大腰筋、前脛骨筋
外股	内転筋、ハムストリングス筋、腓骨筋、大腰筋、薄筋
内股	大腰筋
足首がOの字形に曲がっている	腓骨筋
手を背中に回すのが難しい	僧帽筋（中部／下部）、僧帽筋上部、大円筋
腕を持ち上げるのが難しい	前鋸筋、菱形筋、肩甲挙筋、三角筋中部、腹筋、棘上筋、小円筋、大胸筋鎖骨部

反応筋

時々、私たちは姿勢のズレのバランス調整をしますが、動き回り始めた後しばらくして、特定のズレが舞い戻ってくることがあります。これは、筋肉間の「反応」パターンのせいである場合があります。ある位置で、一つの筋肉がもう一つの筋肉との関係で、おそらくストレス、緊張、トラウマの瞬間にスイッチが切れました。この反応は、その時は怪我を防ぐか、軽くしたのかもしれません。しかし、いくつかの筋肉が別の筋肉が使われる時に、いつも同じ反応をし続けるならば、それは問題です。各々の筋肉は単独でちゃんと機能するのに、(個々にテストするとカチッと止まる)互いに関係してそれらをテストする時、いくつかはスイッチが切れ(ダウンする)ます。筋肉が一緒に効率よく機能することができるように、この関係をリセットすることによって、姿勢のバランスが改善して長続きすることが、よくあります。

テスト筋肉の組合せ

拮抗する筋肉か協力しあう筋肉に関わらず、協調して働いているはずのどの筋肉も、明らかに反応し合う筋肉の候補です。時々、「遠く離れた」筋肉が互いに反応することもあります。お互いの関係でどの筋肉をテストすべきかを知るために、姿勢のズレ分析チャート338ページ)またはよくあるいじめっ子筋といじめられっ子筋の組み合わせ(346ページ)を見てください。理想的には、全42筋のバランス調整をしてください。そして、姿勢のズレに関連したどんな筋肉のバランスも、もう一度とってください。

もう一つの選択肢は、いじめられっ子筋がいじめっ子筋とともに機能するのを「励ます」ために、それを強化することです。まれに、反応することなく一緒に機能させるためにいじめっ子筋を抑制して、いじめられっ子筋を促進することの両方が必要な場合があります。

テクニック

テスト筋肉の組合せ:互いに反応し合っている筋肉の的を絞るために、筋肉Aをテストし、そして続けてすぐに筋肉Bをテストしてください。もし、筋肉Bが弱くなれば、筋肉Aを反応を引き起こした筋肉(いじめっ子筋)、筋肉Bが筋肉Aに反応を受けている筋肉(いじめられっ子筋)と言います。しかし、両方とも強いままならば、テストの順序を逆にしてください。最初にB、それからすぐにAをテストしてください。Aが弱くなれば、AはBに対して反応を受けているのです。

関係をリセットするために、紡錘細胞のテクニックによって、いじめっ子筋(強い)筋肉を抑制してください。両手を使って、筋肉の腹の方向へつまんでください。そして、短い、安定したリズムで、筋肉の中央に向かって押してください。その筋肉が弱くなっていることを見るために再テストして、速やかにいじめられっ子筋を再テストしてください。

抑制したいじめっこ筋は、通常、2-3秒で元の状態に戻ります。一息ついて、いじめっ子筋を再テストしてください。強いはずです。そしてすぐに、いじめられっ子筋を再テストしてください。(最初にしたように、筋肉AとBを速やかに続けてテストしてください)今度は両方とも強いでしょう。

いじめっ子筋/英雄筋

私たちは、一つの筋肉を、他の筋肉を怖がらせる「いじめっ子」とみなすかもしれません。最初の方法は、他の筋肉が出てきて遊べるように、いじめっ子を席につかせることです。第二の方法は、怖がっている筋肉を、遊びに出ておいでと励ますだけのことです。おそらく、他の筋肉が傍観している間に精いっぱい努力している（そしておそらく、緊張か痛みがある）「英雄」筋肉を考える方が、生産的です。英雄には休む機会を、他の筋肉には働く機会を与えれば、その後、英雄が戻ってくると、みんな一緒に働くことができます。単に「怠惰な筋肉」を励ませば十分かもしれませんし、または、あなたは英雄を休ませて、抑制されている筋肉を目覚めさせる必要があるかもしれません。

反応筋パターンの近道

ハップ・バーハイト博士とエリザベス・バーハイト博士は、反応筋が色々な筋肉の組合せに関わっていることを発見しました。いつこのような反応パターンが存在するかについて決定するために使う、近道のテストがあります。

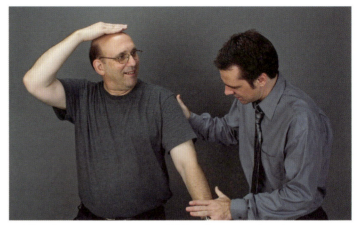

反応筋のパターン近道の間、手は頭に直接触れず、頭上にかざします。

テクニック

反応筋のパターンの近道：片手を相手の頭上にかざして、指標筋をテストしてください。指標筋がダウンするならば、私たちは反応筋のパターンが存在すると言います。

バランス調整するために「スイッチを入れるエクササイズ」を使うか、ESRのポイントを触れつつへそを触れてください。これらの調整手順の両方とも、色々な時に効果があります。一つの方法で筋肉が強くならなければ他の方法を試してください。（または、同じ方法をもうちょっと長い時間使ってください）

チャレンジ

一旦、片手を頭の上にかざした状態で指標筋がテストして強ければ、ぴくぴくしたり、もじもじしたり、つまり、少なくとも15秒間、目、口と舌を含むできるだけ多くの筋肉を色々な動きで使おうとすることによって、チャレンジしてください。手を頭の上にかざして再テストしてください。もし、こうすることで指標筋が再び抑制されるならば、できるだけ沢山バランス調整エクササイズをして、頭上に手をかざして指標筋を再テストしてください。頭上に手をかざした状態で、ぴくぴくしても、もじもじしても、指標筋がカチッと止まるまで、必要に応じて何度もこれをくり返してください。

促進と抑制

体の動く行為が始まるためには、筋肉同士が協力し合って、いくつかの筋肉は収縮して他の筋肉は弛緩する必要があります。手足の動きは、主動筋（作動筋）によって、伸展から収縮の方向に引き起こされます。すなわち、一番長く小さな力の位置から、一番短く収縮した力の強い位置まで、動いています。肘のところで腕を曲げて、グラス一杯の水を口に持ち上げるという簡単な例を考えると、腕の上腕二頭筋は主導筋（作動筋）で、拮抗する筋肉である上腕三頭筋と協調して滑らかに動かなければなりません。そして三頭筋は同時に、弛緩して伸びています。もし上腕三頭筋が収縮することになれば、主動筋（上腕二頭筋）と拮抗する筋肉（上腕三頭筋）の間でぶつかり合いが起こってしまうでしょう。その結果は、腕が凍り付いたように動かせないか、ぎくしゃくした協調できない動きのどちらかになります。腕が口に向かうか遠ざかるかは主動筋と拮抗する筋肉を比較した力の差によります。

　流れるような協調した動きが起こるためには、拮抗する筋肉と主動筋が、バランスがとれて協力した形で、徐々に弛緩と収縮しなければなりません。主動筋の刺激は促進と呼ばれています。拮抗する筋肉の弛緩は抑制と呼ばれています。体全体の流れるような協調した、正確な動きをこの概念に当てはめるならば、感覚受容器とエネルギー回路を通じて、大量の情報伝達が必要なことが明らかです。

促進と抑制の観察

クロスクロールと歩行を考えると、左脚が前に出れば右腕も前に出ると、わかります。主動筋は左の大腿四頭筋、右の三角筋前部、左の三角筋後部（肩の後ろの筋肉）、右のハムストリングス筋などです。これらの筋肉は、促進もされています。同時に、これらの筋肉に対応する筋肉（右の大腿四頭筋、左の三角筋前部、右の三角筋後部と左のハムストリングス筋）は、抑制されます。これらすべての筋肉は、このような動きを始めるために、エネルギー回路経由で「お互い話し合わ」なければなりません。次の段階では、役割が逆になります。すなわち、主動筋が拮抗する筋肉になります。

体が一般的な姿勢で保たれている間、筋肉は一般的な姿勢に基づいて抑制されるか、促進される状態を維持します。そのような姿勢（通常は、ただ立っている状態）から動き出したなら、腕と脚が均等にちゃんと出て保たれるとわかります。

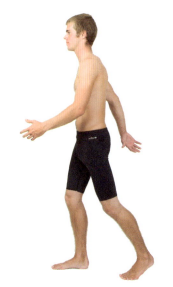

促進と抑制の観察

促進と抑制のデモンストレーション

何歩か歩いて、歩いている姿勢で「凍ったようにピタッと動きを止めて」ください。左右反対の腕と脚を前に出して、体重を前に出した足の母指球にかけて、その姿勢を保ってください。前に出ている腕を後ろに押して、後ろに出ている腕を前に押してテストしてください。両方とも、テストするとカチッと止まるはずです。同じことを脚についても観察できます。脚はそのままにして、腕の位置を逆にしてください。前にあった腕は、今度は後ろになります。それを前に引っ張ってください。カチッと止まらないでしょう。後ろにあった腕は、今は前に出ています。それを押し戻してください。そうするとカチッと止まらないでしょう。

回路維持モード

歩いている姿勢で「凍ったようにピタッと動きを止める」時、ある筋肉の状態が（抑制であれ、促進であれ）が回路で保持されるのがわかります。私たちが全体的な姿勢を保つ限り、ある筋肉は強く、そして他の筋肉は弱いままです。姿勢のストレス解放と反応筋でみてきたように、特定のエネルギーパターンが特定の姿勢、行動または運動に関係して「記憶されて」いることがあります。これらのパターンを見つけて解放することは、しばしば私たちのバランスと活力を本当に強化します。特定の情報を「回路に」入れて、その情報に関連した筋肉を調べるためにも、私たちはこの現象を使うことができます。これを回路維持モードと呼びます。私たちが特定の姿勢をとる間、特定の筋肉反応を際立たせるならば、その姿勢を解除するまで、その筋肉反応は回路に保持されます。「回路に入っている」ものについて行うどんなバランス調整も、今では回路維持モードで保持された情報に「関連した」ものになるでしょう。

回路維持モードの標準的な姿勢をとるには、両脚をそろえて、その後、45センチあるいは、肩幅より広く足を開いてください。同時に、「回路に」保ちたい筋肉をテストしてください。私たちが足

を開くように動かした時、両方の大腿骨頭部から大量の感覚情報が脳に集中します。同時に届く他の情報も、腰の状態と一体になります。脚を開いている限り、脳が腰からフィードバックを得るたびに、回路につけ加えられた情報をくり返しながら、同じ統合されたメッセージが返ってきます。そして、私たちが回路に加えた追加情報をくり返します。

[反応筋：弱いかのように反応する強い筋肉。]

これは一つの衝撃として、混合されたキャリアー波と音声信号を受け取っているラジオのようなものです。ラジオは、キャリアー波ではなく音声信号だけを増幅します。テストする人と、テストを受ける人の両方が「回路を保つ」ことができます。接触が維持される限り、テストする人は、自分の足を開くことによって回路維持モードでテストされる人からの情報を保持することができます。もう一つ広く使われている回路維持モードの姿勢は、顎を下げて歯を上下に離すことです。口は開いていても閉じていてもかまいません。

あなたは、情報を前後に「渡す」こともできます。回路維持モードで情報（抑制した三角筋前部のような）を持っている人に触れてください。あなた自身の脚を開いてください。今度は、相手は脚を閉じることができます。そして、あなたが回路維持モードの姿勢を保つ限り、筋肉はテストすると弱い（ダウンする）でしょう。忘れないでください。回路維持モードを使う時、脚を開くと同時に保持される情報は、回路に加えられなければなりません。

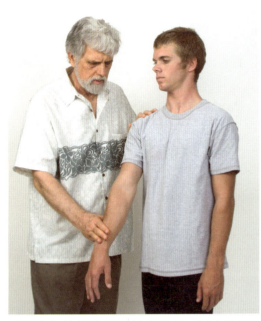

回路維持モード：指標筋をテストして、同時に、あなたの両足を少なくとも肩幅の広さに開いてください。

回路維持モードのデモンストレーション

あなたはテストしている相手のために、回路に情報を保持することができます。相手との接触を維持してください、そして、特定の筋肉または機能をテストする時、同時にあなた自身の足を開いてください。これで、接触している人の状態をあなたの姿勢に捉えたことになります。

例えば、三角筋前部がカチッと止まって、強いことを確認した後、その筋肉を鎮静化するために、紡錘細胞のメカニズムを使ってください。呼吸をしてください。2-3秒後に、筋肉はひとりでにリセットして、再テストするとカチッと止まります。今度は、三角筋前部を抑制するためにつまんでください。再テストしてください。「**筋肉がダウンする時に、同時に、相手に脚を開いてもらってください。**」今度は、2-3秒待った後でも、筋肉はまだダウンするでしょう。情報（抑制された三角筋前部）が、「回路で」維持されています。

相手がこの姿勢を保つ限り、筋肉はカチッと止まらないままです。そして、先に観察したようにはリセットしないでしょう。

回路維持モードを使った反応筋

筋肉バランス調整の後でも、私たちはまだ筋肉と姿勢がいくばくか不快かもしれません。長時間立っていることによる問題、可動域の制限、バランス調整の後もしつこく残る、こむら返りや痙攣と痛み、そして、肥大化した筋肉あるいは、とても柔らかくて弱い筋肉は、反応筋が関わっている兆候である場合があります。

反応筋があると疑われる時は、どの動きが不快さを引き起こすか、いつ不快になるか、いつそれが最初に始まったか、体のどこが痛み、緊張し、痙攣するか、などを調べてください。

通常、体で痛みや緊張があると気づく場所には、いじめっ子筋、つまり「英雄」としてふるまっている筋肉が関わっています。その一方、拮抗する筋肉あるいは協力し合う筋肉がいじめられっ子筋、つまり、抑制されていて英雄に仕事を全部任せている筋肉です。筋肉Aをテストして、すぐに筋肉Bをテストするよりは、その場合A対C、A対Dなどと、くり返してください。そうすれば、いじめっ子筋を回路に入れることができて、その筋肉を好きなだけたくさんの筋肉と比べることができます。首の筋肉対脚の筋肉を比較する時や、一つの筋肉を残りの14または42の筋肉に対して比較する時に、特に便利です。

テクニック

回路維持モードによる反応筋：いつもの予備テストをしてください。

姿勢のズレに関与しているかもしれないどんな筋肉もバランス調整もしてください。少し動き回ってください。そして、筋肉、姿勢、快適さと痛みをもう一度調べてください。

いじめっ子筋の可能性がある筋肉（いじめっ子筋はテストすると強いでしょう）をテストして、回路に入れてください。（筋肉をテストするのと同時に脚を広げてください）これで、回路維持モードの姿勢を保っている間、あなたがテストするどの筋肉も、回路に入っている収縮した、強い筋肉と関連することになります。

最初に回路に入れた筋肉に反応しているかもしれない他の筋肉をどれでもテストしてください。反対側にある同じ筋肉も含めてください。回路に入れた、いじめっ子筋に関連してダウンする筋肉が、いじめられっ子筋です。この情報を得た今、脚を閉じて、強い筋肉が回路から出ていると判断します。

今度は、いじめっ子筋を抑制するために、筋肉をつまんでください。（紡錘細胞のテクニック）指圧のポイントも効果的です。再テストして、抑制された、いじめっ子筋を回路に入れるために、脚を広げてください。

いじめられっ子筋をそれぞれ、再テストしてください。今度は強いでしょう。それは、いじめっ子筋がリセットされたことを示しています。抑制された、いじめっ子筋を回路から出すために、脚を閉じてください。今では、カチッと止まっていることを確認するために、いじめっ子筋を再テストしてください。もし紡錘細胞を使っていなければ、スイッチを入れなおすために筋肉を伸ばしてください。

TOUCH FOR HEALTH 345

チャレンジ

いじめられっ子筋をチャレンジするために、回路に入っている強いいじめっ子筋と、以前はいじめられっ子筋だった筋肉と比較して、手順を繰り返してください。それらは促進されています。そして、もはや反応パターンがないことを示しています。促進されていなければ、回路に入っている強い、いじめっ子筋または、弱くなっているいじめっ子筋に対しても、いじめられっ子筋を強化してください。

典型的な反応筋

以下の筋肉間の反応パターンについて調べてください：

・特定の可動域や機能においてお互いに対立するか助け合う筋肉

・筋繊維が平行に走っている筋肉

・起始部や付着点を共有している筋肉

・左右両側で対になって働く筋肉

・同じ経絡の筋肉

・いずれかの筋肉と、14筋や42筋

反応筋は、筋肉にトラウマがある時に起こることがあります。例えば、突然、過度に伸びるか、急激な収縮、ストレスと感情の問題、あるいは、筋肉への身体的な打撃などです。体に悪い食品がそうであるように、長年にわたる悪い姿勢が問題の原因となることもあります。姿勢分析は、筋肉のバランス調整の前後で、人の全体的なバランスを評価するのに役立ちます。身体的トラウマの場合、体に残っているパターンと関わっているかもしれない筋肉を観察するために、怪我の時の姿勢をとるよう相手に頼んでください。反応筋が、必ずしも痛みや怪我の箇所にあるとは限りません。

よくある「いじめっこ筋」と「いじめられっ子筋」の組合せ

疑わしい、いじめっ子筋、よくある、いじめられっこ筋	いじめっ子筋は多くの場合、過剰な緊張または痛みを伴い、対になっている筋肉がする分の仕事をしようとしている「英雄」筋肉です。左右反対側の筋肉を調べて、それだけではなく、他の考えられる、いじめられっ子筋の左右両側も調べてください。
僧帽筋上部	首の筋肉、菱形筋、脊柱起立筋、広背筋、前鋸筋、三角筋中部、三角筋前部、棘上筋、大腰筋、中臀筋
首の筋肉	肩甲挙筋、菱形筋、僧帽筋上部、大円筋、梨状筋
大胸筋鎖骨部	広背筋、三角筋中部、大胸筋胸肋部、棘上筋、前鋸筋、三角筋前部、首の筋肉、僧帽筋（中部/下部）
大胸筋胸肋部	大胸筋鎖骨部、広背筋、三角筋中部、棘上筋、前鋸筋、三角筋前部、首の筋肉、僧帽筋（中部/下部）、腕橈骨筋、母指対立筋
広背筋	首の筋肉、僧帽筋（上部/中部/下部）、棘上筋、肩甲下筋、菱形筋、脊柱起立筋、三角筋中部、前鋸筋、大胸筋鎖骨部、大胸筋胸肋部、腰方形筋、中臀筋、ハムストリングス筋
棘上筋	前鋸筋、三角筋中部、三角筋前部、大胸筋鎖骨部、大胸筋胸肋部、菱形筋、肩甲下筋
大円筋	小円筋、肩甲下筋、大胸筋鎖骨部、僧帽筋（上部/中部/下部）
三角筋前部	後三角筋（三角筋前部の後ろ側をテスト）、肩甲下筋、棘上筋
前鋸筋	大胸筋鎖骨部、大胸筋胸肋部、棘上筋、三角筋前部、広背筋、肩甲下筋、僧帽筋（中部/下部）、烏口腕筋
菱形筋	三角筋中部、棘上筋、前鋸筋、僧帽筋（中部/下部）、大胸筋鎖骨部
腹筋	大腿四頭筋、脊柱起立筋、腸骨筋、大腰筋、梨状筋、縫工筋、大腿筋膜張筋、菱形筋、僧帽筋（上部/中部/下部）
ハムストリングス筋	膝窩筋、大腿四頭筋、脊柱起立筋、広背筋、腰方形筋、腓腹筋
中臀筋	腹筋、大腿四頭筋、大腿筋膜張筋、大腰筋、内転筋、首の筋肉
縫工筋	前脛骨筋、内転筋、大腿四頭筋、腸骨筋、薄筋
大腿筋膜張筋	内転筋、中臀筋、大腰筋、大腿四頭筋、棘上筋、広背筋、腓骨筋
大腿四頭筋	腓腹筋、縫工筋、膝窩筋、腹筋、大腰筋、大腿筋膜張筋、ハムストリングス筋、棘上筋、広背筋
大腰筋	大腿筋膜張筋、縫工筋、腹筋、腸骨筋　大腿四頭筋、腹筋、首の筋肉、中臀筋、横隔膜、内転筋、腓骨筋
前脛骨筋	縫工筋、中臀筋、大腿四頭筋、大腰筋、内転筋、大腿筋膜張筋、腹筋、ハムストリングス筋
腰方形筋	中臀筋、大腰筋、内転筋、広背筋、首の筋肉、僧帽筋上部、三角筋中部

注：それぞれの筋肉について、反応筋を調べるために「追加でテストしてください」とある筋肉（筋肉参照コーナーの各ページ）のどれでも調べてください。
姿勢のズレ（338ページ）のお互い関連し合う筋肉のどれでも調べてください。
Adapted and expanded from Advanced Muscle Work: Reactive museles, R. Harnack, 1985

食物を使ったバランス調整

タッチフォーヘルスでは、常識を食品栄養についての健全な知識とともに使うと、非常に役に立ちます。どの食物が私たちのエネルギーとバランスを強化するか、どの食物がエネルギー的に中立か、そして、どの食物が私たちのエネルギーを妨げるか見るために筋反射テストを使うことができます。

これは、私たちが食生活のバランスをとっている時に使える、非常に役に立つ追加情報です。私たちは特定の食物を特定の経絡または、全部の経絡のバランスをとるために、使うこともできます。筋肉参照コーナー内の筋肉ごとのページにある「バランス調整のための食物」は、筋肉や経絡を、一般的にバランス調整するか、妨げる種類の食物を一覧にしてあります。

栄養

近年、体に良い栄養やビタミン、タンパク質、炭水化物と健康食品について、声高に語られています。新しい情報がいつもたくさん出回っています。しかし、基本は明らかです。適切な栄養が健康にとって不可欠です。

最も簡単な指針は、食べ物をまるごと全体をそのままを食べることです。食物が加工されているか、別の形に変えられているならば、それを避けてください。無理のない範囲できる限り、自然な状態に近い食べ物を食べてください。基本原則は、常に「新鮮な食べ物が一番」です。通常、冷凍食品は缶詰よりはましです。しかし、目標は自然な状態で自然な食べ物を色々食べて、食べ物の色々な部分をすべて食べることです。

それぞれの筋肉についてリストで提案している栄養は、筋肉に関連したエネルギーのバランスをとる代表的なものとして見つけられました。これらの大部分は、通常、食生活全体に入っています。しかし、何らかの理由で特定の食物を必要としているか、どれか一つの摂取が十分でないならば、これは特定の筋肉がいつも弱いという形で現れることがあります。

このような栄養素は、食べ物としての自然な形でよく噛んで摂取する方が、高度に濃縮された錠剤や合成ビタミンで摂取するよりも一番役に立つようです。噛むことは、食物を小さく砕いて唾液と混ぜ合わせるだけではありません。消化の第一段階を開始し、食べ物を様々な要素や燃料に分解しはじめます。口の中で唾液とともに起こる化学反応は、脳が起動して、あらゆる必要な行動を呼び起こし、体の残りの部分は、その食べ物を処理することが求められるでしょう。この口の機能は非常に重要ですが、ほとんど知られていないことのようです。そして、それは明らかにとても繊細な機能です。

食物による強化

特定の筋肉がいつも弱いのは、その筋肉に関連した栄養が不足していることの手掛かりかもしれません。筋反射テストは、特定の医療的な栄養の不足を決めるものではありません。しかし、この種の評価は訓練された人々にとっては手掛かりになりえます。とはいえ、示された食物を噛むことで、関連する筋肉のスイッチが一貫して入るとわかっています。そして、そのような食物を食生活に加えることは、多くの場合、有益だとわかっています。

テクニック

食物による強化：筋肉をテストして、筋肉が抑制している（ダウンする）とわかった後に、ある栄養素を高い水準で含んでいると示された食物一つをしばらくの間噛んでください。どの食物が筋肉のスイッチを入れるか見るために、筋肉を再テストしてください。一旦、食物が唾液と混ざって口と接触したら、この反応は、ほぼ瞬間的に起こります。

チャレンジ

食物を飲み込んで、再テストすることによってチャレンジしてください。再び筋肉のスイッチが切れるならば、食べ物がもっと必要か、別の食べ物が必要です。

水

無視されがちな分野が、飲み水です。空気に次いで水は体にとって最も必要です。私たちの体は、およそ70%が水でできています。私たちは、体内の様々なシステムで体液の流れに依存しています。生きた細胞はすべて、栄養分や酸素を必要とするように、水を必要とします。水は、体内で溶媒として作用します。そして、水が純粋であればあるほど、ミネラル、硬水軟化剤、汚染物質がないほど、体の毒素は水に溶けやすくなるし、水が体細胞に栄養を運びやすくなります。岩の中には酵素がありません。私たちが消費するミネラルは、私たちが食べる生きた食べ物、つまり野菜、果物、穀物と肉から来るべきです。調教師は、動物にできるだけきれいな水を与えるのを知っています。人間も同じような扱いを受けるべきです。

健康な人は、体重約450グラムあたり、最低約10ccの水を飲むべきです。ストレスや病気の時は、少なくともその2倍飲まなければなりません。これは、毎日少なくとも6-8杯の水を飲むことを意味します。健康な人は、1日につき最高約18リットルの水を簡単に飲むことができます。この場合の水とは、純粋な蒸留水を意味します。コーヒー、お茶、果物ジュース、ミルクなどの飲み物は含みません。それらは食物として体で処理されます。ところが、体が必要とするものは水なのです。車のバッテリーを牛乳で満たせず、スチームアイロンにトマトジュースを入れられず、壁をコーヒーで洗えないのと同じく、私たちは水を他の飲み物で代えることはできないのです。

良いパフォーマンス、明晰な思考と体や心の適切な機能、筋肉の滑らかな動きについて、体は水の有無にとても左右されます。きれいな水なしでは体の電気システムの能力が低下します。そして、リンパ系と臓器機能が損なわれます。水不足の予備テストで水不足だと示されれば、微妙なエネルギーレベルで「相対的に」水不足ということです。これは、水に関連したエネルギーの問題があることを意味します。これは身体レベルの水不足と関係があるかもしれませんし、ないかもしれません。私たちは、水を飲んですぐに水分が取り込まれるわけではありませんが、今では、水が利用できるという情報が体のシステムに入っているのです。そうすると、喉の自然な渇きが強まるかもしれません。または、のどの渇きにもっと気づくか、のどの渇きと空腹その他の渇望を区別できるかもしれません。お腹があまりにもすいたり、何かが欲しくてたまらないならば、まず水を飲むことを試してください。

あなたの体が、本当に求めているのは水だということがよくあります。タッチフォーヘルスのバランス調整をするたびに、きれいな水を十分飲んでいるかみるために、自分を調べてください。水不足の予備テストをすれば、水を飲むことを

思い出せます。そして、排泄と水の行に関連した膀胱経と腎経をテストすれば、私たちは水の摂取を考えるでしょう。

食物テスト

どの食べ物が健康を築くのか、エネルギーを高めるのか、バランスをとるか、どの食べ物が体のシステムを消耗させるかは、個人の問題です。私たちそれぞれに、衰弱するような影響を与え、体にストレスとアンバランスをもたらす食べ物があります。これらは臨床的に「アレルゲン」と特定されるかもしれません。あるいは、生医学の用語でアレルギーと定義されるような生化学的や、生理学的な反応はないけれども、単にある時だけにエネルギーを弱める食べ物かもしれません。日常の食事に含まれる適切な食品について、常識的な決定を洗練させるために、筋反射テストを使うことができます。

　私たちは、その時々の食べ物をエネルギー的に三つの種類に区別したいと考えています。「元気にする」食べ物と栄養素は、私たちのエネルギーを高めて、消化するためのエネルギーを摂り過ぎることなく、体内に十分に吸収され、体が排泄する老廃物はほとんどありません。元気にする食べ物と栄養素をテストすると、カチッと止まる（強い）筋肉はカチッと止まる（強い）ままです。ダウンする（弱い）筋肉は、スイッチが入ります（強くなります）。「体にとって中立の」食べ物と栄養素は、私たちに、中立の影響を及ぼします。中立の食べ物と栄養素をテストすると、カチッと止まる（強い）筋肉は、カチッと止まったままで、ダウンする（弱い）筋肉は、ダウンしたままです。「体に害がある」食べ物と栄養素は、私たちのエネルギーを弱めて、消化するために余分なエネルギーを取られます。体に吸収するのが容易ではなく、有毒な老廃物を体内に残します。体に害がある食べ物と栄養素をテストすると、カチッと止まった（強い）筋肉はダウンします。（弱くなります）ロックされていない（弱い）筋肉はダウンした（弱い）ままです。

　消化に問題があるならば、「体に害がある」食べ物をつきとめてしばらく遠ざけることや、「元気にする」食べ物の摂取を増やすことが特に価値がある場合があります。当然のことながら、食べ物や飲み物以外も私たちの体とエネルギーに影響を及ぼします。アルコールやタバコの煙が多くの場合そうであるように、ある種のサプリメ

テクニック

食物テスト： いつもの予備テストをしてください。タッチフォーヘルスでは、食べ物を噛むことでテストするのが、一番具体的で効果的だと考えています。テストする食べ物を口にくわえながら、指標筋をテストしてください。（匂いをかぐのも効果的なことが多いです。単に手で持ったり、エネルギー場の中に入れたり、胸においたりするなどして、食物テストが成功した、と報告している人がたくさんいます。）

大胸筋鎖骨部は胃経と、全体としての人がもつ胃の機能、そして、広背筋（脾経）、大腿四頭筋（小腸経）、大胸筋胸肋部（肝経）と関連があるので、あなたは、その筋肉を指標筋として使いたいと思うかもしれません。徹底的にテストするには、食物ごとに14筋肉や経絡のすべてをテストしてもよいです。いずれにしても、どの食品が筋肉のどれか一つ、または、全てのスイッチを入れるか、どの食べ物がオン・オフどちらにも筋肉に影響を及ぼさないか、そして、どの食べ物が筋肉のどれか一つ、または、全てのスイッチを切るか考えてください。

食品を一つだけの指標筋でテストすれば、その人全体のエネルギーの影響を見るのに通常は十分です。指標筋をテストしつつ、頸椎1（C1）（最初の頸椎）の回路の特定によって、テストの精度をさらに一歩進めることができます。

ント（またはその摂取量）によっては、筋肉のスイッチが切れる可能性があります。産業排煙と花粉や菌類のような空気中の刺激物も考慮しなければなりません。加工食品は、エネルギーを抑制することがよくあります。自然な形の食物ほどは栄養価がありません。

最初、指標筋のスイッチを切らなかった食べ物の中には、C1の回路の特定をするとスイッチが切れる食べ物があります。私たちは、その食べ物は、私たちのエネルギーをすぐには抑制しませんが、その食べ物や、含まれる成分が、ゆくゆくは全身のバランスを崩す影響を及ぼすと解釈しています。

食物に対する反応

胃に入る前に、食物はその人全体に反応を引き起こします。私たちが食物を見て、考えて、特にひとたび匂いを嗅ぎ始めれば、もう消化のプロセスが始まっているです。このプロセスは神経学的、化学的、微細なエネルギーレベルで平行して起こります。この非常に強力なプロセスを利用して、食べ物でエネルギーバランス調整をする反射ポイントとして使うことができます。忘れないでください。食物についても、タッチフォーヘルスでは、処方も治療もしません。私たちは、個々の筋肉や経絡を食べ物によってバランス調整することができます。または、全体的なエネルギーパターンを評価して、重要な経絡を、元気にする食物を使ってバランス調整することができます。

テクニック

食物を使った五行バランス調整：いつもの予備テストをして目標を設定してください。

少なくとも14筋のテストをして、日輪の法則や五行の法則に基づいて、始めるのに適切な経絡を決定してください。筋肉参照コーナーで、筋肉や経絡に関連したバランス調整のための食物を見つけてください。あなた自身が大丈夫だと分かっている食べ物を一つ選んでください。（あなたがアレルギーになるものや、病気になるものを選ばないでください。）

次に、食べ物をくわえて口に入れたまま、先ほど弱かった筋肉を再テストしてください。通常、今度は筋肉が強くなります。確認するために頸椎1（C1）で回路の特定をすることができます。

チャレンジ

食物を飲みこんで再テストすることによってチャレンジしてください。目標などを再評価してください。

TOUCH FOR HEALTH **351**

健康時を思い出す：
深い目標設定の手順

タッチフォーヘルスを使って健康時を思い出す時、その目的は、自分自身や家族、友人、クライアントが「自分は誰なのか」、「自分の運命は何なのか」、「何になるために、神によって作られたのか」、「誰になるように神に語りかけられたのか」を知る手助けをすることです。私たち自身が持つ、ユニークな人生の目的に気づくようになり、それを育て、その目的と調和するようになるプロセスを対話しながら手助けするために、私たちは積極的傾聴や質問、話し合いと、タッチフォーヘルスのエネルギーバランス調整のテクニックを使います。

健康志向の目標設定をする10段階

以下の10の手順は、一つ一つ順番に使ってもよいし、必要に応じて使うこともできる目標設定の指針です。手順の一部だけが必要で、適切なこともあるでしょう。手順のそれぞれから恩恵を受けることもあるでしょう。そしてもちろん実生活では、手順をより効果的にするために、あなた自身の知識と経験を統合して使うでしょう。（ここではまず手順の概略を示します。後で詳細に解説します。）

1.お互いに理解し合う

各人が自分で決めて、「始めて」「止めて」、「もうちょっと」「もっと控えめに」、「はい」「いいえ」、「もっと強く」「もっと弱く」、「今すぐに」「後で」「絶対にしないで」と言えるような、協力し合う雰囲気の出会いやプロセスを確立します。

あなたが、まず、その人の言うことを「よく聞き」認めることがとても大切です。「関わる人全員が自分自身でいられるように」そして、その人自身

の目的、痛み、意味を表現できるようにしてください。これは「あなたの」目的ですか、それとも誰か他の人のですか？それとも状況に押しつけられたものですか？

各々の魂は、自分自身の目標に責任があります。その個人の魂は、自分の健康の過程における権威者です。

積極的傾聴を使って、その人が感じているものや、思考や痛み、気持ち、その他の人生経験に関わることで、その人が信じていることをはっきりさせてください。その人達が、自分の気持ちの原因だと信じているものは何ですか？そのことは、その人達にどんな意味がありますか？

2.問題を特定して、目標を設定する

あなたが情熱的になれて、純粋に（本当に心から）「望む」目標に「魂のすべて」をかけてください。

あなたは、人生において何を向上させたいと思いますか？どんなパフォーマンス、活動または（感情的、実際的、身体的）問題や課題を、目標設定とエネルギーバランス調整で扱いたいと思いますか？

それは、あなたに適切ですか？それはあなた自身の目標ですか？自分自身のために受け入れた目標ですか？あなたにふさわしいと感じる目標ですか？（押しつけられたものではないですね？義務ではないですね？）この達成レベルでいい感じですか？（取るに足らないくらいちっぽけでは「なく」、そしてあなたにとって、ただもうストレスでしかない目標ではなく、または、全然地に足がついていない目標でもない）あなたの価値と信念に合っていますか？

3. 問診する

信頼関係を築いてください。その人を患者や病人、あるいは「肉体」(あなたが働きかける対象)としてではなく、その人の人生全体と身の上の中における魂全体だと認めてください。これは、詳しい病歴だったり、目標や問題の基本情報や背景を含む簡単な個人データである場合もあります。

4. 目標を拡張し見直す

目標を達成したら、その目標は、人生で何を意味しますか?あなたの人生はどのようによりよくなりますか?どんな変化をつくり出しますか?どんな成果や結果が起こる可能性があるでしょうか?

その目標が何かを止めることや、痛みを和らげることならば、目標を肯定的に見直すすることができるかみて下さい。その問題が解決したら、人生で何をすることができるでしょうか?または、何が持てるでしょうか?現在、あなたが捨てる準備のあるふるまいに、今のところ費やしている時間を今後はどのように過ごしますか?

5. 健康な自分を思い出す

調子の良い自分を思い出してください。調子の良い自分はどんな感じかを思い出してください。再び味わいたいと思っているのと同じ感じそして同じ体験をしていた時のことを思い出して下さい。想像力を働かせて、目標を達成したらどんな気分になるか「たとえ実際の記憶がなくても」できるだけ鮮明に感覚を思い描いてください。

痛みと兆候の意味を感じてください。動きと感情の幅をすべて体験することは、丸ごと、全体として、人生を生きることの一部分です。

信頼してください。目標が、もう成就した!と「わかっている」かのように振る舞ってください。単に封印を解けばいいのです。

設定してください。数字や量で表せるステップに分けてあなたが計画している成果を書きとめてください。

6. 数値化する

ちょっと、時間をとって今どう感じているか気づいてください。立ち上がってバランス感覚を感じてください。(相手に、あなたの姿勢や、あなたがどんなふうに動いているか、動きの幅はどうか観察してもらってください)いろいろな姿勢で動きの幅を評価してください。

目標を達成したらどんな感じがするでしょうか?

心に留めておくか、観察を書き留めてください。最悪のシナリオと最高のシナリオを比較して、あなたが現在どの位置にいるか、0-10で数値化して下さい。痛みの度合いや、所定の課題において、どの程度機能できているか、または単にどのように感じているか、何かについてどう感じているか、あなたは査定することができます。あなたの目標を現在時で、プラスな言い回しで構成して下さい。

現在の明確な声明として、あなたの目標を作ってください。例えば、「私は筋反射テストとバランス調整が得意です。」または、「私は、新しい技術を簡単に学んで、日常生活ですぐに適用してます。」目標を宣言するのと同時に、指標筋(例えば三角筋前部)をテストしてください。筋肉は多分、カチッと止まらないでしょう。このことは、何かのエネルギーの障害があり、目標達成を促

すためにその障害に働きかけることができるということを示しています。指標筋がカチッと止まったら、あなたは「今ここにいて」ちゃんと目標と筋反射テストについて考えるようにしてください。指標筋の反応を変化させるためには、目標を言い直すか、目標の特定の側面を考える必要があるかもしれません。または、あなたがその特定の目標について、すでにバランスが取れているという事実をただ認めて、気持ちを強くしてください！

7. 棘上筋をテストする

棘上筋にストレスがあれば「良い目標」だということを示しています。あなたの目標に関連した何らかのストレスがあれば、それはエネルギーのバランス調整を通じて解消するのを手助けできる対象です。

棘上筋にアンバランスがなければ、「つながっている」問題（とそれに関わるエネルギー（気）の種類）を突き止めるまで、目標を言い換えてみます。または、あなたがこの目標について、もうバランスがとれているとみなしてください。

8. エネルギーのバランスをとるために、何かする

瞑想してください。関連したメタファーを考えてください。筋肉バランス調整をしてください。散歩してください。愛する人と話し合ってください。ヒーラー、セラピスト、医師などに診てもらってください。

9. 変化を認めて、強化する

時間を取って、あなたの経験を言葉にしてください。（身体的、感情的、そして、精神的に）あなたが、どのように考えて感じているか、プラスの変

化を言葉にしてください。再度10段階で数値化することによって、あなたが言ったことを明確にして下さい。

目標宣言を再テストして、魂全体でエネルギーバランスが整っていることを確認してください。相手のプラスの観察を聞いて、自分がプラスな変化を起こしたという経験を強化します。そして、あなたにとっては真実であるそれらの観察が本当のことだと確信してください。

10. 目標を再確認する

目標のどの部分が、目標設定とエネルギーバランス調整プロセスを経て変わりましたか？

設定してください。あなたの目標を再確認して、魂を再確認して、エネルギーのバランスをとるために何かする、次回の予定を書きとめてください。

日々、簡単なバランス調整を習慣にすることをお勧めします。

習慣にするには、毎日同じ時間に行うのが理想です。重要な問題が持ち上がった時や、何か大切なことをする時、病気や憂鬱、ぶり返しや、一般的な無気力で気分が「落ち込んでいる」時は必ず、突っ込んだ目標設定とバランス調整をしてください。

健康志向の目標設定をする
10段階：詳しい解説

1.お互いに理解し合う

責任者は、誰ですか？
権威者は、誰ですか？

目標設定は、セラピーにおいて参加する全員の期待をはっきりさせることに役立ちます。あなたやあなたが助けている人の思い込みは、不正確か矛盾しているかもしれません。自分自身、友人、生徒、クライアント、患者にとって何が最も重要か、あなたはわかっていますか？もしかするとあなたが働きかけている人は、あなたが自動的に「どこが悪いか」そしてどうやったら一番うまく「治せる」と分かっている、と思い込んでいるかもしれません。または、彼らは一番うまくいく治し方に先入観があって、あなたがそれに同意していると思い込んでいるかもしれません。「言うまでもないだろう」と。忘れないでください。あなたがどのように感じるか、何を考えるか、何を信じているかはあなただけが正確にわかっています。

　あなたが、何をするよう求められているか、決めることが重要な最初のステップです。あなたがホリスティックな施術家の役割を果たしているならば、クライアントのためのあなたの目標は、何ですか？別の人（専門家、あるいは家族の一員、知人あるいは友人）に助けてもらっているならば、あなたの人生で結果はどうであってほしいですか？今はしていないことで、何ができることになるでしょうか？あなたは、何を達成したいですか？目標を言葉で詳しく語って、徹底的に話し合うことは多くの場合役に立ちます。しかし、目標を分かち合うことなく、内側でそれについて考えて、その目標についてエネルギーバランス調整をするのも、大きな恩恵があります。あなたが

手助けしている人は、「小さな」目標に向けて努力してもよいし、もし口に出して言うことが居心地よくないか、または、単に目標を胸にしまっておきたいならば、言葉にして目標を宣言しなくてもよいと知ることは、とても安心するでしょう。人の話を「聞く」には、黙っていたいという、その人の望みを尊重することが必要な場合があります。その一方で、目標設定のための対話プロセスは、潜在的な人生の変化に向けて個人の展望を開くことが多いのです。自分が本当に情熱的になれる、人生の目標とつながる時、その目標は、望みが叶い人生が変化するという、喜びと希望の感覚をもたらすことがよくあります。そして、その目標は、多くの場合、実現と変化への喜びや希望の感覚がうみだされ、魂全体を受容する創造する癒しのエネルギーでみたします。

2.問題を推定して、目標を設定する

あなたは、何を改善したいと思っていますか？
心の声に耳を澄ましてください。

目標は、一時的な望みや簡単に達成できるものでもよいし、エネルギーの全てと生涯を賭けるものでもよいのです。あなたは、どんな行為、活動、問題や症状（感情的、実際的、身体的に）を改善したいですか？肉体的な痛みや姿勢、抑制と動きの制約は、私たちが何をしたいか、あるいは、したくないのかについて何かを物語ることがあります。だから、人生の目標は一時的な、実際的な目標から生まれ出る場合があります。あるいは、私たちが無視しようとしている身体兆候によって、妨げられるか困難になっている長期目標があるかもしれません。もし、時間をとって私たち自身の心の声に耳を傾けるならば、兆候が表すメッセージは、痛みからの解放だけでなく、私たちが本当は何を望んでいるかについて素晴らしい洞察をもたらすことがよくあります。

目標設定が何かをすることを止めるか、痛みを和らげることならば、目標を肯定的に作り直すことができるかみて下さい。単に「腰痛が軽くなる」と言わないで、「腰痛があることで、できなくなっていることで、本当はしたい事」を自分自身に尋ねてください。もしかすると、腰痛なしで義母の家に車を運転していって義母をハグしたいのかもしれませんね。そうすれば、腰痛に関係している問題がいくつも出てくるかもしれません。車の座席とあなたの関係はうまくいっていますか?(十分ゆとりがありますか?自分の車が大丈夫だと感じていますか?それとも、新しい車を買った方がいいと感じますか?)あなたと義母の関係はどうですか?

目標設定は「何がうまくいっていないか」を掘り出すより、はるかに癒しが進みます。目標設定を治癒のプロセスに加えると非常に効果的です。彼らに人生の意味について、そして何が自分の人生に意味を与えるだろうと、よく考えることを望みます。経絡エネルギーのバランス調整をすることによって、魂をその自然の法則を通して魂を動かす時、魂に誠実な選択を行うプロセスがよりクリアになります。

自分に「~べき」を課さないでください。

あなたにとって適切で、あなた自身のものである(押しつけでなく義務でない)目標を設定してください。ふさわしいリスクの程度を確立してください。(簡単すぎるか取るに足らないものではなく、そしてあなたにとってストレスでしかない目標ではなく、さもなければ完全に夢想的なものでもなく、ふさわしい程度で)

いつでもやめられます。

快適さの程度が変わるか、涙が出そうだと思ったならいつでもやめられますし、目標があっ

てもなくても、バランス調整をしてよいのです。また、バランス調整のどこかで感情や対話が不快になりすぎたら、立ち止まって、感情ストレスの解放(ESR)のテクニックでするように前頭隆起をふれることができます。両者の快適さの程度によりますが、あなたにとってふさわしいと感じるならば、涙を流しながら働きかけつづけてもよいし、または「焼きたてのパン」について考えたり、「安全な場所」に行ったり、現在あなたを苦しめていることについて考えるのを止めたりして、晴れやかになることもできます。

望まないことをくよくよ考えることより大切なのは、あなたが情熱的になれて、純粋に心から望む目標について考えることです。魂全体をプラスの目標に向けてください。結局のところ、あなたの望んでいる結果の方が不満より重要です。苦痛から解放されたら、どんな気分になりたいですか?具体的にどんな運動がもっとうまくなることができますか?何をすれば本当に、喜びや十分に生きているという感覚を感じられますか?

夢想主義に注意してください。

あなたは、一瞬にして変容し癒されるかもしれませんが、物事が変わる自然なプロセスは、ゆっくり少しずつであることが多いということを認めてください。目標設定は変化の「方向づけ」に集中するのに役立ちます。しかし、所定の問題に完全には立ち向かえないか、一度の目標設定とエネルギーバランス調整のセッションでは、あなたの気がかりな問題をすべて扱えないかもしれません。小さな部分を扱うことで小さな一歩を踏むことで、十分です。一つの側面を扱うことで、全体によい影響をもたらすでしょう!

目標が、誰か他の人を変えることなのか、あるいは自分自身を変えることになのかを、自問す

る必要があるかもしれません。誰か他の人を変えようとしていると認めるだけで、多大なる解放につながることがよくあります。というのも、あなたが実際に変える力をもっているもの、つまりあなた自身の態度、姿勢、そして行動に集中するからです。

目標が混乱を引き起こす場合

あなたは、目標について葛藤を感じるかもしれません。あなたの一部は、目標を本当に望むかもしれませんが、あなたの他の一部は、目標について行きたくないかもしれません。目標についてバランス調整するのは、目標に関わる犠牲を受け入れるのに役立つかもしれません。または、その目標はあなたが本当に望んでいるものではないと気づくことに役立つかもしれません。

目標が「あいまい」か、プラスの目標に対する情熱が「はっきりしない」時は、魂とその人の実生活がどこかつながっていないのかもしれません。あなたは頭では、目標がどのようになるかわかっているかもしれませんが、あなたは、その目標を本当には、自分のものにしていないので、本当には生きてはいないし、あなた自身の目標に元気づけられてもいないのです。この場合、過去に戻って、どうしてあなた独自の道を歩み始めたか見いだしたり、または、目標があなたを元気づけていないと最初に気づいた時を考えることが役に立つかもしれません。

問題のための釣り上げ

私が誰かの目標設定を手伝っていて、その人が、目標を何にしたら良いか全然見当がつかないようならば、私は筋反射テストを使って、目標にふさわしい一般的な領域を見つけることがあります。その人に家族、お金、セックス、職業、家、仕事、キャリアなどのような一般的なカテゴリーに関連した色々な言葉を言ってもらいます。ある言葉を言って、筋肉が抑制され(ダウン)れば、言葉に関連した心に浮かぶことを考えてください。問題は、言葉そのものの論理的な意味はなく、あなたが個人的に連想するものかもしれません。さて、今はもう、問題を思いついたので、問題に関連した目標を形作ってください。

自己発見と自己責任のモデルでは、指標筋が変わる原因になるある言葉や、あるカテゴリーが必ずしも何かを意味するというわけではありません。これが自分にとって何を意味するのか、考えを巡らせるのはその人です。一般的なカテゴリーでは、ふさわしい目標に導くのに手掛かりとして十分になっていないならば、もっと個々に調べることができます。もしかして「仕事」が、指標筋の抑制を引き起こし、仕事に関連しては何も特定のものが心に浮かばないかもしれません。同僚の名前や、仕事の状況に関する感情や、特定の業務やプロジェクトなどを言ってみてもいいでしょう。ふつう、特定の側面にふれるとひらめきます。さて、働きかけたい問題を確認した今、この状況に向けて個人のプラスな目標を作ってください。

3.問診する

お互い知り合う

ちょっと時間を取って相手と知り合いになり、信頼関係を築いてください。その人の人生や経歴全体の背景で、相手を魂全体だと認めてください。「患者」、病人あるいは体(何かあなたが働きかける対象物)ではなく、その人に「親愛なるあなた」、つまりその人自身の人生で中心となる権威者としての役割を与えてください。

例

ある重役、彼をハンクと呼ぶことにしましょう。彼が坐骨のひどい問題を抱えて私のところにやってきました。坐骨は快癒したのですが、しつこい腰痛が続きました。私たちは、指標筋で問題の周辺をつり上げようと決めました。そして、ある従業員が浮かび上がりました。彼はこの理由が少しもわかりませんでしたが、私たちは、その従業員に起こっていることは何であれバランス調整を進めました。

次にハンクが訪れてきた時、腰痛はきれいさっぱりなくなっていました。その従業員はハンクを煩わせたくない個人的な問題を抱えていました。しかし、ハンクがその従業員に尋ねると、ただちにその問題は解決することができました。なぜならば彼は似たような経験をしたことがあったからです。私はそれが何故、ハンクの腰が痛かった理由かどうか、わかりません。しかし、バランス調整をして従業員を助けた後に、ハンクは元気になりました。そして、それが重要なことなのです。

あなたが、その相手と一緒に働きかけることが初めてならば、または、特定の課題、成果、パフォーマンス、問題、兆候などに取り組むことが初めてならば、経歴をいくばくか知っているということは役に立つでしょう。これは詳細な臨床の治療歴のこともあるし、身の上の基本的な情報をちらっと概観したものでも、問題となっている目標の基本的背景のこともあります。(ホリスティックに、タッチフォーヘルスという背景で経歴を知ることについての詳細は、「痛みのコントロール」、376ページを参照)キャリア、健康問題、探求の始まりに戻って考えると(そしてその時あなたの人生で他に何が起こっていたか考えると)、何を本当に望んでいるか、何があなたの障害になっているかの手掛かりになり、そしてあなたの目的を今の人生に再統合することがよくあります。

4. 目標を拡張し、見直す

あなたの人生で意味のある目標に従いなさい。あなたが目標にたどりついたら、その目標はどのように役立つでしょう?その目標は、どんな変化、どんな成果、どんな結果をうみだすでしょう?ちょっと時間を取って、可能性がある、または予期できる否定的な結果を認めてください。そして、別の結果を考えることは、正体がわからない恐怖に関連する多大なストレスを緩和することがよくあります。このような恐怖は部分的には、役立つ結果と成功に伴う責任に関係があるかもしれません。望む結果のあらゆる側面を思い描いてからエネルギーバランス調整をすることは、あなたが課題についてどう感じるか、そしてどう機能するかということを、本当に変容させます。

目標が特定の兆候を和らげることに関係するならば、あなたは人生におけるこれらの兆候の意味を知りたいかもしれません。兆候はどんな目的に役立っていますか?特定の恩恵や代償を受け続けるために、このような兆候が必要ですか?似ているか、大きな恩恵を受けるもっと満足のいく方法がありますか?私たちは、兆候が起こると、そこにどんなメッセージがあるだろうかと考えてみもせずに兆候をなくしたがることがよくあります。兆候がなくなれば、あなたの人生にどんな違いがおこるでしょうか?したいことができない(または、したくないことをしなければならない)ようにしている兆候は、何ですか?口に出さない、そしてもしかすると無意識の動機や目標が見つかることがあります。私たちは、論理的あるいは知的にしたいことやしたくないことを考えますが、目標が成就できないパターンにはまっているようなことがあります。心に忠実な目標についてバランス調整されると、劇的な変化が起こるか、新しい道が見えてくることがよくあります。

5. 健康な自分を思い出す

もう一度味わいたいと思っていることと同じ感情、経験をした時のことを考えてください。そのような時を思い出せないなら、想像力を働かせて、

その感情や経験がどんなものか、できるだけ鮮明に感じてください。

「いい気分」を思い出してください。

実際にあなたの感情を経験して、経験の中で、今ここにいることにエネルギーのいくばくかを捧げてください。忘れずに気分がよい選択をしてください。でなければ「健康な自分」に滋養を与える選択をしてください。（単に感情を無視して力で押し通すことをしないで）

気分がいいのはどんな「感じだったか」思い出してください。

最も気分がよかったのは、いつですか？一番生き生きとして調和していると感じた時はいつですか？そのような時を思いつかなければ、想像力を働かせて、それがどんな感じだっただろうか、またはどんな感じだろうか、考えてください。

よい気分になる「方法」を思い出してください。

利用できる経験がある場合、あなたは、同じ感覚を再生させるために、同じ手法をしばしば適用することができます。または、あなたは新しい

> 「夢に向かって、自信をもって
> 歩んでください。失敗なんて
> ありえないというように、
> 振る舞ってください。」
> Thoreau
> （アメリカの思想家、随筆家）

「健康な自分」をつくるために、完全に新しい方法を適用する必要があるかもしれません。しかし、ここで挙げた方法を参考にしてエネルギーのバランス調整をすれば、あなたが踏み出したい一歩を思い出すか見つけるのに役立つかもしれません。想像してください。それはどんな感じですか？想像力は、前向きなビジョンに向かってあらゆる内的資源を動員する臨床機器です。

痛み、兆候の意味を味わってください。

体の動きや感情の動きの幅、全てを経験することは、人生を十分に丸ごと生きることの一部です。もし私たちが痛みを無視するのを止めてその意味を見れば、特に、エネルギーバランス調整の状況でそうすれば、大いに解放されます。もしあなたが、いくばくか否定的な側面や結果もある役立つ経験をしていたら、同じような役立つ経験にもおそらく否定的な部分が出てくるということを認めてください。

信頼してください。

ひとたび、実際に目標を達成することができるという感覚を持ったなら、目標の達成が起こる可能性が高くなるだろう。（そして、それを知る）目標がすでに達成されたと「思っている」かのように、振る舞ってください。今やただ封印を解かれる必要があるのですけばいいのです。キリスト教においては、これはあなたの祈りが聞き届けられると思って祈るという原則です。同じことを、個人の成長と変化において、前向きに断言して宣言することのパワーにも見ることができます。

設定してください。

計画した結果を書きとめてください。どのようにして目標が達成されたと分かりますか？目標を、

数字や量で測れるステップに分けてください。あなたがステップを踏んでいると分かるために、目標にたどり着いたと、いつ確認しますか？各々のステップと最終的な達成を、どのようにお祝いしますか？

6. 数値化する

あなたは立ち上がって、バランスや姿勢感覚を感じたい、動きの幅、心地よさや柔軟性を様々な姿勢で評価したいかもしれません。これに気分、姿勢、態度、情熱などの一般的な感覚を付け加えてください。健康、目標の特定の感覚や何かの兆候の全般的な感覚を数値化で評価すると、とても役立ちます。これは単純な横の一直線で、片方の端に0が、もう片方の端に10が記されています。この一続きの目盛りで、目標や兆候がどこに位置するか評価します。縦の目盛り、棒グラフ、または割合で区切られた円グラフを使って創造力を発揮することもできます。一番役に立つ評価のやり方は、あなたの機能と感覚を主観面と客観面で測ることです。

10段階の数値化を使用することは、痛みという現象を理解する重要な方法として認められています。10段階の数値化は、様々な状況での痛みの違いに気づいて、改善を測りそれに「気づいて」いる（そして希望を持つ）ことに役立ちます。水平線から始めて、一端に「痛みがない」、そしてもう片方の端に「これまでで最悪の痛み」を表すことができます。バランス調整の前後に、その時の痛みを目盛りで記します。痛みは、数値化すればリアルになるし、ことによると、痛みに完全に気づくようになれば、耐えがたくなるかもしれません。しかしその同じ気づきが、（痛みがなくなった時に）私たちが感じる安堵感に大いに貢献するのです。

同じように、私たちが目標を評価する時、それはしばしば、心を探求して私たちが本当に情熱的になれるものを見つけ出すという辛いプロセスです。特定の課題について自分の情熱がいかに低いか余すところなく気づいて、最初は少し憂鬱かもしれません。しかし、エネルギーをバランス調整して再評価すれば、私たちが経験する改善を強化、補強します。そして課題は楽にこなせて、喜びに満ちます。

引き寄せナンバーの数値化

タッチフォーヘルスでは、エネルギーのバランス調整をする時、様々な筋肉、経絡などの間で均衡を向上させます。私たちは個人と環境、つまり宇宙との間で調和のとれたバランスを向上させます。「引き寄せナンバー」を評価するために筋反射テストを使うことができます。これは、私たちが自分の人生の背景とチューニングが合っている度合いと、周辺環境の中でバランスがとれている度合いを表します。

これは、私たちが目標を達成できるようになる人々や活動を人生に自然に引き寄せるエネルギーの状態です。これとは対照的に、人々を追い返して、人生で望むものが手に入らないエネルギーの状態になることもあります。これは、通常の目標はバランス調整に追加できるものです。だから、一旦いつもの予備テストをして目標を見つけて、主観的な10段階の数値化（0-10）で評価したら、以下の手順に従ってください。

引き寄せナンバーのテスト

望む目標について、言い切る形で四つ宣言をしている間、指標筋をテストしてください:

1. 最初に、肯定形の現在時制で目標を述べてください。それから、以下のようにして、目標をわずかに言い直してください:
   a. 私は~するでしょう。
   b. 私は~したい。
   c. 私は~を選択します。

2. 上記のうち一つか二つ以上の宣言で指標筋が抑制すれば、目標に関連して全身が受けるストレスがより詳しく分かります。

3. 宣言をしている間、指標筋をテストしてください:「___という私の目標のために、私は1から1000（1000が最高）の間で、___の引き寄せる価値を持っています。」あなたの価値（数）があなたの予想より高い限り、あなたが最大数に達するまで、つまりあなたの引き寄せる価値に達するまで、指標筋は強いままです。

最初に予想した数が指標筋の変化を引き起こす（ダウンする）ならば、指標筋がカチッと止まる数を見つけるまで、数字を減らし続けてください。全般的な範囲を確定するために「500-600」のように数字に幅をもたせてください。ぴったりの数（例えば547）を見つけるまで、範囲を狭め続けてください。バランス調整を行う前に数を書きとめて、バランス調整した後に必ず再テストするようにしてください。

7. 棘上筋をテストする

棘上筋にストレスがあると、働きかけると、おそらくは恩恵がある何かを示します。棘上筋がストレスを示さないならば、考えを宣言するという方法では、あなたはその時その目標についておそらくバランスがとれています。私の経験では、最初に始める任脈にストレスがないならば、他の経絡にはあまりアンバランスがありません。また、あなたがオーバー（過剰）エネルギーを調べ

るつもりがないならば、任脈に関連したストレスを見つけて解放することで、過剰な、あるいは「使用済みの」エネルギーを体から出して、新しいエネルギーが呼吸と共に入って来られるようになります。これで、エネルギーを必要なところに動かすだけでよいことになります。

目標を再度宣言するか、目標のもう一つの望ましい結果を想像すると、目標に関連したアンバランスが多いです。

別の角度や見方

私たちはみな、適応して切り抜けるように、ちゃんと訓練されているので、特に言葉で「自分の弱点を打ち明ける」のに慣れていません。当然のことながら、自分がすでにバランスがとれている目標について、言葉になおす方法を、何とか見つけるのかもしれません。言い回しを、ほんのちょっと変えると、全体がガラリと変わるかもしれません。または、私たちは、自分が宣言したことに関して、アンバランスを明かす「準備ができて」いないだけなのかもしれません。目標宣言があってもなくても、そして指標筋が変化してもしなくても、先に進んでバランス調整をしても大丈夫です。

8. エネルギーのバランスをとるために何かする

瞑想、熟考、筋肉のバランス調整、散歩、愛する人、治療家、セラピスト、医師と対話することは、あなたが魂のあらゆる側面を統合して、エネルギーのバランスをとる方法です。

この目標設定プロセスを、エネルギーのバランス調整やセラピーの手法と共に使うことができます。タッチフォーヘルスでは、目標設定の精神的、感情的プロセスを、筋反射テスト、タッチ

反射ポイントと五行メタファーの熟考という姿勢、筋肉、神経学、エネルギーへの働きかけと統合します。目標を使って筋反射テストで魂のあらゆる「部分」を取り組むことによって、評価した時抑制されている筋肉があれば、私たちは何が自分のエネルギーを妨げていると思うか、尋ねることができます。どんな機能が、その経絡に制御されているか、そして、どんな感情がその経絡と関係しているか示すことができます。そうして気づきを思い出し、感情が呼び覚まされるなら、癒しが起こりやすくなるでしょう。なぜなら私たちが、その過程に人全体で関わっているからです。

抑制されている、筋肉や経絡や行に対応するメタファーについて考えて、そして、これらの考えをあなたの目標に関連づけると、ストレスの解放だけでなく、驚くべき洞察をもたらし、これらの問題にまつわるエネルギーのバランスがとれることがよくあります。

9. 変化を認めて、強化する

いくらか時間をかけて、あなたの経験を言葉にしてください。プロセスと経験を確認することは、それをより効果的で長続きするようにします。あなたが（身体的に、感情的に、知的に、そして精神的に）どのように考えていて、感じている、プラスの変化を言葉にしてください。数字によって量を定めることによって、あなたの言葉を明確にしてください。バランス調整の前に調べたことは何でも、再度調べてください：評価、0-10の数値化、目標宣言に関連した筋反射テストなど。必ず、目標宣言を再テストして、魂全体にあなたのエネルギーバランスを確認するようにしてください。

あなたのパートナーのプラスの観察を聞くことで、プラスの変化についての経験を強化して、あなたにとって真実であるそれらの観察を確か

なものにしてください。特にバランス調整の終わりには、プラスの観察だけに集中してください。私たちは、「前ほどは曲がっていません。」や、「あまり曲がっていません。」ではなく、「肩は前より水平です。」と言います。私たちは新しい、不慣れな姿勢を経験しているかもしれないので、その姿勢を強化したいものです。そして、うっかりしていると逆戻りする習慣的な姿勢を思い出さないようにしたいものです。

魂のエネルギーバランスがどう変化したか、精神的・肉体的両方の気づきを強化するためには、手で押す筋反射テストの生体フィードバックの仕組みがとても効果的です。エネルギーバランス調整という介入が「弱い」筋肉の促進の結果になるという事実は、ポジティブな再強化が強力であるということです。この再強化を言葉で表現して、10段階の数値化で、もう一度評価することによって量を定めることは、役に立ちます。体の治癒システムが調整されて統合されます。過去にいたところと、現在いるところの間、そして現在いるところと未来にいたいところの間で比較を行うことによって、魂全体の癒し、健康と幸福の創造システムに価値ある情報を提供して、あなたが望む人生の経験を作り出すのに役立ちます。

10. 目標を再確認する

これは、自分がどれほど遠くまで来たか、そして目標設定とエネルギーバランス調整のプロセスを経て、目標の一部が変容してきたことをあなたが知るのに、役立つでしょう。

目標を再確認して、魂を再確認して、エネルギーのバランスをとるために、次回の予定を決めて、記録してください。

タッチフォーヘルスの
メタファーについて

目標に関連した感情を見つけることや、表現力豊かな声を出したり、ESR（感情ストレス解放）を色の視覚化と結びつけることとによってエネルギーバランス調整をすることまで、標準的なタッチフォーヘルスの手順は、私たちに、中国の五行メタファーの強力なシンボルにつながる様々な選択肢を提供します。臓器の機能と筋肉の動きのメタファーを合わせて、バランス調整のセッションにダイナミックに取り込めるイメージが様々に111種類あります。

タッチフォーヘルスは、古代中国の生命エネルギーの概念（鍼灸と東洋医学の基礎）を西洋のキネシオロジー（筋反射テストを通しての生体反応）、西洋のタッチ反射ポイント（神経リンパ、神経血管、脊椎反射など）と結びつけます。創造的な対話のプロセス（筋肉の機能と動きについて比喩を考えること、ならびに、役立つ目標設定と中国五行の象徴的なメタファーの熟考、14の主要経絡を使用して）を統合すると、ホリスティックに明確になり、肉体的、構造的、知的、感情的、そして感覚的、健康と幸福に関連する側面でバランスをとることができます。

対話プロセスでは、物語の側面と感覚や連想の側面を統合することによって、記憶と現在の理解力と未来の展望において、抽象的な言語に基づく知覚と、五感を通じて経験する人生の「ゲシュタルト的」な感覚の間にあるギャップに橋を架けます。私たちは、感情が実は魅力的な意識の合体なのだとわかっています。生理的機能の気づきと、刺激に対する無意識の身体反応の気づきと（自動的な生き残り反応である無意識の身体反応は、私たちが感情として経験する無数の微妙な感覚への前兆としてとらえます）そして、私たちの経験の意識的な解釈の気づきが連鎖しているのです。それゆえに、感情に気づいていることは、実は、神経学的、エネルギ一的に、非常に複雑な構造体を評価していることになります。

五行メタファー、臓器の機能のメタファーと、テストの動作や筋肉の機能に由来するメタファーは、私たちの経験、感情、アンバランスと目標の意味を探求するために、豊かな材料を提供します。メタファーを使うことは、目標の考えられうる多くの側面と、関連するアンバランスを言葉で表現するか、少なくともそれらについて考えるのに役立ちます。筋反射テストによって示されたアンバランスに関係するメタファーについて考える時、「あっ！わかった！」という洞察の瞬間が訪れることがよくあります。これは、祈りや瞑想において達成するような、非常に超越的で突然の、奇跡的なサトリの瞬間かもしれません。または、私たちが探求の目的を求めて問題や人生をかけての仕事に対処しながら、小さな日常の洞察を通じて、一歩一歩成長する過程かもしれません。

メタファーを考える精神的な活動は、脳と魂全体の多様な領域で並列処理を増やします。そして、私たち自身のユニークな目的のために、エネルギーのバランス調整を行う時に、生まれつき持っている資源をもっともたらします。メタファーを考えるか、それについて話すだけで、筋反射テストで示された経絡の全てでエネルギーのバランスがとれることがよくあります。しかし、メタファーについて考えることは、私たちの人生経験にありとあらゆる洞察と新しい視点をもたらします。

私たちは、「メタファー」という語を使用する時、最も広い意味で使っています。象徴的な絵や行動、比喩的あるいは文字通りの類似点、一致、推論などを示します。あなたの人生の重要な側面を鮮やかに例示するか、表しているイメージを、私たちは探しています。これは、大いに創造的な、連想の活動です。こうすることで、あなたの個人

生活の問題に、特定の意識的な洞察をもたらすために役立つかもしれません。または、単に「活力が流れ出すようにする」のに役立つかもしれません。

経絡または、筋肉のアンバランスに対応するメタファーは、あなたの特定の目標に当てはまらないかもしれません。メタファーは、おそらく意味をもつものとして示されますが、特定の瞬間に特定の人に必ずしも当てはまるというわけではありません。メタファーが自分にとって意味をなすかどうか、自分の人生で意味を持つのに役立つかどうか決めるのは、あなたです。

メタファーのどれが、今のあなたの人生に合っているか、過去の何かの出来事に関連しているだろうか、将来の方向性を象徴しているか、どうか見てください。基本的なメタファーから始めて、それが「ピンとくる」かどうか見てください。提案されたメタファーがあなたに合うなら、とても素晴らしいことです。別の考えが胸に飛び込んでくるならば、それが重要かもしれないと考えてください。メタファーが合わない、何も思い浮かばないならば、そのまま先へ進んでもいいでしょう。もしかすると、メタファーについて考えている時、感じる特定の感情があるかもしれません。それを言葉などで表現するか、または、ただそれに気づいていてください。

メタファーに対して自分の想像力や、自由連想や結論がない言葉での反応に心を開いている時、私たちは強い感情が込み上がってくることがよくあります。これらは、日々の中で忘れ去られていたか、そらされていたか、長い間抑圧されていた感情かもしれません。感情は、重要な物理的構成要素をもちます。だから、感情を表現して解放する安心な場所を見つけられるならば、その場所は肉体的に安心だということが、よ

くあります。私たちは感情が、実は魅力的な結びつきなのだと知っています。

私たちは、人々が飢えや、性欲や、恐怖や、痛みを避けるなど、生き残りに不可欠な要素が魂の中に強固に張りめぐらされていることを覚えておく必要があります。怒り、喜び、同情、悲しみ、恐れなどの感情は、生き残りの必要性に対処するために、私たちの魂と(体と心と脳)へ動かすために、そこにあるのです。私たちの感情と感覚を否定することは、文字通り生き残りの必要性があるかもしれないし、困難な状況に対処するためなのかもしれません。しかし、感情の抑圧が習慣化するか常態化すると、魂つまりその人全体のエネルギーの流れを妨げて、私たちが自分の才能を十分に活かしきれず、人生の自分独自の使命を見つけられないことがあります。

あなたがエネルギーのバランス調整をしてメタファーについて考えている時、湧き上がる感情を経験できるようにしたいと思うかもしれませんがこのことを考慮してください。そのような時も、**権威者はバランス調整を受けている人だということ**を確認してください。もし、感情に飲み込まれそうになったら、その人はバランス調整を止めて「焼きたてのパン」やその他の中立で落ち着くイメージを考えるか、ESRをして、バランス調整を続けるか、テーマを変えるか、しばらく止めるか選ぶことができます。

五行メタファー

タッチフォーヘルスでは、5000年の歴史がある中国の五行メタファーは絵画的で象徴的なので、多くの解釈ができるとみなしています。各行のそれぞれ11種類の側面は、その言葉を人が話した時思い浮かぶ絵だと考えると、一番よく理解できます。私たちは、知識と記憶のほとんど全てを感覚のイメージとして蓄えます。そしてそれは、五感、感情、直観と、重要性または意味の感覚に関連します。あなたの人生と現在の目標の背景で意味があるイメージ、考え、感覚と感情との関係を引き出すのに、五行メタファーは用いられます。

「行」の中国語は、「相」と訳すほうがより正確かも知れません。「行」の元になる象形文字は、歩くことと、動く（行く）ことを意味しています。この文字は行動、過程と変化を示しています。このように、五行は常に動いていて、お互いにバランスを取り合っている同時進行のプロセスを意味します。これらの五つのプロセスも、様々な法則の内側で、相として絡み合います。この段階は、一年の季節や人間のライフサイクルの段階のような長い周期と関連します。また、24時間の昼夜の法則は、個々の細胞のライフサイクルのような短い周期に関連します。

中国のエネルギーシステムでは、一つ一つの原因よりもむしろ、背景とパターンを強調します。西洋では、問題を分析して一つの原因と一つの治療に還元しようとする傾向があります。私たちは、問題を一つの意味、鎮めるか対処できる名前のついた病気に還元しようとする傾向があります。中国の伝統的な治療者は兆候と症状を集めて、相互に関連する意味ある、たくさんの層が積み重なっているその人の全体像が立ち上るのを待ちます。東洋の方法は、人間中心です。人間は、肉体的、知的、精神的に現れる側面をもつ、心と体と脳の存在であるとみなされます。しかし、特定の時間の、個人的背景と目的を考えれば、決してただ一つに定まりません。

タッチフォーヘルスでエネルギーを評価している時、私たちは分析的になることができます。そして、主要なアンバランスを見つけて、ピンポイントで、バランス調整を始める最も理論的な場所を見つける場合があります。そのような時、たった一つのバランス調整反射ポイントやメタファーを使うと、その結果、すべての筋肉が促進されていることがよくあります。私たちは、一つの要となるメタファーを優先させて、エネルギーとその唯一の考えとのバランスをとることができるかもしれません。確かに、この種の効率を正確に望む時があります。しかし、一般に私たちの方法は、できるだけ多くの要因に気づくことなのです。どんな時でも、私たちは二つ以上の主要なアンバランスがあるかもしれません。通常、問題や目標が異なれば、アンバランスのパターンも異なります。情報の層は、人生全体の背景の中で出来上がったその人の全体像を見せてくれます。

本書に載っているメタファーの説明と例となる質問は、五行メタファーについて私自身が考え出した独創的な解釈です。そして、いくらかは伝統的な概念に基づきますが、私自身のより西洋的な連想に基づく部分もあります。言葉や絵のメタファーに対するあなた自身の反応から、そして何が「やって来るか」または「頭にポンと浮かぶか」をよく考える方が、私や伝統に従って「正しい」解釈を強いるより、おそらく恩恵を得るでしょう。私の考えの多くは、伝統中医学の観点ではかなり「間違っている」かもしれません。そして、これらの文化的な意味をよく知っている人は単に、私の間違いを無視してもいいでしょう。しか

し、象徴があなたの何を引き出すか、そして、象徴があなた自身について何を語りかけるかを最初に見るのを、私はお薦めします。メタファーからどのように意味を引き出すかという一つの例として、私の説明と質問を参考にしてください。最終的には、「正しい」解釈を指定する権威としてよりは、自分の洞察を深める資料として伝統的な原典を当たって独自の研究をしてもよいでしょう。

タッチフォーヘルスでは、五行の各々と関連した伝統的な10のメタファーを使います。私は認知的、哲学的発展段階の研究から、11番目のメタファーサイクルを付け加えました。そしてそれを、「信念/世界観のメタファー」と呼びます。人間の、信条と世界観の発達の相は、精神的あるいは、哲学的概念の段階を通じての発達だけではなく、思考（認知的発達）の特定の様式のための、知的能力の直線的な形に対応しています。しかし私は、各個人は生涯にわたって、そして様々な目標や問題に関して、これらの視点を通して循環する場合があるとも思っています。

信念/世界観のメタファー

私たち一人一人は、現実の様々なモデルを使って自分の経験を意味づけし、決定し、パフォーマンスを向上させて自己ベストを向上させます。たとえ私たちがこれらの信条を意識していなかったとしても、これらのモデルはそれぞれ、私たちが真実であると思っている特定の想定と考えを伴っています。私たちは自分の信念を自分自身の世界観が信念だと仮定のもとでは認めないかもしれません。単にそれを「現実」と呼びたいかもしれません。「人生そんなもんさ」と言うかもしれません。信念/世界観という用語を使う時、その言葉は、私たちが能動的に個人の現実、つまり信条の組合せを築くプロセスを定義します。その信条があるから、私たちそれぞれは、人生の経験に意味をもち、意識的な決定ができるのです。

> 信念は、私たちの人生の旅に
> おける活発な要素です。

私たちの信条は、人生経験と世界の動き方、つまり、何が本当に現実で、何が可能か決めることについてのホリスティックで、大抵は無意識的で明確でない概念で作られています。私にとって信念は、意識的な努力をしようという歩みにおける活発で精神的な要素です。この努力は、人生の最も真実で、深く強力な意味を発見し気づこうという努力、そしてこれらの真実と調和するように信条、行動、あり方を成長させようという努力です。これは、神または、イエスへの祈りと同様に、個人的な関係の形をとることもあります。私たちの信念/世界観は、人生の経験と認識、

優先順位と情熱を形づくる基本的な力です。それは生涯を通して段階的に進歩することもありますが、また、絶えず移り変わり、進化して、様々な段階を通して循環しています。信条と信念は、人生の問題や側面によって段階が異なるかもしれません。5000年間使われてきたメタファーの一つに決めつけない開かれた体系を考えることによって、私たちは全般的に、そして、特定の人生問題と目標に関して、自分の信条への洞察と気づきを得ることができます。

経絡と臓器の機能メタファー

大部分の経絡には、生理学上の臓器と同じ名前があります。（そして私たちは実際、特定の臓器からそれぞれの経絡を連想します）しかし、経絡はその人全体とあらゆる細胞において、エネルギーの流れと臓器の機能を含みます。三焦経のようにいくつかの経絡は、全体的な機能と、様々な器官系の相互関係に関連します。筋肉参照コーナーでは、主に臓器の機能について、西洋の生理学上の概念を詳述して、ほんの少し中国の経絡の概念を洞察しています。この情報は、肉体的な条件に基づき臓器を診断するための情報源としてというよりは、意味あるメタファーのための根拠になりうるものとして提供しています。

臓器の機能についての中国の概念は、実際の身体的な臓器がもつ機能についての、これまでの西洋医学の概念とかなり異なる点に留意する必要があります。伝統的な中国の哲学において、臓器はメタファー、つまり象徴的に機能が表れたものとみなされます。身体的な臓器の機能を作り出しているのは、その機能を必要とする身体構造ではなく、臓器の機能だと言われています。身体的な臓器は、臓器機能の現象または表現で、

解剖学で言う解剖を通して完全に理解できる機械的な構造ではありません。実際のメカニズムは決して完全には理解できませんが、臓器の機能のメタファーが持つホリスティックな概念を通して認識することができます。

タッチフォーヘルスでは、あいまいで主観的な理解をしても安心です。というのも、私たちは「安全な」エネルギーバランス調整の反射ポイントだけを使うからです。そして、各個人が自分自身に気づかなければならないことや、タッチフォーヘルスが提供できることを越えて援助の必要がある時は、専門家のケアを受ける責任を取ることを強調しているからです。私たちは、病気の治療ではなく、日常の健康法や活力のホリスティックな強化としてタッチフォーヘルスを行います。私たちは、メタファーの主観的であいまいな性質から恩恵を受けます。というのも、それぞれ個人はユニークなので、人生経験に関するメタファーのユニークな解釈を必要とするからです。一定の「正しい」答えはなく、その時、その人に真実味をもつ答えだけがあります。

臓器の機能は全体的です。その機能は、その人全体で、そして、あらゆる細胞で起こります。人間の各々の細胞には五行のすべての機能があります。特定の臓器の肉体的な機能不全は、魂全体での臓器の機能のエネルギーアンバランスと一致しないかもしれません。同様に、臓器機能のエネルギーアンバランスは、身体的な臓器に反映されないかもしれません。このことは、

臓器のメタファーは、人生経験における機能の象徴です

足に不調や怪我があって、肝経の機能でのエネルギーにアンバランスがあるという結果が出ることもあることを意味します。これは、足の怪我が肝臓に直接損傷を引き起こしたことを示しません。そうではなくてむしろ、足の細胞が微細なエネルギーの滞りを伝えていて、それは反射ポイントや肝経の機能のメタファーを使うことで緩和するかもしれないということを示しています。

　長年にわたってタッチフォーヘルスを使用し、開発してきた私たちの経験で分かるのは、ある臓器の深刻な病状でさえ、関連する筋肉の抑制や関連する経絡のオーバー（過剰）エネルギーを示さないということです。その身体的な臓器を作っている細胞には、他の経絡エネルギーアンバランスがあります。それが治癒するエネルギーの流れを妨げて、臓器に病状を引き起こすようにするのです。そしてより重要なことは、個別の臓器の問題は、実際の臓器に特化した不調や病気というよりは、ほとんど常に全身のアンバランスのために起こっているということです。タッチフォーヘルスを使う時には、名前がついた病気、病状や怪我に直接働きかけるよりは、その人が個人の目標を選び、得るのを助けることに関心があります。あなたは病状を消さなくても目標を達成できるかもしれません。または、エネルギーのバランス調整を受けると、そのことで内部の治癒システムが機能して、病状が解消するかもしれません。個別の肉体的な臓器に関してではなく、関連する機能に関して、あなたの人生で何が起こっているかの象徴として、臓器メタファーを考えてください。

　臓器の診断された病気や、何かその種のことに気づいているならば、診断と治療の生医学モデルの中で働く資格を与えられた専門家に必ず意見を聞くようにしてください。あなたは、病気があなたの人生で意味するもの、または科学的な事実が比喩的な言葉で象徴するものを熟考することによって、治療を補うためにタッチフォーヘルスを使うことができます。心臓発作や、肝疾患または喉の痛みでさえ、肉体的な意味以上のものを持ちます。私たちは、診断された症状についての知識が私たちの人生の状況で感情的、精神的、そして象徴的に、どのように響くかについて考えるために、関連するストレスを軽減するために、そして免疫系が最適に機能するようにエネルギーのバランスをとるために、タッチフォーヘルスを使うことができます。タッチフォーヘルスの背景では、これらのメタファーは身体的な臓器の臨床状態を反映すると文字通りに受け取られるわけではありません。むしろ、私たちは、臓器に結びつく意味を考察して、そのような意味が私たちの人生経験の側面をどのように反映するだろうかと吟味します。

　臓器に関連した個人的あるいは文化的なメタファーを考慮する方が生産的であることが多いのです。心臓は、とてもたくさんのもの、つまり魂、愛、感情、情熱などの象徴になります。あなた自身の文化によって、臓器が持つ慣用的な意味は異なります。いくらかの文化においては、胃は、私たちが心臓に関連付けている意味の多くをもちます。もう一度言いますが、それが、私たちが挙げた例で言っていることを「意味する」あるいは、中国の体系でどう示されているかと思い込むよりは、あなたが臓器や経絡に関連付けている個人的な意味について、そして、それがあなたの人生と目標の背景で何を意味するか考えることが、おそらくもっとも生産的でしょう。

筋肉メタファー

筋肉は孤立して使われません。筋肉が収縮するごとにいくつかの筋肉が弛緩するか、抑制されなければなりません。いくつかの筋肉は起始部を固定しなければなりません。そして、他の筋肉は、望む特定の方向に滑らかな動きができるように、活動的にもならなければなりません。

タッチフォーヘルスの筋反射テストは、他の筋肉をあまり活発でない状態にすることで特定の筋肉を部分的に孤立させるような、一般的な位置を利用します。テストが実行される間、筋肉が収縮していると感じるならば、最高の結果を得ます。あなたが可動域を動かす時、特定の筋肉に気づこうとしてください。一旦、可動域に意識的な運動感覚をもてば、その時思い浮かぶ思考や感情に気づくようにしてみてください。この動きが、どんな動作を暗示するかについて考えてください。その文字通りの動作は、あなたの人生や目標と一致しますか？筋肉機能やテストの動きの幅によって示される動作や身振りは、あなたの人生で何を象徴するでしょうか？

動きと、それがあなたに示すものについて考えてください。その次に、いくらかのインスピレーションの素材となるものが必要ならば、筋肉の機能コーナーの説明をみて、例示されている質問があなたにとって何を意味するかどうか見てください。何か「頭にポンと浮かびますか？」たとえそれが、自由連想、直感、微細な内部のコミュニケーションなしに、筋肉の動きに何も直接的、文字通りの関連がなかったとしても、あなたはそれをよくよく考えられるかもしれません。

筋肉メタファーは、エネルギーバランス調整の間に使われます。そしてバランス調整の結果を話し合う時の参考にもなるでしょう。バランス調整をした後に、私たちの焦点はメタファー自体よりも、個々の人のための特定の意味に移ります。このことで、あなたは自分の物語を話し、情熱がどこにあるか、どこが傷つき打撃を受けて否定されたか、発見できます。

効果的にメタファーを使えるようになるには、聞くことや、その他のコミュニケーションのスキルが必要です。これは、対人間のコミュニケーションでもあるし、自己への気づきのコミュニケーションのこともあります。

手助を求めている人は、多くの場合メタファーに関連して意識的な洞察をすることがありますが、同時にボディーランゲージ、声の調子などを通して本人も気づいていないかもしれない物事を明らかにするでしょう。手助け役を務めている人には、その個人が知覚していないか、自分に目をつぶっている、否定している反応を観察するという重要な役割がありますが、しかし、私たちは自己責任モデルを維持します。手助けする人は、自分の観察を可能性として提供するだけです。（自分の姿勢やボディーランゲージや感情に対する）自分自身の意味を決めるのは、その人次第です。

手助けする人は、気を配るよう努めます。個人のユニークで主観的な経験は、逸話や意味のある物語、その人が送っている人生を特別でユニークなものにします。それぞれのメタファーについて、その人が、感情、問題またはメタファーによって心に浮かぶ物語に関して、主観的なバランスを評価するようにしてもよいです。私たちは、タッチフォーヘルスを使って、その人が自分のアンバランスに気づくように、よりバランスが保たれて、完全に機能する能力をもつように、つまり使命を成就し、才能を生かし、運命を見出すように助けます。

その人全体の話を聞く時、私たちは事実だけでなく、感情、不一致や葛藤、情熱の問題やアンバランスになっている領域を聞こうとしています。私たちの根本的な努力は、その人がその瞬間に、ただありのままで存在し、全世界にとって大切な存在であるとして尊重することや、この尊重を伝えることであるならば、私たちはこのバランス調整における成功をほとんど保証されたようなものです。

それぞれの人は、飛びぬけて優れた価値を持ちます。というのも、大きな力がその人を通じて働いているからです。自己への気づきと、エネルギーバランス調整において私たちが努力するのは、私たちもその一部である、この大いなる力と調和に至ることなのです。私たちはこれを、私たちに生命を与えてすべての創造とつなぐ宇宙エネルギー、気、プラーナ、精霊、ルハーハ（ヘブライ語で神の息吹）、生まれながらの知性と呼ぶことがあります。私にとって、イエス・キリストは、人間の形をとったそのようなエネルギーの化身です。イエスは、たとえ話や象徴的な物語をしばしば話しました。私たちがそのような話を解釈する時、ニーズによって様々な解釈ができます。私たちの内側にもある同じ源から来たものとして、自分自身の象徴的な物語を尊重しましょう。その物語をよく考えることを通じて、人生の方向性と意味を見出すかもしれません。

あなたの人生における
メタファーを理解すること

最初に、あなた自身の内側でメタファーとの関連を探してください。これを、伝統的な中国のシンボルの解釈と結びつけて、それがどんな反応をあなたから引き出すか、そして、その意味がどんな形であれ「合う」かどうか見てください。最終的に、あなたの人生をメタファーの「一定の」そして「正しい」意味に合わせるように強いるよりは、あなた自身の理解を豊かにする目的で、メタファーの研究をさらに進めてもよいでしょう。

考慮すべきメタファーの質問

- それは、ピンときますか？

- この状況でそれには何か意味がありますか？

- あなたは、何かを考えさせられますか？

- 何か思い浮かびますか？

- あなたにとって、それは何だと思いますか？

- それは何の象徴でしょう、つまり何を象徴しているメタファーでしょうか？

メタファーを使った使用例目標設定：

- **目標設定：**現在時で本当であるかのような形にまとめた象徴的な言葉を用いて、指標筋を発達させてテストしてください。その言葉は、否定的、症状、痛み、欠乏の変容と、役立つ、達成、感情、経験の知覚と気づきを表すものです。目標に関連した、五行の感情を見つけてください。（行、感情の側面、感情の方向づけなど、自己、他者、状況、ものについて、指標筋をテストしてください。）

- **感情ストレスの解放：**ストレスや問題に関連した象徴的な、五感などについて考えてください。

- **色のバランス：**行、関連した感情の側面について指標筋をテストしてください。ESRでクリアにしてください。

- **音声のバランス調整：**関連した音をたてたり、聞きつつ、14経絡をテストして、要となる行を評価してください。

- **食物テストや食物バランス調整：**食物について考えて、見て、持って、においを感じて、味わって、噛んでテストしてください。食べ物の、文字通りの潜在的感度や恩恵と同様に、ありうる象徴性、つまり個人的、文化的、季節などの象徴を考えてください。

- **一般的なメタファーバランス順次調整：**各々の筋肉や経絡や行に基づきます。

- **日輪／五行ワンポイント調整での一般的なメタファーバランス調整：**要となる筋肉や経絡や行に基づきます。

タッチフォーヘルスのメタファーで使われるバランス調整の手法

- ノーティシング、気づき、（色の）視覚化、指標筋のテスト

- ESR

- 言語化、対話や聞く、味わうや食べる、タッチ反射ポイント（脊椎反射、神経リンパ、神経血管、経絡、起始部・付着点、指圧のポイント）

メタファーを見つけて、引き出して、発展させる方法

- ノーティシング、自由連想と象徴的な思考。

- 考えて、言って、視覚化して、感じて、聞いて、味わうなどしながら指標筋をテストします。

- 所定の抑制した筋肉について、関連する筋肉や経絡や行を考えます。

- 14経絡をテストして、要となる筋肉や経絡や行のメタファーを考えます。

メタファーを使った順次バランス調整

1. いつもの予備テストをしてください。

2. 情熱を感じる、そして、可能であると思う目標を確立してください。

3. 通常の反射ポイントを用いて（つまり、両側が弱ければ脊椎反射、それから神経リンパ、神経血管、経絡など。またはお好みで回路の特定を使う）任脈と督脈をテストして調整してください。

4. 反射ポイントを使いつつ、任脈と督脈のメタファーについて語ってください。

   例えば任脈：「あなたは、どんな小さな、些細なものを手放す必要がありますか？」例えば督脈：「あなたは、どんな重荷を降ろす必要がありますか？」

5. メタファーを使用するための以下の指針を使って残りの経絡をテストして調整してください。

   a. どのタッチ反射ポイントを使用する場合でも、各々のメタファーの言葉または概念を示して、それがバランス調整を受ける人にとって、その人の人生や問題や目標の背景でどんな考えや意味を示すか見てください。

   b. おそらく意味がありそうなメタファーを提示してください。メタファーの意味を押しつけないで、ただ刺激を与えて考えが流れ出すようにするために、メタファーの伝統的な意味や、あなた自身の理解や、この背景でのあなたの解釈をはっきりさせて

   ください。それが何を意味するだろうと考えれば十分です。メタファーを使ってエネルギーを動かし筋肉のバランス調整をするには、それが何を意味するかについて「知る」必要はありません。または問題の解決を見つける必要はありません。

   c. 双方に適切な感じがするなら、メタファーの全てに関して話すことは、実り多い場合があります。しかし、すべてを話し合う必要はありません。時には、ただ一つのメタファーが「ピン！とくる」ことがあります。

   d. 今では強いことを確認するために、筋肉を再テストしてください。筋肉が抑制されたままならば、他のメタファーを考えることが、その人にとって、ピンとくるかどうか見てください。

   最後に、あなたがメタファーを使い果たしたのに筋肉がまだ弱いならば、タッチ反射ポイントを続けてください。もうアンバランスが筋反射テストで示されなくなるまで、経絡を代表している筋肉の各々でこれをしてください。（脈診のポイントを使って、オーバー（過剰）エネルギーの経絡についてメタファーを考えてください。）

6. あなたの目標を再確認して、あなたがどのように感じているかについて気づいてください。進行中の気づき、活力とバランスを強化するために、要となるメタファーを覚えておくと価値がある場合があります。

メタファーを使ったワンポイントバランス調整

1. いつもの予備テストをしてください。

2. あなたが情熱を感じて、可能だと思う目標を確立してください。

3. 通常の反射ポイントを使用して、任脈と督脈をテストして、修正してください。（すなわち、両側の筋肉が弱ければ脊椎反射、それから神経リンパ、神経血管、経絡など。あるいは、お好みで回路の特定を使う）

4. タッチ反射ポイントを使いつつ、任脈と督脈のメタファーについて語ってください。例えば任脈：「あなたは、どんな小さな些細なものを放す必要がありますか?」例えば督脈：「あなたは、どんな重荷を降ろす必要がありますか?」

5. 残りの経絡のために指標筋をテストして、五行図や日輪図の結果を記録してください。

   注：オーバー（過剰）エネルギーについて調べるならば、エネルギーについてのパターンを確立するために、募穴を使ってください。

6. 五行または日輪の法則に従ってバランス調整を始めるのに一番良い場所を評価してください。

7. 始めるのに適切な経絡が一旦特定されたら、これらの指針に従って、筋肉や経絡や行と関連したメタファーを参照してください：

   a. それぞれのメタファーの言葉または概念を提供して、その人にとって、人生と目標の背景でどんな意味を示すか見てください。

   b. 可能性がある意味をもつメタファーを示します。相手に意味を指示するというよりは、直感的な気づきが流れ出すようにするために、メタファーの伝統的な意味に対するあなたなりの理解をはっきりさせてください。

   c. 適切な感じがするならば、相手とメタファーすべてについて話してください。しかし、一つのメタファーだけで十分かもしれないので、そうしなければならない、というわけではありません。

   d. 今では強いことを確認するために、筋肉を再テストしてください。筋肉が抑制されたままならば、他のメタファーを考えることがその人にピンとくるかどうか見てください。

   最後に、あなたがメタファーを使い果たしても、筋肉がまだ弱いならば、タッチ反射ポイントを続けてください。

8. 調整の後、今では促進されていることを確認するために、すべてのアンダー（不足）エネルギーの筋肉を再テストしてください。抑制されたままの（ダウンする）筋肉があれば、いつもの方法で調整してください。

   注：オーバー（過剰）エネルギーを調べた場合、すべての募穴を再確認してください。今ではすべてクリアなはずです。残っているオーバー（過剰）エネルギーには鎮静化のための指圧のポイントを使ってください。

9. 目標と、どう感じているかを再確認してください。進行中の気づき、活力とバランスを強化するためにメタファーのどれかを覚えておくと価値がある場合があります。

タッチフォーヘルスと痛みの軽減

人々が痛みや苦しみを理解して、対処する手助けをする

西洋の文化は、人を部分に分けて各部位が明確で置き換えられるように考える傾向があります。このアプローチには、いくらかの恩恵もあって寿命を延ばしましたが、これは痛みと苦しみへの限定的なアプローチです。私たちは医学用語を使って、病気を、体の外からやってきた何かの敵、殺さなければならない敵として描写しがちです。病気の実体が殺すことも治すこともできない状態の時に、人は病名を受け取ることがよくあります。人々は、糖尿病患者、麻薬常用者、低血糖症のレッテルを貼られます。彼らは、自分の人生とまさに存在を、病気とあらかじめ定義された思い込みに関連づけて見るようになります。

　痛みの軽減のためにタッチフォーヘルスを使う時、私たちは個人の実際の痛みの経験を深く掘り下げる場合があります。しかし、私たちの焦点は、全体としての人、魂、人生の背景で痛みが持つ意味に向けられ続けます。痛みが私たちの意識に何を伝えているか学ぶために、私たちは感覚、感情、思考と直感のすべてを使って痛みの完全な経験と影響をよく気づこうとするでしょう。これは、薬物常用の大衆文化とほとんど正反対です。その文化では、痛みを殺すことが唯一、本当の目的とみなされています。肉体的な痛みを鎮痛剤で、感情的な、精神的な、知的な痛みを社会的に許容された薬で無視するか覆い隠す時、私たちは、何か危険があるという信号への気づきを上手に殺しているだけということになります。

　タッチフォーヘルスでは、痛みは私たちの人生で重要で役に立つ役割があると認めて痛みを観て、その意味を探します。タッチフォーヘルスの手法は、私たちの人生で何が起こっているかに気づきを深めて、継続する過程です。そしてその

> 痛みと苦しみは、「健康と幸福」を可能にする生命エネルギーの妨げを示します

背景では、痛みは非常に役に立つ指標です。タッチフォーヘルスの健康の概念は、単に痛みや病気または、症状がないということを越えたものです。生物統計的な正常の枠を越えたものです。健康は、誰もが生まれながらに約束された本当の人、つまり魂の人生で意味を持つという生まれながら持つ権利です。健康は、人生の背景で身体的、精神的、感情的、知的、社会的に幸福を経験する過程です。その過程が、最低限の幸福と共に、目標の実現と自分の使命を成就するという感覚を可能にします。幸福の欠如は一種の痛みです。しかし、私たちの文化は「感情を押さえる」ように要求するので、私たちは意識的に痛みを認めるのではなく、痛みが肉体的に弱まるのを待つことがよくあります。

　しかし、魂は多くの場合、身体の姿勢の状態を反映します。その後で、私たちが知性、感情、精神において、その状態に意識的に気づくのです。タッチフォーヘルスによって私たちは、生体反応（魂の反応）を使って、魂の様々な側面に気づくようになります。一般的に、意識的な知覚を越えると考えられている側面まで気づくようになります。筋反射テストとエネルギーバランス調整は、私たちに魂の変化の具体的な気づきをもたらします。この二つは、魂の気づきと人生経験の質の両方を向上する手段です。五行と他のメタファーを使用することで、「ピンときて」、自分の経験に対して驚くほど意味がある洞察をもたらすことがよくあります。

姿勢の改善と痛みの軽減

過去の痛みの記憶の中に、感情、意思決定、痛みが起こった背景の記憶と健康のピラミッドに示される他の要因があります。こういった要因のそれぞれに姿勢は適応します。私たちが防御のためにとる体型、態度と姿勢は、特定の時には必要かもしれません。例えば、体型、態度、姿勢がアンバランスと人生の周期のアンバランスを引き起こすのは、もはや適切でなくなったのにそのようなことを続けていたり、習慣的にとっている時です。

かつては、生き残りに必要だったけれども、現在は習慣になっている防御の姿勢をとる時、痛みは状況を再評価するようにという信号かもしれません。エネルギー周期のアンバランスは、魂の他の側面だけでなく、身体に、つまり表情の動き、態度、姿勢、信条に刻み込まれます。痛みを感じないで生き残るために、魂のどこかの側面が否定されたか、または、気づきを遮られることもあります。このようなことが起こっていれば、エネルギーバランス調整は姿勢を変えます。そのことで適応することがより効果的になり、癒されていない古傷は癒えるでしょう。すぐに癒えることもあるし、徐々に段階を追って癒えることもあります。

それぞれのユニークな魂は、経験と設計によって設定される上限と下限がある比喩的なサーモスタット(温度調節装置)だと考えることができます。魂のどれかの側面が傷ついた時、適応するために、私たちはサーモスタットの上下の幅を狭くして、機能の波を小さくしようとします。アンバランスを決定するために筋反射テストを使うことは、サーモスタットの設計を変えて、機能の幅を広げて、適応能力を高めて、より高いレベルの達成と「その人のベスト」自体が高まるようにする効果的な方法です。

目標設定は、「悪いところ」を掘り下げるよりずっと癒しになります。私たちは、人々が自分が本当に欲しいものは何だろうと考えて、そのために選択することを望んでいます。私たちは人々が、人生の意味は何だろう、何が自分の人生に意味を与えるだろうかと考えることを望んでいます。一つの質問は、「この葛藤にエネルギーを使っていなければ、そのエネルギーで何をしているでしょうか?」ということです。この混乱を整理することに、ですか?じっと耐えて我慢することに、ですか?自分の目的は何だろうか、そして人生の目的は何だろうかということに好奇心をもつことで、魂にとって真実の選択を行うプロセスが流れ始めます。魂に調和とバランスが早く戻ってきます。

しかし、私たちはまた、一度にすべてを扱えないと認める必要があります。特定の人のすべての疑問を扱う必要はないかもしれません。あなたは、いつでも止めることができます。そして口に出す目標の有無に関わらずバランス調整をすることができます。目標を口に出さずにバランス調整することには、すばらしい恩恵があります。魂(その人全体)が、なぜ目標があなたによる介入を求めているか、静かに知ることができます。起こっていることの恩恵は、それを起こしているメカニズム以上に重要です。私たちは、その神秘がどのようにして起こったか理解したいというよりは、関わっている人々の人生にとっての良好な結果を望みます。魂に設計されているこの治癒システムの神秘に敬意を払います。私たちは、知る必要がなく、そして、治癒が本当にどうやって起こるかについて、完全にはわからないと認めます。私たちは、ものごとがどのように起こるかというメカニズムに興味を持っていますがしかし、治癒システムがどのように実際に機能するかという神秘は、決して完全にはわからないと認めます。

痛みのコントロールと個人の境界

別の人と触れ合う関係を始める時はいつでも、私たちは境界と安全を確立する必要があります。私たちは尋ねる必要があります。「あなたに筋反射テストを行えない理由が何かありますか？」もし、痛みを感じたら、あるいは不快に感じたら、いつでもすぐにやめるのは大丈夫であり、よい考えなのだという考えを確立してください。

筋反射テストをする時、どんな痛みでも強まれば、筋肉の抑制と同じものとして使ってください。テスト位置または、動きの幅で痛みがある時、それを、アンバランスがその経絡にある兆候だと考えます。それから、適切なバランス調整の手法を使用して、筋反射テストの代わりの指標として痛みの変化に気をつけます。テスト位置と動きの幅で痛みのバランス調整をした後、あなたはやさしく筋反射テストができるかもしれません。

私たちの視点からは、痛みは敵よりもむしろ友人とみなされることを覚えておくことが重要です。痛みは、自然の治癒システムが機能することができるように、必要な変化を促す「モーニングコール」です。それは、気をつけてやさしくするように、あるいは非常措置もとるように、という重要な警告でもあります。私たちが扱っているどんな問題、プラスであれマイナスであれ、痛みという言葉に置き換えることができます。そして以下の側面を考えることで、私たちの苦闘と努力に洞察を得ることができます。

> 十分な自覚が勝る時、魂は
> 健康の方向に魂のサイクルを
> 自発的に再編成します。

痛みに対処する時、考慮すべきポイント

1. 痛みを知る

正確に、どこが痛みますか？体の奥深くですか、表面の方ですか？鋭いですか、鈍いですか？疼きますか、刺すようですか、焼けつくようですか？感情的な痛みも、通常肉体に強い痛みをもたらします。体のどこにその感じがありますか？胃、心臓、頭にそれを感じますか？その感じによってどんな姿勢になりますか？どんな運動や活動が制限されますか？痛みは、活動と共に変化するようですか？どんな活動ですか？痛みは、どこから来ているようですか？原因は、何ですか？あなたは、はっきり分かっているかもしれません。ぼんやり分かっているか、もしかすると内側でだけわかっているかもしれません。または、全然わからないかもしれません。

痛みは、どのようなものですか？痛みをメタファーと関連付けて、想像力と直感を働かせることで、痛みを丸ごと、魂のすべての側面に関連するものとして感じられるようになります。あなたの苦痛の大きさ、形、色、音、におい、味、動機づけ、個性などを描写してください。これらの面の一部もしくは全部は、あなたの創造的なメタファーの視覚化かもしれません。または、それはあなたがどのように痛みを経験するかという、まさに文字通りの具体的な説明かもしれません。

2. 痛みの持続期間

いつ、最初に痛みに気づきましたか？痛みは、突然始まりましたか、徐々に強まりましたか？現在の痛みに似た痛みを最初に経験したのはいつですか？これは最近の痛みですか、ずっと続いていますか？痛みが始まってから、痛みがなく

なったことがありますか？どれくらい痛みは続き
ましたか、そして、どれくらい痛みがない状態が
続きましたか？なぜ痛みが戻ってきましたか？
何が痛みを悪化させますか？痛みがなくなる時
は、突然なくなりますか？または、眠るか、痛み
を忘れるようなことをした後になくなりますか？

3. 生活や仕事への痛みの影響

この痛みがあることで、どのように健康になれま
せんか、喜びや幸福を経験できませんか？痛み
のために、職場、家族、夫としてなど、どのように
務めを果たせませんか？

　痛みは、あなたの性生活に影響を及ぼします
か？痛みや障害が即座に消えたとしたら、それ
は問題を解決しますか？痛みに邪魔されて、
できなかった任務を家庭、職場、社会で再開す
ることについてどう感じますか？

　もしかすると痛みは、生き残りの手段または、
何か感情的に痛ましい状況を回避する口実かも
しれません。痛みで動けなくなること以外にこれ
らの問題に取り組む別の方法が、ありますか？
痛みのためと、痛みをもっと引き起こすのを怖
れる両方の理由であなたが今はしていないけれ
ど、本当にしたい事は何ですか？痛みがあなた
を止めようが、痛みがあなたを止めまいが、本
当にやりたいことは何ですか？もしかすると痛み
は、あなたをつついて、望まないことから引き離
しているかもしれません。

　本当の目標に方向転換すれば、あなたは元気
になるでしょう。魂は自分自身になるように創ら
れています。自分の目的を知り、それを追求す
る情熱を持てば、あなたは力を得ます。

4. 環境の問題

何が、人生の背景で全体として健康的な人生を
送るあなたの能力を邪魔したり、または、痛みを
強めましたか？仕事の状況、人間関係、気候、大
気の質、都市の混沌、郊外や田舎の停滞ですか？
痛みが最初に起こった時、あなたの人生で他に
何がありましたか？環境と痛みの背景はたった今
どうですか？

5. 遺伝の可能性

あなたは、あなた自身の遺伝的な、受け継いだ
体質について、何を信じていますか？家族の人々
は似たような痛みで苦しんだことがありますか？
あなたはどの程度、家族や両親やその他の役割
の手本として振る舞い、機能していますか？遺
伝子または重要な他者の影響があなたの人生
経験を決めていると感じますか？または、あなた
の人生を変える重要な選択をしていますか？
どの程度これはあなたの痛みに関連しますか？

6. 転倒、事故、怪我と手術

痛みと関連があるかどうかに関わらず、手術を
受けたことがありますか？手術や他の怪我の傷
跡がありますか？身体的であれ、感情的であれ、
傷跡、つまり怪我のトラウマに関連して、あるい
はトラウマの背景での傷跡がありますか？身体
的あるいは比喩的に、転倒、事故、足を踏み外
したことがありますか？氷ですべったか、仕事か
人間関係で転機を誤りましたか？あなたの人生
か人間関係は暗礁に乗り上げていませんか？

7. 医者、診断と治療

あなたは、どこかがよくないと言われたことがあ
りますか？それについてなされた、なされている

ことは何ですか？あなたが助けを求めた人々の
ことをどう思っていますか？治療の効果や回復
の見込みについてのあなたの信念は何ですか？
勧められたこと（薬物、運動、食事療法など）に、
どれぐらい従っていますか？

　タッチフォーヘルスは診断された、あるいは
名前のついた病気を「治療」しない点に注意す
ることが重要です。私たちは、タッチフォーヘル
スを全体としての魂（心、全体としての身体、感
情と意志を含むその人全体）に働きかけるため
に使います。私たちは、症状や病気を治すためで
なく、その人の人生の改善のためにエネルギー
バランス調整をします。その人の人生における
大きな意味を見るために診断と処置を考慮する
ことは、非常に重要で強力です。尊敬と尊厳の
観点と、怪我か病気を効果的に助けてもらうと
いう観点の両方で、あなたはちゃんと治療しても
らえましたか？絶望的、不治、もしかして神経症
的だとレッテルを貼られた、あるいは判断されま
したか？

8. プライバシーの問題

所定のバランス調整の背景で、どの情報を共有
し、あるいは、共有しない方が適切なのかに気
づいておくことが重要です。

　これが、怪我または病状を少し悪化させる結
果になるならば、あなたに触れている人に隠し
ておくことは適切ではありません。その一方で、
相手に打ち明ける何か悪い知らせがあるならば、
エネルギーバランス調整という背景は、それを
始めて言いだすのに最もふさわしいタイミング
ではないかもしれません。

　あなたの人生に個人的、私的、秘密の側面が
あるという可能性を考慮してください。どんな話

題を話すことができない、話すつもりがない、話
すのを禁じられていると感じるのか、気づいてく
ださい。バランス調整の間にこのようなことを念
頭に置いて、どんなアンバランスが出てくるか見
てください。もしかすると、何か「本当に」分か
ち合いたいことがあるか、痛みに直接関連する、
しないはともかく、健康に関する重要な情報が
あるかもしれません。

9. いい状態を思い出す

自分が本当に元気で、一つだと感じて、環境と
調和していたと最後に感じたのはいつですか？
これまでにそのような感覚がありましたか？それ
を想像することができますか？あなたはどのよう
に感じたいですか？それはどんな感じでしょうか？
今日それをすることができるならば、そうしま
すか？もしそうでなければ、なぜですか？もはや、
痛みがなければ、「あなたは何をしますか？」
（健康な自分を思い出す357ページ参照）

10. 設定する

あなたがワクワクして情熱的になる目標を設定
してください。どのように改善を評価するか、そ
して、あなたが評価とバランス調整をどの程度
の頻度で行うか決めてください。目標と望む結
果を計画することは、全バランス調整のテクニッ
クと介入のどの部分よりも重要です。

10段階の痛みの数値化を使う

これは、痛みを理解するのを手助する重要な手法です。これらの数値化は、痛みの違いと、どれほど改善がなされたか気づくことに役立ちます。私たちは、今日の痛みを片方の端に「痛みがない」、もう片方の端に「これまでで最悪の痛み」と記した一続きの目盛りで査定できます。セッションを始まるのに先立って、そしてセッションの後で再び目盛りに印をつけることによって、痛みを経験している人に自分でそれを査定してもらうことは非常に強力です。小さな変化でも希望の兆候です。そして、それがすべての違いを生むことがあります。痛みが、どのようにいつ現れるか経過を追うことは、痛みを管理して理解するのにも役立ちます。

結論

アメリカで健康管理に携わる開業医のほとんどが持つ目標は、タッチフォーヘルスで述べられているゴールと同じです。単に症状だけでなく人全体を治療すること。ただ病気を治療するのではなく健康を維持することです。忙しい医師の問題は、現在のシステムで与えられた時間と資源によってそれをできるようにすることです。

国中で、体の不調や病気に焦点を当てた診療所や慈善活動が高まってきています。これは確かに、所定の診断された症状や名前のついた病気がある人を助けるには良さそうですが、この傾向は適切な医療供給システムが崩壊していると見ることもできます。体の不調と病気中心の医療は価値を持ちます。そしてその研究は、重病になった人々の恩恵につながります。しかし病気に焦点を当てることは、全体としての人、健康と幸福を高める取り組みから逸れる可能性もあります。

> 健康と幸福に対する究極の
> 責任は、個人の内側に在ります。

各々の人は助けを求める必要性を認識する能力を与えられなければなりません。そして、他の人の助けを求めることが称賛されるように、劣っている証とはみなされないように、私たちの社会は変わらなければなりません。人における健康とは、私たちそれぞれの健康と幸福がお互いの健康と幸福次第であるという、相互依存の現象です。普段私たちが他者の健康を守り助ける程度において、将来は、他者が私たちの健康を守り助けてくれるでしょう。

人生の後半にかかる病理学（病気）の大部分は、人生の前半に何を経験したか、そしてその結果何が起こったかに左右されるということが、一般に認められています。人生の前半は、私たちみなが遺伝的な能力の範囲内で成長と発達の共通要因を持ち、そして形成され、形成しなおされてきました。人生の究極の目的は、ちゃんとバランスが取れた人を目指して健全な成長を確立し、保つことです。そのような人は、自己充足と相互依存の関係の両方ができています。健康とは、単に病気がない受動的な状態ではなく、存在し、成長し、発達し、進化する積極的な状態です。

姿勢とエネルギーバランス調整は、私たちの現代文化では、あまり強調されていないものです。これはアメリカの健康管理では総じて無視されている領域ですが、最近では私たちの教育者が上げる要求は、いつも耳を傾けられていないと言う訳ではありません。大きな不具合の矯正や、極端な姿勢の逸脱が大きな不満を引き起こしている場合を除いては、これまで姿勢はほとんど無視されてきました。

姿勢のバランス調整は教えられなかったので、私たちの多くは他者の悪い姿勢の観察と模倣を通して学びました。たとえ親にひどい姿勢の欠陥があっても、それと同じように歩き、立ち、座る子供たちがいます。悪い姿勢と体の間違った使い方は、代々、引き継がれます。そして、それは伝染病のプロセスのように見えます。タッチフォーヘルスの体系によって筋肉と経絡を観察してバランス調整をとり始めることで、公衆の自然で良い姿勢と身体構造的な健康の改善が向上するというのが、私たちの信条です。

健康の四つの役割

健康を最適化する時、私たちは、健康の状態によって役割が異なると気づく必要があります。健康な時、病気の時、回復期やリハビリの時期、死期など、どの状態にあるかによって、私たちの健康の目標と活動の焦点はかなり異なります。

健康な時、私たちは健康とエネルギーの必要性に気づいています。私たちは先見的に行動し、より大きな活力と充足につながる選択をするように責任をとります。専門家と相談する時、情報を知らせてもらって、個人的な知識と共に専門家の助言に基づく自分自身の意見を練り上げます。

病気の時、または緊急事態では、私たちは受動的な役割を引き受けて、救急医療関係者の決定を信頼する必要があるかもしれません。私たちが健康な間に先を見て行動するならば、怪我をするか重症の時に連絡を取って、助けになってくれる人がいるでしょう。病気の役割において、私たちは、自分の一番の治療に関する第一権威者の地位を明け渡すかもしれません。しかし、私たちの状態や展望について、それでも可能な限り十分に気づいていたいし、ふさわしい治療法の成果があることを確認したいと思うのです。

回復/リハビリの時期、治療や養生がいくらか継続しているかもしれないし、継続していないかもしれません。しかし、私たちは生活の質の向上につながる進行形の選択に責任を負います。私たちは、一時的または、継続する限界や挑戦を受け入れる必要がありますが、その時点での機能の範囲内で成就を見いだす必要があるかもしれません。しかし、私たちの文化では、善き死を迎えるのに焦点を当てることに努力を注ぐべき時に、膨大なエネルギーと資源を延命に費やすことがあります。

死期においても、質が高い経験ができる大きな可能性があります。集中したいものごとがあります。そして、それほど重要でないものごとがあります。死にゆく役割において、自分を「救う」ことになる思い切った手段を手放したいものです。そのようなものは、私たちの「寿命」を伸ばすかもしれませんが、私たちを自分の目標から逸らしてしまうかもしれません。時間のほとんどを愛する人たちと過ごせるようにする治療をうまく利用したいのです。

未来への架け橋

私たちは本書と、私たちが教えるセミナー、私たちが姿勢の改善を教えるインストラクターたちが、健康増進の科学の発展の架け橋になることを望んでいます。あなたは、自分自身のためのTFH実践者になるでしょう。自分の小さなニーズに気づく自由と、仲間内からのこのようなニーズの要請に応えられるような自由を兼ね備えたTFH実践者になるでしょう。これは病気を治療する技術と科学を奪うためではなく、肉体、知性、感情と精神で健康の力を増進し強化するためにあります。

　予防的な行為が健康と活力を高めるという考え方は、古代からある考えです。メディアや多くの専門家が健康の研究と健康管理の両方でこの考え方の恩恵を享受しているので、私たちの文化で再びそれが尊敬と人気を再び勝ち得るのを見るのは素晴らしいことです。それは、相対的に半病人の状態に居間現在おかれている膨大な人々の数を減らすのに、今だに最も効果的な方法です。

　健康向上のあらゆる方法を使い始める場所は家庭の中です。そこでは、個々の家族がお互い

にもっと十分に気づく責任と喜びを引き受けます。愛情深い身体的接触を通して得られるコミュニケーション技術の改善が本当に大きくなるでしょう。

「1オンスの予防は1ポンドの治療の価値がある」という諺は、次のように言い換えられるかもしれません。「1オンスの健康向上は1ポンドの治療の価値がある」効果的にこれらの方法を使用して、私たちの社会の健康を強化するのに必要な態度の変化は、簡単ではありません。新しい技術を必要とする人々に届けることは、忍耐と想像力が必要です。

私たちは、この情報を指導的な地位にある人やあなたの影響が及ぶ人たちに与えて、あなた自身と身近な人たちの健康の向上を始めることで、私たちの手助けをあなたたちにお願いします。今や、タッチフォーヘルスによる健康向上の波がこの国と世界中を席巻する時が来たのです。

付録

健康の自由法：
カリフォルニア上院法案SB577

第1節

議会は、以下の全てをここに裁定して宣言します：

(A) 国立医療研究所による包括的なレポートおよび、「ニューイングランド・ジャーナル・オブ・メディスン」誌に掲載された研究を含む他の研究に基づけば、何百万もの、おそらく500万を超えるカリフォルニア住民が、現在補完的あるいは代替的健康管理の従事者から相当量の健康管理サービスを受けていることが明白である。それらの研究ではさらに、補完的および代替的健康管理サービスを利用している個人は、幅広い年齢、民族、社会経済その他の人口統計学のカテゴリーにまたがっていることを、示している。

(B) カリフォルニア住民による補完的および代替的医療の広範囲にわたる利用にもかかわらず、これらのサービスの供給の大部分は、医事法違反になる可能性がある。（専門業規則第2部第5章（2000条より始まる箇所））補完的および代替的健康管理の従事者はそれゆえ、彼らの業務が公衆に有害であるという証明がなくとも、医事法の下で罰金、罰則および業務の制限の対象になることがある。

(C) 議会は、この法律の制定によって、医療研修と資格認定を必要とするサービスを提供していない、補完的および代替的健康管理開業者へのカリフォルニアの住民による接近を許す意図である。議会はさらに、これらの非医学的な補完的および代替的サービスがカリフォルニアの住民の健康と安全に既知の危険をもたらさず、そして、医事法の規定による違反のためにそれらのサービスのアクセスを制限することは正当化されないと、裁定する。

第2節

第2053.5条は専門業規則に加えられる：
以下の通り記す。

2053.5条（A）他法の規定にかかわらず、以下のいずれもしない限り、第2053.6条の必要条件を満たす者は第2051条、2052または2053条に違反しない：

(1) 手術または、その他の、他者の皮膚を傷つけるか有害に人体に侵入するような手順を実行する。

(2) X線を他者に照射するか処方する。

(3) 要指示薬または規制薬物を他者に処方して投与する。

(4) 適切に公認された医師によって処方された要指示薬または規制薬物の停止を推薦する。

(5) 大きな身体傷害、重大な身体あるいは精神疾患、もしくは死の危険性を引き起こすか作り出す状況や条件下で、いずれの人の肉体的あるいは精神的症状を意図的に診断して治療する。

(6) 骨折を継ぐ

(7) 電気療法を通して裂傷または、すり傷を治療する

(8) 顧客または見込み客に対して、彼あるいは彼女が医師、外科医または医師兼外科医であるように振る舞い、言明し、ほのめかし、広告し、または暗示する。

(B) 2051、2052条あるいは区分（a）に従う2053条の下で非合法ではない、いかなるサービスを広告する者でも、彼または彼女が、医療開業者として国に公認されていないことを、広告の中で開示しなければならない。

第3節

第2053.6条が専門業規則に加えられる:以下の通り記す

2053.6. (A) 第2053.5条に従って、2051、2052または2053条の下で非合法でないサービスを提供する者は、それらのサービスを提供する前に、以下を行う:

(1) 文書による宣言において、平易な言葉を用いて、以下の情報をクライアントに開示する:

   (a) 彼あるいは彼女が公認の医師ではないこと。

   (b) 治療が、州によって公認された医療サービスの代替的あるいは補完的なものであること。

   (c) 提供されるサービスは、州によって認可されていないこと。

   (d) 提供されるサービスの性質。

   (e) サービスの基礎になる治療の理論。

   (f) 提供されるサービスに関する、彼あるいは彼女の教育、訓練、経験、およびその他の資格。

(2) クライアントから、彼あるいは彼女が、第(1)項で述べられている情報を提供されたと宣言する承諾文書を得てください。

クライアントは承諾文書のコピーを提供されなければならない。そして、それはサービスを提供している人によって3年間保管されなければならない。

(a) 区分によって必要とされる情報。

(b) クライアントが理解できる言語で提供されなければならない。

(c) この節あるいは第2053.5条の何も、以下のように解釈されない:
   (i) 公認の医師あるいは外科医の業務範囲に影響する。

   (ii) いかなる人も、この節の要求事項の対象となるサービスを提供する人に対して、過失の救済あるいは、その他の市民の救済策を求める権利を制限する。

タッチフォーヘルスセッション記録用紙

名前 _____ 男 / 女 　生年月日 _____ / _____ / _____

この用紙を使って、黒いペンまたは硬い鉛筆で適当な回答に丸を付けてください:

説明:はい/いいえ　　**テストする許可**:はい/いいえ　　**水不足**:はい/いいえ　　**スイッチング**:はい/いいえ

主要な問題や症状 _____

主観的な評価　　前　0　1　2　3　4　5　6　7　8　9　10
　　　　　　　　　後　0　1　2　3　4　5　6　7　8　9　+

前向きな目標宣言 _____

主観的な評価　　前　0　1　2　3　4　5　6　7　8　9　10
　　　　　　　　　後　0　1　2　3　4　5　6　7　8　9　+

引き寄せナンバー　　前 _____ / 1000　　後 _____ / 1000

テストされる筋肉　　14　　28　　42

バランス調整のタイプ　☐日輪　☐色　☐ESR　☐順次調整　☐五行　☐音　☐その他

五行の感情　　喜び/愛/憎しみ　共感/同情　悲しみ/罪悪感/後悔　恐れ/不安　怒り/恨み

	経絡	筋反射テスト	左	右	オーバーエネルギー	ページ
	任脈	棘上筋				146
	督脈	大円筋				152
土	胃経 陽	大胸筋鎖骨部				158
		肩甲挙筋				160
		首の筋肉				162
		腕橈骨筋				164
	脾経 陰	広背筋				170
		僧帽筋(中部/下部)				172
		母指対立筋				174
		上腕三頭筋				176
火	心経 陰	肩甲下筋				182
	小腸経 陽	大腿四頭筋				188
		腹筋				190
水	膀胱経 陽	腓骨筋				198
		脊柱起立筋				200
		脛骨筋(前/後)				202
	腎経 陰	大腰筋				208
		僧帽筋上部				210
		腸骨筋				212
火	心包経 陰	中臀筋				218
		内転筋				220
		梨状筋				222
		大臀筋				224
	三焦経 陽	小円筋				230
		縫工筋				232
		薄筋				234
		ひらめ筋				236
		腓腹筋				238
木	胆経 陽	三角筋前部				244
		膝窩筋				246
	肝経 陰	大胸筋胸肋部				252
		菱形筋				254
金	肺経 陰	前鋸筋				260
		烏口腕筋				262
		三角筋中部				264
		横隔膜				266
	大腸経 陽	大腿筋膜張筋				272
		ハムストリングス筋				274
		腰方形筋				276

日輪図

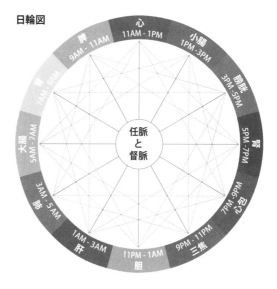

五行図

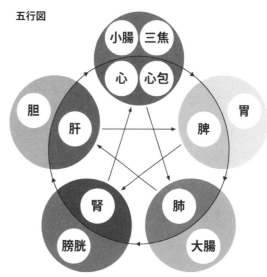

最後は、すべての筋肉に、スイッチが入りました:はい/いいえ
研究用途への使用許可:はい/いいえ

セッション日付 _____ / _____ / _____　　署名 _____

データベース優先の
バランス調整

タッチフォーヘルスのデータベースにおいて、どのテクニックが優先のエネルギーに関係するのかをテストするために、回路の特定（CL）を使うことができます：

テクニック

データベース優先のバランス調整：
通常の予備テストをします。

目標設定を行い、0-10の数値化で査定して関連した感情などを見つけてください。

少なくとも14筋をテストしてください。各経絡に対応する一筋をテストしてください。

右の表の項目名を言いながら、指標筋をテストしてください。指標筋が変化した各項目についてその項目から各々のテクニック項目を見つけてください。指標筋の反応が変化することで示されるテクニックで働きかけをやり通してください。そして指標筋が変化しないテクニックは飛ばしてください。

その人が結果に満足している時や、メニュー項目のどれも指標筋の変化を引き起こさない時は、終わりです。

必ず前向きな変化を確認するために、必ず筋肉と目標を再確認するようにしてください。

データベース一覧表

電気系/エネルギー系

水：95-96、348
任脈のエクササイズ、
　スイッチを入れるエクササイズ、
　目のエクササイズ：86-89
予備テスト：90-97
　正確な指標筋：91-94
　　身体的、感情的、
　　　生化学的チャレンジ：92-93
　　エネルギーレベルのチャレンジ（任脈）：93
　予想外の筋肉の反応：93
　スイッチング：94
　水不足：95-96
経絡：80-85、323
　なぞる：84-85、104
　流す、走らせる：94、104、326
　経絡マッサージ/経絡ダンス：84-85、321
　経絡散歩：328
歩く、クロスクロール：312-313
楽しいクロスクロール：312
クロスクロール統合：314-315
歩行：316-319
聴覚のバランス調整：298-299
視覚の抑制：300-301
8の字エネルギー：302-303
鎮静化のテクニック：326-327
痛みのタッピング：328-329
脈診と指圧ポイントによる鎮静化：121

思考系/感情系

基本的な目標設定/バランス調整：122-123、134-135
気づきと許可/教育：68-70、72、118
ESR：88-90、306-309
現在のストレス：88-90
　未来のパフォーマンスのためのESR：306
　過去のトラウマのためのESR：306
五行の感情を使ったESR：309
過去のバランス調整：310
五行の色のバランス調整：310（125ページも参照）
五行の音声バランス調整：310（125ページも参照）
メタファーバランス調整：116、117、363-373
　筋肉メタファー：369-370
　経絡メタファー：367-368
　五行メタファー：365-366
　　木火土金水
　　五感、体の部位、感情、
　　　季節、気候、気象
　　個人の力認知機能、信念
メタファーとしての食物：371
深い目標設定：351-361
問題のための釣り上げ：356
引き寄せナンバー：359
健康のピラミッド：60-65

構造系

14/28/42筋バランス調整：118-125
14筋プラス（追加の筋肉）：119、126-127
42筋、頭からつま先順：332、334
42筋、経絡順：136
順次バランス調整：118
ワンポイントバランス調整：280-292
日輪の法則（募穴もチェック）：284-287
日輪の法則シンプルモデル：284-287
五行の法則（募穴もチェック）：288-292
五行の法則シンプルモデル：288-292
姿勢の気づき：76-79
姿勢分析：330-335
以下の筋肉もテストしてください/
　関連する筋肉のテスト：114
拮抗する筋肉の強化：325
筋肉の鎮静化/再強化：326
数回繰り返す筋肉反射テストと調整：324
姿勢のストレス軽減：308-309
時刻のバランス調整：322-323

TOUCH FOR HEALTH **387**

データベース一覧表

反応系

反応筋：339-340
反応筋の組合せ、A-Bテスト：340
反応筋パターンの近道：340
回路維持モードを使った反応筋：344-346

栄養系

食物と水を使ったバランス調整、95-96、348
水不足：96
食物による強化：114、347
　基本的な食物テスト：349-350
　C1を使った食物テスト：350
　食べ物を使った五行バランス調整：350
　食物のメタファー的／象徴的価値：371

補助テクニック

筋反射テスト：66-74、90-97
代理テスト：304
鎮静化のテクニック：326-327
チャレンジ：109-111
回路の特定(CL)：95、110-112、281-282、
　328-329
募穴：129、282-283
脈診：121、328-329
回路維持モード：342-345
筋肉の反応：93

痛みのコントロール

感情的な痛みのためのESR：(88-90)、90、321
痛みに対処する簡単なテクニック：320-323
　羽のようになでる：320
　紡錘細胞のテクニック：320
　経絡をなぞる／走らせる：320
鎮静化のテクニック：326-327
経絡マッサージと経絡ダンス：321
神経リンパポイント：100-102、134、324
　全体的：100
　特定の：102、324
くり返しのテストと再強化：324
拮抗する筋肉の強化：325
姿勢の気づき／分析：76-79、330-338
経絡散歩：328
痛みのタッピングポイント：328-329
8の字エネルギー：302-303
問題のための釣り上げ：356
痛みの軽減のための
　徹底的カウンセリング：374-379
健康の四つの役割：381
消化に関する問題調整：321
＊ちょっと「気分が悪い」時：321

(注)タッチフォーヘルスの14経絡バランス調整
は、痛みと他の症状を軽減するために非常に
効果的であると分かっています。どのバランス
調整のテクニックでも、痛みの軽減のために使
用することができます。他の試すべき可能性の
ために、全データベースで回路の特定(CL)をし
てください。

エネルギーバランス調整
タッチ反射ポイント

エネルギーバランス調整タッチ反射ポイント：
　96-117、128-141
　任脈をなであげる!スイッチを入れる
　エクササイズ!耳のエクササイズ!：86-89
脊椎反射ポイント：98-99、134
神経リンパ反射ポイント：100-101
　神経リンパ解放：102
　神経血管ポイント：102-104、134
経絡をなぞる：104
起始部／付着点：106-107、136
　強い圧力：107
　素早く動かす：106
　紡錘細胞メカニズムの仕組み：107
　ゴルジ腱器官：107
指圧のポイント：105、136
指圧ポイントの理論：293-295
絡穴：296-298
脳脊髄液の反射テクニック：115
ESR：88-90
栄養：114
メタファー(筋肉、経絡、五行)：116-117、
　363-374

筋肉解剖学順一覧

筋肉	ページ	脊椎反射ポイント	痛みのタッピングポイント	関連臓器		経絡	陰/陽エネルギー	五行メタファー	最も活性化する時間
小円筋	230	T2	三焦経3	甲状腺	TW	三焦経	陽	火	10:00 PM
肩甲下筋	182	T2	心経9	心臓	H	心経	陰	火	12:00 正午
三角筋中部	264	T3、T4	肺経10	肺	LU	肺経	陰	金	4:00 AM
前鋸筋	260	T3、T4	肺経10	肺	LU	肺経	陰	金	4:00 AM
烏口腕筋	262	T2	肺経10	肺	LU	肺経	陰	金	4:00 AM
腕橈骨筋	164	T12	胃経41	胃	ST	胃経	陽	土	8:00 AM
横隔膜	266	T12	肺経10	肺	LU	肺経	陰	金	4:00 AM
大胸筋鎖骨部	158	T5	胃経41	胃	ST	胃経	陽	土	8:00 AM
大胸筋胸肋部	252	T5	肝経8	肝臓	LV	肝経	陰	木	2:00 AM
菱形筋	254	T5	肝経8	肝臓	LV	肝経	陰	木	2:00 AM
肩甲挙筋	160	C5、T8	胃経41	胃	ST	胃経	陽	土	8:00 AM
広背筋	170	T7	脾経2	膵臓	SP	脾経	陰	土	10:00 AM
上腕三頭筋	176	T1	脾経2	膵臓	SP	脾経	陰	土	10:00 AM
母指対立筋	174	C4	脾経2	脾臓	SP	脾経	陰	土	10:00 AM
三角筋前部	244	T4	胆経43	胆経	GB	胆経	陽	木	00:00 深夜
棘上筋	146	C1、C2	なし	脳	C	任脈	陰	全体	夜/深夜
僧帽筋下部	172	T6	脾経2	脾臓	SP	脾経	陰	土	10:00 AM
僧帽筋中部	172	T5、T6	脾経2	脾臓	SP	脾経	陰	土	10:00 AM
僧帽筋上部	210	C7	腎経7	目と耳	K	腎経	陰	水	6:00 PM
首:前部頸椎屈曲筋群	162	C2	胃経41	副鼻腔	ST	胃経	陽	土	8:00 AM
腹筋:腹直筋	190	T6	小腸経3	小腸	SI	小腸経	陽	火	2:00 PM
腹筋:腹横筋/腹斜筋	191	T6	小腸経3	小腸	SI	小腸経	陽	火	2:00 PM
大腿筋膜張筋	272	L2	大腸経11	大腸	LI	大腸経	陽	金	6:00 AM
大腰筋	208	T12	腎経7	腎臓	K	腎経	陰	水	6:00 PM
中臀筋	218	L5	心包経9	生殖器	CX	心包経	陰	火	8:00 PM
内転筋	220	L1	心包経9	生殖器	CX	心包経	陰	火	8:00 PM
梨状筋	222	S1	心包経9	生殖器	CX	心包経	陰	火	8:00 PM
縫工筋	232	T11	三焦経3	副腎	TW	三焦経	陽	火	10:00 PM
膝窩筋	246	T12	胆経43	胆嚢	GB	胆経	陽	木	00:00 深夜
大腿四頭筋	188	T10	小腸経3	小腸	SI	小腸経	陽	火	2:00 PM
腓骨筋	198	T12	膀胱経67	膀胱	BL	膀胱経	陽	水	4:00 PM
脛骨筋:前脛骨筋	202	L5	膀胱経67	膀胱	BL	膀胱経	陽	水	4:00 PM
脛骨筋:後脛骨筋	202	L5	膀胱経67	膀胱	BL	膀胱経	陽	水	4:00 PM
*首:後部頸椎伸展筋群	162	C2	胃経41	副鼻腔	ST	胃経	陽	土	8:00 AM
大円筋	152	T2	なし	脊柱	G	督脈	陽	全体	昼/正午
脊柱起立筋	200	T12	膀胱経67	膀胱	BL	膀胱経	陽	水	4:00 PM
大臀筋	224	C2	心包経9	性と心嚢	CX	心包経	陰	火	8:00 PM
腰方形筋	276	L4、L5	大腸経11	脊柱	LI	大腸経	陽	金	6:00 AM
ハムストリングス筋	274	L4、L5	大腸経11	大腸	LI	大腸経	陽	金	6:00 AM
薄筋	234	T12	三焦経3	副腎	TW	三焦経	陽	火	10:00 PM
腸骨筋	212	T11	腎経7	回盲弁	K	腎経	陰	水	6:00 PM
ひらめ筋	236	T11、T12	三焦経3	副腎	TW	三焦経	陽	火	10:00 PM
腓腹筋	238	T11、T12	三焦経3	副腎	TW	三焦経	陽	火	10:00 PM

ダウンすれば、左側には **L**、右側には **R**、左右両方なら **B** を記入してください。

*42筋解剖学順のバランス調整を横になって行う場合、最初の33筋のテストは仰向け、残りはうつ伏せです。

個人/クライアント使用に限りコピー可

TOUCH FOR HEALTH **389**

筋肉経絡順一覧

経絡		ページ	脊椎反射 ポイント	痛みの タッピング ポイント	関連臓器	筋肉	陰/陽 エネルギー	五行 メタファー	最も活性化 する時間
任脈	C	146	C1、C2	なし	脳	棘上筋	陰	全体	夜/深夜
督脈	G	152	T2	なし	脊椎	大円筋	陽	全体	昼/正午
胃経	ST	158	T5	胃経41	胃	大胸筋鎖骨部	陽	土	8:00 AM
胃経	ST	160	C5、T8	胃経41	胃	肩甲挙筋	陽	土	8:00 AM
胃経	ST	162	C2	胃経41	副鼻腔	首:前部頸椎屈曲筋群	陽	土	8:00 AM
胃経	ST	162	C2	胃経41	副鼻腔	首:後部頸椎伸展筋群	陽	土	8:00 AM
胃経	ST	164	T12	胃経41	胃	腕橈骨筋	陽	土	8:00 AM
脾経	SP	170	T7	脾経2	膵臓	広背筋	陰	土	10:00 AM
脾経	SP	172	T6	脾経2	脾臓	僧帽筋下部	陰	土	10:00 AM
脾経	SP	172	T5、T6	脾経2	脾臓	僧帽筋中部	陰	土	10:00 AM
脾経	SP	174	C4	脾経2	脾臓	母指対立筋	陰	土	10:00 AM
脾経	SP	176	T1	脾経2	膵臓	上腕三頭筋	陰	土	10:00 AM
心経	H	182	T2	心経9	心臓	肩甲下筋	陰	火	12:00 正午
小腸経	SI	188	T10	小腸経3	小腸	大腿四頭筋	陽	火	2:00 PM
小腸経	SI	190	T6	小腸経3	小腸	腹筋:腹直筋	陽	火	2:00 PM
小腸経	SI	191	T6	小腸経3	小腸	腹筋:腹横筋/腹斜筋	陽	火	2:00 PM
膀胱経	BL	198	T12	膀胱経67	膀胱	腓骨筋	陽	水	4:00 PM
膀胱経	BL	200	T12	膀胱経67	膀胱	脊柱起立筋	陽	水	4:00 PM
膀胱経	BL	202	L5	膀胱経67	膀胱	脛骨筋:前脛骨筋	陽	水	4:00 PM
膀胱経	BL	202	L5	膀胱経67	膀胱	脛骨筋:後脛骨筋	陽	水	4:00 PM
腎経	K	208	T12	腎経7	腎臓	大腰筋	陰	水	6:00 PM
腎経	K	210	C7	腎経7	目と耳	僧帽筋上部	陰	水	6:00 PM
腎経	K	212	T11	腎経7	回盲弁	腸骨筋	陰	水	6:00 PM
心包経	CX	218	L5	心包経9	性と心嚢	中臀筋	陰	火	8:00 PM
心包経	CX	220	L1	心包経9	性と心嚢	内転筋	陰	火	8:00 PM
心包経	CX	222	S1	心包経9	性と心嚢	梨状筋	陰	火	8:00 PM
心包経	CX	224	C2	心包経9	性と心嚢	大臀筋	陰	火	8:00 PM
三焦経	TW	230	T2	三焦経3	甲状腺	小円筋	陽	火	10:00 PM
三焦経	TW	232	T11	三焦経3	副腎	縫工筋	陽	火	10:00 PM
三焦経	TW	234	T12	三焦経3	副腎	薄筋	陽	火	10:00 PM
三焦経	TW	236	T11、T12	三焦経3	副腎	ひらめ筋	陽	火	10:00 PM
三焦経	TW	238	T11、T12	三焦経3	副腎	腓腹筋	陽	火	10:00 PM
胆経	GB	244	T4	胆経43	胆嚢	三角筋前部	陽	木	00:00 深夜
胆経	GB	246	T12	胆経43	胆嚢	膝窩筋	陽	木	00:00 深夜
肝経	LV	252	T5	肝経8	肝臓	大胸筋胸肋部	陰	木	2:00 AM
肝経	LV	254	T5	肝経8	肝臓	菱形筋	陰	木	2:00 AM
肺経	LU	260	T3、T4	肺経10	肺	前鋸筋	陰	金	4:00 AM
肺経	LU	262	T2	肺経10	肺	烏口腕筋	陰	金	4:00 AM
肺経	LU	264	T3、T4	肺経10	肺	三角筋中部	陰	金	4:00 AM
肺経	LU	266	T12	肺経10	肺	横隔膜	陰	金	4:00 AM
大腸経	LI	272	L2	大腸経11	大腸	大腿筋膜張筋	陽	金	6:00 AM
大腸経	LI	274	L4、L5	大腸経11	大腸	ハムストリングス筋	陽	金	6:00 AM
大腸経	LI	276	L4、L5	大腸経11	脊椎	腰方形筋	陽	金	6:00 AM

42筋「頭からつま先順」一覧

筋肉	ページ	脊椎反射ポイント	痛みのタッピングポイント	関連臓器		経絡	陰/陽エネルギー	五行メタファー	最も活性化する時間
首：前部頸椎屈曲筋群	162	C2	胃経41	副鼻腔	ST	胃経	陽	土	8:00 AM
僧帽筋上部	210	C7	腎経7	目と耳	K	腎経	陰	水	6:00 PM
大胸筋鎖骨部	158	T5	胃経41	胃	ST	胃経	陽	土	8:00 AM
大胸筋胸肋部	252	T5	肝経8	肝臓	LV	肝経	陰	木	2:00 AM
棘上筋	146	C1、C2	なし	脳	C	任脈	陰	全体	夜/深夜
肩甲挙筋	160	C5、T8	胃経41	胃	ST	胃経	陽	土	8:00 AM
菱形筋	254	T5	肝経8	肝臓	LV	肝経	陰	木	2:00 AM
小円筋	230	T2	三焦経3	甲状腺	TW	三焦経	陽	火	10:00 PM
肩甲下筋	182	T2	心経9	心臓	H	心経	陰	火	12:00 正午
広背筋	170	T7	脾経2	膵臓	SP	脾経	陰	土	10:00 AM
僧帽筋中部	172	T5、T6	脾経2	脾臓	SP	脾経	陰	土	10:00 AM
僧帽筋下部	172	T6	脾経2	脾臓	SP	脾経	陰	土	10:00 AM
三角筋前部	244	T4	胆経43	胆嚢	GB	胆経	陽	木	00:00 深夜
三角筋中部	264	T3、T4	肺経10	肺	LU	肺経	陰	金	4:00 AM
前鋸筋	260	T3、T4	肺経10	肺	LU	肺経	陰	金	4:00 AM
烏口腕筋	262	T2	肺経10	肺	LU	肺経	陰	金	4:00 AM
腕橈骨筋	164	T12	胃経41	胃	ST	胃経	陽	土	8:00 AM
横隔膜	266	T12	肺経10	肺	LU	肺経	陽	金	4:00 AM
上腕三頭筋	176	T1	脾経2	膵臓	SP	脾経	陰	土	10:00 AM
母指対立筋	174	C4	脾経2	脾臓	SP	脾経	陰	土	10:00 AM
腹筋：腹直筋	190	T6	小腸経3	小腸	SI	小腸経	陽	火	2:00 PM
腹筋：腹横筋/腹斜筋	191	T6	小腸経3	小腸	SI	小腸経	陽	火	2:00 PM
腰方形筋	276	L4、L5	大腸経11	脊椎	LI	大腸経	陽	金	6:00 AM
大腿筋膜張筋	272	L2	大腸経11	大腸	LI	大腸経	陽	金	6:00 AM
大腰筋	208	T12	腎経7	腎臓	K	腎経	陰	水	6:00 PM
大腿四頭筋	188	T10	小腸経3	小腸	SI	小腸経	陽	火	2:00 PM
中臀筋	218	L5	心包経9	性と心嚢	CX	心包経	陰	火	8:00 PM
内転筋	220	L1	心包経9	性と心嚢	CX	心包経	陰	火	8:00 PM
縫工筋	232	T11	三焦経3	副腎	TW	三焦経	陽	火	10:00 PM
膝窩筋	246	T12	胆経43	胆嚢	GB	胆経	陽	木	00:00 深夜
梨状筋	222	S1	心包経9	性と心嚢	CX	心包経	陰	火	8:00 PM
腓骨筋	198	T12	膀胱経67	膀胱	BL	膀胱経	陽	水	4:00 PM
脛骨筋：前脛骨筋	202	L5	膀胱経67	膀胱	BL	膀胱経	陽	水	4:00 PM
脛骨筋：後脛骨筋	202	L5	膀胱経67	膀胱	BL	膀胱経	陽	水	4:00 PM
* 首：後部頸椎伸展筋群	162	C2	胃経41	副鼻腔	ST	胃経	陽	土	8:00 AM
脊柱起立筋	200	T12	膀胱経67	膀胱	BL	膀胱経	陽	水	4:00 PM
大円筋	152	T2	なし	脊柱	G	督脈	陽	全体	昼/正午
腸骨筋	212	T11	腎経7	回盲弁	K	腎経	陰	水	6:00 PM
薄筋	234	T12	三焦経3	副腎	TW	三焦経	陽	火	10:00 PM
ひらめ筋	236	T11、T12	三焦経3	副腎	TW	三焦経	陽	火	10:00 PM
腓腹筋	238	T11、T12	三焦経3	副腎	TW	三焦経	陽	火	10:00 PM
ハムストリングス筋	274	L4、L5	大腸経11	大腸	LI	大腸経	陽	金	6:00 AM
大臀筋	224	C2	心包経9	性と心嚢	CX	心包経	陰	火	8:00 PM

仰向け

うつ伏せ

ダウンすれば、左側には**L**、右側には**R**、左右両方なら**B**を記入してください。

*42筋頭からつま先順のバランス調整を横になって行う場合、最初の33筋のテストは仰向け、残りはうつ伏せです。

個人/クライアント使用に限りコピー可

参考文献/推薦図書

The Academy of Traditional Medicine, *An Outline of Chinese Acupuncture*, Foreign Languages Press, 1975.

The Academy of Traditional Medicine, *Essentials of Chinese Acupuncture, First ed.*, Foreign Languages Press, 1980.

Barhydt, Elizabeth & Hamilton, *Accurate Muscle Testing for Foods and Supplements*, Loving Life.
Self-Help for Kids: Improving Performance and Self-Esteem, Loving Life.
Self-Help for Stress and Pain, Loving Life, 1990.

Barton, John & Margaret, *Allergies! How to Find and Conquer*, Biokinesiology Institute, 1982.
Muscle Testing Your Way to Health, Biokinesiology Institute, 1982.
Take Care of Yourselves Naturally, Biokinesiology Institute.
Which Vitamin, Which Herb Do I Need?, Biokinesiology Institute, 1982.

Bernhard, Yetta, *Self-Care*, BFI Publication, 1975.
Blakely, Candice, *Your Body Remembers*, Atherika.

Butler, Brian, *An Introduction to Kinesiology*, TASK Books, 1990.
Kinesiology for Balanced Health, TASK Books, 1992.

Callahan, Roger J., Ph.D., *The Five-Minute Phobia Cure*, Enterprise Pub., 1985.
Tapping the Healer Within, McGraw-Hill, 2000.
Why Do I Eat When I'm Not Hungry?

Carrigan, Catherine, *Overcoming Depression: A Guide to Making Intelligent Choices*, Heartsfire Books.

Cole, Jan, *Making Money Your Friend – Coursebook*, self-published.
Repatterning Your Self-Sabotaging Ways – Coursebook, self-published.

Connelly, Diane, Ph.D.M.Ac., *Traditional Acupuncture: The Law of the 5 Elements*, Center For Traditional Acupuncture, 1979.

Cutler, Dr. Ellen, *Winning the War on Allergies, Del Mar*, 1998.
Immune Disorders and Allergies, Del Mar, 1998.

Daniels, Lucille, M.A., & Catherine Worthington, Ph.D.,

D.Sc., *Muscle Testing, Techniques of Manual Examination, 4th ed.*, W.B. Saunders Co., 1980.

Deal, Sheldon C., N.D., D.C., *Advanced Kinesiology: A Collection Gathered Over 20 Years*, Swann Clinic, 1998.
New Life Through Nutrition, New Life Publishing, 1974.

Dennison, Paul E., Ph.D. & Gail E., *Brain Gym*, Edu-Kinesthetics, 1992.
Brain Gym for Business, Edu-Kinesthetic.
Brain Gym, Teacher's Edition, Edu-Kinesthetic, 1994.
Edu-K for Kids, Edu-Kinesthetics, 1987.
Personalized Whole Brain Integration, Edu-Kinesthetic, 1990.
Switching On, Edu-Kinesthetics, 1981.

Dewe, Bruce, M.D., *Professional Kinesiology Practice Manuals 1 – 5*, Professional Kinesiology Press.
Stress Release Made Easy - Workshop Manual, Professional Kinesiology Press.
Tibetan Energy – Workshop Manual, Professional Kinesiology Press.

Diamond, John, M.D., *Behavioral Kinesiology*, Dodd, Mead & Company, 1987.
Life Energy, Dodd, Mead & Co., 1985.
Notes on the Spiritual Basis of Therapy, Dodd, Mead & Company.
A Prayer on Entering, Dodd, Mead & Company, 1997.
The Remothering Experience, Dodd, Mead & Company.
Your Body Doesn't Lie, Warner Books, 1994.

Dickson, Gordon J., M.D., *What is "Kinesiology?"* self-published, 1994.

Dodson, Laura Sue, *Family Counseling - a Systems Approach*, Accelerated Development, Inc., 1977.

Durlacher, James, M.D., *Freedom From Fear Forever: Acu-Power*, TFHKA.

Eden, Donna & David Feinstein, *Energy Medicine: Healthy Body, Joyful Spirit*, Tarcher Books, 1998.

Fischman, M.D. & Grinims, M.D., *MRT (Muscle Response Test)*, Richard Marek.

Gawain, Shakti, *Creative Visualization*, Bantam Books, 1982.

Goldberg, Stephen, M.D., *Clinical Neuroanatomy Made Ridiculously Simple*, MedMaster 1983.

Gordon, Dr. Thomas, *Leadership Effectiveness Training*, Bantam Books, 1977.
Parent Effectiveness Training, Peter H. Wyden, 1970.
Teacher Leadership, Peter H. Wyden, 1970.

Gray, Henry, F.R.S., *Anatomy of the Human Body, 30th American Edition*, edited by Carmine Clemente, M.S., Ph.D., Lea & Feibiger, 1985.

Green, Arlene, *Top Ten Pain Releasers*, self-published.

Guyton, Arthur C., M.D., *Human Physiology and the Mechanism of Disease, 3rd ed.*, W.B. Saunders, 1982.

Hannaford, Carla, *Dominance Factor, Great Ocean*, 1997.
Smart Moves: Why Learning is not All in Your Head, Great Ocean, 1995.

Hawkins, David R., M.D., *Power vs. Force: the Hidden Determinants of Human Behavior*, Veritas.

Holdway, Anne, *Kinesiology: Muscle Testing and Energy Balancing*, Element Books, 1997.

Kapel, Priscilla, *The Body Says Yes*, ACS Pub., 1981.

Kapit, W. & Lawrence Elson, *The Anatomy Coloring Book*, Harper & Row, 1977.

Kaptchuck, Ted J., O.M.D., *The Web That Has No Weaver*, Congdon & Weed, 1983.

Kelsey, Morton T., *Healing the Family Tree*, Sheldon Press, 1986.

Transcend – A Guide to the Spiritual Quest, Sheldon Press, 1981.

Kendall, Florence Peterson, *P.T. & Elizabeth Kendall Mc Creary; Muscle, Testing and Function, 3rd ed.*, Williams & Wilkins, 1983.

Krebs, Charles, Ph.D., & Jenny Brown, *A Revolutionary Way of Thinking*.

La Tourelle, Maggie & Anthea Courtenay, *Principles of Kinesiology*.

Thorson's *Introduction to Kinesiology*, Touch for Health.

Lepore, Donald, M.D., *Ultimate Healing System, Woodland.*

Levy, Susan *L., D.C., & Carol Lehr, M.A., Your Body Can Talk: Art and Application of Clinical Kinesiology*, Hohm Press, 1996.

Lippert, Lynn, *Clinical Kinesiology for Physical Therapists.*

Loeshen, Sharon, *Systematic Training in the Skills of Virginia Satir*, Brooks/Cole, 1985.

Lutkins, Deutsch & Hamilton, *Kinesiology.*

Maguire, John Varun, *MAPS – Maximum Athletic Performance Systems,* Touch for Health.

Mahoney, Frank, *Hyperton – X, vols, 1 – 10*, self-published.
Combined Basic
Advanced
Advanced Advanced
Emotions and Life Experience
Spiritual Lost & Found
Working With Learning Impaired
Athletic Performance
Under-Bonding/Over-Bonding
Bottom Line: Your Feet

Manaka, Yoshio, M.D. & Ian A. Urquhart, Ph.D., *The Layman's Guide to Acupuncture*, Weatherhill, 1983.

Marks, Mary, D.C., *Touch for Health Workbook*, TFH Foundation, 1982.

Matsumoto, Kiiko & Stephen Birch, *Five Elements and Ten Stems*, Paradigm Publications, 1983.

McAtee, Robert, *Facilitated Stretching: PNF Stretching Made Easy*, Human Kinetics.

McMinn, R.M.H. & R.T. Hutchings, *Color Atlas of Human Anatomy*, Year Book Medical Publishers.

Muller, Mary Louise, M.Ed., L.M.T., R.P.P., *You Have a Fine Head on Your Shoulders*, self-published.

Owens, Charles, D.O., *An Endocrine Interpretation of Chapman's Reflexes*, American Academy of Osteopathy, 1980.

Parker, Leila, *Touch for Health Kinesiology: A Conceptual Overview*, Self-Published.

Peck, M. Scott, M.D., *People of the Lie,* Simon & Schuster, 1983.
The Road Less Traveled, Simon & Schuster, 1983.

Perry, Jan F., *Kinesiology Workbook*.

Peshek, Robert J., D.D.S., *Searching for Health, a Layman's Guide to Health Through Nutrition*, Color Coded Systems, 1982.

Promislow, Sharon, *Making the Brain Body Connection*, self-published, 1998.
Top Ten Stress Releasers, self-published, 1996.

Rasch, Philip J., *Kinesiology & Applied Anatomy*.

Rochlitz, Prof. Steven, *Allergies & Candida, With the Physicist's Rapid Solution,* HEBS 1991.

Rogers, Carl R., *Client Centered Therapy*, Houghton Mifflin, 1951.

Rolfes, Anna E., M.D., Ph.D., *The Phenomenon of Indicator Muscle Change*.

Satir, Virginia, *Conjoint Family Therapy, Science & Behavior Books,* 1988.
The New Peoplemaking, Science & Behavior Books, 1991.

Satir, Virginia & Michele Baldwin, *Satir Step by Step: A Guide to Creating Change in Families*, Science & Behavior Books, 1988.

Satir, Virginia, John Banment, Jane Gerber & Maria Gomori, *The Satir Model*, Science & Behavior Books, 1991.

Schwab, Johanna, *A Resource Handbook for Satir Concepts*, Science & Behavior Books, 1990.

Scott, Jimmy, Ph.D., *Cure Your Own Allergies in Minutes*, Health Kinesiology.

Selye, Hans, M.D., *The Stress of Life, Rev. ed.*, McGraw-Hill, 1976.

Selye, Hans, M.D., *Stress Without Distress*, New American Library, "Signet Book," 1975.

Shain, Joel S., M.D., *Eliminating the Stress of Weight Loss*.

Life Without Arthritis, Monterey Wellness Center, 1991.

Shanghai College of Traditional Chinese Medicine, *Acupuncture: A Comprehensive Text*, edited by Daniel Bensky, 1980.

Shephard, Dr. Steven, *Healing Energies*.

Smith, Laura K., *Brunnstrom's Clinical Kinesiology*, F.A. Davis.

Smotherman, Ron, M.D., Winning Through Enlightenment, Context Pub., 1980.

Stokes, Gordon & Daniel Whiteside, *Advanced One Brain: Dyslexia, the Emotional Cause*, Three in One Concepts, 1986.
Body Circuits, Pain & Understanding, Three in One Concepts.
Louder Than Words, Three in One Concepts, 1983.
One Brain, Three in One Concepts, 1984.
Structural Neurology, Three in One Concepts.
Tools of the Trade, Thoth Inc., 1991.
Under the Code, Three in One Concepts, 1982.
Without Stress, Learning can be Easy, Three in One Concepts, 1996.

Stokes, Gordon, *Touch For Health & the 5 Elements*.

Teplitz, Jerry, D.C., *Switched On Living: Easy Ways to Use the Mind/Body Connection*, Hampton Roads, 1994.

Thie, John F., D.C., *Touch for Health*, THEnterprises, 1979.

Thompson, Clem W., *Manual of Structural Kinesiology, 9th ed.*, C.V. Mosby Co. 1981.

Topping, Wayne, Ph.D., *Balancing the Body's Energies*, Topping International Institute, 1985.
BioKinesiology Workbook, Topping Institute, 1985.

Stress Release: Identifying and Releasing Stress,
   Topping Institute, 1990.
Success Over Distress, Topping Institute, 1990.
Quakebusters, Topping Institute, 1986.

Touch For Health Kinesiology Association, *TFH Class
   Manual 1 – 4*, TFHKA, 1997.
TFH Journal 1985 – 1998, TFHKA.

Utt, Richard, Attitude With Essence, Applied Physiology,
   1994.
The Nature of the Beast, Applied Physiology, 1997.

Valentine, Tom and Carole, Applied Kinesiology, Healing
   Arts, 1989.

Voss, Ionta & Meyers, *Proprioceptive Neuro-Muscular
   Facilitation*, J.B. Lippincott.

Walther, David S., D.C., *Applied Kinesiology: Synopsis,
   Systems.*

Westwater, Jan & Bev Marshall, *Color for Health*,
   THEnterprises, 1984.

Whisenant, William F., Ph.D., *Psychological
   Kinesiology: Changing the Body's Beliefs*, Monarch
   Butter, 1994.

Williams, Peter L., D.Sc. & Roger Warwick, Ph.D., M.D.
   Gray's Anatomy, 36th British Edition, W.. Saunders,
   1980.

Yokochi, Chihiro, M.D. & Johannes W. Rohen, M.D.,
   Photographic Anatomy of the Human Body, 2nd ed.,
   University Park Press, 1978.

著者 ジョン・シーと
マシュー・シーについて

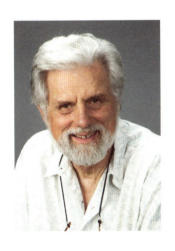

**ジョン・シー
（カイロプラクテッィク・ドクター）**

ジョン・シーは、タッチフォーヘルスの創始者であり、タッチフォーヘルスは、世界中の100か国以上の国で教えられ実践されています。そして、エネルギーキネシオロジーやエネルギー心理学の中で、最重要の歴史に残る業績だと考えられています。尊敬されているカイロプラクターであり、彼は、カリフォルニア州のパサデナ市でカイロプラクテッィクのクリニックを開業し、1957年に創設された彼の医院は全米で最も成功した開業医の一人と考えられていました。ジョン・シー博士は、南カリフォルニア大学と、ロサンジェルスカイロプラクティックカレッジの卒業生で、UCLAの大学院でも学び、追加の単位を取得しました。

ジョン・シー博士は、パーダイン大学のスポーツ医学部、アンティオーク大学南西部のホリスティック研究センターとカリフォールニア大学サンディエゴ校エクステンションの元教授でした。彼は、国内外で、カリフォルニア大学院バークレー校公衆衛生学部、南カリフォルニア大学歯学部鍼灸研究グループ、ポーランドのワルシャワオリンピック訓練センターを含む大学やセミナーで何十回も講義を行いました。1978年に、タッチフォーヘルスを中華人民共和国の北京、上海、南京の医師補助要員に紹介しました。彼は、国際アプライド・キネシオロジー大学の初代会長で、1975年国際審査委員会の初代会員でした。

開業医としての日常業務を引退した後に、ジョン・シー博士と妻のキャリーは、ヨーロッパ、オーストラリア、ニュージーランド、日本、中国、南アメリカ、そしてアフリカを旅しながら、拡張セミナーや定例講座を開いて、プロやセミプロ、そして一般の人々を教え続けました。キネシオロジー/タッチフォーヘルス協会の国内・国際会議でしばしば基調講演を務めました。

ジョン・シー博士は、53年連れ添った妻のキャリーと、3人の息子と5人の孫の家族を残し、2005年8月3日に亡くなりました。彼の業績は家族と、健康の目的のために触れ続けて博士の情熱と知識の灯火を将来世代に渡し続ける、世界中の無数のTFH実践者やインストラクターに受け継がれています。

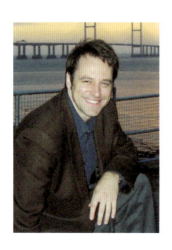

マシュー・シー（教育修士）

ジョン・シー博士と妻のキャリー・シーの3番目の息子として、マシューは、日常的に家族の生活の一環として、タッチフォーヘルスと効果的なコミュニケーションのスキルを受けて育ちました。マシューは、エネルギー・バランス調整を1対1で友人や家族と分かち合う、一人一人が一人ずつ教えるモデルという草の根運動の展望を持ち、筋肉とエネルギーのバランス調整に取り組んでいます。

マシューはカリフォルニア大学バークレー校で文学を研究し、1990年にカリフォルニア大学ロサンゼルス校から教育および二カ国語異文化教職の資格で修士号を授与されました。正式に教育を受けた教育者としてマシューは、誰でも人生の経験を、継続してできる限り効果的なものとして使う教育を受ける学習法として、タッチフォーヘルスの体系を提供しています。彼が強調するのは、シンプルなテクニックを個人的に実践して、概念と技術を個人にとって意味があるようにすることにです。1996年から2005年にかけて、マシューはタッチフォーヘルスの創始者である父のジョン・シー博士と広範囲で働きました。記事や本を共同執筆して、セミナーを取りまとめ、タッチフォーヘルス基礎60時間のプログラムを教え、国内外のエネルギー心理学およびキネシオロジー大会で講演しました。2003年にマシューは米国、プエルトリコとメキシコで、英語とスペイン語の二カ国語でタッチフォーヘルスのインストラクターを育て始めました。

また2003年に、マシューは中国の五行についてのタッチフォーヘルス五行メタファーポケットブック（日本語版「五行メタファー」）を共同執筆しました。そして、彼はそれ以来ヨーロッパ、南北アメリカ、オーストラリア、日本と香港で、1000人を超える生徒にタッチフォーヘルスのメタファーの講座を教えて、100人を超えるタッチフォーヘルスのメタファーのインストラクターを育てました。マシューはタッチフォーヘルス教育財団の理事長を務めています。そして国際キネシオロジー大学（IKC）理事会の一員として、タッチフォーヘルス週末のクラスと、ジョン・シー博士がカリフォルニア州マリブのセラ・リトリートで教えていた、クリニカルタッチフォーヘルス集中コースの両方を教え続けています。

タッチフォーヘルスの講座

タッチフォーヘルス講座

タッチフォーヘルスレベル1-4シリーズ:この60時間の教育プログラム(各レベル15時間×4)では、タッチフォーヘルスのエネルギーと姿勢のバランス調整法を実践的に経験し学びます。詳しい教育プログラムやインストラクターの情報は、日本TFHキネシオロジー協会のHPでご覧ください。

タッチフォーヘルスレベル1(15時間): 基本14筋のバランス調整

- 正確な指標筋のテスト
- 感情ストレスの解放(ESR)
- 姿勢と主要14経絡ための生体反応14筋テストと14の主要エネルギー経絡のテスト
- 筋肉、姿勢とエネルギーなどをバランス調整するために五つの反射システムを学ぶ
- 受講前提条件: なし

タッチフォーヘルスレベル2(15時間): エネルギー(気)の法則/ワンポイントバランス調整

- 日輪の法則と五行の法則でエネルギー
  パターンを査定
- ワンポイントバランス調整の概観と実践
- 14の追加の筋肉
- 指圧のポイントなど
- 受講前提条件: TFHレベル1

タッチフォーヘルスレベル3(15時間): 反応筋

- 42筋テスト
- 色のバランス調整
- 音などを使ったワンポイントバランス調整
- 受講前提条件: TFHレベル1・2

タッチフォーヘルスレベル4(15時間): 姿勢分析、復習と統合

- 42筋バランス調整、立位、座位、横になって(経絡順および解剖学順)
- 姿勢のストレス解放など
- 受講前提条件: TFHレベル1-3

タッチフォーヘルスのメタファー(15時間)

目標設定とタッチフォーヘルスの111種類のメタファーは、対話と創造的な視覚化の権限、想像力、姿勢と、タッチフォーヘルスをより楽しく、深く、効果的で、意義深くするエネルギーにつながります。
- 受講前提条件: TFH1・2

TFH筋反射徹底マスター講座(15時間)

タッチフォーヘルス、IKC公認インストラクターになるための講座です。実践的な筋反射テストをマスターします。筆記試験(45分)も含みます。
- 受講前提条件: TFHレベル1-4・メタファー

マシューによるクリニカル タッチフォーヘルス集中講座

タッチフォーヘルスのレベル1-4
を集中してジョン・シー博士の伝統によって、カリフォルニア州マリブのセラ・リトリートにてマリブ湾と太平洋を望みながらマシューが教えます。

あなた自身の人生から最大限のものをどのように引き出せますか?あなた全体の魂をどのように最もケアできますか?あなた自身の個人の経験と幸福を最適化する際に、あなたは家族、友人と健康管理提供者(医師など)と、どのように効果的に関わることができますか?

自分自身のためにタッチフォーヘルスを体験しに来てください：姿勢、エネルギーと態度のバランス調整のプロセス。小さなグループ（最大8名）で、マシューが様々な方法を使って、デモンストレーションとグループのケーススタディーとして各々の参加者のバランスを数回調整します。あなたもリトリートの間、様々な他の参加者のバランス調整を実践して、何回かの自身のバランス調整セッションを実践して経験します。

TFHインストラクター養成講座（60時間）

IKC公認インストラクターになるための講座です。認定されると、タッチフォーヘルスのレベル1-4を指導することができるようになります。

・受講前提条件：TFHレベル1-4・メタファー・筋反射徹底マスター講座・筆記試験

TFHメタファーインストラクター養成講座（30時間）

IKC公認メタファーインストラクターになるための講座です。認定されるとタッチフォーヘルスメタファー講座が指導できるようになります。

・受講前提条件：IKC公認インストラクター、メタファーを2回以上受講していること

授業と詳細な情報は、以下に連絡を取ってください。

Touch for Health Education, Inc.
（タッチフォーヘルス教育）

Matthew Thie（マシュー・シー）
1005 W. Kensington Rd.
Los Angeles, California 90026
USA

電話　213-482-4480
thie@touch4health.com

www.touch4health.com

タッチフォーヘルスについて もっと知りたい方は

日本タッチフォーヘルス・キネシオロジー協会

日本のタッチフォーヘルスの活動の普及とインストラクター間の交流をサポートしています。又、国際キネシオロジー大学(IKC)の教育指針に則り、国際的なタッチフォーヘルスのスキルを尊守しています。全国のインストラクター情報は、
www.touch4health.kinesiology.jp
日本タッチフォーヘルスキネシオロジー協会HPをご覧ください。

電話　　04-7157-2767
FAX　　04-7157-2768
touch4health@kinesiology.jp

日本代表ファカルティ (教授)

日本の代表であるファカルティはIKC公認インストラクターの養成と質の向上に努めジョン・シー博士とIKCの理念やビジョンを教育し、普及しています。

日本代表
小堀健太郎

千葉県柏市柏3-1-9　森山ビル4F

電話　　04-7157-2767
FAX　　04-7157-2768

日本シニアファカルティ (教授)

日本のシニアファカルティは、IKC公認のインストラクターの養成と質の向上に努め、普及しています。タッチフォーヘルスの書籍や図表を管理、出版しています。

石丸賢一

東京都武蔵野市吉祥寺北町2-1-16
コートプレシャス301
日本キネシオロジー総合学院

電話　　0422-27-6579
FAX　　0422-27-6507
gakuin@kinesiology.jp

国際キネシオロジー大学 (IKC)

IKCは、タッチフォーヘルスの概念を推進して、タッチフォーヘルスの講座とインストラクター教育の基準を確立します。タッチフォーヘルスの使命を支えています。

世界中のタッチフォーヘルスキネシオロジー協会に関しての情報は、IKCに連絡を取ってください。

www.ikc-info.org

このロゴは、国際キネシオロジー大学の商標ロゴで、国際キネシオロジー大学公認のタッチフォーヘルスインストラクターのみ、使用が許可されています。公認インストラクターは継続的に教育を受け続けることでスキルアップを図っています。

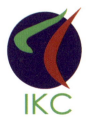

タッチフォーヘルス完全版
－誰でもが使えるホームケアの決定版！
指圧を使った自然健康法の実践ガイド－

発行日：2016年8月4日　初版第1刷発行
　　　　2021年8月4日　第2版第1刷発行

著者：ジョン・シー DC
　　　マシュー・シー M.Ed
翻訳監修：石丸 賢一
照校：沖村 恭子
デザイン：石丸 けい
　　　　　財津 智英子
翻訳協力：藤井 亜希子

発行：日本キネシオロジー総合学院
〒180-0001
東京都武蔵野市吉祥寺北町2-1-16-301
tel　0422-(27)-6579
www.kinesiology.jp

発売元：㈱市民出版社
〒167-0042
東京都杉並区西荻北1-12-1エスティーアイビル
tel/03(6913)5579
www.shimin.com

印刷：水九印刷株式会社
〒510-0013
三重県四日市市富士町1-147
tel　059-(332)-6600

©2021　石丸 賢一
ISBN　978-4-88178-061-9　C0047
定価　9,800円＋税

乱丁、落丁はお取り替え致します。
無断複写、転載を禁じます。

Touch for Health: The Complete Edition
Copyright ©2005 by John Thie, DC

All rights reserved. No part of this book may be
reproduced, stored, or transmitted in any form
without permission in writing from the publisher,
except by a reviewer who may quote brief passages
for review purposes.

Photography: Copyright ©2004 by CH Behrman
Graphic Design: Lisa Winger; Trish Weber
Cover Design: Weiser Litho, Westlake CA
Models: Angelia Hepburn; Michael Peattie; Chuck Behrman
Illustrations: Susan Charette
Editing: Anita Rehker; Adrienne Prince